임상운동해부학 개정2판

사진과 그림으로 배우는 골격과 근육의 움직임 해부

Kinetic Anatomy

2nd Edition

Kinetic Anatomy

임상운동해부학

사진과 그림으로 배우는 골격과 근육의 움직임 해부

개정 2판

옮긴이 **이 한 준** 외

Robert S. Behnke, HSD

Professor Emeritus, Indiana State University

영 문 출 판 사

■ **옮긴이** (가나다순)

김근조 김천대학 물리치료과 교수

김성호 신구대학 물리치료과 교수

김용권 한국국제대학교 물리치료학과 교수

김용남 남부대학교 물리치료학과 교수

김효철 원광디지털대학교 한방미용예술학과 교수

문성기 대전보건대학 물리치료과 교수

유재호 삼육대학교 물리치료학과 외래교수

이한준 울산대학교 체육학부 교수

장정훈 원광보건대학 물리치료과 교수

정연옥 동원대학 휘트니스건강관리과 교수

정형국 안산1대학 물리치료과 교수

채정병 마산대학 물리치료과 교수

Kinetic Anatomy, second edition
by Robert S. Behnke, HSD

사진과 그림으로 배우는 골격과 근육의 움직임 해부

임상운동해부학 개정 2판

2010년 3월 25일 초판인쇄
2010년 3월 31일 초판발행

지은이 : Robert S. Behnke, HSD
옮긴이 : 이 한 준 외
발행인 : 박 병 조
발행처 : 도서출판 영문출판사
등 록 : 1987년 12월 21일 제2-419호
주 소 : 서울시 강남구 삼성동 69-1
전 화 : (02) 514-5590, 776-5590
팩 스 : (02) 756-8943
E-mail : yeongmunsa@empal.com
정 가 : 28,000원
ISBN 978-89-7224-226-0 93510

※ 파본은 교환해 드립니다.

우리들은 살아가는 동안 선생, 감독, 조언자, 사범이라 생각되는 사람들을 만나게 되는 일이 있다. 많은 사례에서 그 사람들은 좋은 벗이 된다.

나는 애슬레틱 트레이너가 되기 위한 교육을 받고 있었던 학생시절에 다행히도 그러한 많은 사람들을 만날 수 있었다. 학생시절에 경기의 실행을 이해하고 스포츠 상해의 예방, 인식, 처치 그리고 재활을 위해서는 그들은 나에게 "해부학이 얼마나 중요한 것인가"를 잘 설명해주었다. 이 책이 지금 햇빛을 볼 수 있게 되었던 것은 그들의 조언이 있었기에 가능하였다.

일리노이대학의 수석 트레이너(재직기간 1957-1969)였던 Robert Nicolette에게는 그 분의 지도를 받았던 모든 친구를 대표하여 감사의 뜻을 전하고 싶다. 그는 우리들 모두에 대해서 결과가 나오도록 지원해주셨다. 이 책을 그에게 받칩니다.

서 문

인체의 해부는 인생을 통해서 변화하는 것은 아니다. 그러면 왜 해부학서적을 출판할 필요가 있는 것인가? 그 이유는 대상이 되는 것은 변화하지 않지만, 대상을 어떻게 다루는가는 계속 변화하기 때문이다.

많은 교사나 학생이 이 책의 제1판을 활용하면서 논평이나 제안을 보내주셨기 때문에 그것들을 참고로 보다 한층 학습하기 쉬운 제2판을 출판할 수 있었다. 논평이나 시사를 보내준 독자 여러분에게 감사드린다.

이 책에서는 문장의 내용을 보다 이해하기 쉽게 하기 위해 그림(illustration)을 컬러로 아름답게 하였고 그림의 수를 증가시켰다. 학생으로서는 사용하기 쉬워졌다고 자부한다. 학생이 자기 자신의 몸 또는 파트너의 몸을 실제로 만져서 해부학적 부위를 촉진하는 "Hands On"과 각 관절에서 흔히 관찰되는 외상 · 상해를 소개하는 "Focus Points"에 대해서는 이 책에서는 그 내용을 더욱 심화시켰다. 또한 각 단원에는 학습한 내용에 관한 연습문제를 단원의 끝에 게재하였다.

이 책을 출판하여 독자에게 활용하도록 하는 목적의 하나가 해부학의 기초용어를 소개하는 일이다. 이것은 독자가 의사, 물리치료사, 교사, 코치, 기타 의료종사자와 인체해부학의 공통용어를 사용하여 의사소통을 하고 서로 이해를 심화시킬 수 있도록 하기 위함이다. 두 번째는 골격이 어느 인대에 의해서 지지되어 관절을 구성하고 있는가? 그 관절은 어느 근육이 수축하여 움직임을 일으키는가? 라는 인체의 구조와 기능에 대해서 독자에게 이해시키는 일이다.

이 책에서는 움직임을 일으키기 위해 필요불가결한 신경이나 혈관도 채택하고 있는데 주된 목적은 어디까지나 인체의 움직임 그 자체를 이해하는 일이다. 인체의 하나하나의 움직임에 관여하는 구조부위가 무엇인가, 그것이 어떠한 기능을 하는가라는 것을 이해하고 있으면, 환자나 선수가 안고 있는 문제를 인식할 수 있고 신체활동을 개선시킬 수 있다. 내장기계, 신경계, 순환기계, 소화기계, 호흡기계 등 인체해부학의 기타의 기관에 대해서는 다른 서적으로 더 학습할 필요가 있다. 보건체육, 애슬레틱 트레이닝, 건강관리학을 전공하는 학생은 인체해부학, 생리학, 운동생리학, 바이오메카닉스, 신경생리학 또는 기타의 인체에 관계되는 기초과학의 수업으로 다른 기관에 대해서 학습할 것이다. 이들의 최종적인 목적은 건강한 생활을 보내기 위한 지식을 전달한다는 것이다. 이것은 학문은 아니지만 가장 중요한 것이다. 자기 자신의 몸에 대해서 해부학을 포함하여 다양한 정보를 갖고 있으면, 잠재적인 문제를 알아차리고 예방책 · 해결책을 찾아내어 건강한 생활을 할 수 있다.

이 책은 4개 항목으로 나뉜다. PART I 은 해부학의 기초지식에 대해서 해설한다. 기타의 PART에서는 운동학이나 바이오메카닉스에 관한 동일한 범주의 책과 마찬가지로 팔(PART II), 척추 · 골반 · 흉곽(PART III), 다리(PART IV)로 나누고 있다. 그리고 PART를 구성하는 각 단원은 해부학적인 부위로 나누고 뼈, 관절, 인대, 근육의 순서로 같은 형식을 사용하여 기술하였고, 각 PART의 마지막에는 소개한 부위에 있는 주요 신경과 혈관으로 매듭을 지었다. PART II), PART III, PART IV의 근육, 신경, 혈관의 요약표를 더욱 충실하게 하기 위해 뼈 · 관절 · 인대의 움직임을 요약한 표도 추가하였다.

인체해부학은 학습함에 있어 매우 훌륭한 학문이다. 왜냐하면 그것은 당신 자신에 관한 것이기 때문이다. 이 책은 학생만이 아니라 지도교사에게도 유익하다. 이 책을 즐기기 바란다.

감사의 글

이 책(2판)에서는 Jason M. McAlexander 씨에 의한 일러스트가 각 단원에 새로 추가되었다. 그와 이 책에서의 작품은 매우 독특한 경험으로부터 강한 영향을 받고 있다.

1940년대, 1950년대 그리고 1960년대 초기에는 일리노이대학의 보건체육을 전공하는 학생은 10시간의 해부생리학이라는 수업이 필수였다. 그 대학의 해부학과 생리학을 가르친 교수는 그 수업내용을 스스로 디자인하여 가르치고 있었다.

Dr. Walter Phillipp Elhardt는 "Physical Anatomy : A Text Book and Laboratory Manual for Physical Education Students"라는 교과서를 자기의 수업용으로 작성하였다. 그 최종판인 제9판은 John Swift Company(Chicago, Illinois)로부터 출판되었다. 그 판은 Dr. Erhardt의 강의 노트와 해부도로 구성되고 해부도는 주로 Dr. Erhardt의 친구이고, 제2차 세계대전 중 독일에서 전사한 전 B-25의 파일로트인 Thomas S. Stricker의 손에 의한 것이다.

이 책의 새로운 일러스트에는 그들에 대한 감사의 뜻과 칭찬이 담겨져 있다. 교육에 대한 자세에 대해서 그들로부터 영향을 받은 것을 많은 지도자나 코치들은 결코 잊지 않을 것이다. 나는 이 책에 준 영향과 훌륭한 영감에 대해서 그들에게 감사의 뜻을 표명한다.

Human Kinetics Publisher의 스태프에게는 이 책 출판의 편집에 있어서 많은 협력을 받았다. 우선 초판의 구성을 재빨리 진행시켜 초판의 자료를 개선한 이 책의 출판을 강력하게 권고해준 시니어 에디터인 Dr. Loan Robertson에게 감사한다. 다음으로 development editor인 Maggie Schwarzentraub는 이 책의 마지막까지 담당해주었다. 그녀의 지도, 제안 그리고 인내에 대해서는 경의를 표명하고 감사를 드린다. 마지막으로 Human Kinetics Publisher의 사장 · 창시자인 Dr. Rainer Martens에게는 이와 같이 아름다운 서적을 완성시키는 데에 막대한 아트워크 프로젝트를 승인해주셔 감사하고 있다.

그들은 이 책 출판의 작업을 기꺼이 변경하였을 뿐만 아니라, 인체에 대해서 또는 몸은 어떻게 하여 움직이는가에 대하여 흥미를 갖고 있는 사람들에게 인체해부학이 학습에 즐거움으로 되는 책을 출판해 주었다.

역자 서문

인체와 움직임에 대해 흥미를 갖고 있는 모든 분에게 재미있고, 쉽게 공부할 수 있는 책을 소개해 드리게 되어 역자의 한 사람으로서 매우 즐겁고 기쁘게 생각한다. 이 책은 체육을 전공하는 사람이나 학생들은 물론, 운동치료, 물리치료, 작업치료 등 인체 움직임을 연구하는 분야의 사람에게 매우 유익할 것이다. 이 책의 가장 큰 장점은 신경과 혈관을 심도있게 다루고 있다는 점이다. 개인적으로 움직임에 대한 교재들은 많이 접해 보았지만, 신경과 혈관을 다루는 움직임 교재는 거의 없는 편이다. 그리고 다른 교재에 비해 그림이 매우 훌륭한 편이어서, 독자들이 교재를 읽을 때 쉽게 이해할 수 있고, 또 재미를 느낄 수 있을 것으로 판단된다.

이 책은 4개 영역으로 나누어져 있다. 단원 1은 해부학에 대한 기초를 다루고 있고, 단원 2는 팔, 단원 3은 척추, 골반, 흉곽, 그리고 단원 4는 다리로 나누어져 있다. 그리고 각 단원은 뼈, 관절, 인대, 근육의 순서로 설명되어 있고, 마지막 부분에는 신경과 혈관을 다루고 있다. 이 책의 구성은 다른 교재와 비슷하게 구성되어 있어, 독자들이 친근하게 접근할 수 있을 것이다.

역자들의 생각으로는 이 책이 중 · 고등학교 체육교사들에게도 매우 유용할 것으로 생각된다. 체육이론 시간에 이 책을 소개해 주면, 학생들이 보다 다양하게 체육시간을 즐길 수 있을 것이다.

끝으로 이 책을 번역하는데 많은 도움을 주신 영문출판사 박병조사장님과, 번역과 편집에 많은 지원을 아낌없이 도와주신 영문사출판사 임직원에게 감사드린다.

이 책이 많은 분야에서 여러 계층의 사람들이 읽어주길 바라면서…

역자일동

목 차

제 1 부

해부학의 기초지식
(General Concepts of Anatomy)

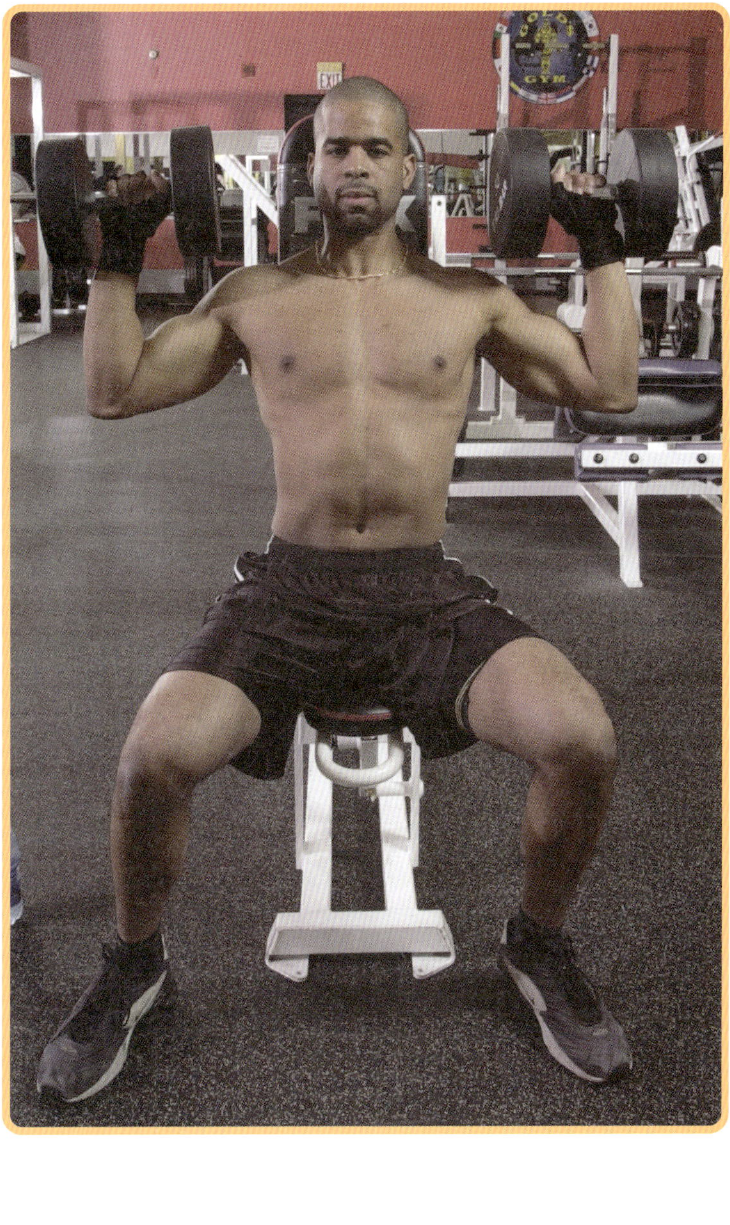

제 1 장

인체의 구조
(Structures)

이 단원의 개요

인체는 특정의 기능을 가진 다양한 기관(organ)으로 구성되고, 각 기관은 그 기관 특유의 조직(tissue)에 의해서 성립한다. 조직(유사한 기능을 가진 세포와 세포사이물질로 구성되어 있다)은 4개의 다른 형태로 대별된다. **결합조직(connective tissue)**에는 뼈조직, 연골조직 그리고 피부, 근막, 힘줄, 인대 등의 연부조직이 있다. **근육조직(muscle tissue)**에는 골격을 움직이는 골격근, 심장의 펌프작용을 가진 심근 그리고 동맥벽이나 다른 기관의 벽을 구성하는 민무늬근(평활근, smooth muscle)이 있다. **신경조직(nerve tissue)**은 뇌, 척수, 뇌신경에 있어 자극을 전도하는 신경원(neuron) 및 신경원을 대사와 구조의 양면에서부터 지지하는 **신경아교(neuroglia)**로 구성된다. **상피조직(epithelial tissue)**은 다시 4개로 세분되지만, 어느 것도 호흡기계, 소화기계, 비뇨기계 및 생식기계에 존재한다.

특히 뼈, 관절(인대) 그리고 근육은 인체의 움직임을 학습함에 있어 중요한 조직이다. 이에 더해서 근육조직에 자극을 보내는 신경계나 근육조직에 에너지를 공급하고 노폐물을 제거하는 혈관계도 학습할 필요가 있다. 인체해부학에서는 이 밖에도 내분비계, 호흡기계, 소화기계, 생식기계, 자율신경계, 순환기계, 비뇨기계 및 감각기계 등의 분야를 다루지만, 이 책에서는 인체의 움직임을 가져오는 기관에 한정하여 기술하였다.

해부학에서는 용어를 올바르게 사용하는 것이 무엇보다 중요하다. 공통의 용어를 사용함으로써 의사, 코치, 치료사, 애슬레틱 트레이너들은 서로 의사소통을 할 수 있으므로 이 단원에서 나오는 기본적인 용어를 확실하게 이해하기 바란다. 또한 인체의 구조나 움직임을 해부학적으로 표현함으로써 지도(coach)나 재활 그리고 연구현장에서의 의사소통이 촉진된다.

모든 기관이 인체의 움직임에 관여하고 있다는 것은 말할 것까지도 없으나, 이 책에서는 움직임에 직접 관여하는 골격, 관절, 근육, 신경 및 혈관(순환)에 대해서 설명을 한다. 특히 뼈, 인대, 관절, 근육에 관해서는 상세하게 설명하고, 신경이나 혈관도 필요에 따라 기술하였다.

뼈

인체는 206개의 뼈로 구성되는데 뼈에는 지지, 보호, 동작, 미네랄 저장 그리고 혈구 생산이라는 기능이 있다. 또한 뼈는 관절을 구성하고 근육의 부착부가 되는 뼈의 배열에 의해서 움직임이 결정된다. 뼈는 그 형상에 따라 긴뼈(장골), 짧은뼈(단골), 납작뼈(편평골) 및 불규칙형 뼈의 4개로 분류된다. 이 밖에 결절모양으로 힘줄 안에 감싸여 있는 작은 뼈를 종자뼈(종자골)라 부르고 분류하는 경우도 있다(그림 1-1).

긴뼈(long bone)는 인체골격의 대부분을 구성하고 움직임의 축으로 되어 있다(그림 1-2). 긴뼈는 **뼈몸통(골간, diaphysis)**이라 불리는 몸통부분과 그 양끝에 있는 크게 돌출한 것인 **뼈끝(골단, epiphysis)**으로 구성된다. 발육의 과정에 있을 때는 뼈몸통과 뼈끝은 **뼈끝판(골단판, epiphyseal plate)**이라 불리는 연골로 분단되어 있고 뼈는 이 양끝에 있는 뼈끝판에서부터 성장한다. 따라서 뼈끝판은 성장판이라고도 불린다. 뼈가 완전히 성장하면 뼈끝판은 닫히고(연골조직이 뼈 조직으로 치환된다), 뼈몸통과 뼈끝이 일체화한다.

뼈(뼈끝의끝부분은 제외)는 **뼈막(periosteum)**이라 불리는 막에 덮이고, 이 뼈막에서 뼈세포가 생산된다. 한편 뼈끝의 끝부분은 뼈막이 아니라, **관절연골(articular cartilage)**로 덮여 있고, 관절연골의 작용에 의해서 관절이 원활하게 움직여 관절의 마모나 손상이 방지된다.

짧은뼈는 긴뼈와는 달리 뼈몸통이 없고, 형태도 비대칭이다. 손목관절이나 발목관절의 뼈는 짧은뼈의 대표이다. 머리부위〔머리뼈(두개골)〕, 가슴부위〔복장뼈(흉골)〕, 그리고 어깨〔어깨뼈(견갑골)〕의 뼈는 그 형상이 편평하다는 것으로부터 납작뼈(편평골)로 분류된다. 불규칙형 뼈는 긴뼈, 짧은뼈, 납작뼈의 어느 것에도 분류되지 않는 불규칙한 형태를 한 뼈이고, 척주를 구성하는 척추뼈(추골)는 그 대표적 예이다. 기타의 분류로서 종자뼈(참깨의 형태를 하고 있다)가 알려져 있으나, 타원형을 한 종자뼈는 힘줄 안에 감싸여 떠돌고 있다. "무릎받이(무릎뼈)"는 인체 최대의 종자뼈이다. 기타의 종자뼈는 손이나 발에 존재한다.

다양한 용어가 뼈의 특징인 **해부학적 기준점(anatomical landmark)**을 나타내기 위해 사용된다. **거친면(조면, tuberosity)**은 뼈의 큰 볼록한 부분이다(그림 1-3과 그림 1-7). 또한 **돌기(process)**는 뼈의 돌출부(그림 1-3)이고, **결절(tubercle)**은 거친면보다도 작은 볼록한 부분을 나타내는 용어이다(그림 1-4). 이들 3개의 해부학적 구분은 보통은 다른 조직의 부착부로 되어 있다. 이들의 해부학적 구분에 비해서 **가시(극, spine)**나 **가시돌기(극돌기, spinous process)**는 보다 길고 얇은 뼈의 기준점이다(그림 1-5). 긴뼈 뼈끝의 둥그스름한 부분이 있는 큰 마디(knobs)는 **관절융기(과, condyle)**라 불리고(그림 1-6) 관절융기의 일부이고 다른 뼈와 접하여 관절을 구성하는 면은 **관절면(articular surface)**이라 불린다(그림 1-2). 그리고 관절융기보다 작고 관절융기의 위에 있는 볼록한 부분은

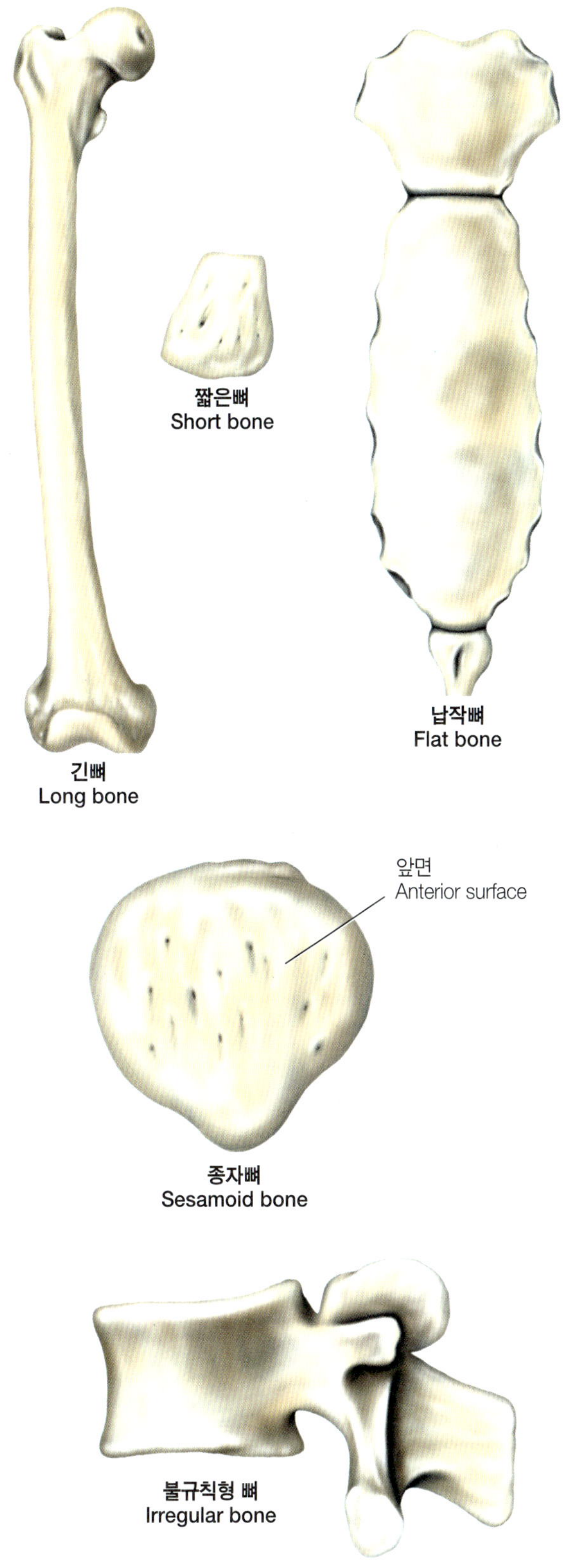

그림 1.1 뼈의 분류

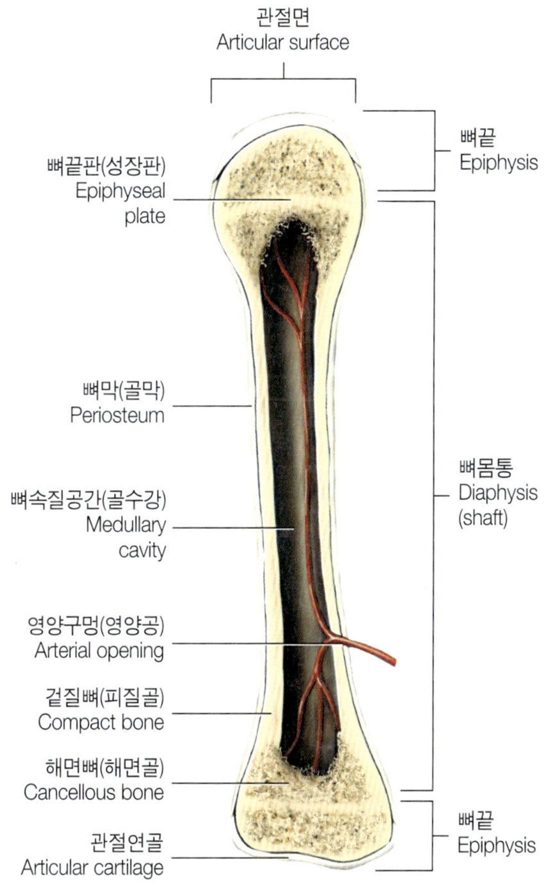

그림 1.2 긴뼈의 구조

Focus on... 골다공증(Osteoporosis)

노화(aging)에 수반해서 뼈에서부터 칼슘이나 기타의 미네랄이 상실되면 뼈에 공동이 생겨 부서지기 쉬워진다. 이 상태는 골다공증이라 불리고, 골절이 일어나기 쉬워지거나 자세가 나빠지거나 한다. 60세 이상의 약 50%가 골다공증에 이환하여 있다고 생각된다.

위관절융기(상과, epicondyle)이다(그림 1-4). **오목(와, fossa)**은 매끈하고 약간 얕은 팬 곳을 나타내는 용어이고, 다른 뼈가 부착하는 면으로 되어 있다(그림 1-3). 오목보다도 더욱 작고 얕은 면은 **작은면(facet)**이라 불리고(그림 1-8) 역시 다른 뼈가 접하여 있다. **패임(절흔, notch)**은 뼈의 오목한 부분을 나타내고, 혈관이나 신경 등의 통로로 되어 있다(그림 1-3). 뼈에 뚫린 구멍은 **구멍(foramen)**이고, 패임과 마찬가지로 신경 등의 통로로 되어 있다(그림 1-5).

관절

2개 이상의 뼈가 해부학적으로 접하는 장소는 **관절(articulation : joint)**이라 불린다. 뼈 끼리를 관절로 단단하게 연결하고 있는 것은 **인대(ligament)**라는 조밀한 섬유성결합조직이다(그림 1-9). 인대는 다발 모양, 띠 모양 또는 시트 모양의 강인한 섬유성결합조직

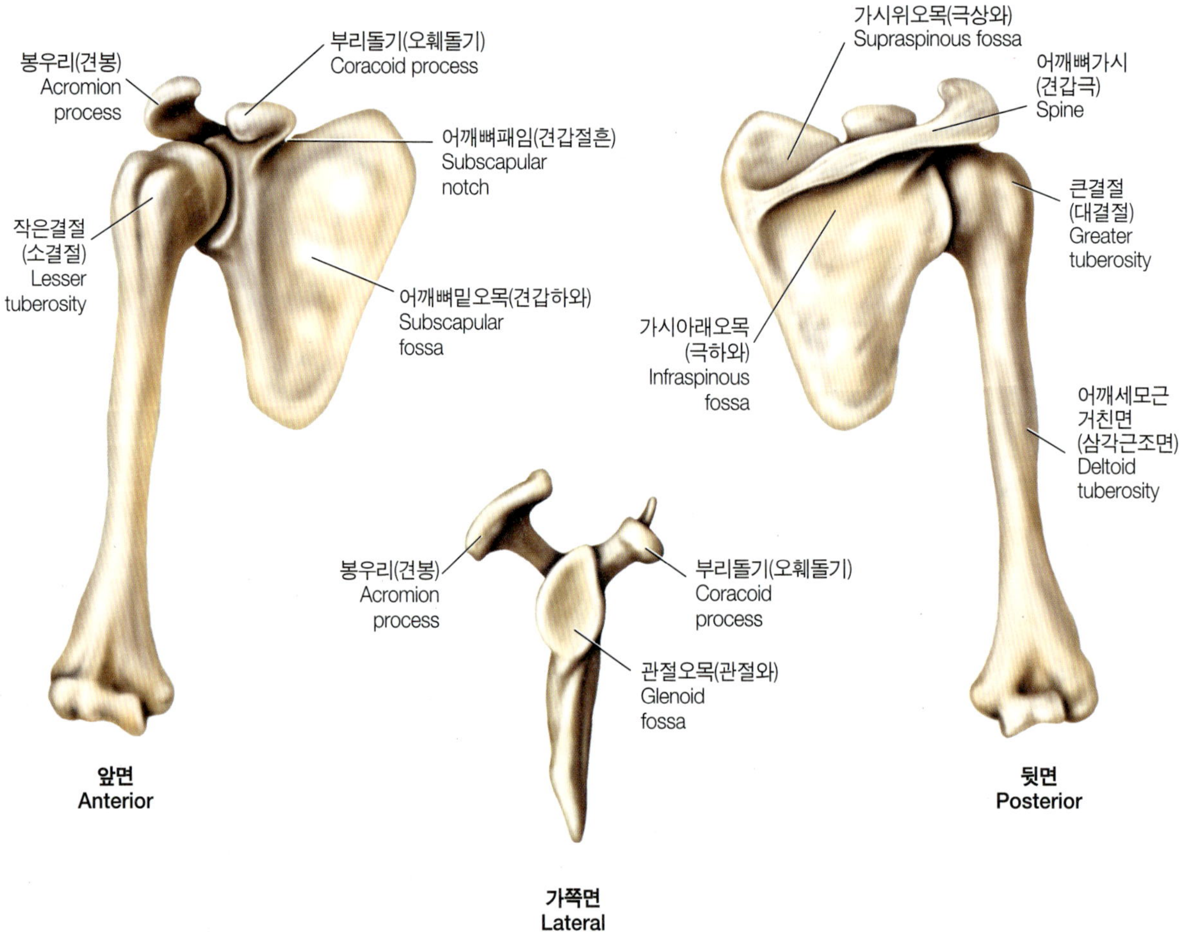

그림 1.3 어깨뼈의 구분

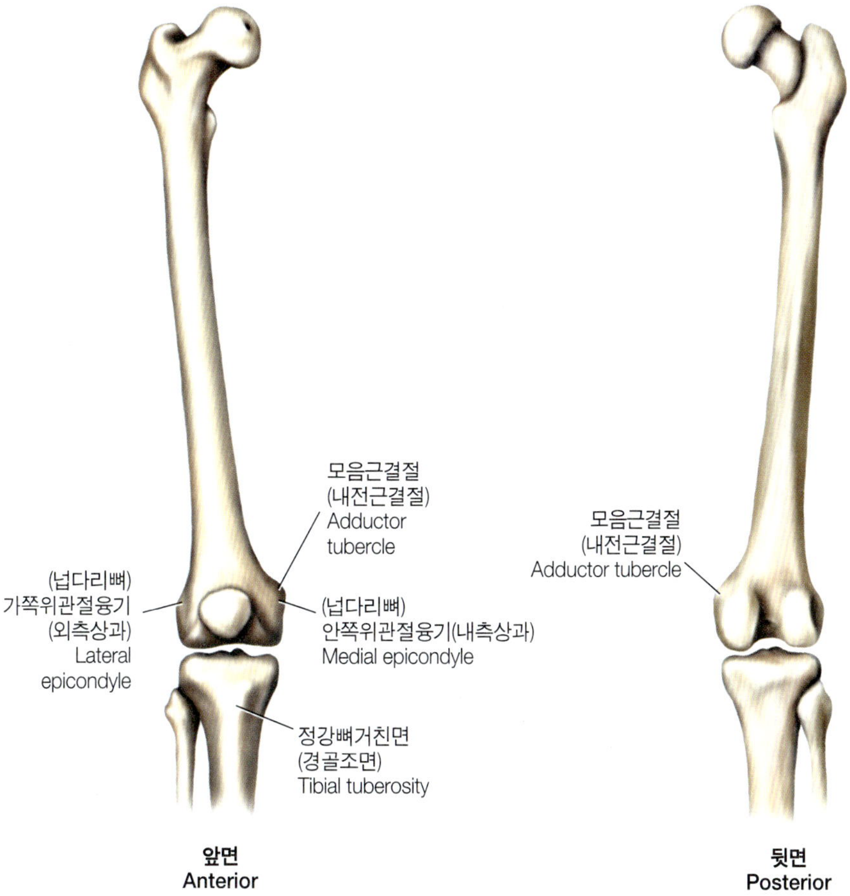

그림 1.4 넙적다리(대퇴) 및 종아리(하퇴)의 뼈의 구분

이며 관절에서 뼈를 연결하여 관절의 움직임의 방향성과 가동범위를 조정하고 있다. 그렇지만 인대만이 관절의 안정성을 담당하고 있는 것은 아니며 관절을 가로지르는(관절의 움직임에 관여하는) 근육이나 관절을 구성하는 뼈의 형상 그 자체도 관절의 안정성에 기여한다.

관절은 가동관절과 부동관절로 대별된다. **가동관절(diarthrodial joint)**에서는 접하는 뼈끼리가 떨어져 있고, 그 사이에 관절공간(관절강)이 존재한다. 가동관절은 그 형상으로부터 다시 6개의 subtype으로 분류된다(그림 1-10). **경첩관절(접번관절, hinge joint)**에서는 한쪽의 뼈 면은 오목모양을 하고 있고, 다른 쪽은 실패모양을 하고 있다. 팔굽관절은 경첩관절의 대표적 예이다. **절구관절(구관절, ball-and-socket)**에서는

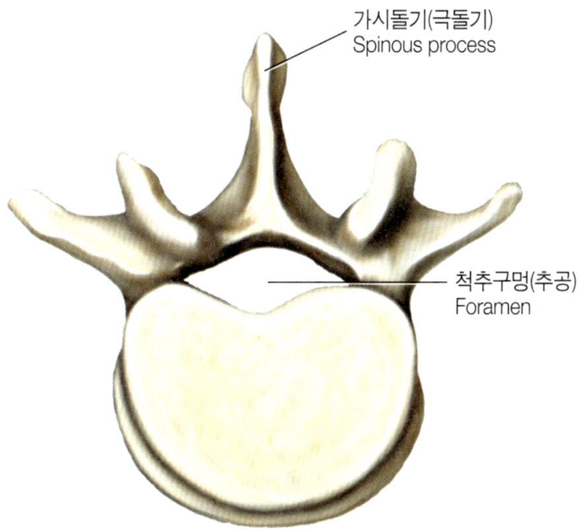

그림 1.5 척추(윗면)

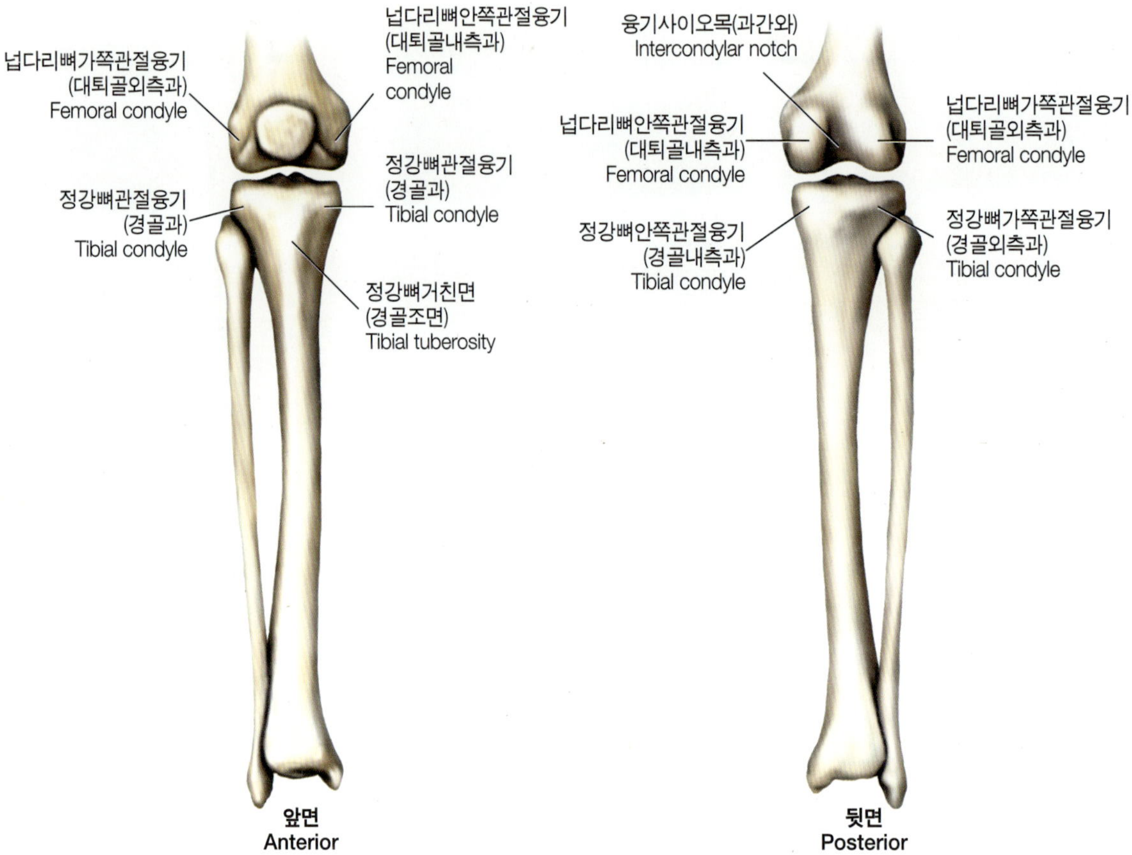

그림 1.6 무릎의 앞면 및 뒷면

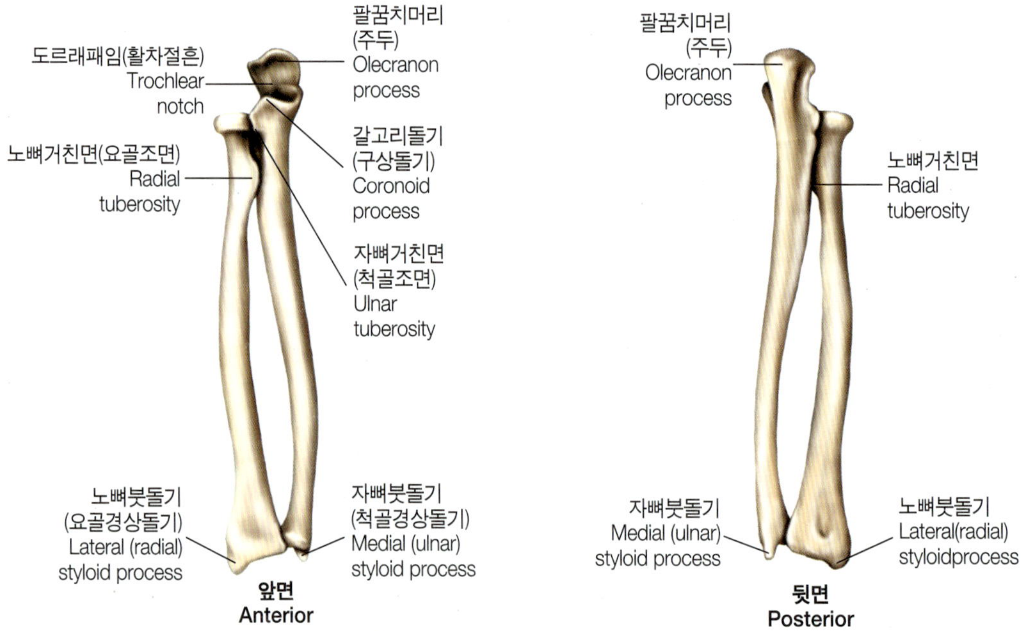

그림 1.7 아래팔(전완) 뼈의 구분

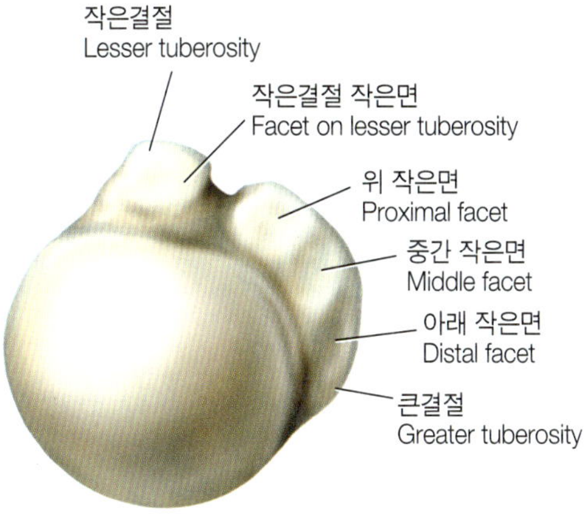

그림 1.8 위팔뼈(상완골)의 근위끝

한쪽의 둥그스레한 뼈끝이 다른 쪽의 뼈끝의 컵과 같은 팬 곳에 접하여 관절을 구성하고 있다. 엉덩관절이나 어깨관절은 이 절구관절의 대표적 예이다. **불규칙(가동)관절(irregular joint)**을 구성하는 뼈의 관절면은 평탄하거나 약간 둥그스레한 것이 특징이다. 손목관절에 있는 손목뼈(수근골) 사이의 관절은 불규칙 관절이고, 미끄럼운동(활주운동)을 일으킨다. **융기관절(과관절, condyloid joint)**에서는 한쪽의 볼록한 형태의 뼈끝에 다른 쪽의 오목한 형태의 뼈끝이 조합되어 있다. 융기관절은 형상적으로는 절구관절과 약간 유사하지만, 절구관절이 3개의 면과 축으로 움직이는 것에 반

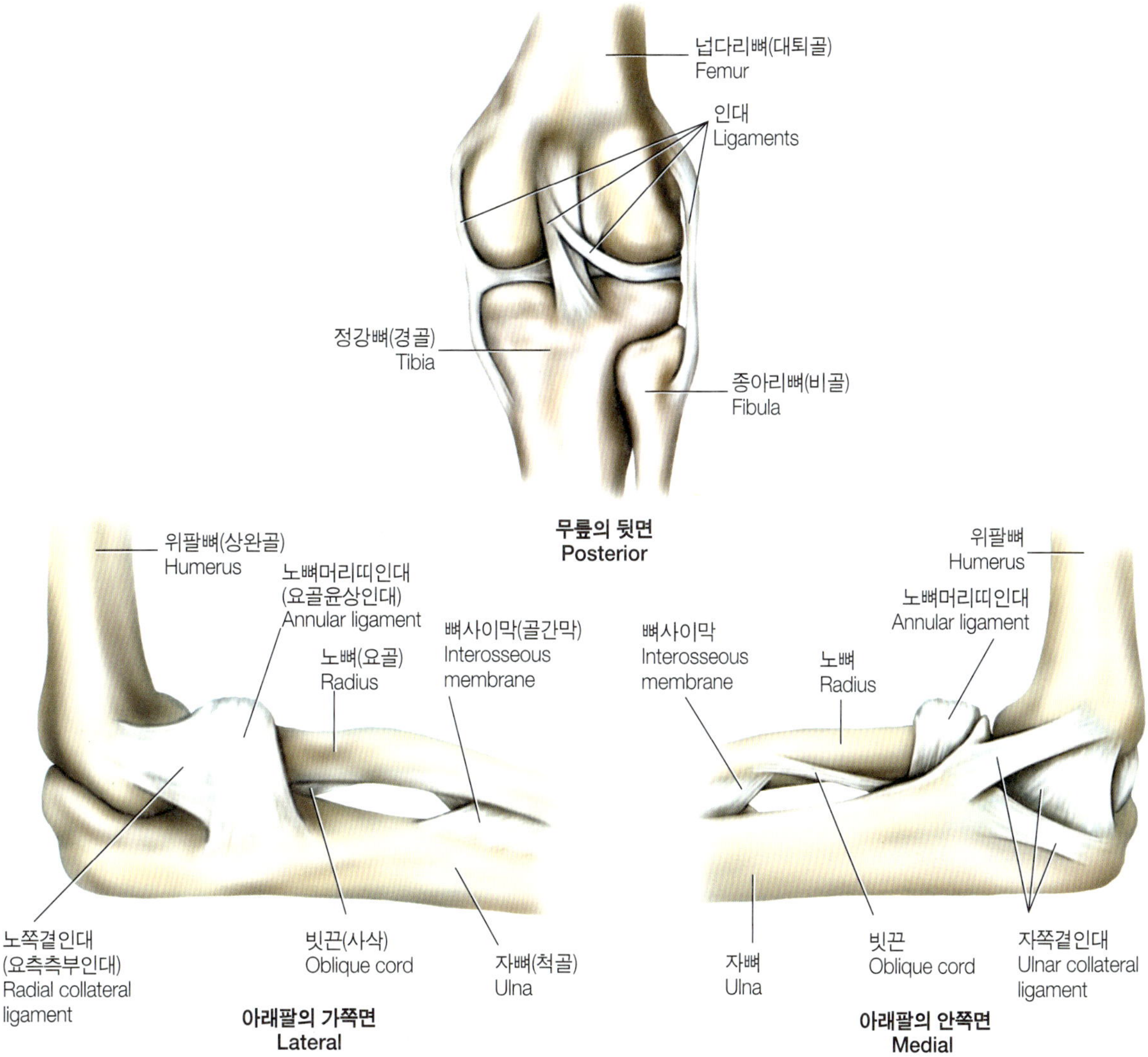

그림 1.9 아래팔의 주된 인대(안쪽면 및 가쪽면)와 무릎의 인대(뒷면)

해서 융기관절은 2개의 면과 축으로밖에는 움직일 수 없다(움직이는 면과 축에 관해서는 제2장을 참조). 손의 손허리뼈(중수골)와 첫마디뼈(기절골)(손가락뼈)로 구성되는 관절은 융기관절의 대표적 예이다. 융기관절의 변형이라고도 할 수 있는 **안장관절(saddle joint)**은 관절을 구성하는 2개의 뼈끝의 관절면이 어느 것도 말의 안장처럼 오목면으로 되어 있다. 안장관절의 예는 드물며 손의 엄지의 손목뼈와 손허리뼈 사이의 뼈(제1 손목손허리관절)가 대표적인 예이다. **중쇠관절(차축관절, pivot joint)**에서는 한쪽의 뼈가 다른 쪽의 뼈의 끝에서 회전한다. 노뼈(요골)와 자뼈(척골)의 근위끝으로 구성되는 관절이 중쇠관절의 예이다.

이상의 가동관절은 **윤활관절(활막성관절, synovial joint)**이라고도 불리며 큰 가동성을 가진 것과 접하는 뼈끝의 사이에 공간(space)이 있는 것이 특징이다(그림 1-11). 가동관절(윤활관절)은 관절 전체가 **관절주머니(joint capsule)**로 싸이지만 관절주머니의 라이닝(lining)은 윤활막으로 되어 있다. 윤활막(synovial membrane)으로부터는 관절을 윤활하고 관절 내 구조에 영양을 공급하는 윤활액이 분비되어 관절공간을 가득 채우고 있다. 가동관절(윤활관절)이 형상에 따라서 6개로 나뉜다는 것은 앞에서 언급한 대로이지만, 그 움직이는 면과 축에 따라서도 4개의 종류로 나뉜다(그림 1-12). 손이나 발에 관찰되는 **무축관절(nonaxial joint)**은 평면을 활주하는 것 같은 움직임을 하는 형태의 관절이다. 팔꿉관절과 같이 하나의 면과 축으로 움직이는 관절은 **일축관절(uniaxial joint)**이다. 손목관절은 2개의 면과 축으로 움직이므로 **이축관절(biaxial joint)**로 분류된다. 어깨관절이나 엉덩관절은 절구관절이지만, 이 관절은 3개의 면과 축으로 움직이므로 **삼축관절(triax-**

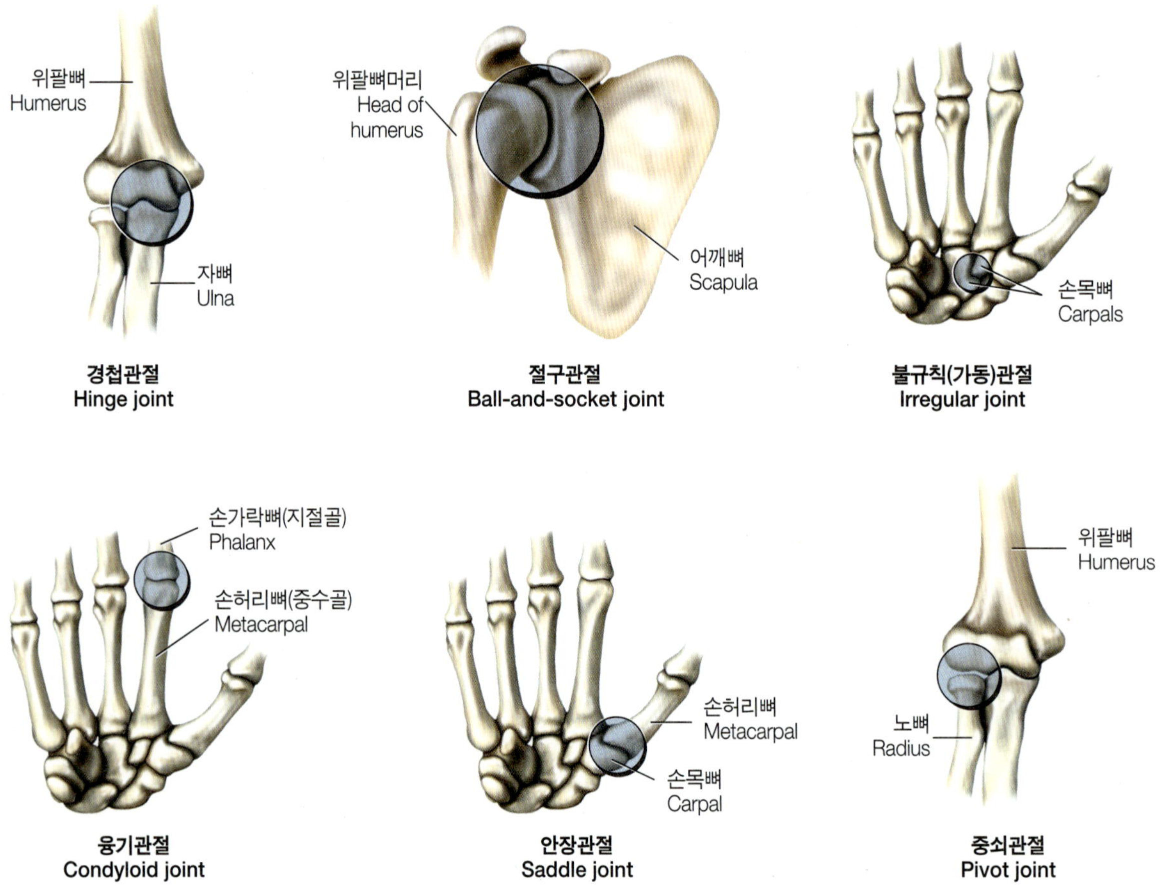

그림 1.10 가동관절(윤활관절)의 종류

ial joint)이다.

부동관절(synarthrodial joint)은 가동관절과는 달리 관절을 구성하는 뼈끝 사이에 관절공간을 갖지 않는다. 부동관절에는 봉합, 연골결합 그리고 인대결합의 관절이 있다(그림 1-13). 봉합관절(sutured joint)에는 거의 움직임이 없고, 뼈끼리가 마치 의복을 꿰맨 것처럼 접하여 있다. 머리뼈(두개골)에서 볼 수 있는 것처럼 솔기와 같은 봉합이 이 관절의 예이다. 연골결합관절(cartilagious joint)은 약간 가동성이 있는 관절이지만, 척주에 있는 이 관절 이외는 움직임에 관해서 큰 역할을 수행하지 않는다. 연골결합관절에는 섬유성 연골이 포함되므로 관절에 움직임을 초래할 뿐만 아니라 충격의 흡수 역할도 수행하고 있다. 인대결합관절(ligamentous joint)에서는 뼈끼리는 견고하게 연결되므로 관절의 움직임은 극히 약간이다. 같은 뼈의 2개의 상이한 부위(어깨뼈의 봉우리와 부리돌기)를 연결하는 관절, 아래팔(노뼈와 자뼈)이나 종아리(종아리뼈

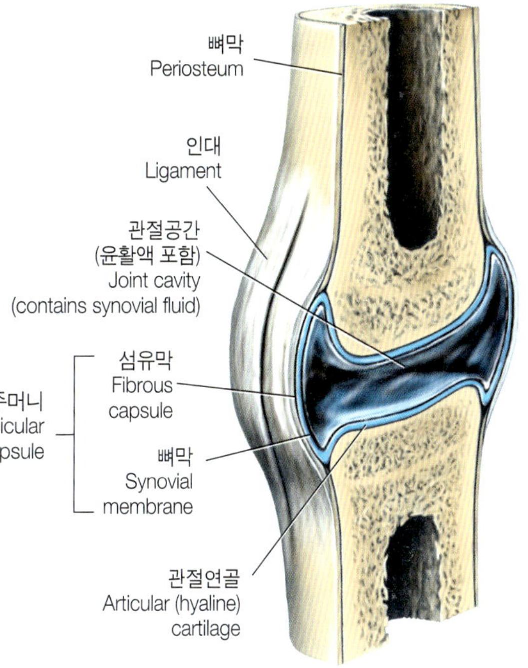

그림 1.11 가동관절(윤활관절)

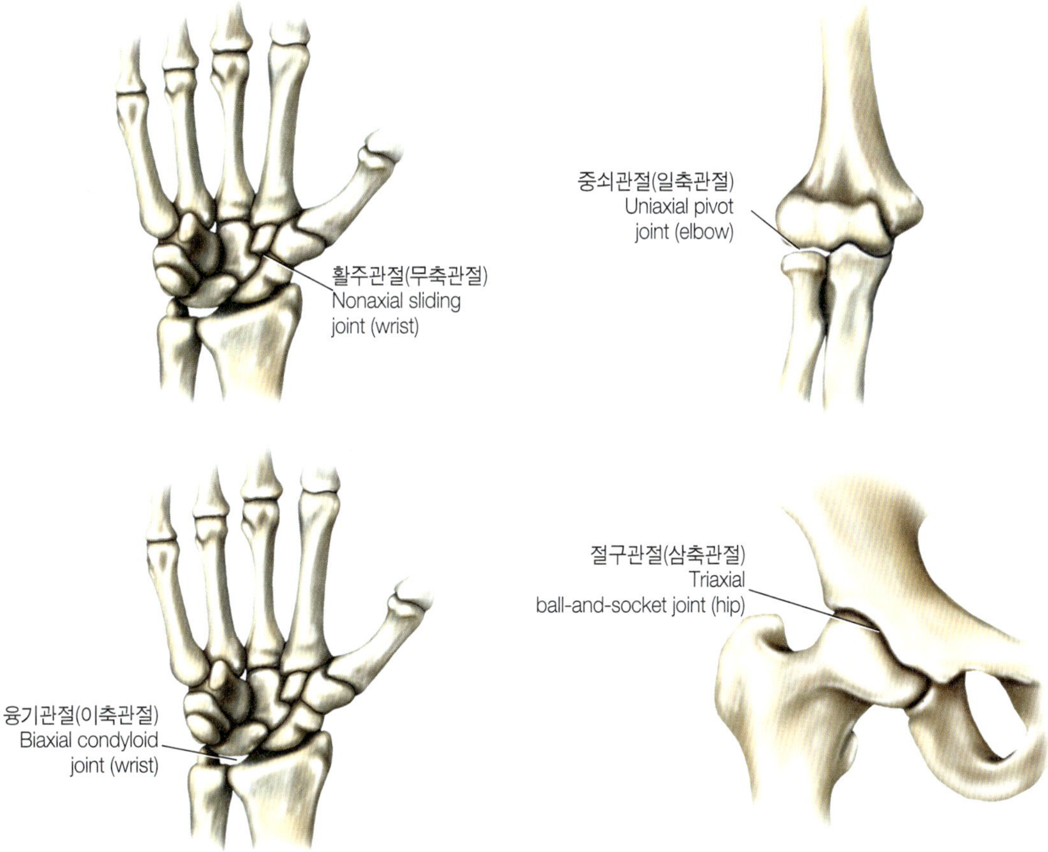

그림 1.12 윤활관절의 종류

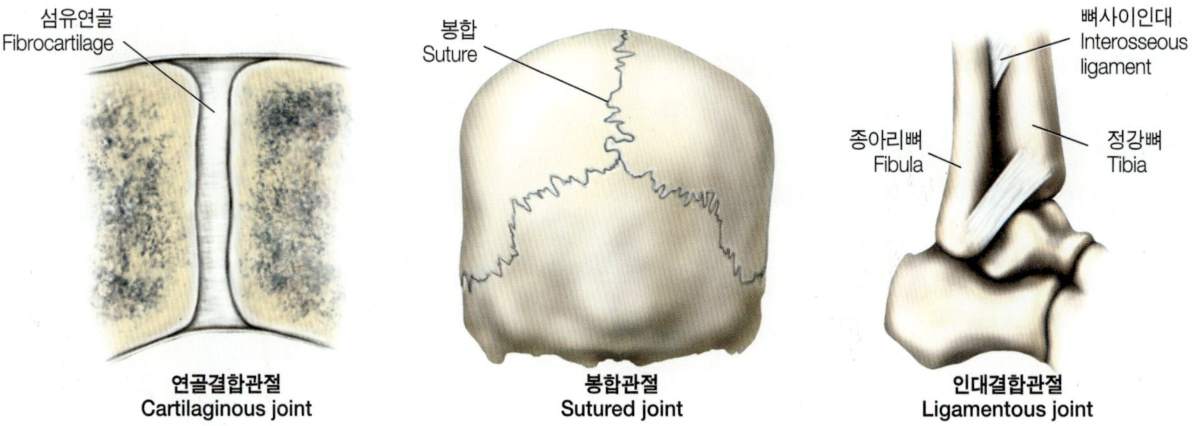

그림 1.13 부동관절의 종류

와 정강뼈)의 2개의 뼈의 뼈몸통을 연결하는 구조는 인대결합관절의 대표적 예이다.

근육

근육은 크게 세 가지 형태로 분류된다. **민무늬근(평활근, smooth muscle)**은 내장이나 혈관 벽에 관찰되는 근육이다. **심장근육(심근, cardiac muscle)**은 심장 독자적인 근육이고 **골격근(skeletal muscle)**은 뼈에 작용하여 관절을 움직이는 근육이다. 이 책에서는 신체의 움직임에 관여하는 골격근만을 다루기로 한다.

골격근은 신장성(잡아 늘여지는 특징), 탄성(잡아 늘여진 후에 원래의 길이로 되돌아오는 특성) 및 수축성(스스로 단축하는 특성)을 갖고 있다. **가락모양군(방추상근, fusiform)**, **네모근(방형근, quadrate)**, **세모근(수렴근, triangular)**, **반깃근(반우상근, unipennate)**, **깃근육(우상근, bipennate)**, **평행근(longitudinal)**, **뭇깃근육(다우상근, multipennate)**은 근육의 형상으로부터 골격근을 분류한 것이다(그림 1.4). 대부분의 골격근은 가락모양근이나 깃근육으로 분류된다. 가락모양근은 길고 평행으로 뻗는 근섬유로 구성되고, 큰 가동범위가 필요한 관절에 관여한다. 이에 반해, 깃근육섬유는 짧고 대각선모양으로 배열되어 가동범위는 짧아도 큰 힘이 필요한 관절에 관여한다.

근육의 중앙부분은 힘살(근복)이라 불린다. 근육의 양끝에는 **힘줄(tendon)**이라 불리는 결합조직이 있고

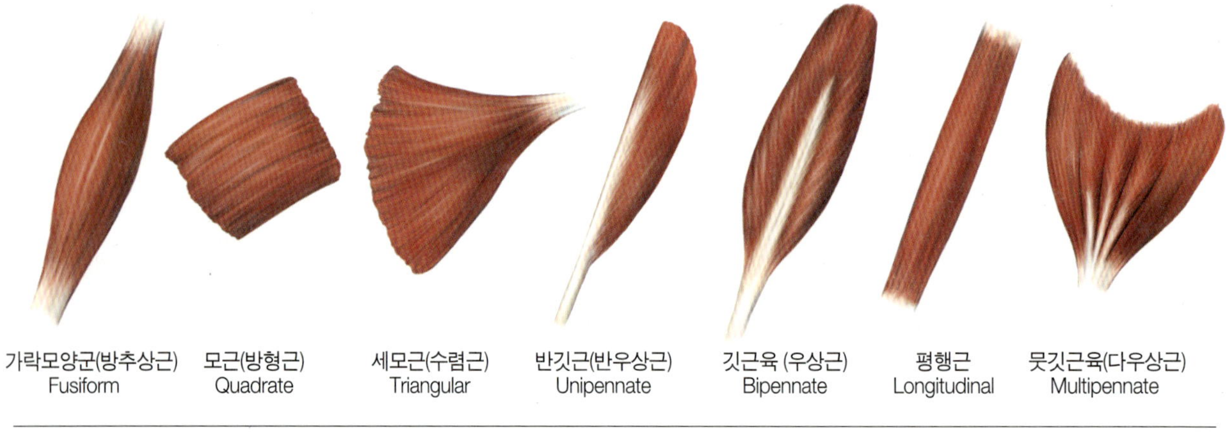

그림 1.14 근섬유의 배열에 의한 골격근의 분류

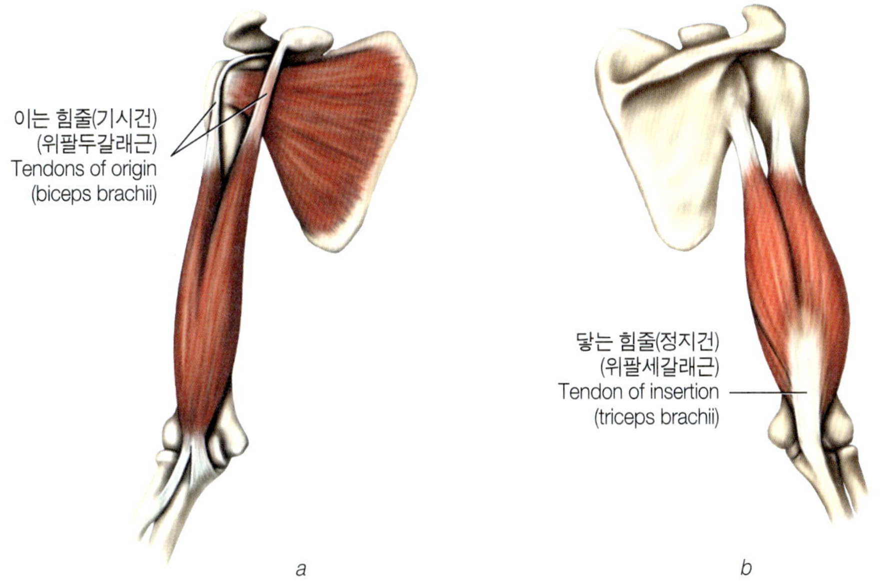

그림 1.15 (a) 위팔두갈래근의 이는 힘줄 (b) 위팔세갈래근의 닿는 힘줄

근육은 힘줄을 통해서 뼈에 부착하고 있다. 힘줄은 인대와 마찬가지로 조밀하고 규칙성이 있는 결합조직이며 양자의 차이는 힘줄은 인대에 비해서 탄성이 부족하다는 것이다. 힘줄에는 골격근과 마찬가지로 탄성과 신장성이 있으나 수축성은 없다. 힘줄이 뼈에 부착하는 부위는 해부학적으로 **이는곳(기시, origin)**과 **닿는곳(정지, insertion)**으로 구별된다(그림 1-15). 이는곳은 근위(팔다리에서 몸통에 가까운 쪽)의 부착부분이고, 반대로 닿는곳은 원위쪽의 부착부분이다. 또한 이는 쪽의 관절은 닿는 쪽의 관절에 비해서 움직임이 작고 반대로 닿는 쪽의 관절의 움직임은 크다. 힘줄이 뼈나 관절의 가까이에 있어 마찰이 크게 일어나는 경우는 **힘줄집(건초, tendon sheath)**이라 불리는 결합조직으로 싸여 힘줄의 마모손상이나 파열을 방지하고 있다(그림 1-16).

그림 1-17에 골격근의 일반적인 구조도를 나타냈다. 골격근은 **근육바깥막(근외막, epimysium)**이라 불리는 결합조직으로 싸여 있다. 근육바깥막 안에서는 많은 **근섬유(muscle fiber)**가 다발로 되어 **근육다발(근속, muscle bundle)**이 되고 각각의 근육다발은 **근육주위막(근주막, perimysium)**으로 에워싸여 있다. 근육다발을 구성하는 하나하나의 근섬유는 **근육속막(근내막, endomysium)**에 의해서 덮여 있다. 근섬유는 무수의 **근육잔섬유(근세섬유, myofibril)**로 구성되지만 이 근육잔섬유야말로 근육의 수축요소이다. 근육잔섬유는 **횡문근형질막(sarcolemma)**으로 싸여 있는 점성이 있는 **근형질(sarcoplasm)** 안에 있다. 근육잔섬유는 다시 **근육원섬유마디(근절, sarcomere)**로 나뉘고, 이 근육원섬유마디가 골격근의 최소기능단위라 할 수 있다(그림 1-18).

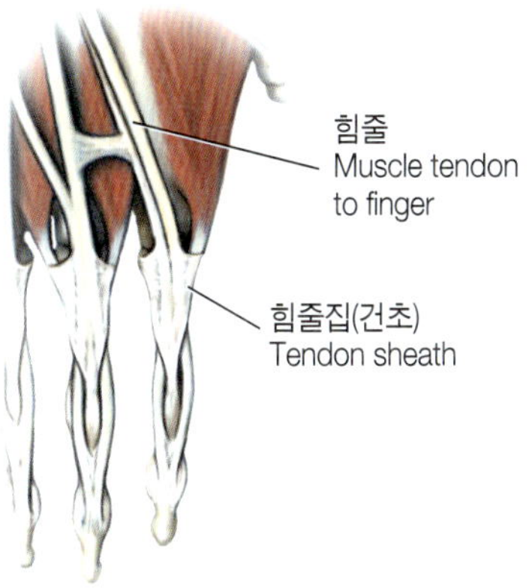

그림 1.16 힘줄과 힘줄집

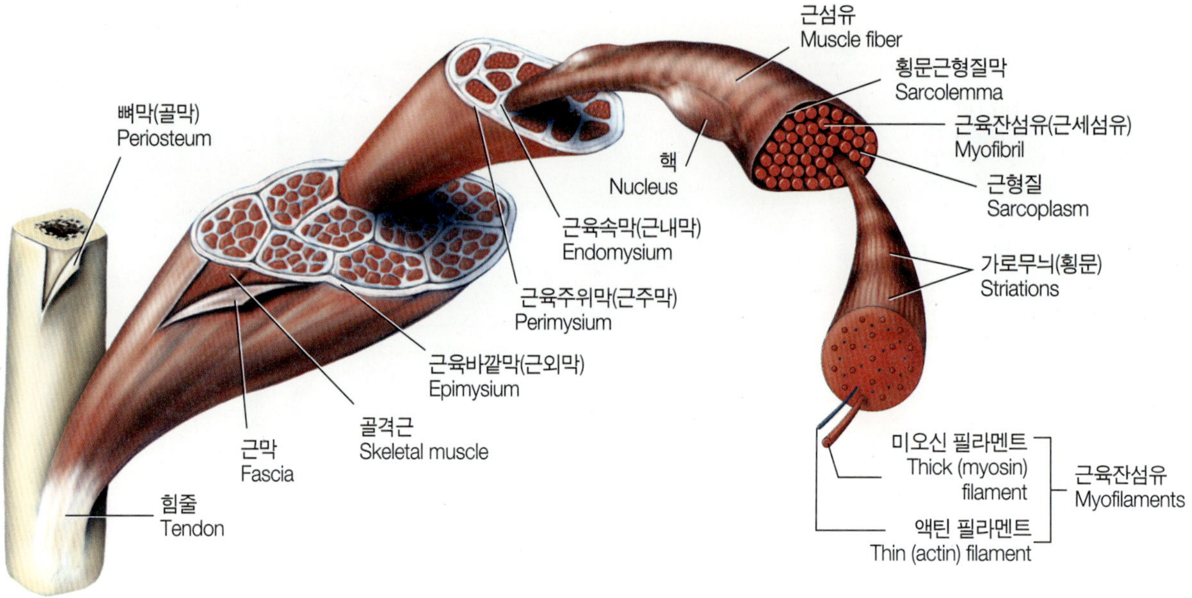

그림 1.17 골격근의 구조

근육잔섬유에 밝게 보이는 부분과 어둡게 보이는 부분이 혼재하고 있는 것은 수축성 단백인 **액틴(actin)**과 **미오신(myosin)**의 배열에 의한 것이다(그림 1-17, 그림 1-18). 이 띠 모양의 밝은 부분과 어두운 부분은 현미경 하에서 관찰할 수 있으며 밝게 보이는 것을 **I-띠**(액틴 필라멘트 띠), 어둡게 보이는 것을 **A-띠**(미오신 필라멘트와 액틴 필라멘트의 중복 띠)라 부른다. 액틴 필라멘트가 A-띠 영역 안에 들어가 미오신 필라멘트와 겹치는 부분에서는 A-띠가 어둡지만, A-띠의 중앙 부분은 2개의 필라멘트가 중복하지 않고 미오신 필라

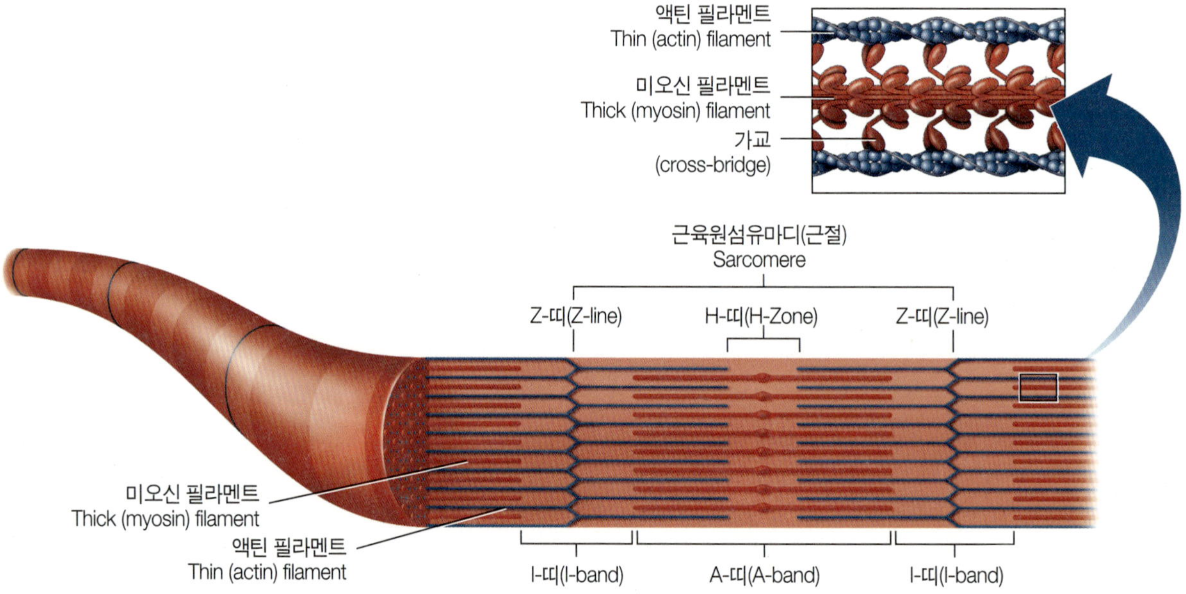

그림 1.18 근육잔섬유와 근육원섬유마디

멘트만의 비교적 밝은 상태의 **H-띠**로 되어 있다. 근육원섬유마디는 **Z-띠** 사이의 부분을 가리키고, I띠는 Z선에 의해서 분단된다(그림 1-18).

또한 근섬유에는 **속근섬유(fast-twitch fiber)**와 **지근섬유(slow-twitch fiber)**라는 2개 형태의 섬유가 있다(그림 1-19). 대부분의 근육은 양쪽 형태의 근섬유를 함유하고 있으나, 유전이나 기능에 따라서 그 조성은 다르고, 이 근섬유 조성은 훈련에 의해서 변화시키는 것은 거의 불가능하다. 속근섬유는 굵고 비교적 백색으로 보이고 큰 힘을 발휘한다. 한편 지근섬유는 가늘고 적갈색으로 보이는데 이것은 지근섬유에 보다 많은 헤모글로빈이 공급되는 것에 의한다. 지근섬유는 내피로성이 높으므로 지구성의 운동에 적합하다. 이 때문에 다리(하지)에 지근섬유가 많은 선수는 장거리 달리기에 적합하며 반대로, 속근섬유가 많은 선수는 단거리 달리기에 적합하다 할 수 있다.

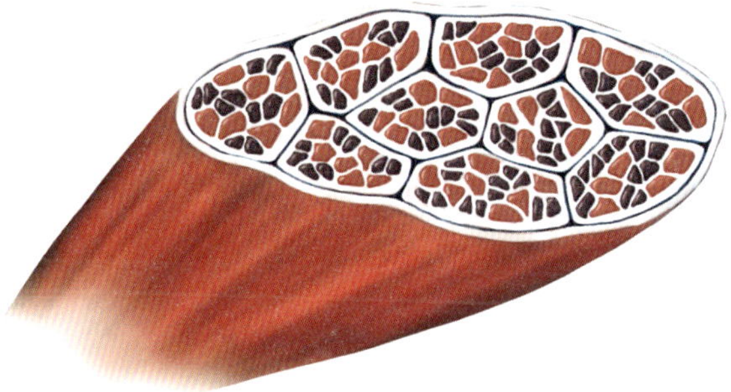

그림 1.19 속근섬유(밝음)와 지근섬유(어두움)

신경

인체에는 자율신경계, 중추신경계 및 말초신경계의 3개의 주된 신경 시스템이 있다. 자율신경은 신경절을 갖고 민무늬근을 지배한다. 중추신경계는 뇌와 척수로 구성된다. 말초신경계는 12쌍의 뇌신경, 31쌍의 척수신경으로 구성된다. 척수신경은 다시 신경얼기(말초신경의 네트워크)로 나뉘고 골격근을 지배한다. 주된 신경얼기(신경총)에는 목신경얼기, 팔신경얼기, 허리신경얼기, 엉치신경얼기 그리고 한정적이기는 하지만 꼬리신경얼기가 있다(그림 1-20). 척주를 구성하는 척추의 위치는 간단한 기호로 표시된다. 예로, 제2목뼈(경추)는 C2, 제7등뼈(흉추)는 T7, 제5허리뼈(요추)는 L5라는 기호로 각각 표시된다.

신경 즉, **신경원(neuron)**은 세포체와 거기서부터 뻗는 **가지돌기(dendrite)**와 **축삭(axon)**으로 구성된다(그림 1-21). 운동신경에서는 가지돌기가 주위의 조직으로부터 정보를 받아 신경원을 양육하고 있는 **세포체(cell body)**에 **자극(impulse)**을 보낸다. 세포체에 대한 자극은 축삭을 전도하여 효과기인 근섬유에 전달된다. 운동신경에는 **말이집(myelin sheath)**이 있고 축삭을 절연하고 있다. 말이집 사이의 갭(오목부분)은 **랑비에결절(node of Ranvier)**이라 불리고, 자극은 말이집 사이의 갭 즉, 결절 사이를 도약 전도한다. 이것에 의해서 말이집이 있는 유수신경섬유에서는 말이집이 없는 무신경섬유에 비하여 자극을 보다 빨리 전도할 수 있다. 운동신경의 축삭의 끝은 운동종판이라 불리고, 운동종판의 **종말분지(end brush)(terminal**

Focus on... 근육의 점성(Muscle Viscosity)

점성을 이해하려면 자동차의 엔진오일을 상상하면 간단하다. 오일의 점성은 온도에 의존한다. 즉, 온도가 높아지면 점성은 내려가고 반대로 온도가 내려가면 점성은 올라간다. 운동 전에 워밍업을 함으로써 근육의 온도를 상승시키고, 그것에 의해서 근육의 점성을 내리면 퍼포먼스에 좋은 영향이 나타난다고 설명하는 사람도 있다.

근육생리학이나 운동생리학의 연구에 의해서 워밍업이 근육의 점성 이외에 미치는 영향이 증명되어 왔다. 운동을 지도하는 사람들(의사, 코치, 치료사, 애슬레틱 트레이너, 개인 트레이너)은 워밍업의 일반적인 효과는 근육의 점성에 미치는 효과에 대해서 알아둘 필요가 있다.

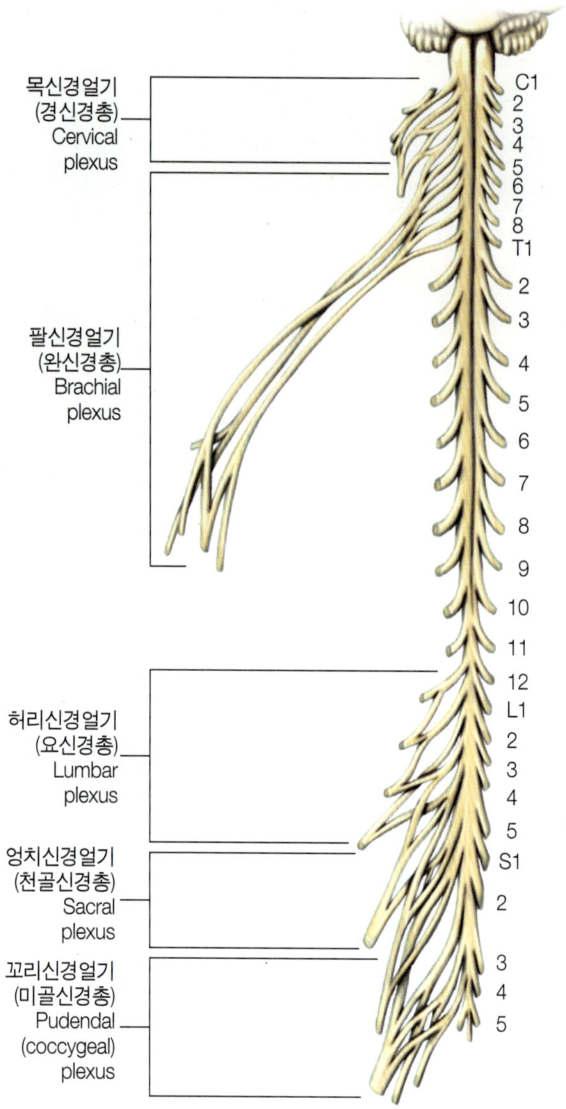

그림 1.20 척수신경과 신경얼기

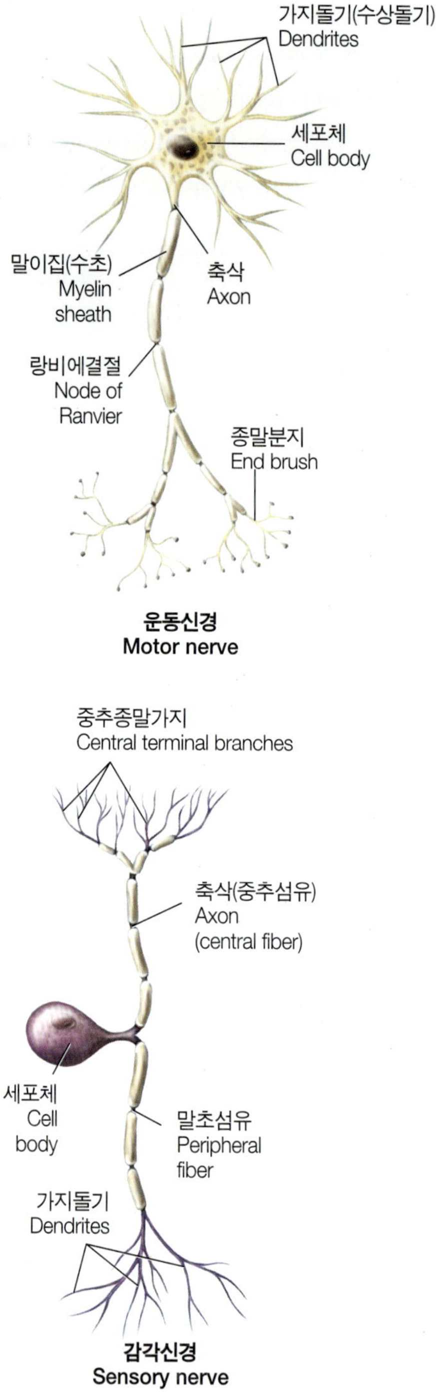

그림 1.21 운동(원심성)신경과 감각(구심성)신경

branches)가 근섬유와 무한으로 근접하여 있다. **운동신경(motor nerve)**이 중추로부터의 자극을 말초의 근섬유로 전달하는 것에 반하여 **감각신경(sensory nerve)**은 말초로부터의 자극을 중추로 전달한다. 운동신경과 감각신경은 각각 별명, **원심성신경(efferent nerve)**, **구심성신경(efferent nerve)**이라고도 불린다.

혈관

혈관(blood vessel)은 근육조직에 영양을 반입하고 근육이 에너지를 소비하여 생산한 대사산물(노폐물)을 반출하고 있다. 심장이 박동하면 혈액은 동맥, 세동맥(보다 가느다란 동맥), 모세혈관, 세정맥 그리고 정맥이라는 거대한 혈관 망으로 밀어내진다. 동맥, 세동맥, 세정맥, 정맥의 혈관 벽은 바깥막(외막), 중간막(중막), 속막(내막)의 3층으로 구성되어 있고, 가장 가느다란 모세혈관의 벽은 내피세포라는 편평한 세포만의 1층 구조로 되어 있다. 중간막에는 혈관의 성질에 따라서 다양한 양의 민무늬근이 존재한다. 동맥과 세동맥은 조직 내의 모세혈관에 혈액을 보내고 모세혈관으로부터 세포에 영양이나 산소를 공급한다(그림 1-22). 조직으로부터의 노폐물이나 이산화탄소는 모세혈관으로 흘러 들어가 세정맥, 정맥으로 운반된다(그림 1-23). 동맥의 중간막에는 많은 민무늬근이 있고 심장의 박동에 수반

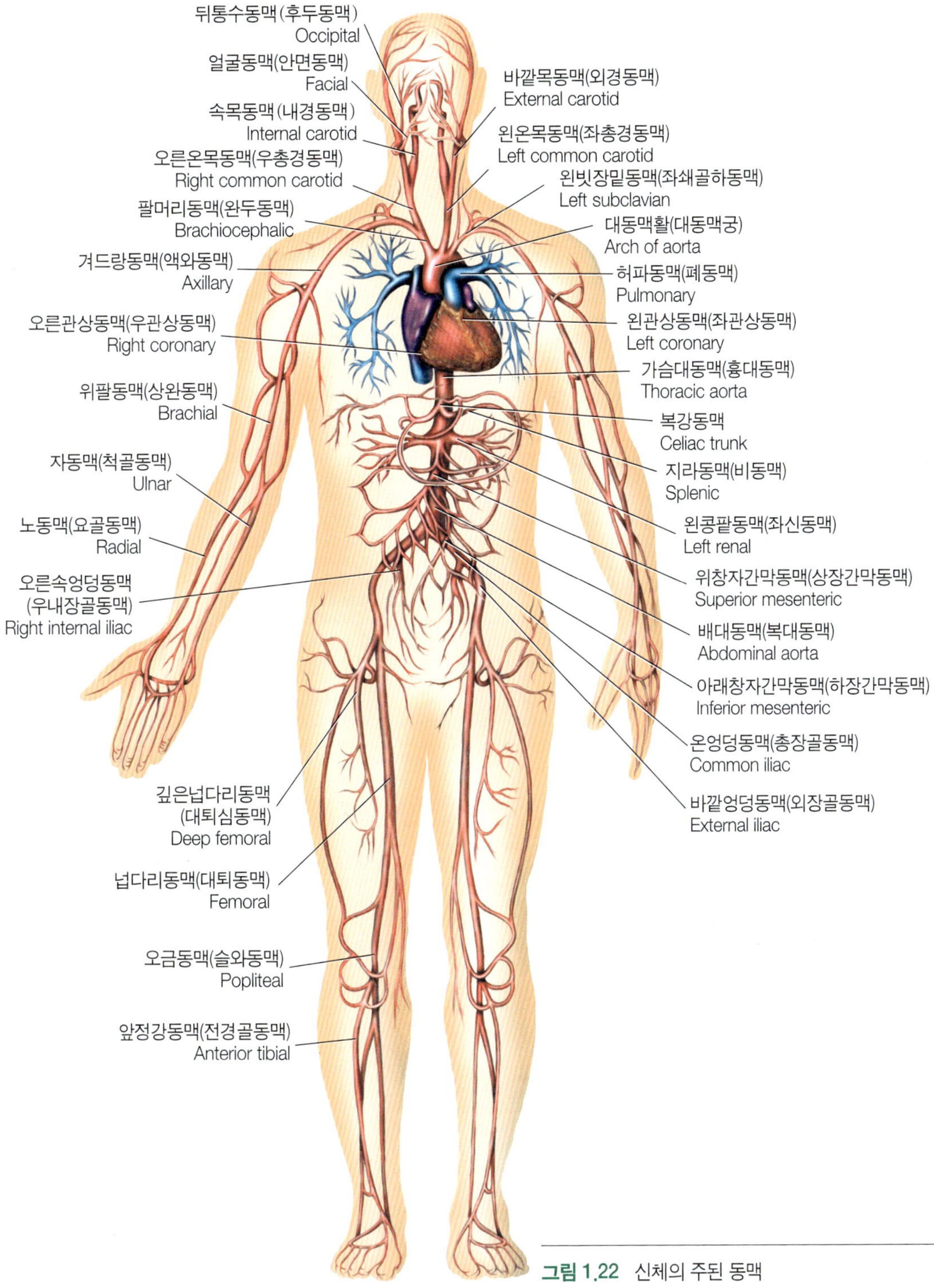

그림 1.22 신체의 주된 동맥

하여 수축함으로써 혈액을 전신으로 내보내는 것을 돕고 있다. 정맥에는 판막(valve)이 있고 이 판막의 작용에 의해서 혈액이 심장방향으로만 반송된다. 정맥의 혈관벽의 각 층은 동맥의 그것에 비하여 얇은 것이 특징이다. 그리고 중간막에는 민무늬근이 없거나 있다 해도 매우 부족한 것이다. 그렇다 하더라도 정맥에는 판막이 있으므로 근육의 수축과 이완의 도움을 빌린 "근육의 짜내는(압착하는) 작용"에 의해서 정맥은 효과적으로

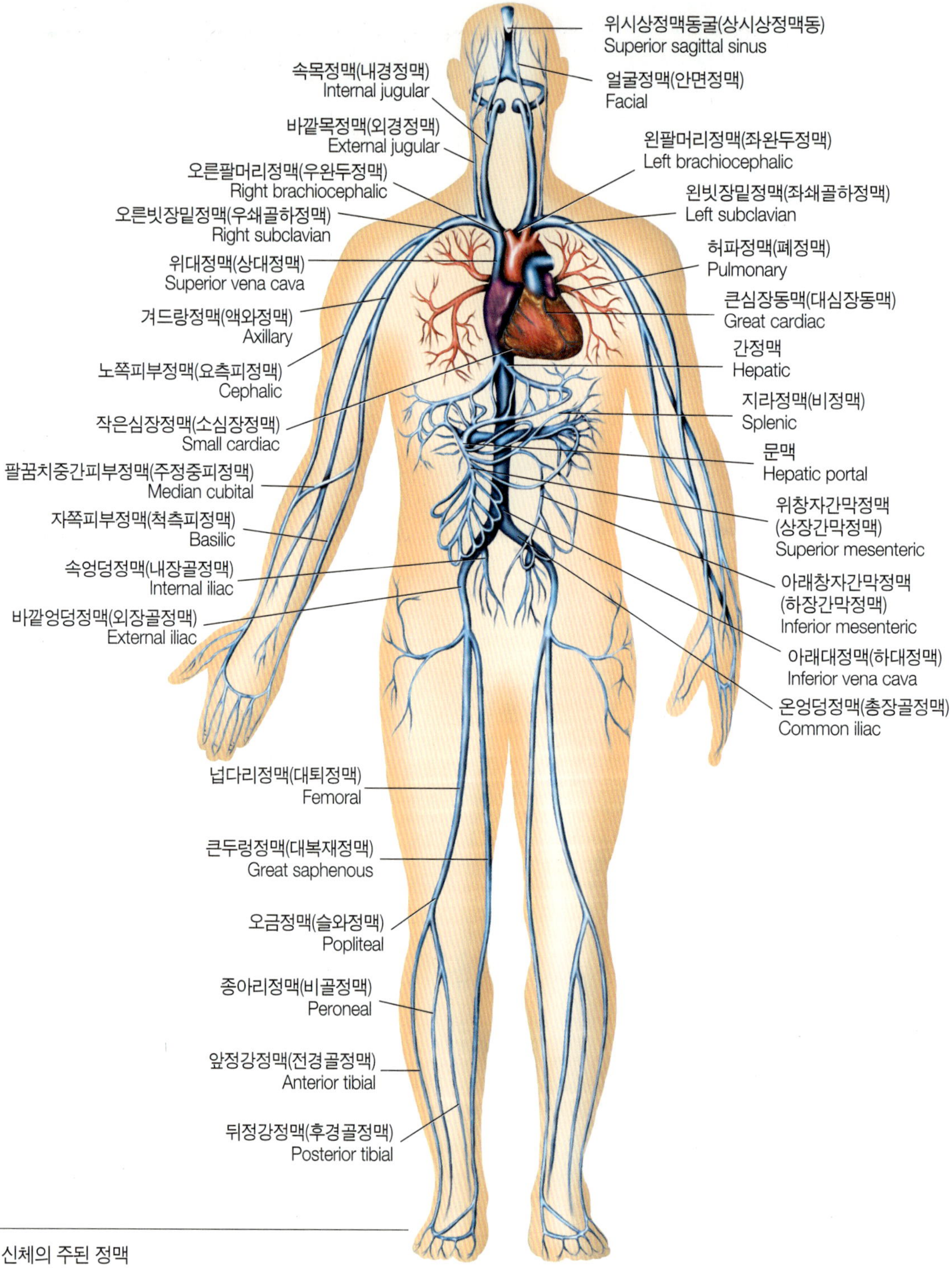

그림 1.23 신체의 주된 정맥

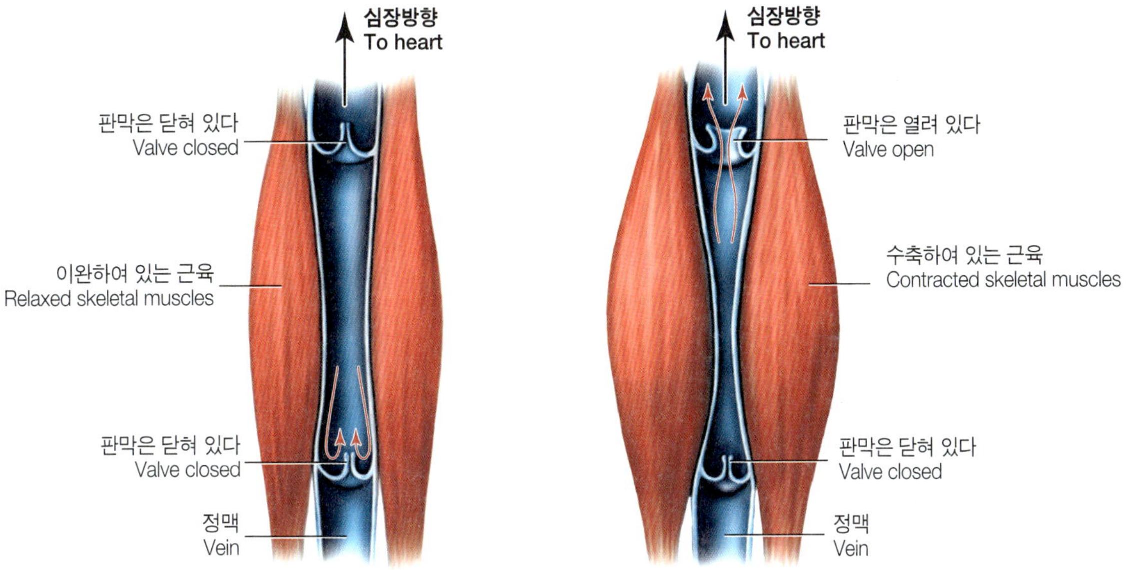

그림 1.24 정맥판막의 개폐

혈액을 심장으로 환류시킨다(그림 1-24). 즉, 근육의 수축에 수반해서 정맥이 압착되어 혈액이 판막의 방향으로 자동적으로 밀어내어진다. 심장보다 높은 위치에서는 중력에 의해서 정맥환류를 돕지만, 중력에 거슬러서 혈액을 심장으로 되돌려야 하는 다리(하지)의 정맥에는 보다 많은 판막이 존재한다.

기타의 조직

뼈, 관절, 근육 이외의 중요한 조직으로서 **막(fascia)**과 **윤활주머니(bursa)**가 있다. 막은 섬유성 결합조직이며 다른 조직을 싸거나 연결하거나 지지한다. 앞에서 언급한 횡문근형질막(sarcolemma)은 이 종류의 막이다. 윤활주머니는 윤활액이 들어간 주머니모양의 조직이고 근육, 힘줄, 인대 등이 뼈의 돌출부분에서 상처를 입지 않도록 보호하는 역할을 담당하고 있다(그림 1-25). 이 때문에 힘줄이 뼈 위를 미끄러져 움직이는 곳은 항상 윤활로 유지되므로 힘줄이 반복해서 미끄러져 움직여도 마모 손상되지 않게 된다.

운동단위

이제까지 뼈, 뼈를 연결하는 인대, 뼈의 연결부분인 관절, 관절에 움직임을 주는 근육, 근육을 지배하는 신경 그리고 이들 모든 조직에 영양을 공급하는 혈관에 대해서 설명하였다. 이상의 조직은 인체의 움직임에서 필요불가결한 것이다.

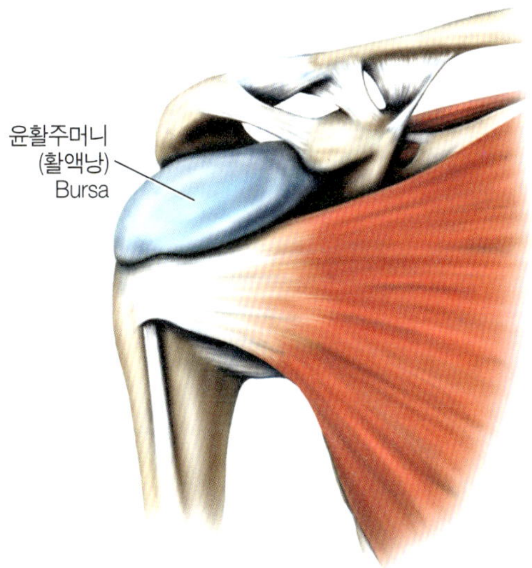

그림 1.25 윤활주머니

이제부터는 운동단위에 대해서 설명한다. 신경자극의 생리에 관해서 상세하게 설명하고 있는 교과서도 있으나, 여기서는 운동단위의 해부학적 구조에만 초점을

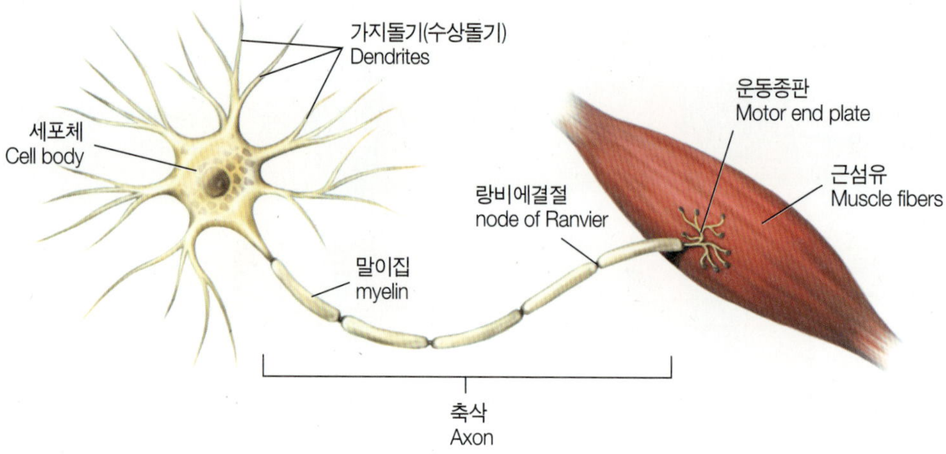

그림 1.26 운동단위(운동신경원과 근섬유로 구성된다.)

맞춘다.

운동단위(motor unit)란 "1개의 운동신경과 그것에 지배되는 모든 근섬유의 집합체"라 정의된다(그림 1-26, 그림 1-27). 즉, 구조적으로는 운동단위는 운동신경과 근섬유의 두 가지로 대별된다. 인체의 모든 운동단위를 종합하여 **신경근육 시스템(neuromuscular system)**이라고도 부른다.

운동종판의 말단인 종말분지와 근섬유와의 간극은 **신경근육 접합부(myoneural junction : neuromuscular junction)**라 호칭된다. 종말분지는 근섬유와 바로 접하는 일은 없으나, 그 대신에 이 부분에는 **시냅스(synapse)**가 존재한다. 시냅스에서는 종말분지로부터 아세틸콜린이라는 화학물질이 방출되어 근섬유에 보내진다(그림 1-28). 아세틸콜린은 근형질을 싸고 있는 근육세포막을 자극하고, 이 자극이 근섬유 전체에 확산된다. 자극의 세기가 근섬유의 **문턱값(역치, threshold)**을 초과하는 것이라면, 근육은 수축한다. 화학적 신경전달물질인 아세틸콜린이 통과하는 종말분지와 근육세포막과의 사이의 갭은 시냅스 간극(synaptic cleft)이라

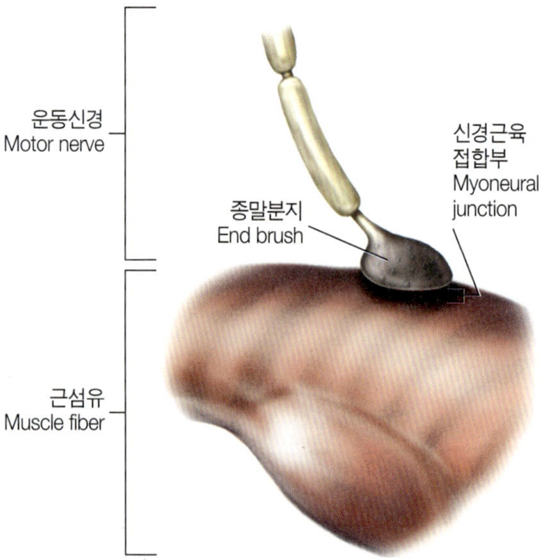

그림 1.27 종말분지

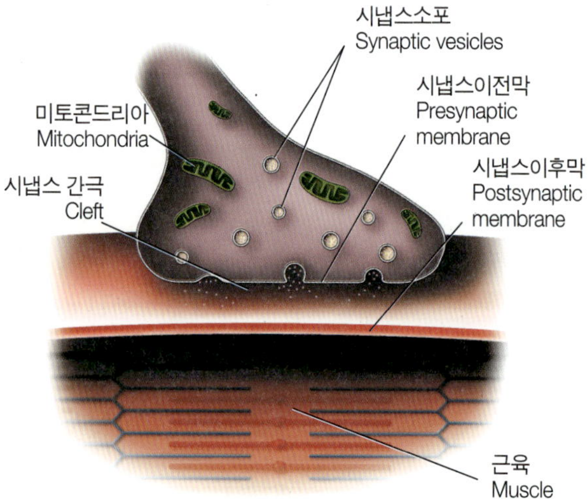

그림 1.28 신경근육 접합부의 확대도

불린다. 요약하면 뇌에서 발생한 자극은 척수신경의 가지돌기(수상돌기)에 전달되고 척수신경의 세포체를 경유하여 축삭을 통해서 최종적으로 운동종판의 종말분지에 전달된다. 그리고 운동종판의 종말분지에서 시냅스 간극에 전달물질이 방출되어 자극은 근육에 도달한다.

여기까지는 중추에서의 자극이 근육에 전달되는 경로에 관해서 설명을 가하였으나 이제부터는 근육 내부에서의 기전에 대해서 해설한다. 자극이 근육에 도달하면 근섬유 내에 있는 **근육세포질세망(sarcoplasmic reticulum)** 및 **가로세관(transverse tubule)**에서부터 칼슘이 방출된다(그림 1-29). 칼슘이 방출되면 미오신의 가교(cross-bridge)가 근접하는 액틴 필라멘트에 접착하고 액틴 필라멘트를 근육원섬유마디(근절)의 중앙으로 향해서 잡아당긴다(그림 1-30). 이러한 근섬유 내에서 일어나는 반응은 활주 필라멘트 기전으로서 알려져 있다.

즉, 운동신경으로부터의 자극이 신경근육 접합부의 시냅스를 거쳐 근섬유에 도달하면, 근육세포질세망이나 가로세관에서부터 **칼슘(calcium)**)이 방출되고, 그 결과 미오신의 가교(cross-bridge)가 액틴 필라멘트에 부착하는 것이다. 액틴 필라멘트에 부착한 가교는 액틴 필라멘트를 근육원섬유마디의 중앙을 향해서 잡아당기

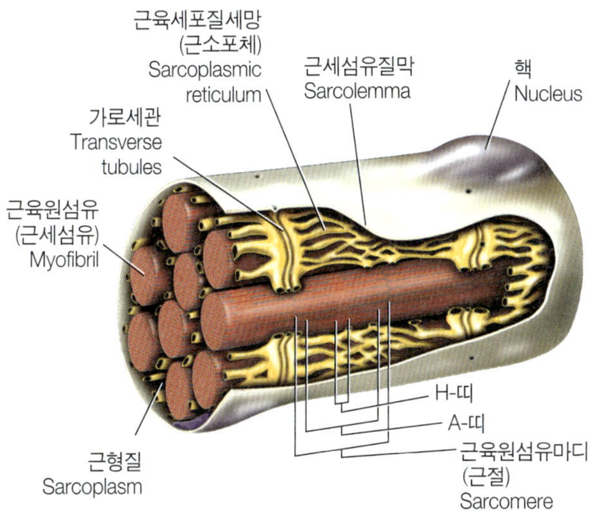

그림 1.29 근육세포질세망과 가로세관

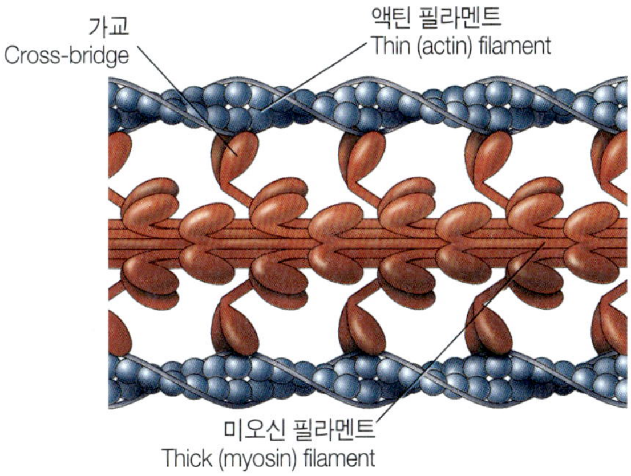

그림 1.30 가교(cross-bridge)의 구조

므로 결과적으로 근육원섬유마디의 길이가 짧아진다.

1개의 운동신경이 지배하는 근섬유의 수는 운동단위 사이에서 크게 다르며 1개의 신경섬유 당 10개에서부터 2,000개의 근섬유를 지배하고 있다. 지배하는 근섬유 수가 적으면, 근육 전체를 지배하기 위해 보다 많은 운동단위가 필요하다. 손이나 눈은 매우 미세한 조정이 필요하므로 이들의 근육에서는 운동신경 당 지배 근섬유 수가 적다. 이에 반해, 팔꿈치를 굽히게 하는 위팔의 근육이나 아래팔의 엎침(회내)을 시키는 근육은 미세 조정이 필요한 근육은 아니므로 운동신경 당 지배 근섬유 수가 많아져 있다.

신경자극이 근육수축을 일으키는 데에 충분한 세기라면, 그 신경에 지배되는 근섬유는 일제히 수축을 한다. 이것은 "all-or-none theory"라 불리고 1개의 신경에 지배되는 근섬유는 반드시 모두가 수축하고 부분적으로 수축하는 일은 없다. 종이조각 1매를 들어올리는 것과 23kg의 추를 들어올리는 것에서는 요구되는 근육수축의 양상은 다르다. 발휘하는 근력은 주로 동원되는 운동단위의 수를 조정하거나, 자극의 빈도를 바꿈으로서 조정된다. 요구되는 근력이 커짐에 따라서 보다 많은 운동단위가 동원된다. 이에 더해서 근섬유가 완전히 이완(relax)하기 전에 충분히 강한 자극이 높은 빈도로 도달하면 수축력이 증대한다. 이러한 높은 빈도의 자극이 근육이 완전히 이완할 틈도 주지 않고 주어지면 근육은 강축이라는 연속적인 수축을 한다(그림 1-31). 강

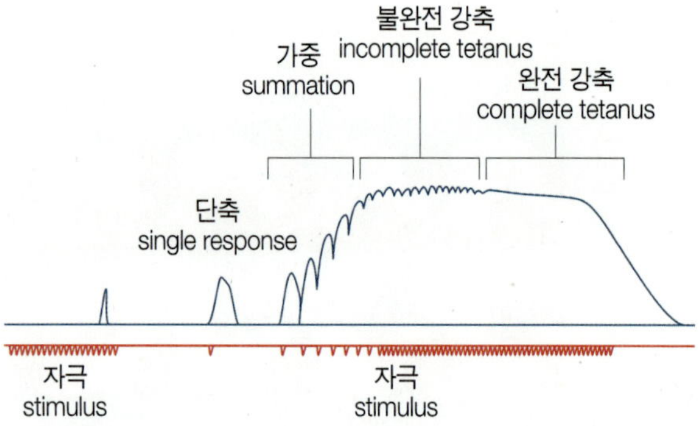

그림 1.31 자극 빈도의 증가에 따른 근력의 증대

축은 "tetanus"라 번역되는데 여기서 설명한 근육의 생리학적인 강축은 근육의 불수의적인 경련을 초래하는 감염증에 의한 질환명인 tetanus와는 구별되어야 한다.

생물학, 인체생리학, 운동생리학, 키네시올로지(생체역학) 또는 바이오메카닉스 등의 교과서에서는 신경자극이나 근육수축에 대해서 더욱 상세하게 해설되어 있다. 그러나 이제까지 설명한 기본적인 사항만으로도 신경근육 시스템이나 운동단위에 대해서 이해하는 데에 충분히 도움이 될 것이다.

용어의 복습

이 단원에서 나온 다음의 용어를 정의하고 설명하시오. 그리고 인체나 일러스트를 사용해서 각 용어에 관한 구조적 특징이나 위치를 나타내시오.

A띠(A-band)
액틴(actin)
기준점(landmark)
관절연골(articular cartilage)
관절면(articular surface)
관절(articulation)
축(axon)
절구관절(ball-and-socket joint)
이축관절(biaxial joint)
깃근육(bipennate)
혈관(blood vessel)
다발(bundle)
윤활주머니(bursa)
칼슘(calcium)
관절주머니(capsule)
심장근육(cardiac muscle)
연골결합(cartilaginous joint)
세포체(cell body)
융기(condyle)
융기관절(condyloid joint)
결합조직(connective tissue)
가교(cross-bridge)
가지돌기(dentrite)
뼈몸통(diaphysis)
가동관절(diarthrodial joint)
원심성신경(efferent nerve)
종말분지(end brush)
근육속막(endomysium)
위관절융기(epicondyle)
근육바깥막(epimysium)
뼈끝연골(epiphyseal plate)
뼈끝(epiphysis)
상피조직(epithelial tissue)
관절면(facet)
막(fascia)
속근섬유(fast-twitch fiber)
섬유성연골(fibrocartilage)
구멍(foramen)
오목(fossa)
가락모양근(fusiform)
경첩관절(hinge joint)
H-띠(H-zone)
I-띠(I-band)
자극(impulse)
불규칙관절(irregular joint)
관절(joint)
인대(ligament)
인대결합관절(ligamentous joint)
긴뼈(long bone)
평행근(longitudinal)
운동종판(motor end plate)
운동신경(motor nerve)
운동단위(motor unit)
뭇깃근육(multipennate)
근섬유(muscle fiber)
근육조직(muscle tissue)
말이집(myelin sheath)
근육원섬유(myofibril)
신경근육 접합부
미오신(myosin)
신경(nerve)
신경조직(nerve tissue)
신경아교(neuroglia)
신경근육 시스템
신경원(neuron)
랑비에결절(node of Ranvier)
무축관절(nonaxial joint)
패임(notch)
근육주위막(perimysium)
뼈막(periosteum)
중쇠관절(pivot joint)
돌기(process)
네모근(quadrate)
안장관절(saddle joint)
근육세포막(sarcolemma)
근형질(sarcomere)
근육세포질세망
감각신경(sensory nerve)
골격근(skeletal muscle)
지근섬유(slow-twitch fiber)
민무늬근(smooth muscle)

가시(spine)
가시돌기(spinous process)
봉합관절(sutured joint)
시냅스(synapse)
시냅스 간극(synaptic cleft)
부동관절(synarthrodial joint)
윤활관절(synovial joint)
힘줄(tendon)
닿는 힘줄(tendon of insertion)
이는 힘줄(tendon of origin)
힘줄집(tendon sheath)
문턱값(threshold)
가로세관(transverse tubule)
세모근(수렴근)(triangular)
삼축관절(triaxial joint)
결절(tubercle)
거친면(tuberosity)
일축관절(uniaxial joint)
반깃근(unipennate)
Z-띠(Z-line)

운동학습의 힌트

1. 주먹을 쥐시오. 그리고 움직임을 일으키는 데에 사용된 모든 해부학적 구조(뇌에서부터 시작하여)를 열거하시오.
2. 저녁식탁이나 식품점에서 가금류(fowls)를 보고 왜 특정 가금류(칠면조)는 그 여러 부위(다리, 허벅지, 가슴, 날개)에서 상이한 고기색깔을 갖고 있는지 설명하시오.
   a. 가금류의 정상적인 활동이 다소간이라도 특정 신체 부위의 움직임에 작용하였는가?
   b. 어떠한 형태의 근섬유가 이들 여러 가지 부위의 근육을 지배하는가? 그 이유는?
3. 선 자세에서 몇 분간 발끝서기를 하시오(또는 가능한 한 오래).
   a. 어떤 형태의 다리근육(속근 또는 지근)이 처음에 당신의 발끝서기 자세를 취하는 데에 주로 작용하였는가?
   b. 어떤 형태의 다리근육(속근 또는 지근)이 당신의 발끝서기를 유지하는 데에 주로 작용하였는가?

가장 적합한 답을 하나 고르시오.

1. 2개 내지 3개의 뼈의 뼈끝으로 구성되는 구조는 무엇인가?
   a. 뼈끝
   b. 오목
   c. 관절
   d. 뼈몸통
2. 다음 4개의 용어에서 같은 종류가 아닌 것은 어느 것인가?
   a. 패임
   b. 돌기
   c. 결절
   d. 거친면
3. 골격근의 기능단위는 다음 중 어느 것인가?
   a. 근육원섬유
   b. 근육원섬유마디
   c. A-띠
   d. I-띠
4. 근육원섬유마디의 일련의 연결은 무엇이라 불리는가?
   a. 근육원섬유
   b. 근육
   c. 액틴
   d. 미오신
5. 다음의 어느 물질이 방출되면 가교(cross-bridge)가 작동하여 근육원섬유마디가 짧아지는가?
   a. 액틴
   b. 미오신
   c. 칼슘
   d. 근형질
6. 근육 안의 근육다발을 싸고 있는 섬유성 집(초, sheath)은 무엇인가?
   a. 근육속막
   b. 근육바깥막
   c. 근육주위막
   d. 근육세포막

밑줄부분에 적절한 용어를 넣어 문장을 완성시키시오.

1. 움직임이 거의 없는 관절은 ________관절로 분류된다.

2 주머니모양으로 되어 있고 뼈의 돌기 등으로부터 연부조직을 보호하는 것은 ________ 이다.

3. 운동단위는 1개의 운동신경과 그것이 지배하는 모든 ________ 로 구성된다.

4. 가지돌기는 신경자극을 신경세포에 ____________ .

5. 신경세포로부터의 자극은 다음에 ________ 에 전달된다.

제 2 장

인체의 움직임
(Movement)

이 단원의 개요

움직임에 관여하는 인체의 구조(뼈, 관절, 인대, 근육)와 그 작용에 대해서는 이미 설명하였으므로 여기서는 인체의 움직임에 초점을 맞춰서 해설한다.

인체의 움직임을 설명함에 있어서는 움직임이 시작되는 처음의 포지션을 나타내는 **해부학적 자세(anatomical position)**를 알 필요가 있다. 이 자세에서는 모든 관절은 중간위치 즉 0°에 있고, 아무런 움직임도 일어나 있지 않다. **기본적 자세(fundamental position)**는 이것과 아주 유사한 용어이지만, 이들 2개의 자세의 차이에 주목하기 바란다(그림 2-1).

해부학적으로 인체의 움직임을 논할 때에는 기본적 자세보다도 해부학적 자세를 채택하는 편이 바람직하다. 왜냐하면 기본적 자세에서는 팔(상지)의 어떠한 일정한 움직임을 할 수 없기 때문이다. 따라서 이 책에 나오는 인체의 움직임은 해부학적 자세를 시작 자세로 하여 설명되어 있다.

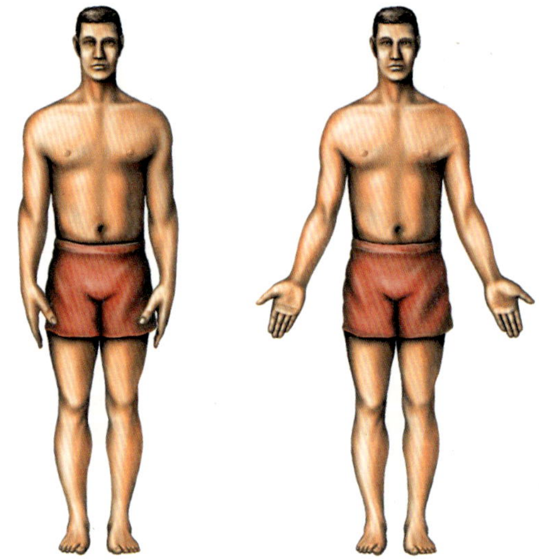

그림 2.1 기본적 자세와 해부학적 자세

해부학적인 위치관계

인체상의 2개의 부위의 위치관계를 나타내는 용어가 몇 가지 있다. **위쪽(superior)**은 어떤 부위가 다른 부위보다도 높은 위치에 있는 것을 나타내는 용어이다(예 : 머리는 가슴보다도 위쪽에 있다). 반대로 **아래쪽(inferior)**은 보다 낮은 위치를 나타낸다(예 : 허리는 가슴보다도 아래쪽에 있다). **가쪽(lateral)**은 어떤 부위가 다른 부위에 비하여 몸의 중심선에서부터 멀리 있는 것을 나타내고(예 : 팔은 척주보다도 가쪽에 있다) **안쪽(medial)**은 중심선에 보다 가까운 위치를 나타낸다(예 : 코는 귀보다 안쪽에 있다). **앞쪽(anterior)**은 2개의 부위의 위치관계에서 보다 앞 방향에 있는 것을 나타내고(예 : 배는 허리보다도 앞쪽이다) **뒤쪽(posterior)**은 앞쪽의 반대의 위치관계를 나타내는 용어이다(예 : 등은 가슴의 뒤쪽에 있다).

근위(proximal)와 **원위(distal)**는 사지(팔과 다리)에서의 2점의 위치관계를 나타낸다. 2점 중 보다 몸통에 가까운 쪽이 근위, 몸통에서부터 보다 먼 쪽을 원위라 표현한다(예 : 무릎은 발목관절보다도 근위에 있고 팔꿈치는 어깨관절의 원위에 위치한다). **등쪽(배측, dorsal)**은 몸통에서는 보다 등(back)에 가까운 쪽, 손에서는 손등에 가까운 쪽, 그리고 발에서는 발등에 가까운 쪽의 위치관계를 나타낸다. 한편 배쪽(복측, ventral)은 등쪽의 반대의 위치관계를 나타내는 용어이다. **손바닥쪽(장측, volar)**은 손에서의 손바닥쪽을 나타내고 **발바닥(족저, plantar)**은 발의 뒤쪽(안쪽)을 나타내는 용어이다. 해부학적 자세에서부터 손바닥을 몸쪽으로 향해서 안쪽 방향으로 도는 움직임을 **엎침(회내, pronation)**, 그 반대의 움직임을 **뒤침(회외, supination)**이라 한다. 마찬가지로 발바닥이 가쪽 위쪽으로 향하여 도는 움직임을 엎침, 반대로 발바닥이 안쪽 위쪽으로 향하여 도는 움직임을 뒤침이라 표현한다.

움직임의 면과 축

인체의 다양한 부분 즉, 분절(segment)의 움직임은 **면(plane)**을 따라서 일어나고 **축(axis)**을 중심으로 회전한다고 파악되지만, 움직임의 출발점은 어디까지나 해부학적 자세이다. 실제의 인체의 분절의 움직임은 기본적인 3개의 면과 축(후술) 중의 하나 또는 그 이상의 면과 축을 따라서 일어난다(그림 2-2). 면과 축에 관해서 주의해야 할 점은 면이나 축은 어디까지나 임의로 존재하는(가상의) 것이기 때문에 인체에는 무수한 면이나 축이 존재하는 것이다. 인체를 앞뒤로 똑바로 관통하고 인체를 좌우로 분단하는 면은 **시상면(sagittal plane)**이라 불린다(그림 2-2a). 시상면은 무수히 존재하지만 인체를 좌우로 동등하게 이분하는 시상면은 특히 **정시상면(cardinal sagittal plane)**이라 불리고, 하나밖에 존재하지 않는다. 또한 정시상면은 정중면(principal plane)이라고도 한다. 인체를 위아래로 분단하는 면은 **수평면(horizontal plane)**, 그리고 인체를 앞뒤로 분단하는 면은 관상면(frontal plane=coronal plane)이라 하고, 이들의 면도 시상면과 마찬가지로 무수히 존재한다. 또한 인체를 위아래 및 앞뒤로 동등하게 분단하는 면을 각각 **정수평면(cardinal horizontal plane)** 및 **정관상면(cardinal frontal plane)**이라 부른다.

정시상면, 정수평면, 및 정관상면의 교차점은 대략 인체의 중력중심위치이며 기본적 자세에서는 허리뼈(요추) 부근에 중력중심이 온다. 기본적 자세에서부터 체절이 움직이거나, 체중이 감소하거나, 중량물을 들거나 하면, 중력중심의 위치는 끊임없이 이동한다. 그러나 중력중심이 어디로 이동하든 중력중심을 중심으로 하여 부하(체중)는 앞뒤 · 좌우 · 위아래에서 같게 분포하여 있다.

체절이 면을 따라서 움직일 때 체절은 어떤 축을 중심으로 하여 회전하고 있다고 생각된다. 위에서 언급한 3개의 면에 대응하는 기본적인 3개의 축에 대해서 설명한다(그림 2-2).

체절이 시상면 위를 움직일 때의 축은 **관상축(frontal horizontal axis)**이라 불린다(그림 2-2a).

Hands on . . . 무릎을 굽히는 동작(굽힘)을 할 때의 종아리의 움직임은 시상면 위에서 일어나고 그 때의 움직임(회전)의 축은 무릎을 좌우로 관통하는 관상축이다.

수직축(vertical axis)을 중심으로 체절이 움직이면 그 움직임은 수평면 위에서 일어난다(그림 2-2b).

Hands on . . . 목(머리)을 좌우로 돌리는 움직임은 수직축을 중심으로 하여 수평면 위에서 일어난다.

관상면 위를 체절이 움직이는 경우의 축은 **시상축(sagittal axis)**이다(그림 2-2c).

Hands on . . . 오른팔을 몸쪽에서부터 떨어지도록 옆으로 올릴 때 팔은 관상면을 따라서 움직이고, 이 움직임의 축은 어깨를 앞뒤로 관통하는 시상축이다.

이들의 움직임의 면과 축의 관계를 표 2-1에 정리하

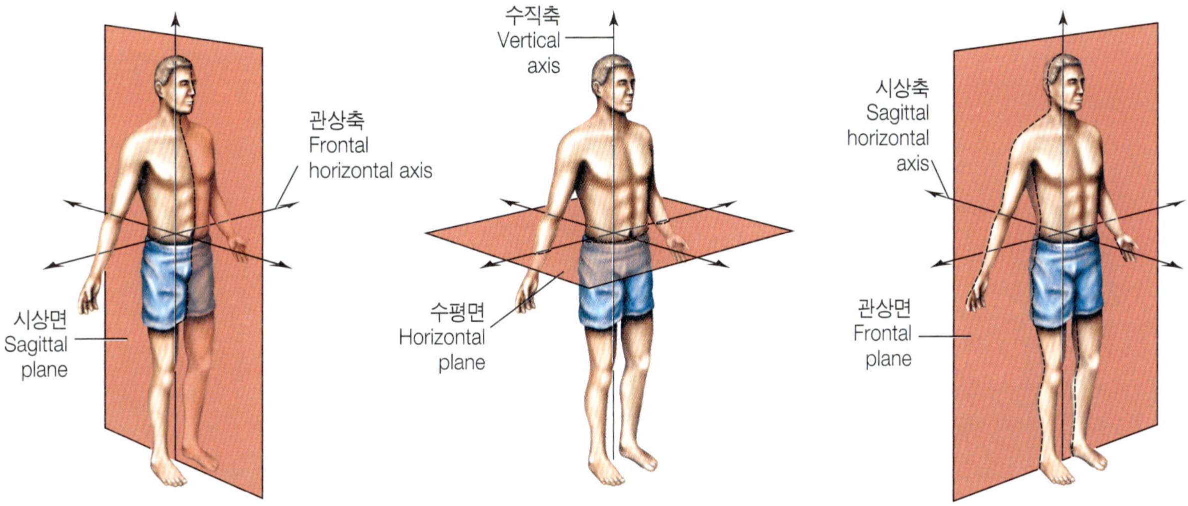

그림 2.2 해부학적인 면과 축

였다.

표 2.1 면과 축과 운동

면	축	운동
시상면	관상축	굽힘(굴곡), 폄(신전)
관상면	시상축	벌림(외전), 모음(내전)
수평면	수직축	회전(rotation)

기본적인 움직임

인체는 위에서 언급한 3개의 기본적인 면과 축을 따라서 움직이지만 각 면마다 일어나는 2개의 기본적인 움직임에는 그 이름이 붙여져 있다. 시상면 위에서 일어나는 기본적인 움직임은 **굽힘(굴곡, flexion)**과 **폄(신전, extension)**이다. 굽힘은 관절의 각도가 작아지는 것 같은 움직임이라 정의된다(그림 2-3). 예로, 팔꿉관절의 굽힘에서는 위팔과 아래팔이 이루는 각도가 작아지는 방향으로 움직임이 일어난다. 폄은 굽힘과는 반대로 관절각도가 커지는 것 같은 움직임이고(그림 2-4), 굽힌 팔꿉관절을 원래로 되돌리는 것 같은 움직임이 폄이다.

관상면 위에서 일어나는 기본적인 움직임은 **벌림(외전, abduction)**과 **모음(내전, adduction)**이다. 벌림은 분절이 중심에서부터 떨어지는 움직임이고, 모음은 중심으로 되돌아가는 움직임이다. 예로, 팔(상지)이 관상면 위를 몸쪽에서부터 가쪽을 향해서 떨어지는 것 같은 움직임은 벌림이고, 그 반대의 움직임이 모음이다(그림 2-5, 그림 2-6). 또한 다리(하지)가 관상면 위를 가쪽으로 움직이는 것도 벌림이고, 반대로 안쪽으로 향해서 움직이는 것이 모음이다.

수직축을 회전축으로 하여 체절이 수평면 위를 회전하는 움직임은 **회전(rotation)**이라 불린다(그림 2-7). 목을 좌우로 돌리는 움직임은 회전이다. 이 움직임이 어깨관절을 중심으로 위팔부분에 일어나거나 엉덩관절을 중심으로 넓적다리부분에서 일어나거나 하면, **외측회전(external rotation)** 또는 **내측회전(internal rotation)**이라는 용어로 표현된다(그림 2-8). 위팔의 앞면이 안쪽으로 향해서 회전하는 움직임은 내측회전

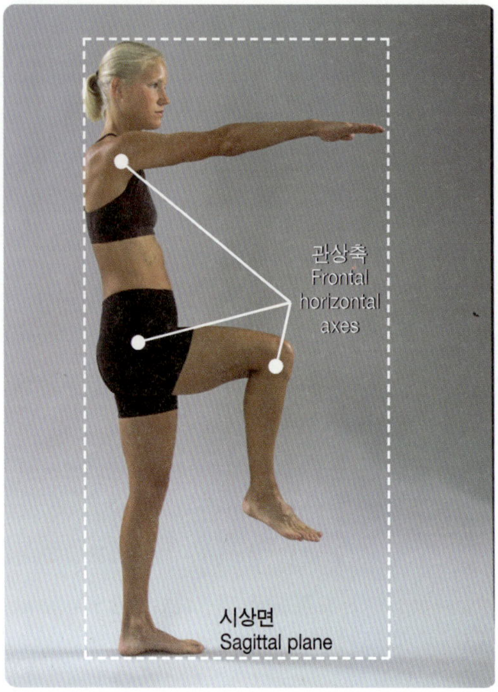

그림 2.3 어깨관절, 엉덩관절, 무릎관절의 굽힘

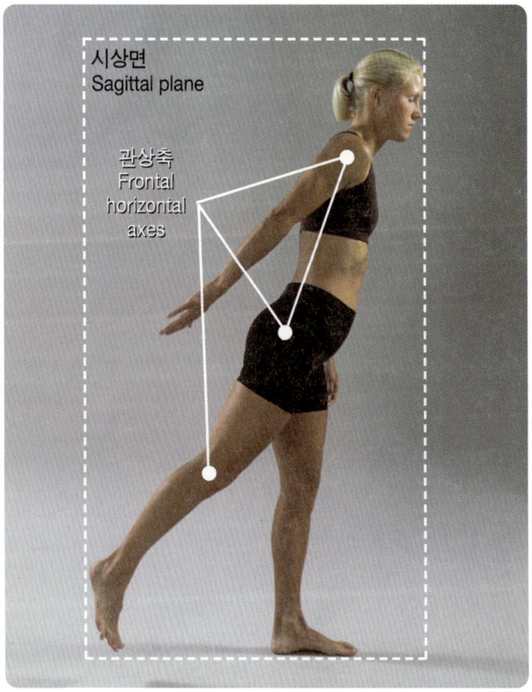

그림 2.4 어깨관절, 엉덩관절, 무릎관절의 폄

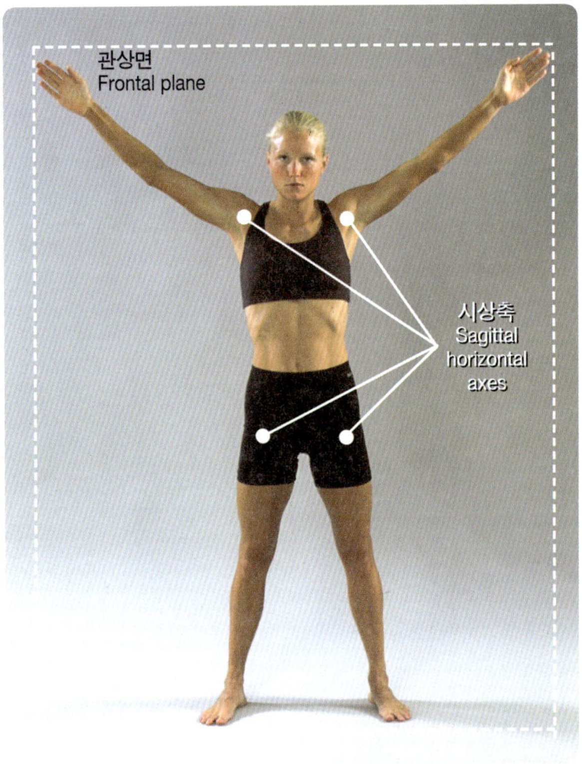

그림 2.5 어깨관절, 엉덩관절의 벌림(외전)

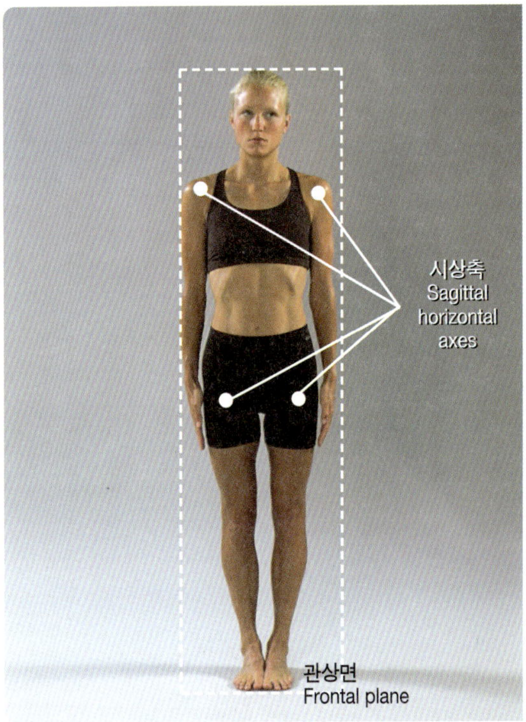

그림 2.6 벌림위치에서부터의 어깨관절, 엉덩관절의 모음(내전)

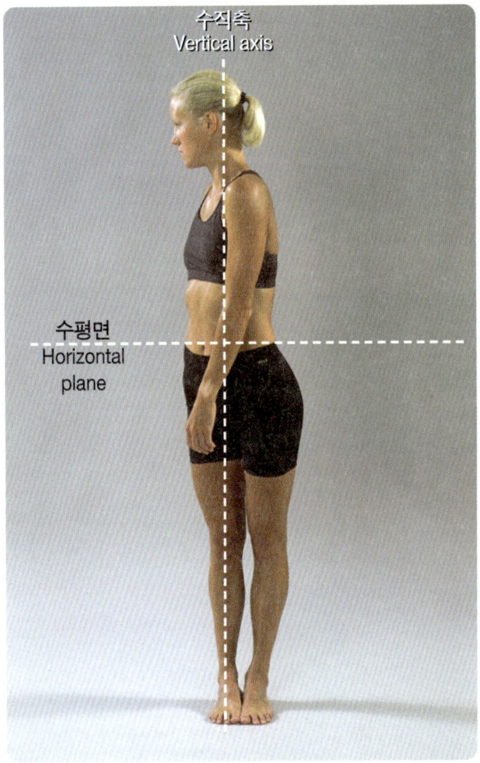

그림 2.7 척주의 회전

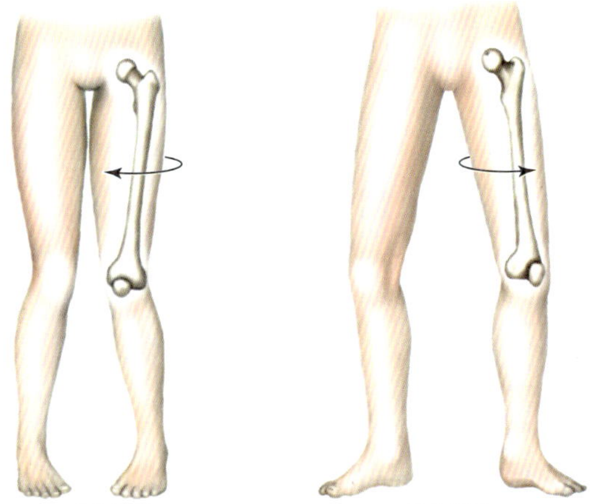

그림 2.8 엉덩관절의 내측회전과 외측회전

이고, 그 반대의 움직임이 외측회전이다.

기본적인 움직임에는 분류되지 않지만 복수의 면이 관여하여 일어나는 움직임은 **휘돌림(circumduction)** 이라 불린다(그림 2-9). 어깨관절을 중심으로 팔을 작게 빙글빙글 휘두르는 것 같은 움직임이 휘돌림 운동이다.

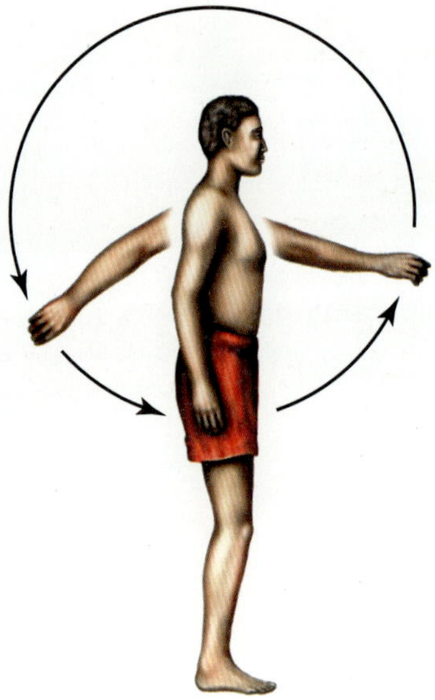

그림 2.9 어깨관절의 휘돌림 운동

용어의 복습

이 단원에서 나온 다음의 용어를 정의하고 설명하시오. 그리고 인체나 일러스트를 사용하여 각 용어에 관한 구조적 특징이나 위치를 나타내시오.

벌림(abduction)
모음(adduction)
해부학적 자세(anatomical position)
앞쪽(anterior)
축(axis)
정시상면(cardinal sagittal plane)
정수평면(cardinal horizontal plane)
정관상면(cardinal frontal plane)
휘돌림(circumduction)
원위(distal)
등쪽(dorsal)
폄(extension)
외측회전(external rotation)
굽힘(flexion)
관상축(frontal horizontal axis)
관상면(frontal plane)
기본적 자세(fundamental position)
수평면(horizontal plane)
아래쪽(inferior)
내측회전(internal rotation)
가쪽(lateral)
안쪽(medial)
면(plane)
발바닥(plantar)
뒷면(posterior)
엎침(pronation)
근위(proximal)
회전(rotation)
시상축(sagittal horizontal axis)
시상면(sagittal plane)
위쪽(superior)
외측회전(supination)
수직축(vertical axis)
손바닥쪽(volar)

운동학습의 힌트

1. 해부학적 자세로 서시오.
   a. 무릎을 굽히시오. 어떤 평면(plane)에 움직임이 일어났는가? 어떤 축에 움직임이 일어났는가?
   b. 엉덩관절의 벌림(외전)을 하시오. 어떤 평면에 움직임이 일어났는가? 어떤 축에 움직임이 일어났는가?
   c. 당신의 볼이 왼쪽 어깨에 닿도록 머리를 돌리시오. 어떤 평면에 움직임이 일어났는가? 어떤 축에 움직임이 일어났는가?
2. 신체의 중력중심은 신체의 3개의 기본면이 교차하는 점이라 생각된다.
   a. 책이 가득 들은 배낭을 어깨에 멘다면, 당신의 중력중심은 어느 방향으로 이동할 것인가?
   b. 허리아래 앞쪽에 큰 책을 양손으로 운반한다면, 당신의 중력중심은 어느 방향으로 이동할 것인가?
   c. 팔을 자기쪽으로 완전히 뻗고 왼손으로 무거운 서류가방을 운반한다면, 당신의 중력중심은 어느 방향으로 이동할 것인가?

가장 적합한 답을 하나 고르시오.

1. 관상면 위를 몸의 중심으로 향하는 움직임은 무엇이라 불리는가?
   a. 벌림
   b. 모음
   c. 굽힘
   d. 폄
2. 어깨관절을 축으로 하여 팔이 관상면 위를 움직였다. 아래의 어느 움직임이 포함되는가?
   a. 내측회전
   b. 휘돌림
   c. 굽힘
   d. 벌림
3. 수직축을 중심으로 수평면 위를 움직이는 것은 어느 움직임인가?
   a. 벌림
   b. 회전
   c. 모음
   d. 폄
4. 체절이 관상면 위를 움직일 때의 축은 무엇인가?
   a. 관상축
   b. 시상축
   c. 수직축
   d. 수평축

밑줄부분에 적절한 용어를 넣어 문장을 완성시키시오.

1. 관절의 각도가 작아지는 방향으로 시상면 위에서 체절이 움직였다. 이 움직임은 ________ 이다.
2. 관절의 움직임은 축과 ________ 의 움직임으로서 표현된다.
3. 몸을 앞뒤로 관통하는 움직임의 축은 ________ 축이다.
4. 사지에서 몸통에 보다 가까운 쪽의 부위를 ________ 에 있다고 나타낸다.

제 2 부

팔
(Upper Extremity)

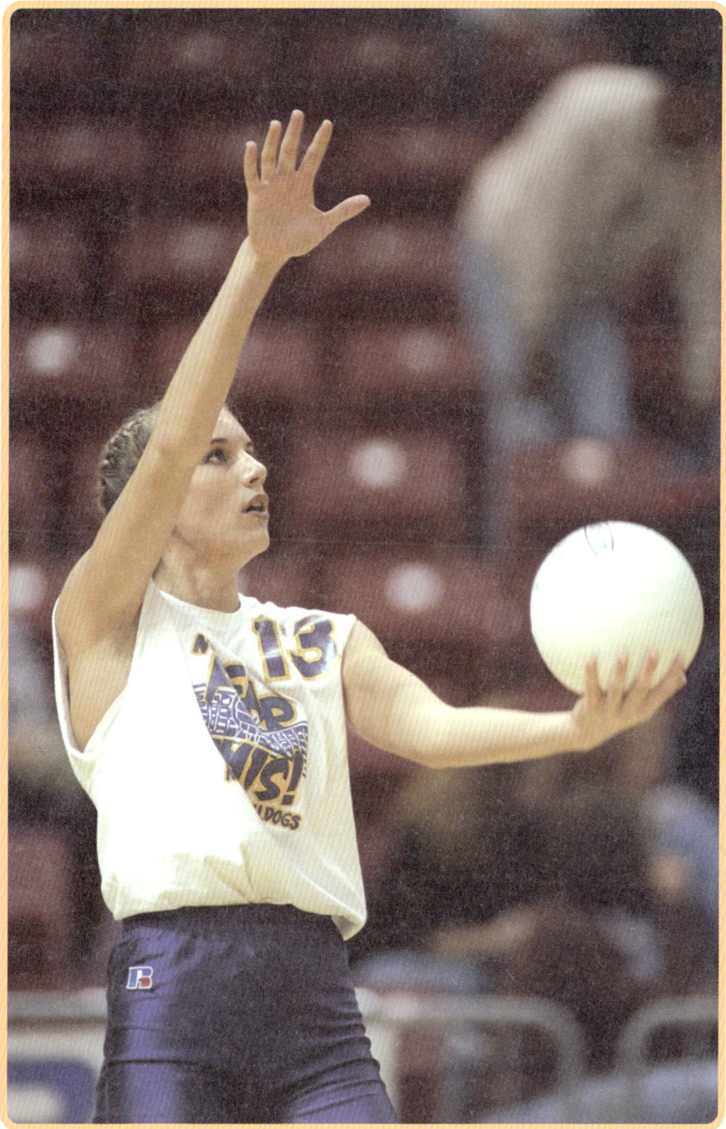

제 3 장

어깨관절 복합체
(The Shoulder)

이 단원의 개요

어깨관절 복합체는 **팔이음뼈(견갑대, shoulder girdle)**와 어깨위팔관절(견갑상완관절, glenohumeral joint)이라는 2개의 해부학적 구조부분으로 구성되어 있다. 팔이음뼈는 **빗장뼈(쇄골, clavicle)**와 **어깨뼈(견갑골, scapula)**로 구성되고, 어깨위팔관절은 어깨뼈와 **위팔뼈(상완골, humerus)**로 구성된다. 팔이음뼈의 주된 기능은 어깨위팔관절의 움직임에 대응하도록 그 위치를 바꾸는 것이다.

팔이음뼈의 뼈

팔이음뼈는 빗장뼈와 어깨뼈라는 2개의 뼈로 구성된다(그림 3-1). 빗장뼈는 가늘고 긴 S자 모양의 뼈이며 안쪽끝은 **복장뼈(흉골, sternum)**에, 가쪽끝은 어깨뼈에 각각 부착하여 있고, 몸통과 팔을 연결하는 유일한 뼈이다. 그 특수한 형상에 더하여 강인한 인대에 의한 지지나 외력으로부터 보호하는 조직이 없다는(피부 이외에 보호하는 조직이 없다) 것 때문에 빗장뼈는 골절의 발생률이 높은 뼈이다.

빗장뼈의 가쪽끝은 **봉우리끝(견봉단, acromial end)**, **안쪽끝은 복장끝(흉골단, sternal end)**이라 불린다(그

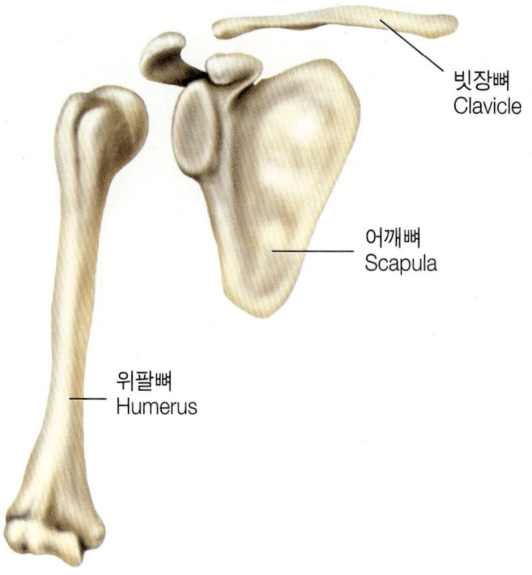

그림 3.1 어깨의 뼈(앞면)

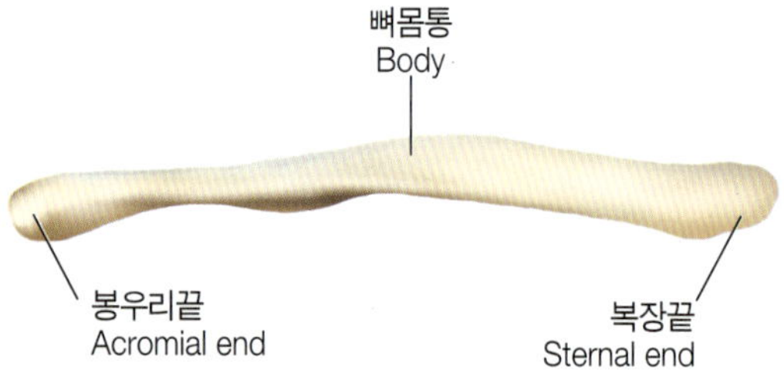

그림 3.2 빗장뼈(앞면)의 복장뼈끝과 봉우리끝

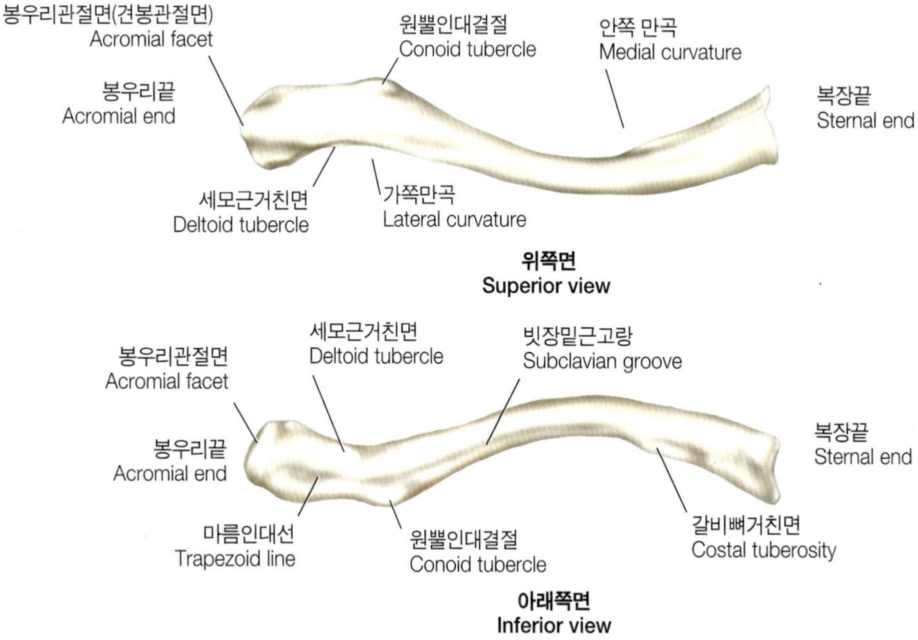

그림 3.3 빗장뼈의 주된 경계표

림 3-2). 빗장뼈의 주된 기준점(landmark)은 그 위쪽과 아래쪽에서부터 관찰할 수 있으며 **원뿔인대결절(원추인대결절, conoid tubercle)**, **마름인대선(능형인대선, trapezoid line)**, **갈비뼈거친면(늑골조면, costal tuberosity)**, **빗장밑근고랑(쇄골하근구, subclavian groove)**이 있고 이들은 연부조직의 부착부로서 중요하다(그림 3-3).

어깨뼈는 몸통의 뒷면 윗부분에 위치하고 세모꼴을 한 날개모양의 큰 뼈이다. 어깨뼈는 팔이음뼈와 어깨위팔관절 양쪽을 구성하고 있는 뼈이다. 그림 3-4는 어깨뼈의 **가쪽모서리(외측연, lateral border)**, **안쪽모서리(내측연, medial border)**, **아랫각(하각, inferior angle)**을 포함하는 어깨뼈의 기준점을 나타낸다.

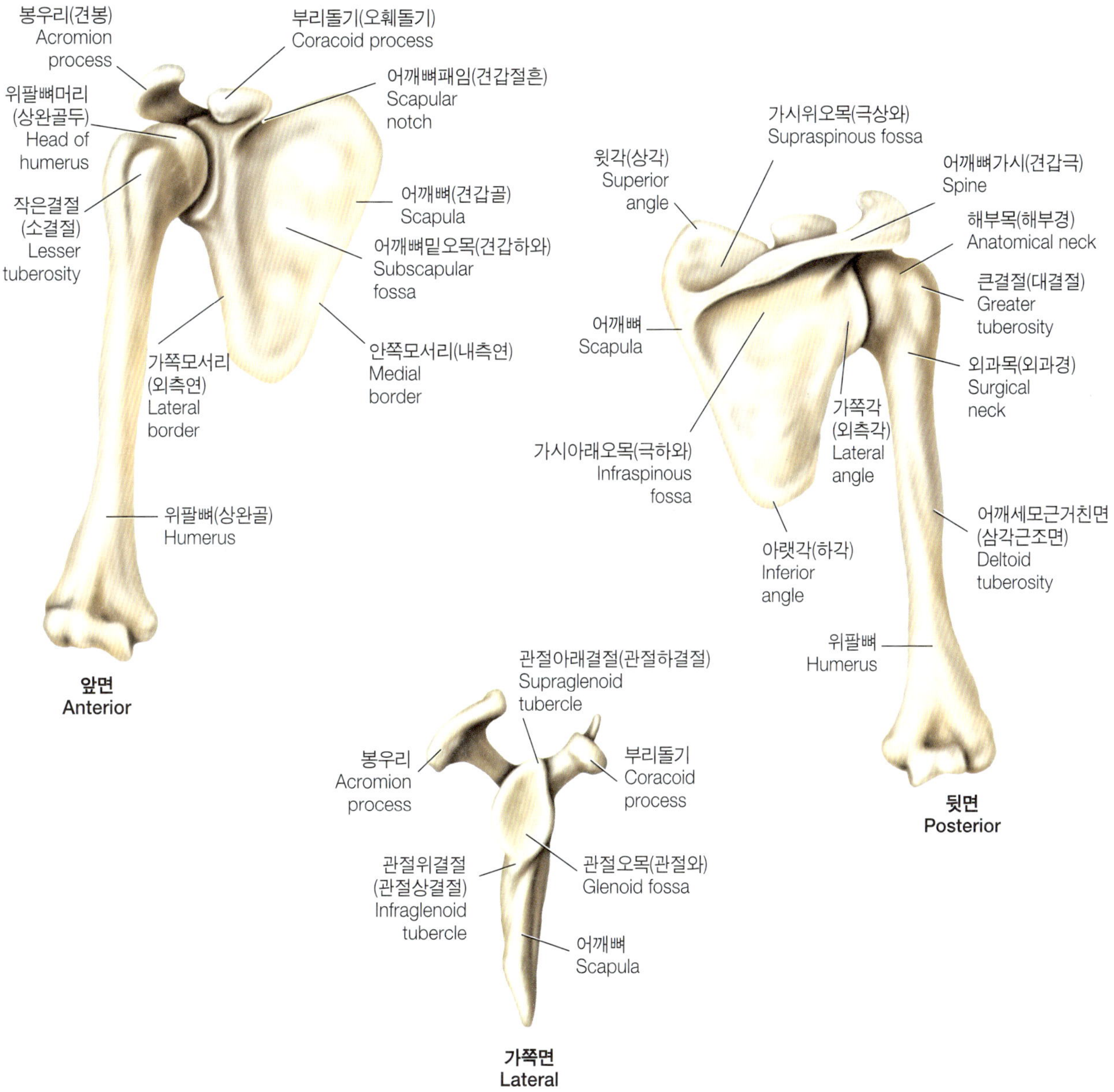

그림 3.4 어깨위팔관절(어깨관절)을 구성하는 뼈의 기준점(landmark)

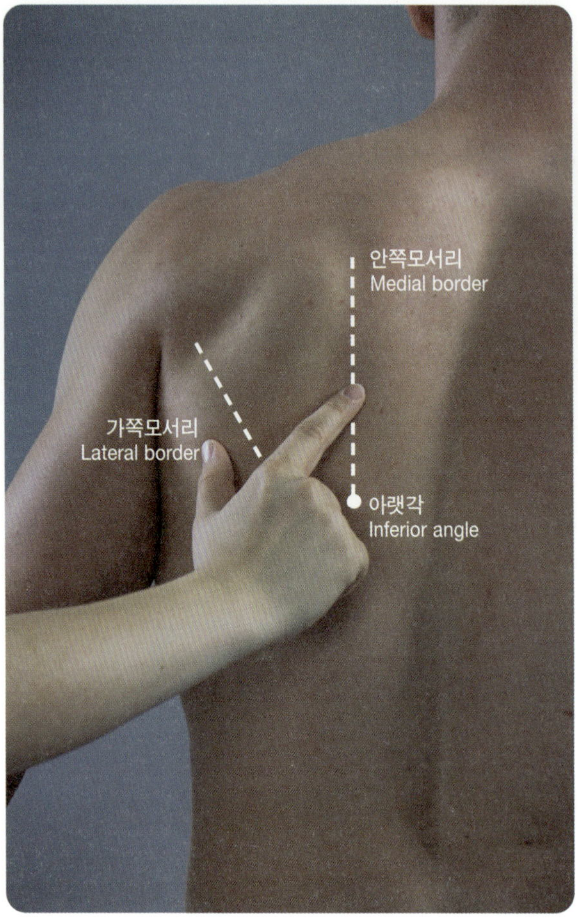

그림 3.5 어깨뼈의 촉진

Hands on . . . 이제까지 나온 팔이음뼈의 기준점을 파트너에서 확인하기 바란다(그림 3-5).

또한 어깨뼈 위모서리(**superior border**)의 안쪽끝은 윗각(**superior angle**)이라 불리고, 가쪽끝에는 어깨뼈패임(**scapular notch**)이 있다. 어깨뼈 위 가쪽 부분에는 앞쪽에 부리돌기(**coracoid process**), 뒤쪽에는 봉우리(**acromion process**)라는 2개의 큰 돌기가 있다.

Hands on . . . 자기 자신 또는 파트너에서 부리돌기와 봉우리를 촉진해보기 바란다(그림 3-6, 그림 3-7).

어깨뼈 뒷면의 위에서부터 3분의 1 부분에 있는 융기부분은 어깨뼈가시(**spine of scapula**)라 불리고, 어깨뼈가시의 가장 가쪽부분이 봉우리이다.

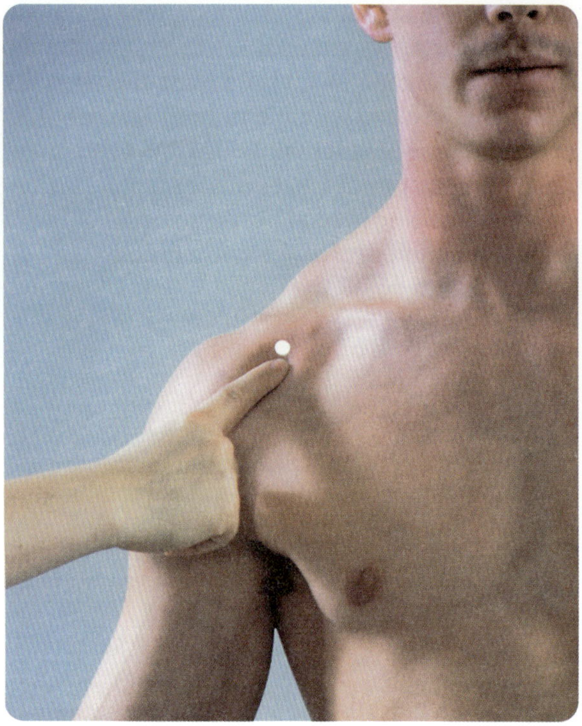

그림 3.6 부리돌기의 촉진

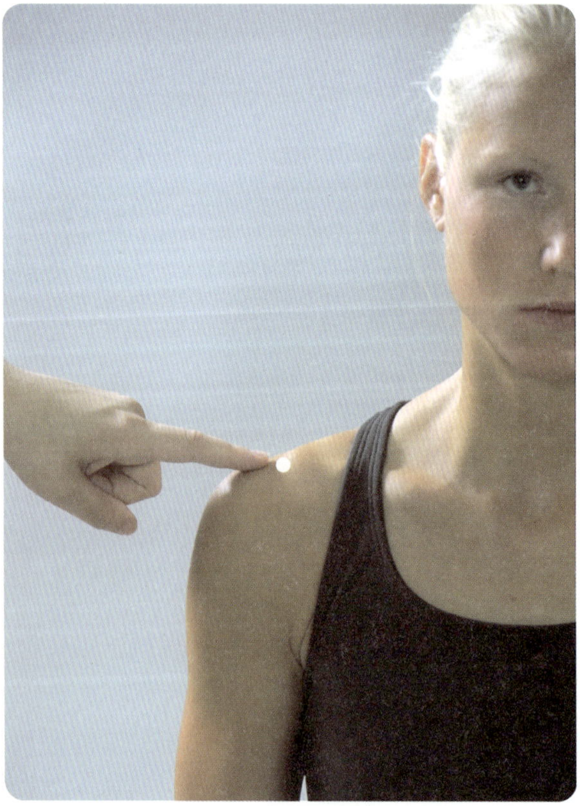

그림 3.7 봉우리의 촉진

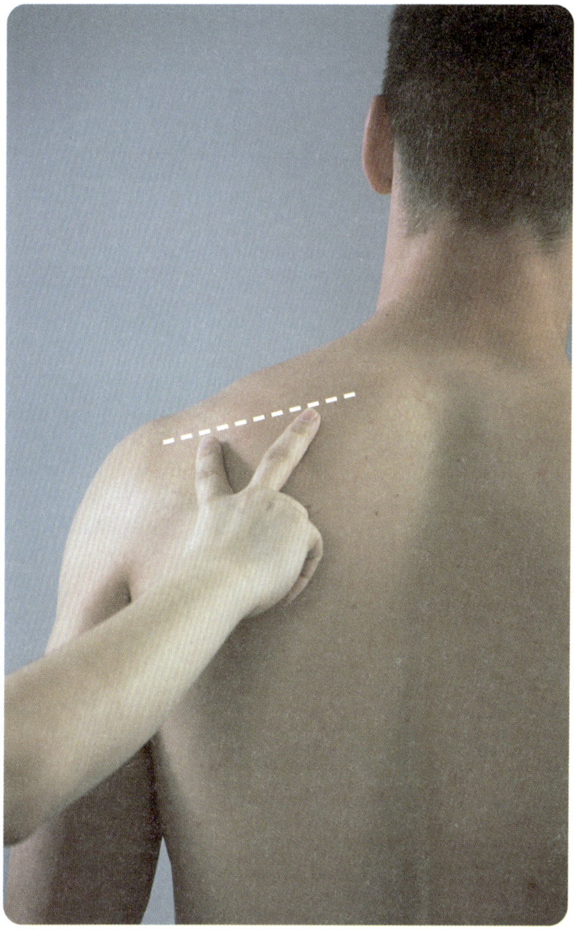

그림 3.8 어깨뼈가시의 촉진

HANDS ON... 어깨뼈 뒷면의 윗부분 3분의 1을 집게손가락과 가운데손가락으로 만지고, 어깨뼈가시를 촉진하기 바란다(그림 3-8).

어깨뼈의 가장 가쪽에서 약간 팬 반구모양의 면을 형성하고 있는 것이 **관절오목(관절와, glenoid fossa)**이다. 이 팬 곳은 어깨위팔관절의 소켓부분을 구성하고 있다. 그 관절오목의 윗부분과 아랫부분의 융기는 각각 **관절위결절(supraglenoid tubercle)**, **관절아래결절(infraglenoid tubercle)**이라 불린다. 어깨뼈 앞면에서 안쪽모서리와 가쪽모서리 사이에 있는 평면이 **어깨뼈밑오목(subscapular fossa)**이고, 어깨뼈 뒷면의 어깨뼈가시에서부터 아랫부분이 **가시아래오목(infraspinous fossa)**, 윗부분이 **가시위오목(supraspinous fossa)**으로 되어 있다(그림 3-4).

어깨위팔관절의 뼈

어깨위팔관절은 어깨뼈와 위팔뼈(어깨와 팔꿈치 사이의 뼈)로 구성되는 관절이다. 이들의 2개의 뼈의 이름으로부터 **어깨위팔관절(견갑상완관절, glenohumeral joint)**이라 불린다. 이 관절의 어깨뼈쪽은 관절오목이라 불리고, 그 형상은 약간 얕은 절구관절인 어깨위팔관절의 받침접시의 부분을 구성하고 있다.

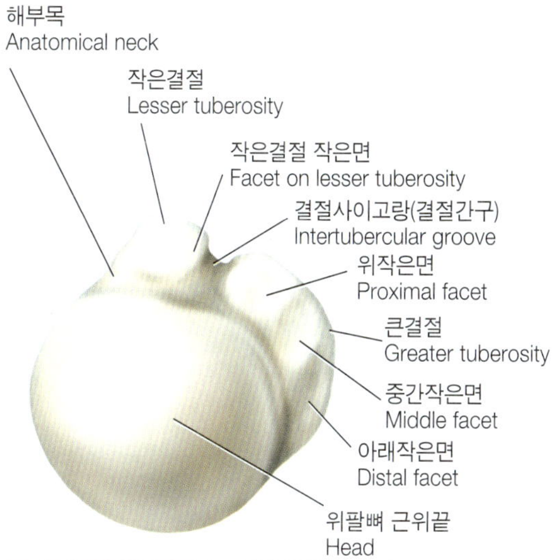

그림 3.9 위팔뼈 근위끝의 기준점(landmark)

어깨위팔관절의 구(ball)부분은 **위팔뼈머리(상완골두, head of humerus)**라 불리는 부분이다. 이 단원에서는 어깨위팔관절의 위팔뼈 근위끝에 대해서만 해설하고(그림 3-9), 위팔뼈 원위끝에 대해서는 팔꿉관절의 단원(제4장)에서 해설한다.

위팔뼈머리는 2개의 목에 의해서 뼈몸통으로부터 분리된다. **해부목(해부경, anatomical neck)**은 위팔뼈머리와 2개의 결절인 **큰결절(대결절, greater tuberosity)**과 **작은결절(소결절, lesser tuberosity)**의 사이에 위치한다. 한편, **외과목(외과경, surgical neck)**은 큰결절 · 작은결절 원위의 잘록해진 부분이다(그림 3-4). 결절사이고랑(결절간구)(두갈래근 고랑)이란 크고 작은 결절 사이에 구성되는 고랑이다. 더욱이 큰결절, 작은결절의 윗부분에는 평면이 4개 존재하고 이들을

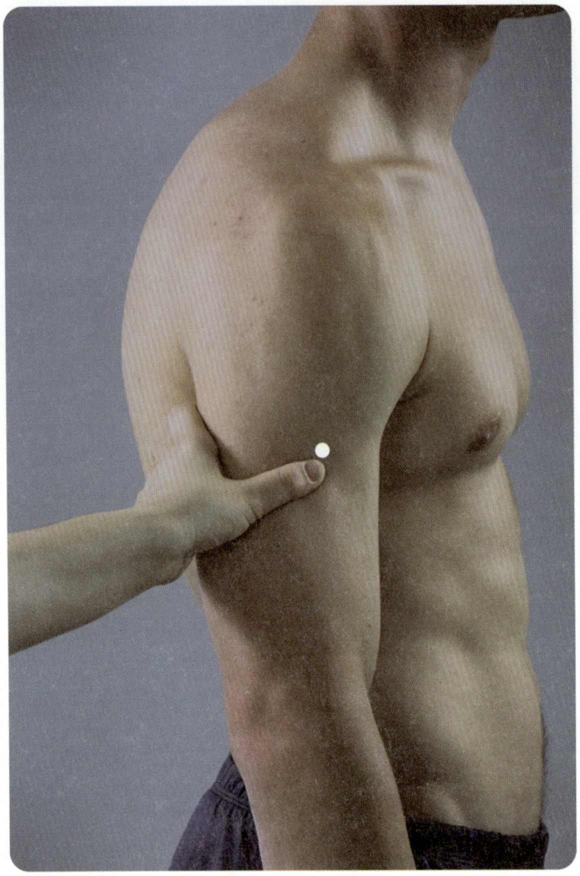

그림 3.10 어깨세모근거친면의 촉진

작은면(facets)이라 부른다. 작은면은 작은결절에 하나가 있는 반면, 큰결절에는 **위작은면(상소면, proximal facets)**, **중간작은면(middle facets)**, **아래작은면(distal facets)**의 3개의 작은면이 있다. 위팔뼈 뼈몸통 중간부분의 가쪽에 있는 융기는 **어깨세모근거친면(삼각근조면, deltoid tuberosity)**이라 불린다(그림 3-4).

Hands on . . . 위팔뼈머리와 팔꿉관절의 중간부분 가쪽을 만져서 어깨세모근거친면의 융기부분을 확인하기 바란다(그림 3-10).

팔이음뼈의 관절과 인대

팔이음뼈에는 빗장뼈의 양끝에 관절이 있고 각각 **봉우리빗장관절(acromioclavicular joint)**과 **복장빗장관절(sternoclavicular joint)**이라 불린다. 복장빗장관절의 움직임은 작지만, 모든 방향으로 움직이고 미끄럼운동과 회전운동이 포함된다. 또한 복장빗장관절은 빗장뼈 안쪽(복장뼈)끝이 복장뼈자루의 **빗장패임(쇄골절흔, clavicular notch)**에 위치하고 빗장뼈와 복장뼈를 연결하고 있는 인대에 의해서 안정성이 유지된다(제8장 참조).

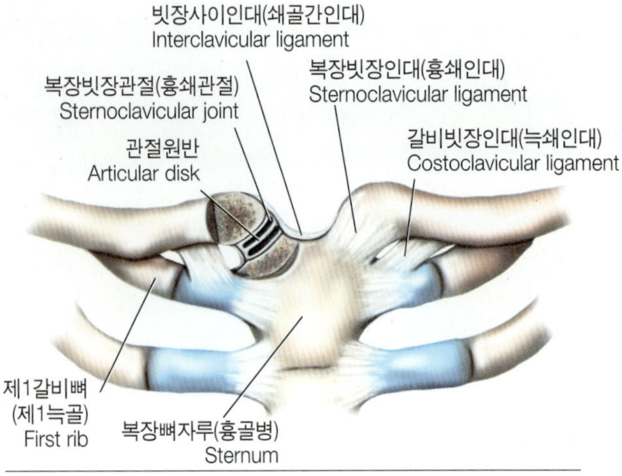

그림 3.11 복장빗장인대, 갈비빗장인대, 빗장사이인대와 관절원반

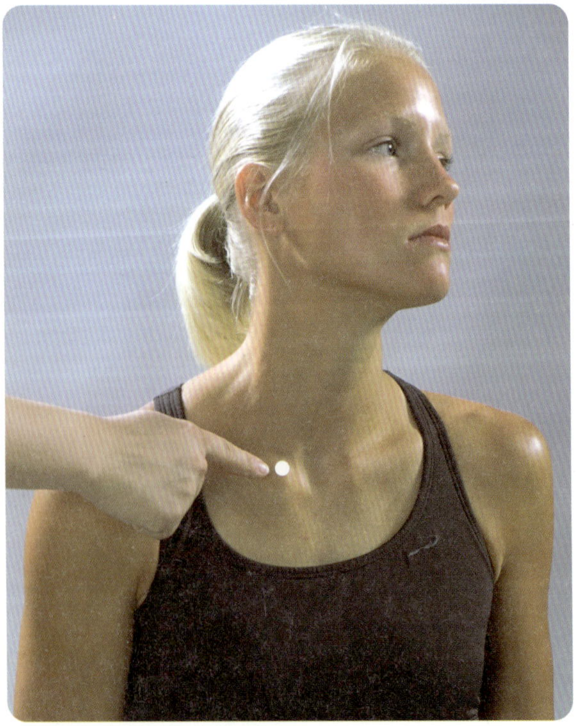

그림 3.12 복장빗장관절의 촉진

복장빗장관절에는 전부섬유(anterior fiber)·상부섬유(superior fiber)·후부섬유(posterior fiber)로 나뉘는 복장빗장인대(흉쇄인대, sternoclavicular ligament), 빗장뼈 안쪽끝과 제1갈비뼈를 연결하는 갈비빗장인대(늑쇄인대, costoclavicular ligament) 그리고 좌우의 빗장뼈끝을 연결하는 빗장사이인대(interclavicular ligament)의 3개의 인대조직이 있다(그림 3-11). 빗장뼈 안쪽끝과 복장뼈자루 사이에는 관절원반(articular disc)이 존재한다.

Hands on . . . 집게손가락을 자기의 두 빗장뼈 사이에 대면 양쪽의 복장빗장관절로 형성되는 빗장패임을 촉진할 수 있다(그림 3-12).

빗장뼈 가쪽(봉우리)끝과 어깨뼈로 구성되는 관절은 봉우리빗장관절과 부리빗장관절(오훼쇄골관절, coracoclavicular joint)의 2개로 나뉜다(그림 3-13).

봉우리빗장관절은 어깨뼈의 봉우리와 빗장뼈 가쪽끝에서 관절을 구성하고 있다. 이 관절면에서는 올림(거상)과 내림(하강)의 움직임을 일으킬 때에 약간이기는 하지만, 미끄럼운동이 일어난다. 봉우리빗장인대(acromioclavicular ligament)는 관절 양쪽의 뼈 전체를 덮는 관절주머니로서 기능을 하고 있다.

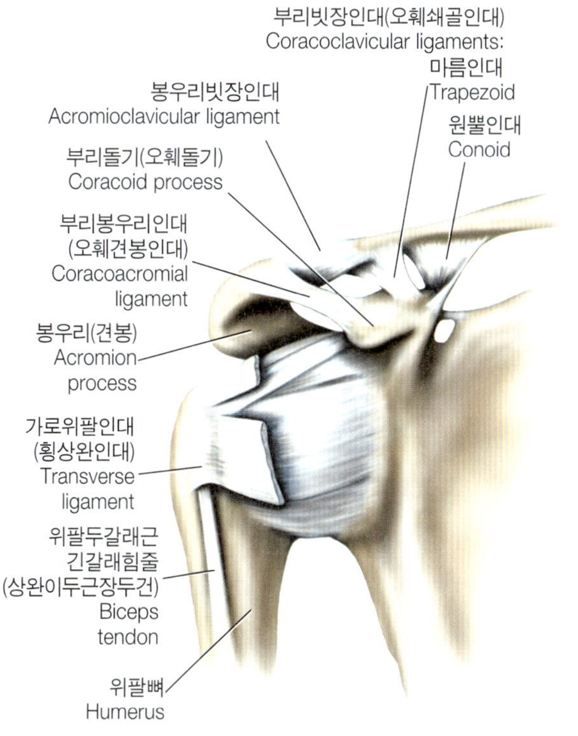

그림 3.13 앞면에서부터 본 봉우리빗장인대와 부리빗장인대

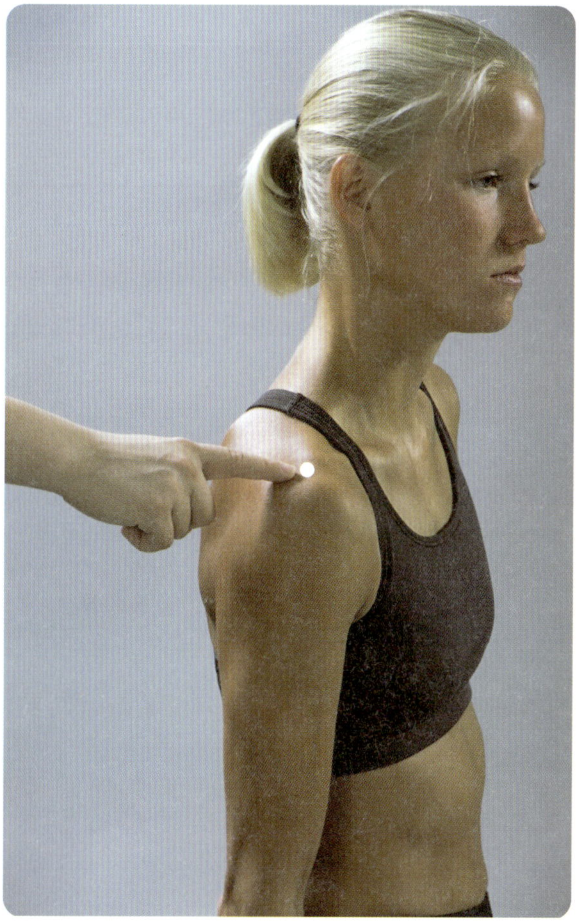

그림 3.14 봉우리빗장관절의 촉진

부리빗장관절은 봉우리빗장관절의 일부분이라 생각되는 경우와 별개의 관절이라 생각되는 경우가 있다. 그러나 단독의 관절로서 생각되지 않아도 부리빗장관절은 모든 방향에서 약간의 움직임을 일으키고 있다.

Hands on . . . 빗장뼈 가쪽끝을 촉진하여(그림 3-14) 봉우리빗장관절의 요철(凹凸)부분을 손가락끝으로 느낌과 동시에 시각적으로도 확인하기 바란다.

부리빗장관절은 빗장뼈 가쪽끝과 어깨뼈의 부리돌기로 구성된다. 부리돌기와 빗장뼈 아랫부분 사이에는 2개의 인대(마름인대와 원뿔인대)가 뻗고 있으나, 이들은 부리빗장인대(coracoclavicular ligament)라는

Focus on... 봉우리빗장관절의 염좌(Shoulder Separation)

봉우리빗장인대나 부리빗장인대의 염좌(불완전 파열이나 완전파열)에서는 빗장뼈와 어깨뼈 사이에 만들어지는 틈새를 시각적으로 파악할 수 있다(그림 3-15). 봉우리빗장관절 염좌란 실제로 빗장뼈 가쪽끝과 봉우리의 틈새가 벌어지는 것을 말한다. 상해평가 때에 건전한 쪽과 비교하면, 가끔 팔의 무게에 의해서 그 틈새가 분명해지는 일이 있다.

나무에서 떨어졌을 때, 미식축구 경기에서 태클을 받았을 때, 레슬링 시합에서 매트에 넘어졌을 때, 빙상에서 넘어져 어깨를 타박하였을 때 등은 봉우리빗장관절을 염좌하는 일이 있다. 이 염좌에 대해서 더 상세히 학습하려면 애슬레틱 트레이닝이나 스포츠의학의 교과서를 참고로 하고, 스포츠의학의 분야를 전문으로 하는 애슬레틱 트레이너나 의사에게 상담해야 한다. 어깨관절의 해부학의 기초지식을 가짐으로써 연구논문을 읽거나 전문가와 의사소통을 하는 능력을 높일 수 있을 것이다.

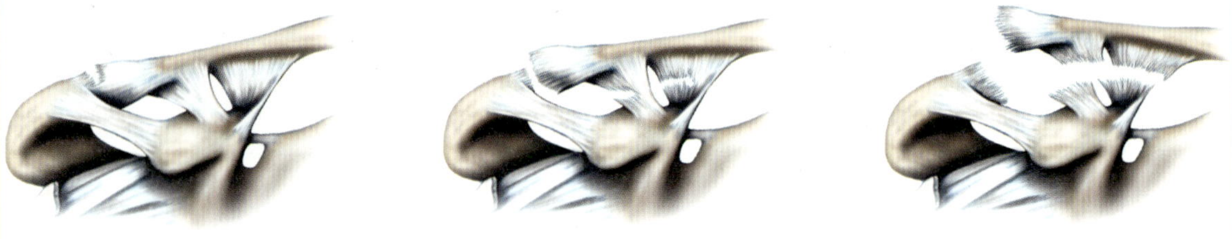

그림 3.15 봉우리빗장관절 염좌의 분류 : 1도(경증), 2도(중등도), 3도(중증) 염좌

하나의 인대로서 파악되는 일도 있다. **마름인대(능형인대, trapezoid ligament)**는 부리빗장인대의 가쪽 부분에서 부리돌기 윗면에서부터 빗장뼈의 앞 아랫부분에 걸쳐서 뻗는다. 이 인대는 빗장뼈 가쪽끝의 앞쪽, 위쪽, 가쪽 방향으로의 움직임을 억제하고 있다. **원뿔인대(원추인대, conoid ligament)**는 부리빗장인대의 안쪽 부분에서 부리돌기 윗면에서부터 빗장뼈의 뒤 아랫부분으로 뻗는다. 이 인대는 빗장뼈 가쪽끝의 뒤쪽, 위쪽, 안쪽 방향으로의 움직임을 억제하고 있다. 부리빗장인대는 봉우리빗장인대를 보조하는 강력한 인대이다. 이들의 인대가 손상되면 팔과 몸통의 연결부분(빗장뼈 양끝)이 결손이 된다.

어깨위팔관절의 인대

어깨위팔관절은 위팔뼈의 뼈머리와 어깨뼈의 관절오목으로 구성되어 있다. 어깨위팔관절의 인대에는 **관절주머니인대(관절낭인대, capsular ligament)**, **관절위팔인대(관절상완인대, glenohumeral ligament)**, **부리위팔인대(오훼상완인대, coracohumeral ligament)**가 있다(그림 3-16).

관절주머니인대은 위팔뼈의 해부목에서부터 관절오목에 부착하고 있다. 관절위팔인대는 관절주머니 앞면 아랫부분에 위치하여 관절주머니를 보강하고 있다. 관절위팔인대 중 **위관절위팔인대(상관절상완인대, superior glenohumeral ligament)**는 작은결절 윗부분에서부터 관절오목 윗부분으로, **중간관절위팔인대(중관절상완인대, middle glenohumeral ligament)**는 작은결절 앞부분에서부터 관절오목 앞부분으로, 그리고 **아래관절위팔인대(하관절상완인대, inferior glenohumeral ligament)**는 작은결절 앞 아랫부분에서부터 관절오목 앞 아랫부분으로 각각 뻗고 있다.

부리위팔인대는 큰결절 부근의 해부목에서부터 부리돌기 가쪽면으로 뻗어 있다.

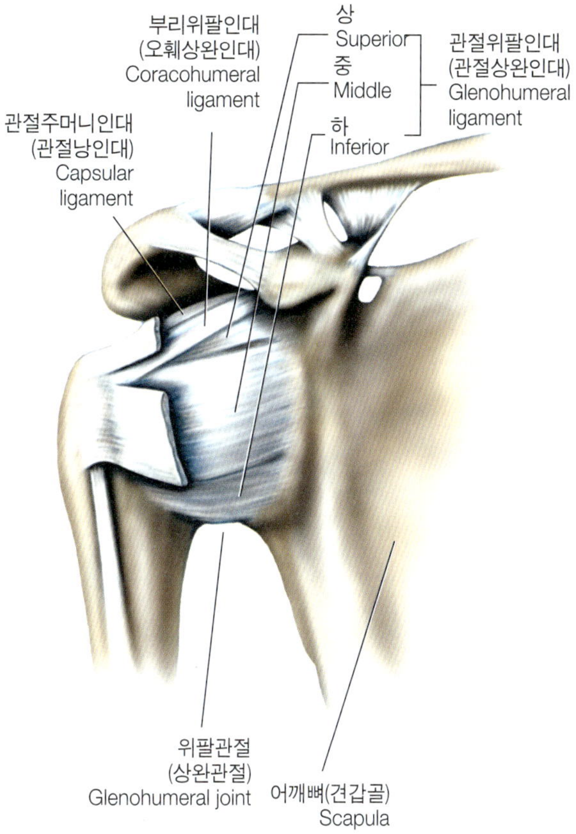

그림 3.16 관절주머니인대, 부리위팔인대, 관절위팔인대

기타의 인대

어깨관절에는 어깨위팔관절과 팔이음뼈의 인대에 더하여 어깨뼈와 위팔뼈에 존재하는 인대가 있다.

어깨뼈의 인대

인대란 보통 2개의 뼈를 연결하여 관절을 구성하고 있으나, 하나의 뼈 안에서 2개의 부위를 연결하면서 상이한 기능을 가진 인대도 있다. 어깨뼈에는 이러한 인대가 4개 있다(그림 3-17). **위가로어깨인대(상견갑횡인대, superior transverse scapular ligament)**는 어깨뼈패임(견갑절흔)의 양끝에 걸리고, 어깨위신경(견갑상신경)이 통과하는 구멍을 형성한다. **아래가로어깨인대(하견갑횡인대, inferior transverse scapular ligament)**는 **큰어깨패임(대견갑절흔, great scapular notch)**의 양끝을 연결하고 있다. 이 인대는

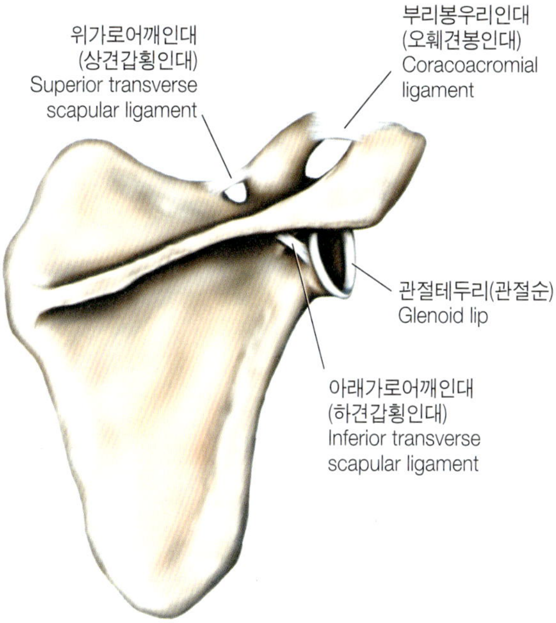

그림 3.17 위 · 아래가로어깨인대, 부리봉우리인대, 관절테두리

가시아래근(극하근, infraspinatus)을 지배하는 어깨위신경과 그것에 혈액을 공급하는 가로어깨동맥(횡견갑동맥)이 지나는 터널을 형성하고 있다. **부리봉우리인대(오훼견봉인대, coracoacromial ligament)**는 부리돌기와 봉우리의 사이를 연결하고 있고, 어깨뼈

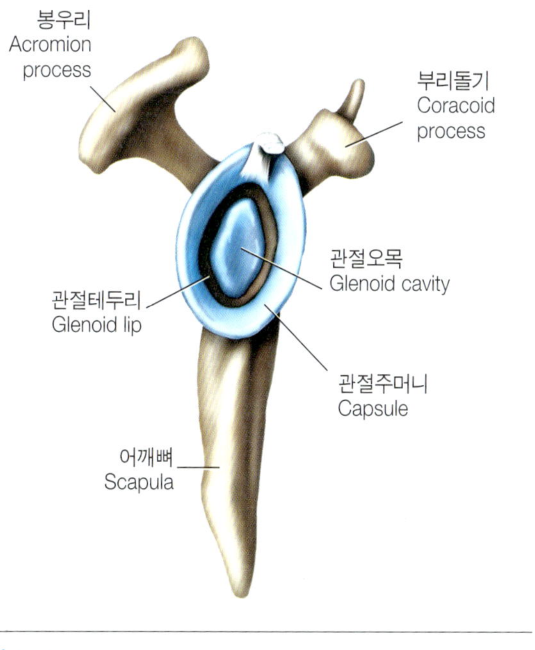

그림 3.18 관절테두리

의 인대이지만, 위팔머리뼈가 위쪽으로 움직이는 것을 제한하고 있다. **관절테두리(관절순, glenoid lip ; glenoid labrum)**는 어깨뼈 관절오목의 주위 모서리 전체를 덮고 있다. 관절테두리는 어깨위팔관절이 안정하도록 위팔뼈머리가 수납되는 관절오목(관절와)에 깊이를 부여하고 있다(그림 3-18).

위팔뼈의 인대

위팔뼈 근위끝의 앞면에는 큰결절과 작은결절이라 불리는 기준점이 있다. 또한 그 2개로 구성되는 부위는 **결절사이고랑(결전간구, intertubercular groove)**이라 불린다. 그 결절사이고랑에 걸치는 것이 **가로위팔인대(횡상완인대, transverse humeral ligament)**이다(그림 3-19). 이 인대의 유일한 기능은 위팔두갈래근긴갈래를 결절사이고랑에 고정하는 것이다.

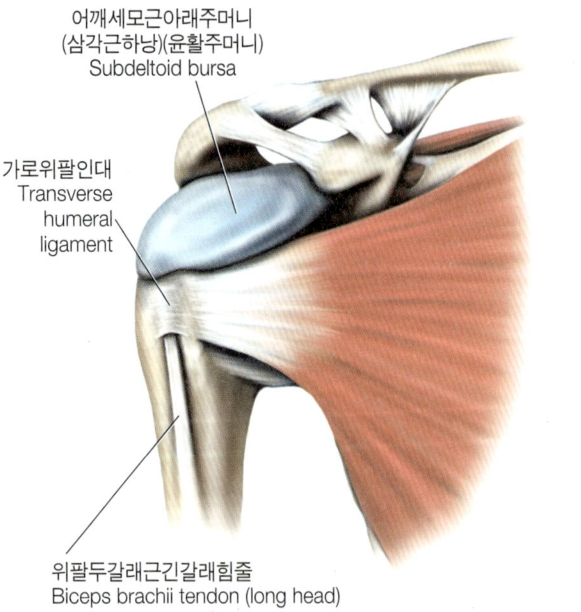

그림 3.19 가로위팔인대

어깨뼈의 움직임과 근육

여기서는 우선 처음에 기본적인 움직임을 소개한다. 그리고 다음으로 각각의 움직임에 관여하는 근육에 대해서 해설한다.

팔이음뼈의 움직임

팔이음뼈의 움직임은 주로 어깨위팔관절의 움직임에 대응하기 위해 관절오목의 방향을 바꾸는 것이다. 기본적인 움직임은 단일면 위에서 단일 축에서 일어나는 것이라고 앞에서 언급하였으나 어깨뼈에 관해서는 예외이다. 어느 관절에서도 움직이기 시작하는 자세는 해부학적 자세이다. 어깨뼈에는 **올림(elevation)**, **내림(depression)**, **벌림(abduction)**, **모음(adduction)**의 4개의 기본적인 움직임이 있다. 빗장뼈와 어깨뼈, 어깨뼈와 흉곽의 위치관계로부터 단일면 위에서의 단일축에 의한 움직임은 반드시 항상 가능한 것은 아니다. 어깨뼈의 기본적인 움직임은 어깨뼈가 움직이는 방향으로서 설명할 수 있다.

어깨뼈의 올림이란 관상면 위에서 일어나는 어깨뼈의 위쪽으로의 운동이다(그림 3-20). 어깨뼈의 내림이란 관상면 위에서 일어나는 어깨뼈의 아래쪽으로의 운

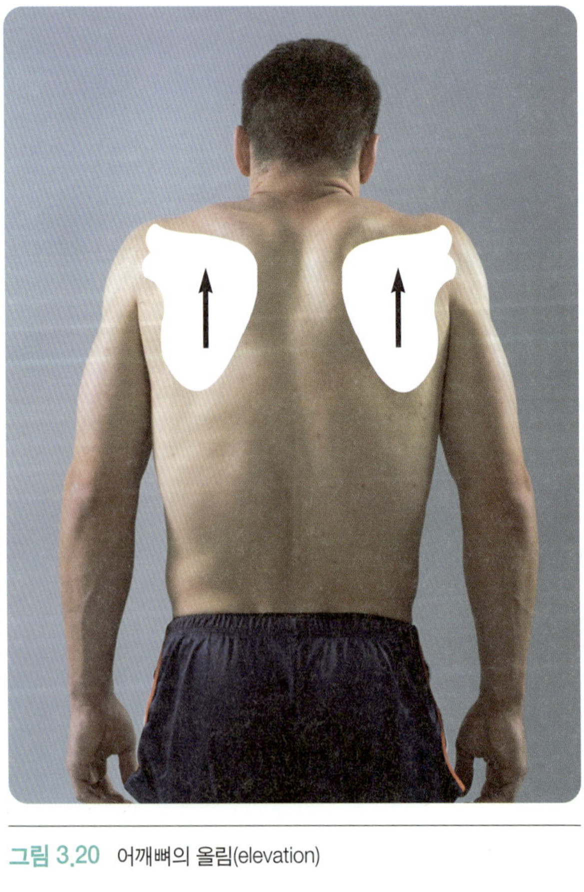

그림 3.20 어깨뼈의 올림(elevation)

동이지만, 정확하게는 올림 위치에서부터 원래의 위치로 되돌리는 움직임이다(그림 3-21). 해부학적 자세로부터는 내림의 움직임은 거의 할 수 없다. 팔이음뼈를 단축성 근육수축에 의해서 올리게 하는 근육은 내릴 때에는 신장성 근육수축에 의해서 어깨뼈를 기본위치까지 되돌린다.

어깨뼈의 벌림은 단순히 어깨뼈가 신체의 중심선으로부터 멀어지는 움직임으로서는 정의할 수 없다. 어깨뼈는 봉우리빗장관절(견쇄관절)에서 빗장뼈와 연결되고 **흉곽(thorax)**과 근육으로 연결되어 있으므로 순수하게 신체의 중심선에서부터 가쪽으로 떨어져가는 움직임은 아니다. 어깨뼈는 빗장뼈 가쪽끝(봉우리빗장관절)을 중심으로 회전하고 흉곽을 활주한다. 따라서 어깨뼈의 벌림은 더 정확히 말하면 **위쪽회전(upward rotation)**과 **내측회전(internal rotation)**의 조합으로서 정의할 수 있다(그림 3-22). 위쪽회전이란 어깨위팔관절의 움직임에 대응하기 위해 관절오목이 위쪽을 향하는 움직임이다. 이에 더해서 어깨뼈는 흉곽의 커브(curve)를 따라서 활주운동을 하면서 내측회전을 한다. 양팔로 사람을 껴안는 것 같은 움직임을 할 때에 어깨뼈 벌림의 움직임이 필요하다.

어깨뼈의 모음도 역시 단순히 신체의 중심선에 접근하는 움직임으로서는 정의할 수 없다. 벌림의 움직임과 마찬가지로 어깨뼈는 단순히 안쪽방향으로 움직이고 있는 것은 아니다. 어깨뼈는 빗장뼈 가쪽끝(봉우리빗장관절)을 중심으로 회전하여 흉곽을 따라서 활주하면서 기운다. 따라서 어깨뼈의 모음은 정확히 말하면, **아래쪽회전(downward rotation)**과 **외측회전(external rotation)**의 조합으로서 정의된다(그림 3-23). 아래쪽회전은 어깨위팔관절의 움직임에 대응하기 위해 관절오목이 아래쪽을 향하는 움직임이다. 이에 더해서 어깨뼈는 흉곽의 커브를 따라서 활주하면서 외측회전을 한다. 어깨뼈의 모음은 양 어깨를 뒤쪽으로 당겨서 "차렷"을 하는 자세에서 필요한 움직임이다.

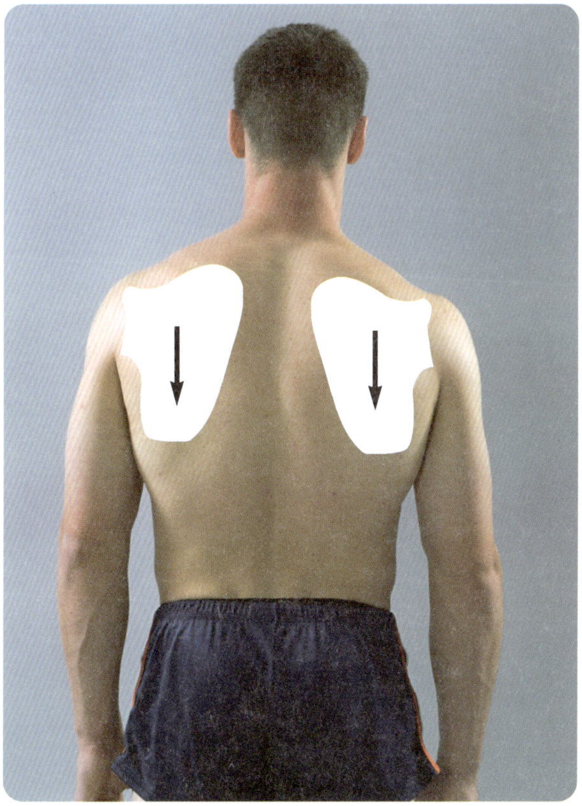

그림 3.21 어깨뼈의 내림(depression)

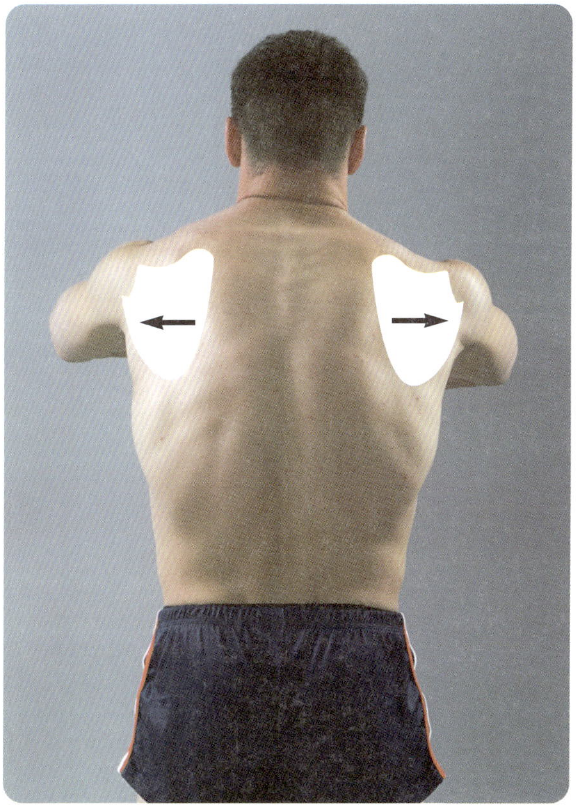

그림 3.22 어깨뼈의 벌림(외전)

팔이음뼈 앞면의 근육

팔이음뼈의 움직임에 관여하는 근육은 6개가 있으며 그 중의 3개는 어깨뼈 앞면에 있고 다른 3개는 뒷면에 위치한다. 어깨뼈 앞면의 근육은 작은가슴근, 앞톱니근, 빗장밑근이다.

> 작은가슴근(pectoralis minor)

작은가슴근은 제1~제5갈비뼈에 일고(기시하고) 부리돌기에 닿는다(정지한다)(그림 3-24). 갈비뼈는 안정된 부착부위이므로 작은가슴근이 수축하면, 부리돌기를 갈비뼈 방향으로 끌어당겨 어깨뼈는 아래쪽회전, 내림을 한다.

> 앞톱니근(serratus anterior)

제1~제9갈비뼈 앞 가쪽부분에 일고 어깨뼈 안쪽모서리 앞면에 닿는다(그림 3-24). 갈비뼈쪽이 안정하여 있으므로 앞톱니근의 수축에 의해서 어깨뼈는 벌림(위쪽회전과 내측회전)을 한다.

Hands on . . . 머리의 뒤쪽에 양손을 합치도록 파트너에게 지시하시오(그림 3-25). 갈비뼈 가쪽 부분에 앞톱니근이 분명히 나타나는 것을 확인하시오.

> 빗장밑근 (subclavius)

빗장밑근은 제1갈비뼈에 일고 빗장밑고랑(쇄골하구)에 닿는다. 빗장밑근은 복장빗장관절을 지지하는 인대의 보조로서 안정성을 높이고 있다(그림 3-24).

팔이음뼈 뒷면의 근육

팔이음뼈 뒷면의 근육에는 어깨올림근, 마름근, 등세모근이 있다(그림 3-24).

> 어깨올림근(levator scapulae)

근육의 이름대로 어깨뼈를 올리게 하는 것이 그 기능이다. 어깨올림근은 제1~제4목뼈(경추) 가로돌기에 일고 어깨뼈 안쪽모서리(내측연) 윗부분에 닿는다. 목뼈의 부착부분쪽이 안정되어 있기 때문에 근육수축에 의해서 어깨뼈가 올라간다(모음을 수반한다).

> 마름근(rhomboid)

마름근은 2개의 근육(큰마름근과 작은마름근)으로 나뉘지만, 같은 기능을 갖기 때문에 하나의 근육으로서 다루고 있다. 마름근은 제7목뼈에서부터 제5등뼈(흉추)의 가시돌기(극돌기)에 일고 어깨뼈 안쪽모서리에

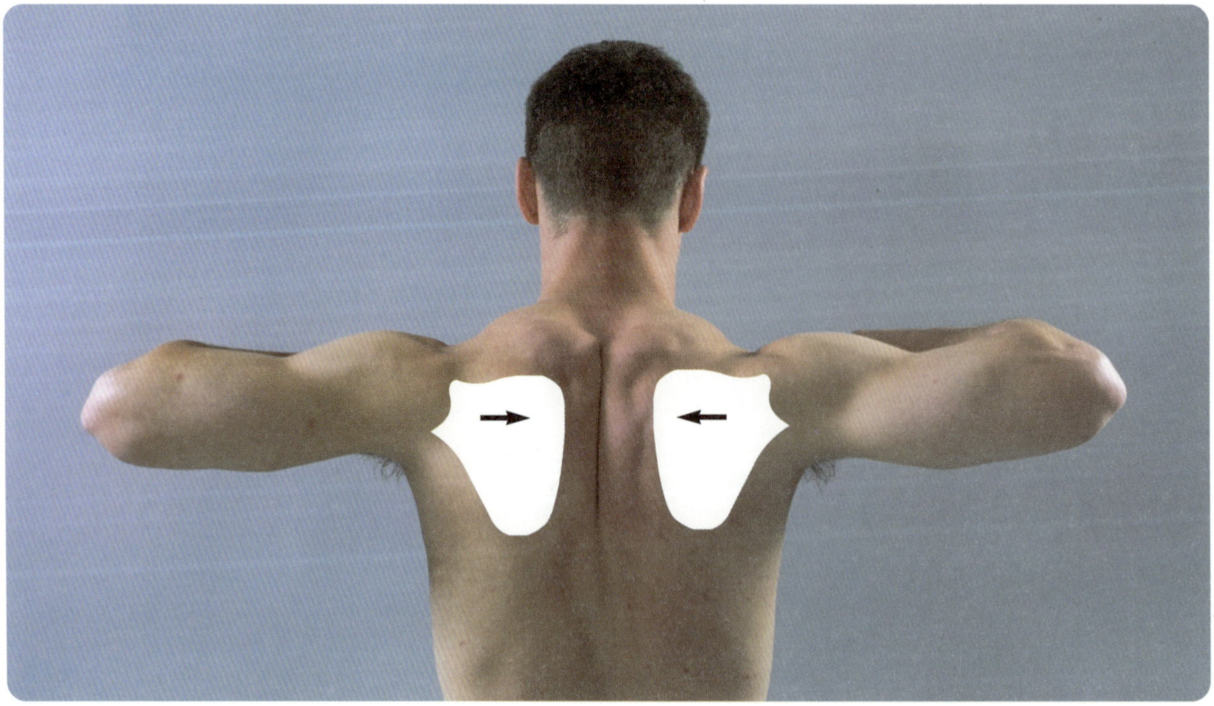

그림 3.23 어깨뼈의 모음(내전)

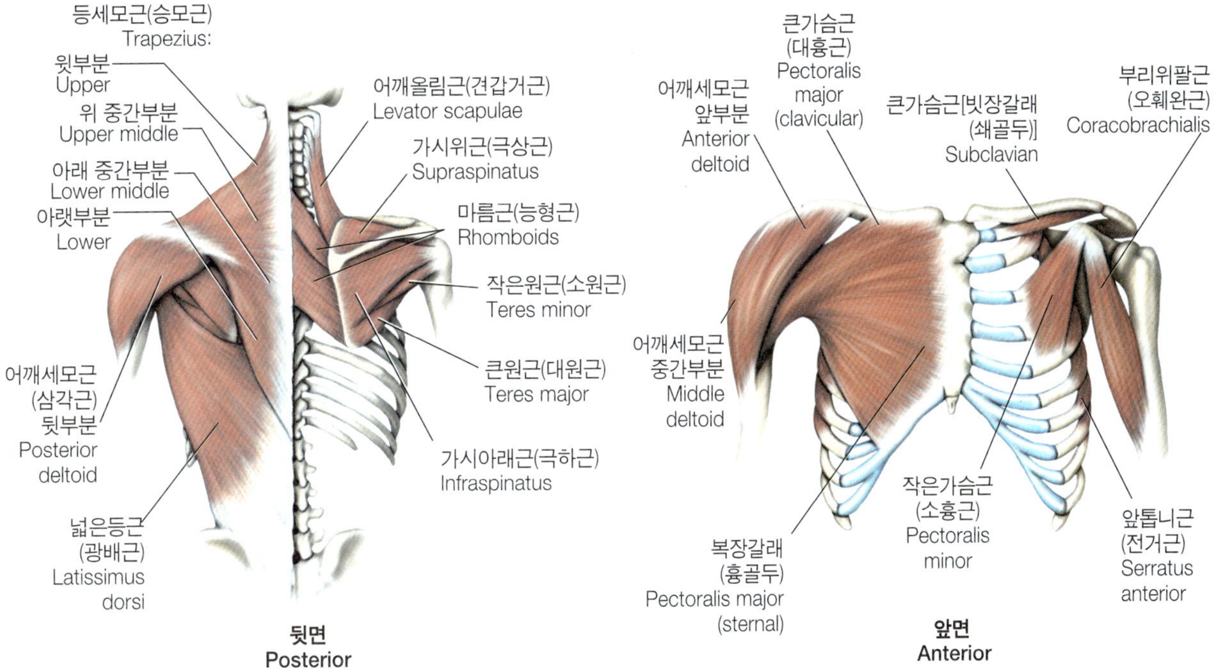

그림 3.24 어깨뼈와 위팔뼈에 작용하는 근육

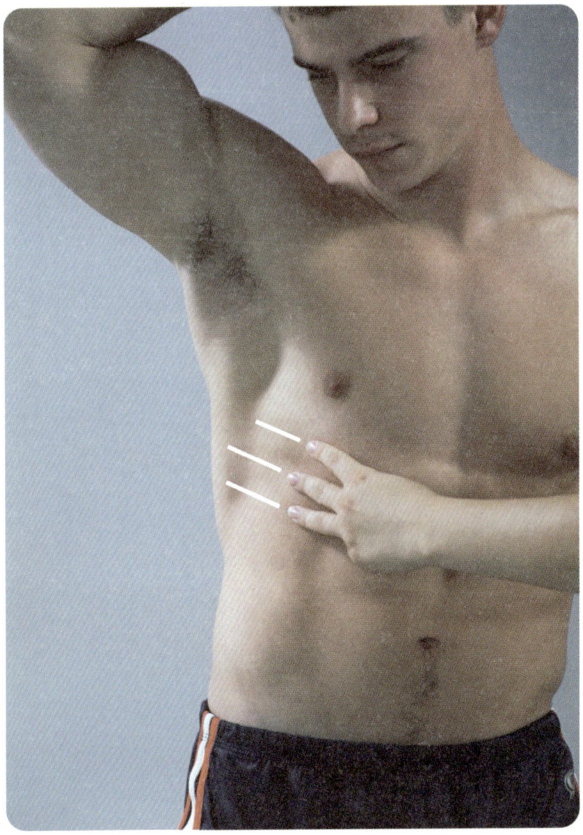

그림 3.25 앞톱니근의 촉진

닿는다. 가시돌기의 부착부분쪽이 안정하여 있기 때문에 근육수축에 의해서 어깨뼈의 모음, 올림이 일어난다.

> 등세모근(trapezius)

세모꼴의 이 큰 근육은 머리뼈 바닥의 바깥뒤통수융기(외후두융기)와 모든 목뼈와 등뼈의 가시돌기에 일고 어깨뼈가시(견갑극)와 빗장뼈 뒷면에 닿는다. 보통 근육의 크기, 근육섬유가 뻗는 방향, 그리고 다양한 기능에 의해서 등세모근은 4개의 부분(윗부분, 위 중간부분, 아래 중간부분, 아랫부분)으로 나뉜다(그림 3-24). 상부섬유의 기능은 어깨뼈의 올림, 모음, 위쪽회전이다. 위 중간부분섬유는 어깨뼈 올림의 보조도 하지만, 주로 모음(내전)을 일으킨다. 아래 중간부분섬유는 어깨뼈의 모음에만 기능을 한다. 아랫부분섬유는 등뼈에서부터 어깨뼈가시로 뻗고 있기 때문에 어깨뼈의 모음과 위쪽회전에 작용한다.

Hands on . . . 등세모근의 4개의 부분을 파트너와 확인하시오(그림 3-26).

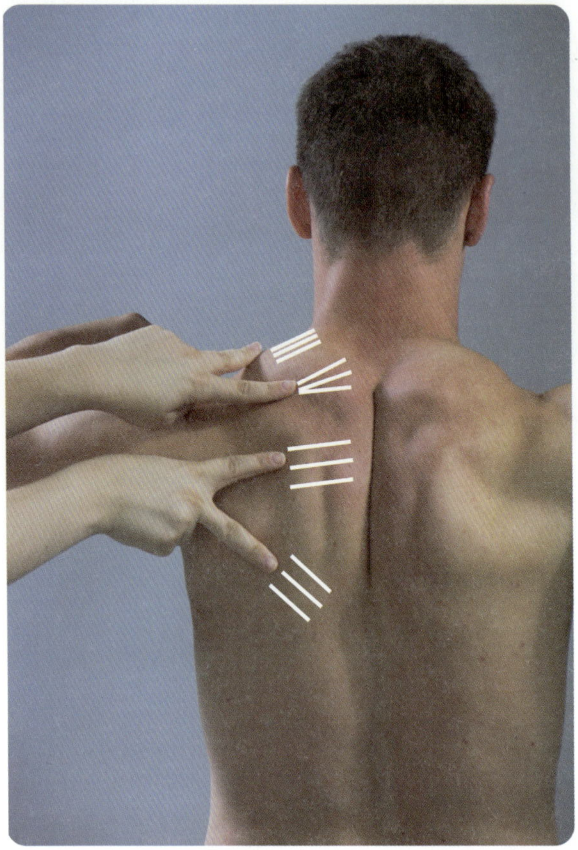

그림 3.26 등세모근의 촉진

어깨위팔관절의 움직임과 근육

우선 어깨위팔관절의 기본적인 움직임을 설명하고 다음으로 어깨위팔관절의 움직임에 관여하는 근육에 대해서 설명한다.

어깨위팔관절의 움직임

어깨위팔관절은 3개 기본면의 모든 면에서 움직임을 일으킨다는 것으로부터 3축관절로 분류된다(그림 3-27). 이들의 움직임은 시상면(sagittal plane) 위의 관상축(frontal axis)에서 일어나는 굽힘(팔의 앞쪽으로의 움직임)과 폄(굽힘 위치에서부터 원래로 되돌아가는 움직임), 관상면(frontal plane) 위의 시상축(sagittal axis)에서 일어나는 벌림(팔이 신체에서부터 옆으로 떨어져가는 움직임)과 모음(신체의 중심으로 접근하는 움직임), 그리고 수평면 위의 수직축에서 일어나는 내측회전과 외측회전이다. 어깨위팔관절은 3축관절이기 때문에 기본적인 움직임의 조합으로 휘돌림(circumduction)을 시행할 수 있다. 이 6개의 기본적인 움직임을 가능케 하기 위해 어깨위팔관절의 앞면에 4개, 윗부분에 2개, 뒷면에 2개, 아랫부분에 3개, 합계 11개의 근육이 작동하고 있다.

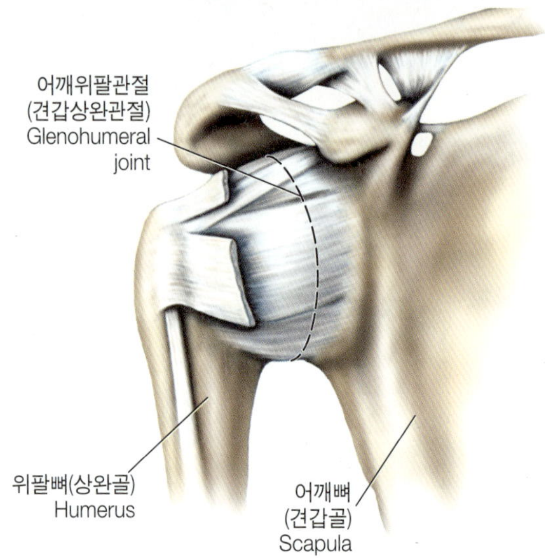

그림 3.27 어깨위팔관절(앞면)

어깨위팔관절 앞면의 근육

아래에 소개하는 것은 어깨위팔관절 앞면에 관찰되는 근육이다.

> 큰가슴근(pectoralis major)

큰가슴근은 제2～제6갈비뼈, 복장뼈(흉골), 빗장뼈 안쪽 절반에 일고 위팔뼈 큰결절 아랫부분의 외과목(외과경) 앞면에 닿는다(그림 3-24). 큰가슴근 윗부분은 빗장갈래(쇄골두), 아랫부분은 복장갈래(흉골두)라 불린다. 이 근육의 수축에 의해서 어깨위팔관절은 굽힘, 모음, 내측회전의 움직임을 일으킨다.

Hands on . . . 그림 3-28을 참고로 하여 파트너에서 큰가슴근을 확인하시오.

> 부리위팔근(coracobrachialis)

부리위팔근은 어깨뼈의 부리돌기(이는곳의 힘줄은 위팔두갈래근 짧은갈래와의 공통힘줄)에 일고 어깨세모근 결절과 반대쪽의 위팔뼈 안쪽 중간부분에 닿는다(그림 3-24, 그림 3-29). 부리위팔근은 어깨위팔관절의 굽힘과 그 뻗는 방향으로부터의 모음의 보조에도 작용한다.

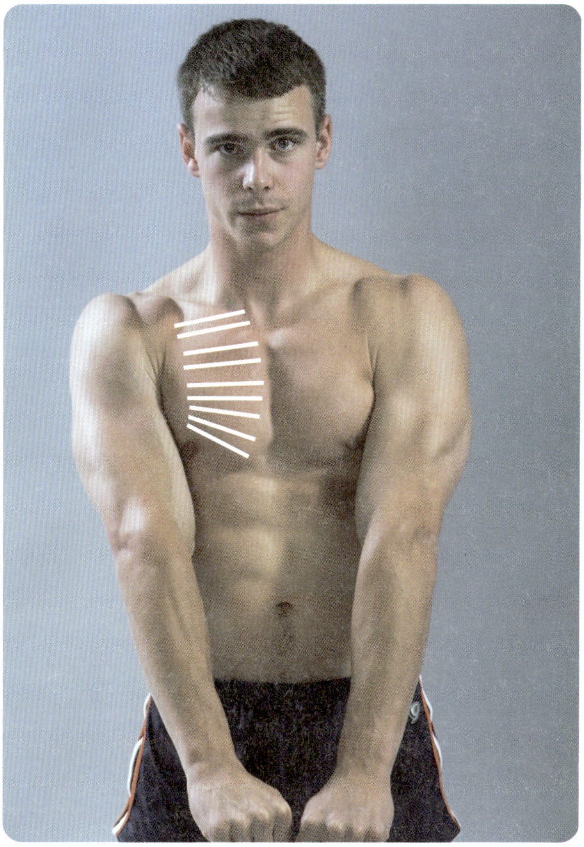

그림 3.28 큰가슴근의 촉진

Hands on . . . 파트너의 어깨를 90°의 위치(벌림 위치)로 하여 부리위팔근을 촉진하시오(그림 3-30).

> 위팔두갈래근(biceps brachii)

위팔두갈래근은 흔히 팔꿉관절의 굽힘근이라 인식되고 있으나, 실제로는 긴갈래(장두)와 짧은갈래(단두)의 양쪽 모두 어깨위팔관절을 통과하고 있다. 긴갈래는 관

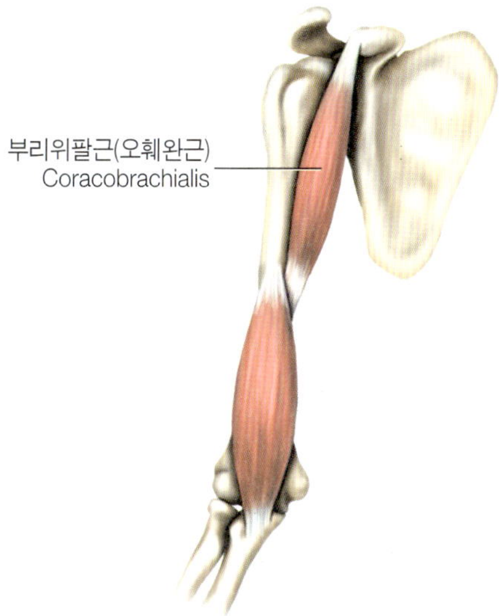

그림 3.29 앞면에서 본 부리위팔근

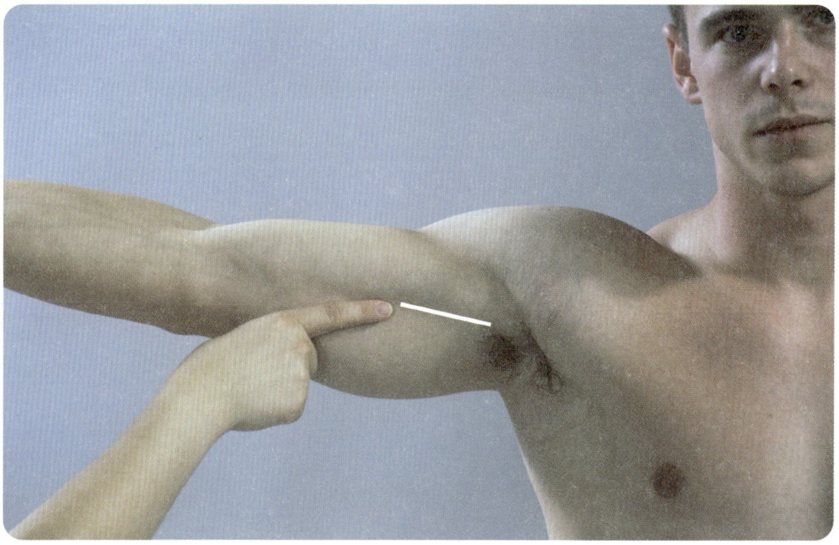

그림 3.30 부리위팔근의 촉진

절위결절, 짧은갈래는 부리돌기에 일고 아래팔(전완)의 뼈인 노뼈(요골)의 노뼈거친면(요골조면)에 닿는다. 이 때문에 이 근육의 수축에 의해서 일어나는 움직임은 긴갈래에서는 어깨위팔관절의 굽힘과 벌림, 짧은갈래에서는 어깨위팔관절의 굽힘, 모음, 내측회전이다.

> 어깨밑근(subscapularis)

어깨밑근은 흉곽과 어깨뼈 사이에서 어깨뼈 앞면에 위치한다(그림 3-31). 이 근육은 폭넓은 가시아래오목(극하와)에서부터 일고 위팔뼈작은결절에 닿는다. 이 근육이 수축하면 어깨위팔관절의 내측회전과 굽힘이 일어난다. 어깨밑근은 **근육둘레띠(회전근개, rotator cuff)**를 구성하는 4개의 근육의 하나이다(상세한 것은 이 단원 후반에서 해설한다).

어깨위팔관절 윗부분의 근육

아래에 소개하는 것은 어깨위팔관절 윗부분에 있는 근육이다.

> 어깨세모근(deltoid)

어깨세모근은 상부, 중부, 후부로 나뉘는 큰 근육이다(그림 3-24). 어깨세모근은 어깨위팔관절을 덮고 전부(빗장뼈)섬유는 빗장뼈 앞 가쪽부분, 중부(봉우리)섬유는 봉우리 가쪽끝, 후부(어깨뼈)섬유는 어깨뼈가시 가쪽끝 아랫부분에 각각 인다(기시한다). 이들의 근육섬유는 하나가 되어 위팔뼈 가쪽 중간부분의 어깨세모근거친면(삼극근조면)에 닿는다(정지한다). 어깨세모근 전체가 수축하면 어깨위팔관절은 벌림(외전)을 한다. 후부섬유만의 수축에서는 모음, 폄, 외측회전에 작용하고, 전부섬유만의 수축에서는 모음, 굽힘, 내측회전에 작용하며 중부섬유만의 수축에서는 벌림에만 작용한다. 어깨위팔관절 90° 벌림 위치의 경우에는 3개 모두가 벌림근으로서 작용한다.

Hands on . . . 저항을 걸기 위해 파트너에게 책 또는 아령(dumbbell)을 들게 하고, 어깨를 벌림 위치로 유지시키면서 어깨세모근의 각 섬유를 확인하시오(그림 3-32).

> 가시위근(supraspinatus)

어깨세모근의 깊은 층에 위치하는 가시위근은 어깨뼈 가시위오목(극상와)에 일고 위팔뼈큰결절의 위 작은면에 닿는다(그림 3-33). 이 근육은 어깨위팔관절 벌림의 전체 가동범위에서 기능을 하고, 주로 어깨세모근이 수축하기 시작하는 벌림 초기의 30° 정도까지 작용한다고 생각된다. 가시위근은 앞에서 언급한 어깨밑근과 마찬가지로 근육둘레띠(회전근개)를 구성하는 근육

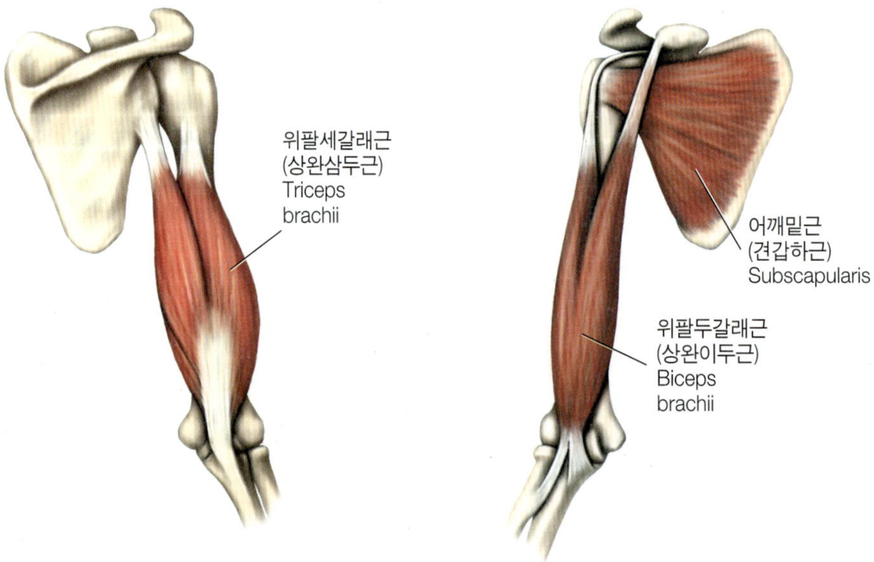

그림 3.31 위팔세갈래근, 위팔두갈래근 및 어깨밑근

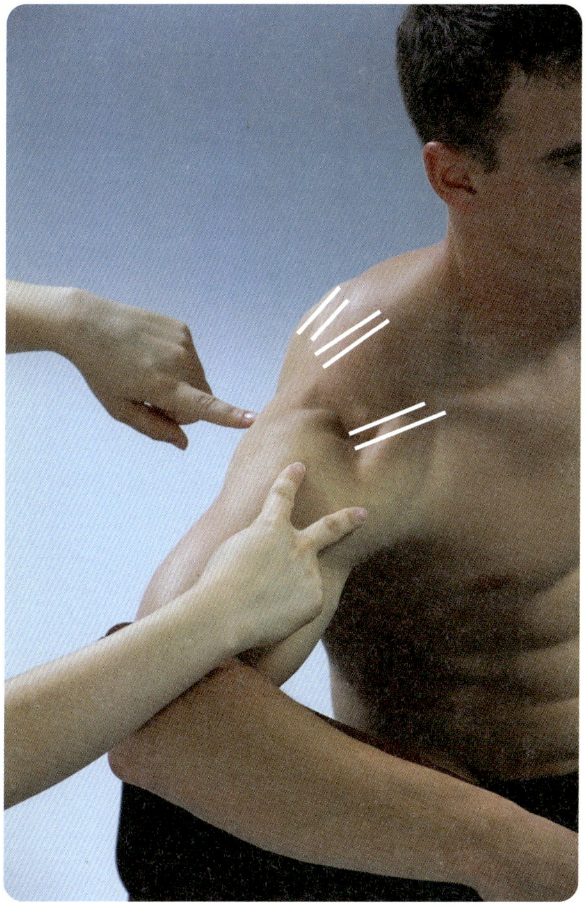

그림 3.32 어깨세모근의 촉진

의 하나이다.

어깨위팔관절 뒷면의 근육

아래에 소개하는 것은 어깨위팔관절 뒷면에 관찰되는 근육이다.

> 가시아래근(infraspinatus)

가시아래근의 이름은 어깨뼈가시 아랫부분에 있는 가시아래오목(극하와)이라 불리는 해부학적 구조부분에 유래하고 있다. 가시아래근은 위팔뼈큰결절의 중간 작은면에 닿는다(그림 3-33). 가시아래근의 수축에 의해서 어깨위팔관절의 외측회전과 폄(신전)이 일어난다. 가시아래근도 역시 근육둘레띠(회전근개)를 구성하는 근육의 하나이다.

Hands on . . . 파트너의 어깨를 벌림, 외측회전, 폄 위치로 하여 가시아래근을 확인하시오(그림 3-34).

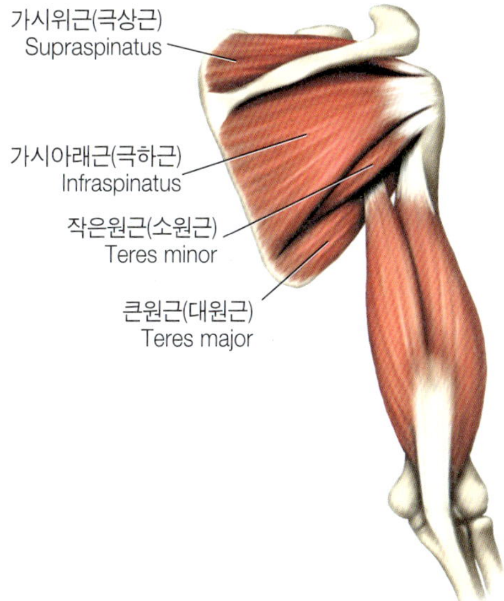

그림 3.33 가시위근과 가시아래근, 작은원근과 큰원근

> 작은원근(teres minor)

작은원근은 가시아래근과 기능이 같기 때문에 흔히 같은 그룹의 근육으로서 다루어진다. 작은원근은 어깨뼈 가쪽모서리의 상부 2/3에 일고 위팔뼈큰결절의 아래 작은면에 닿는다(그림 3-33). 가시아래근과 마찬가지로 이 근육의 수축에 의해서 어깨위팔관절의 외측회전과 폄이 일어난다. 작은원근도 근육둘레띠(회전근개)를 구성하는 근육의 하나이다.

Hands on . . . 파트너의 어깨를 벌림, 외측회전, 폄 위치로 하여 작은원근을 확인하시오(그림 3-34).

근육둘레띠(회전근개)

어깨위팔관절의 움직임에 관여하는 어깨밑근, 가시위근, 가시아래근, 작은원근은 위팔뼈의 큰결절의 작은면에서부터 작은결절 작은면에 걸쳐서 편평한 근육힘줄 구조부위로서 부착하여 있다. 이 구조부위는 근육둘레띠(회전근개, rotator cuff)라 불린다(그림 3-35). 4개의 근육에 의해서 일어나는 움직임은 이미 소개하였으나, 그 이외에도 어깨위팔관절은 절구관절의 받침 접시부분이 얕고 골격에 의한 안정성이 낮기 때문에 관절

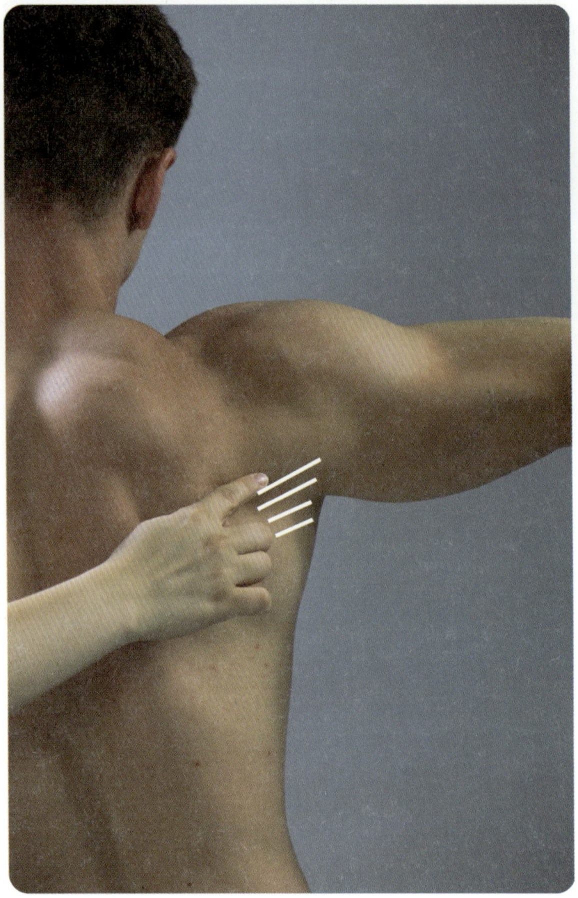

그림 3.34 가시아래근과 작은원근의 촉진

의 안정성을 유지하기 위해서도 기능을 하고 있다. 근육둘레띠는 투구동작과 같은 움직임에서는 공을 던지는 힘을 만들어내기 위해 작용할 뿐만 아니라, 만들어 낸 힘을 멈추기 위해서도 작용한다. 바꿔말하면, 근육둘레띠는 위팔뼈머리를 관절오목에 고정함으로써 던진 물체가 날아가는 것과 함께 상지 전체가 몸통으로부터 떠나가는 것을 방지한다.

어깨위팔관절 아랫부분의 근육

아래에 소개하는 것은 어깨위팔관절 아랫부분의 근육이다.

> 넓은등근(latissimus dorsi)

넓은등근(광배근)은 등(back)의 큰 근육이고, 제7~제12등뼈와 허리뼈(요추)의 모든 가시돌기(극돌기), 엉덩뼈(장골)의 후부, 하부 3개의 갈비뼈(늑골), 어깨뼈 아랫각에 인다. 그리고 겨드랑(액와)을 통과하여 위팔

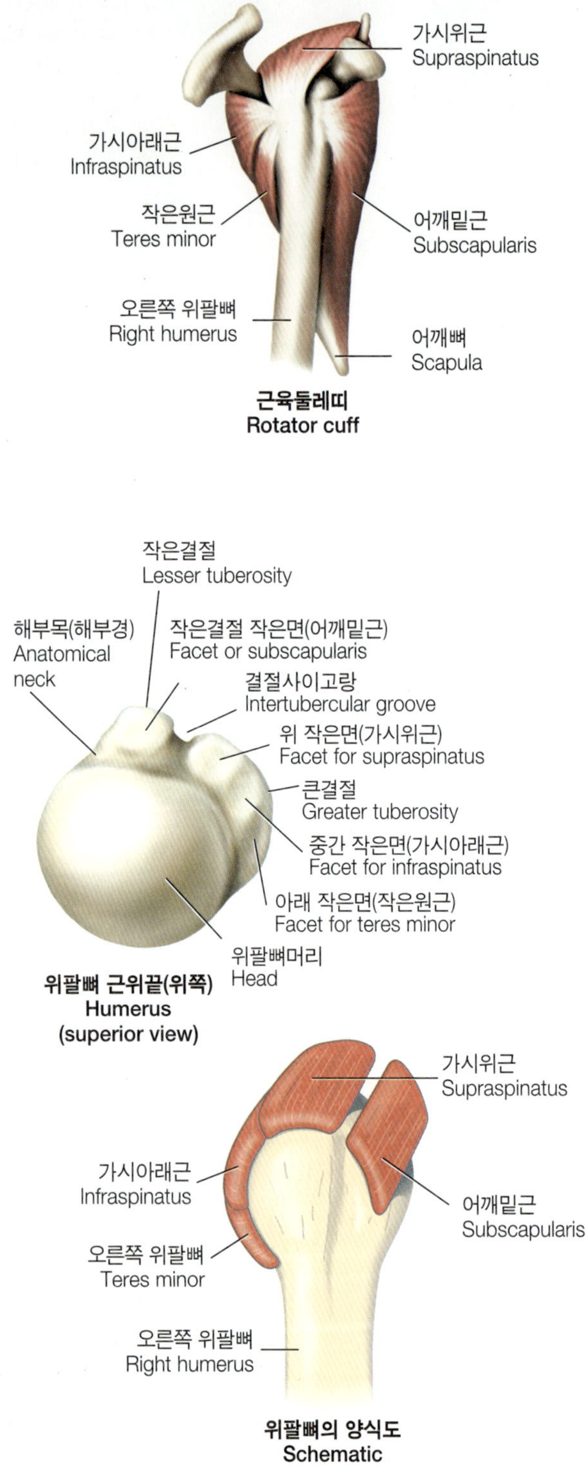

그림 3.35 근육둘레띠의 근육과 위팔뼈의 닿는곳

Focus on . . . **근육둘레띠(회전근개, Rotator Cuff)**

근육둘레띠의 기능을 이해함으로써 투구동작을 반복적으로 시행하는 선수들(예 : 야구투수, 미식축구의 쿼터 백)의 대부분이 왜 근육둘레띠의 문제를 지니고 있는지를 쉽게 이해할 수 있게 된다. 근육둘레띠의 근육은 단축성 근육수축에 의해서 힘을 만들어낼 뿐만 아니라, 상지가 몸통으로부터 떠나가지 않도록 신장성 근육수축을 일으켜 움직임을 감속시키는 작용도 있다.

뼈 앞면의 결절사이고랑의 모서리에 닿는다(그림 3-24). 어깨위팔관절은 넓은등근의 수축에 의해서 내측회전, 폄, 모음을 한다.

Hands on . . . 파트너의 어깨를 외측회전, 벌림 위치로 하여 넓은등근을 확인하시오(그림 3-36).

> 큰원근(teres major)

큰원근(대원근)은 어깨뼈 가쪽모서리 아랫부분과 아랫각에 일고 겨드랑을 통과하여 위팔뼈 작은결절 아랫부분에 닿는다(그림 3-33) 이 근육의 수축에 의해서 어깨위팔관절의 내측회전, 폄, 모음이라는 넓은등근과 같은 움직임이 일어난다. 이 2개의 근육은 같은 기능을 갖고 있으므로 큰원근은 흔히 넓은등근의 보조근이라 불리고 있다.

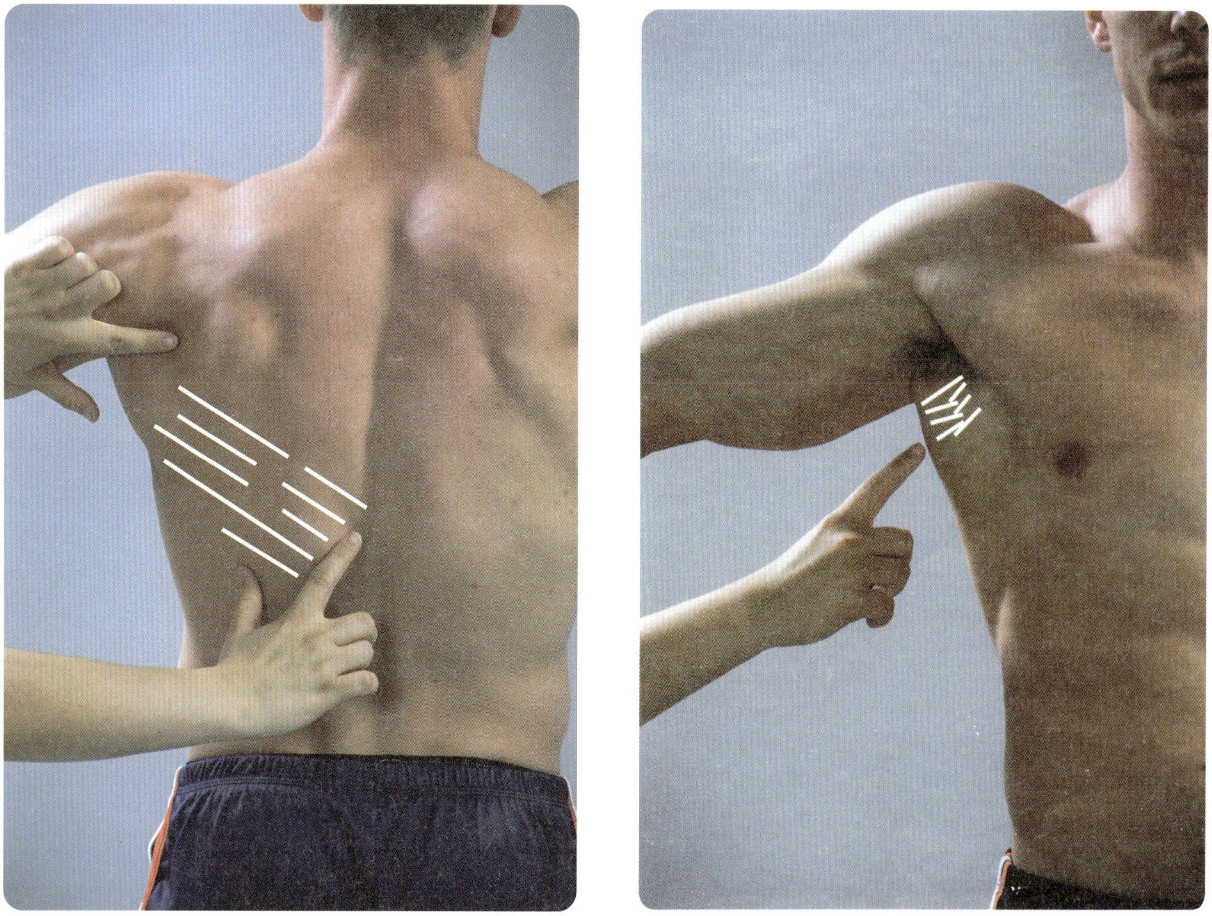

그림 3.36 넓은등근의 촉진(신체의 앞면으로부터도 촉진할 수 있다.)

Focus on . . . 넓은등근(Latissimi Dorsi)

수영의 크롤(crawl stroke)에 대해서 생각하였을 때, 물에 들어가 있는 팔에는 어깨위팔관절을 내측회전, 폄, 모음을 시키는 근육(넓은등근)의 힘이 요구된다. 이 때문에 랫 머신(lat machine)(넓은등근을 단련하기 위한 기계)은 수영에 필요한 근력을 높이는 데에 사용되고 수영팀의 훈련실에 설치되어 있는 일이 많다.

Hands on . . . 파트너의 팔을 벌림 위치로 하여 어깨 뒤쪽을 관찰하면서 큰원근을 확인하시오(그림 3-37).

> 위팔세갈래근(triceps brachii)

위팔세갈래근(상완삼두근)은 가쪽갈래(외측두), 긴갈래(장두), 안쪽갈래(내측두)로 나뉘며 긴갈래는 어깨뼈의 관절아래결절에 일고 가쪽갈래와 안쪽갈래와 함께 공통힘줄을 통해서 **자뼈(척골, ulna)**의 팔꿈치머리(주두)에 닿는다(그림 3-31). 위팔세갈래근은 주로 팔꿉관절의 움직임에 관여하지만, 위팔세갈래근 긴갈래가 어깨관절을 통과하기 때문에 어깨위팔관절의 폄과 모음도 보조하고 있다.

Hands on . . . 자기 자신 또는 파트너에서 위팔세갈래근의 각 힘살(근복)을 확인하시오(그림 3-38)

팔이음뼈와 어깨위팔관절의 복합운동

어깨위팔관절의 움직임(굽힘, 폄, 벌림, 모음, 내측회전, 외측회전)에서는 각 방향에 따라서 움직임의 폭이 결정되어 있다.

어깨위팔관절의 어떤 일정 방향의 움직임이 최종범

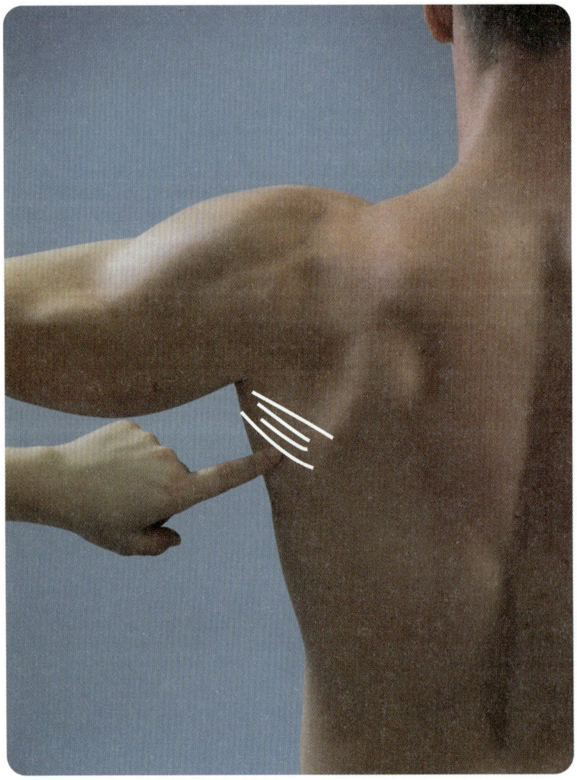

그림 3.37 큰원근의 촉진

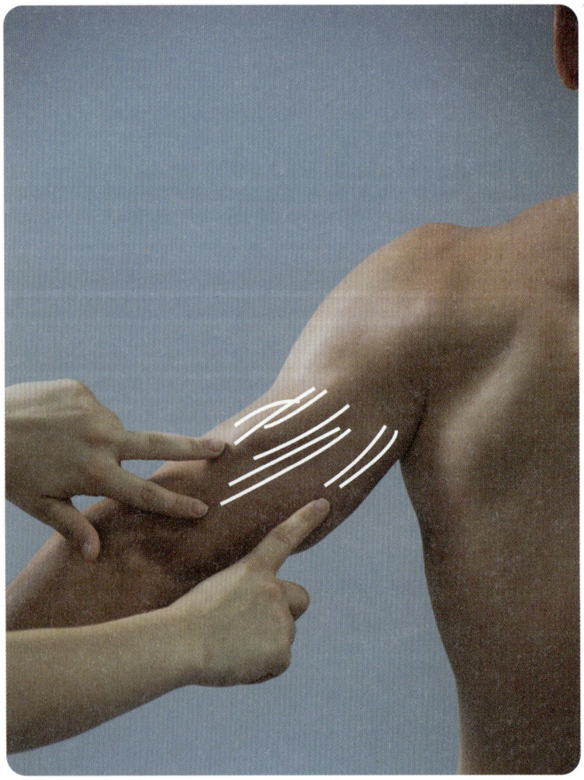

그림 3.38 위팔세갈래근(긴갈래, 안쪽갈래, 가쪽갈래)의 촉진

Focus on... 어깨위팔관절(Glenohumeral Joint)

탈구(dislocation)를 일으키면 어느 관절에서도 그 관절을 통과하는 근육의 손상과 인대의 중증 염좌를 병발한다. 아래에 소개하는 것은 어깨위팔관절에서 일어나는 탈구의 세 가지 형태이다.

관절이 과도한 움직임을 일으키면 그 관절을 지지하고 있는 인대조직에 스트레스를 주게 된다. 앞에서 언급한 봉우리빗장관절의 염좌와 마찬가지로 인대의 염좌란 인대의 불완전 파열 또는 완전파열을 의미한다. 이 중에서 관절의 골격이 전위하여 인대가 손상을 받은 경우를 탈구라 부른다.

어깨위팔관절의 탈구는 드문 일은 아니며 탈구가 일어나는 장소에 따라서 앞쪽(부리돌기아래) 탈구, 뒤쪽(어깨뼈가시아래) 탈구, 아래쪽(관절오목아래) 탈구의 세 가지로 대별할 수 있다(그림 3-39).

앞쪽탈구는 어깨위팔관절 중에서 가장 빈번하게 일어나는 형태이며 과도한 벌림(외전)과 외측회전에 의해서 일어나는 것이 그 전형이다. 이 때 위팔뼈머리는 관절오목의 앞쪽으로 탈구하고 부리돌기 하부에 전위한다(따라서 부리돌기 아래 탈구라고도 불린다).

두 번째의 형태는 어깨위팔관절의 뒤쪽(어깨뼈가시 아래) 탈구이고, 과도한 내측회전과 모음(내전)에 의해서 일어난다. 이 때 위팔뼈머리는 관절오목의 뒤쪽으로 탈구하고 어깨뼈가시 하부로 전위한다(따라서 어깨뼈가시 아래 탈구라고도 불린다).

세 번째 형태는 어깨위팔관절의 아래쪽(관절오목 아래) 탈구이고, 이것은 과도한 벌림에 의해서 위팔뼈가 봉우리(견봉)에 충돌하여 위팔뼈머리가 아래쪽으로 밀어 넣어져 관절오목 아래모서리의 아래로 전위하는 것이다.

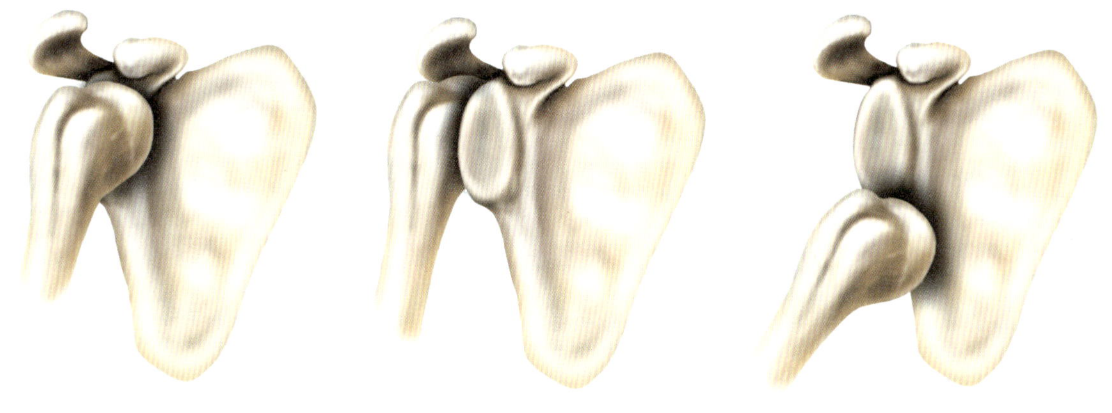

그림 3.39 앞쪽(부리돌기 아래) 탈구, 위쪽(어깨뼈가시 아래) 탈구 및 아래쪽(관절오목 아래) 탈구

위에 도달한 후 다시 가동범위를 넓히려면, 어깨뼈 관절오목의 방향을 바꿔서 대응해야 한다. 팔이음뼈의 움직임은 관절오목의 방향을 바꾸고, 그것에 의해서 어깨위팔관절의 움직임의 범위가 전체방향으로 넓어진다. 이것은 봉우리빗장관절(견쇄관절)과 복장빗장관절(흉쇄관절)의 움직임을 통해서 어깨뼈를 흉곽(갈비뼈) 위에서 움직임으로써 이룰 수 있다. 이 움직임의 관계를 나타내는 대표적인 것은 어깨위팔리듬(glenohumeral rhythm)이라 불린다.

어깨위팔관절 벌림의 초기단계에서는 어깨위팔관절만의 움직임에 의한 것이지만, 벌림각(외전각)이 높아짐에 따라 어깨위팔관절의 벌림과 어깨뼈 회전의 양쪽이 일어난다. 일반적으로 받아들여지고 있는 비율에서는 어깨위팔관절이 2° 벌림을 하는 것에 대해서 어깨뼈가 1° 위쪽회전을 한다고 일컬어진다.

어깨위팔관절은 벌림을 할 때 움직임의 전체방향에 대해서 대응하도록 관절오목을 적절한 방향으로 움직이고 있다. 이 팔이음뼈와 어깨위팔관절의 움직임의 연관성은 이 단원의 마지막에 게재한 문제에서도 보충하고 있으므로 확인할 것을 권장한다.

용어의 복습

이 단원에서 나온 다음의 용어를 정의하고 설명하시오. 그리고 인체나 일러스트를 사용하여 각 용어에 관한 구조적 특징이나 위치를 나타내시오.

벌림(abduction)
봉우리끝(acromial end)
봉우리빗장관절(AC joint)
봉우리빗장인대
모음(adduction)
해부목(anatomical neck)
전부섬유(복장빗장인대의)
관절원반(articular disc)
위팔두갈래근(biceps brachii)
관절주머니인대(capsular ligament)
휘돌림(circumduction)
빗장뼈(clavicle)
빗장패임(clavicular notch)
원뿔인대(conoid ligament)
원뿔인대결절(conoid tubercle)
부리봉우리인대
부리위팔근(coracobrachialis)
부리빗장관절(coracoclavicular joint)
부리빗장인대
부리위팔인대
부리돌기(coracoid process)
갈비뼈거친면(costal tuberosity)
갈비빗장인대
어깨세모근(deltoid)
어깨세모근거친면
내림(depression)
탈구(dislocation)
아래작은면(distal facet)
아래쪽회전(downward rotation)
올림(elevation)
어깨위팔관절
어깨위팔인대
관절오목(glenohumeral fossa)
관절테두리(glenoid lip)
큰결절(greater tuberosity)
큰어깨패임(great scapular notch)
위팔뼈(humerus)
엉덩뼈(ilium)
아랫각(inferior angle)
아래관절위팔인대
아래어깨가로인대
관절아래결절(infraglenoid tubercle)
가시아래근(infraspinatus)
가시아래오목(infraspinous fossa)
빗장사이인대
결절사이고랑
가쪽 모서리(lateral boder)
어깨뼈 내측회전(lateral tilt)
넓은등근(latissimus dorsi)
작은결절(lesser tuberosity)
어깨올림근(levator scapulae)
허리뼈(lumbar vertebra)
안쪽모서리(medial border)
어깨뼈 외측회전(medial tilt)
중간 작은면(middle facet)
중간관절위팔인대
큰가슴근(pectoralis major)
작은가슴근(pectoralis minor)
후부섬유(복장빗장인대의)
어깨뼈 벌림(protraction)
위 작은면(proximal facet)
노뼈(radius)
어깨뼈 모음(retraction)
마름근(rhomboids)
갈비뼈(rib)
근육둘레띠(rotator cuff)
어깨뼈(scapula)
어깨뼈패임(scapula notch)
어깨위팔리듬
앞톱니근(serratus anterior)
팔이음뼈(shoulder girdle)
어깨관절(shoulder joint)
어깨뼈가시(spine of the scapula)
복장뼈끝(sternal end)
복장빗장관절(SC joint)
복장빗장인대
복장뼈(sternum)
빗장밑고랑(subclavian groove)
빗장밑근(subclavian muscle)
어깨뼈밑오목(subscapular fossa)
어깨밑근(subscapularis)
윗각(superior angle)
위모서리(superior border)
상부섬유(복장빗장인대의)
위관절위팔인대
위어깨뼈가로인대
관절위결절(supralenoid tubercle)
가시위근(supraspinatus)
가시위오목(supraspinous fossa)
외과목(surgical neck)
큰원근(teres major)
작은원근(teres minor)
등뼈(thoracic vertebra)
흉곽(thorax)
가로위팔인대
등세모근(trapezius)
마름인대(trapezoid ligament)
마름인대선(trapzoid line)
위팔세갈래근(triceps brachii)
자뼈(ulna)
위쪽회전(upward ratation)

운동학습의 힌트

1. 당신의 손을 파트너의 어깨뼈에 올려놓으시오. 파트너에게 천천히 양쪽 어깨관절의 벌림(외전)을 하도록 시키시오. 위팔뼈가 신체로부터 이동함에 따라 언제 어깨뼈가 움직이기 시작하는지 확인하시오. 어깨관절의 벌림을 하는 동안 어깨뼈가 내내 움직였는가? 언제 움직이기 시작하였는가? 왜 그것이 움직였는가? 어느 근육이 이 운동을 일으켰는가? 어깨관절의 굽힘, 젖힘(과신전) 그리고 내측회전과 외측회전을 시행하는 동안 이 운동을 반복하고 자기 자신에게 이와 동일한 질문을 해보시오.
2. 파트너에게 해부학적 자세에서 양 어깨관절을 양손이 닿는 점까지 벌림(외전)을 하도록 시키고, 한편 당신의 손은 파트너의 양 어깨에 올려놓으시오. 어깨뼈는 어떠한 운동을 시행하였는가? 파트너가 벌림을 통해서 종료 점(end point)에 도달하였는가, 또는 각 어깨관절의 회전을 하지 않으면 안 되었는가? 그렇다면 왜 이것이 필요하였는가? 어느 방향으로?
3. 파트너의 팔꿈치를 90°로 굽히게 하시오. 당신이 저항을 느끼는 점까지 어깨관절의 벌림과 외측회전을 수동적으로 시키시오. 어느 근육이 그 저항을 제공하였는가?(이 운동을 부드럽게 시행하시오. 과도한 힘은 관절구조에 상해를 입힐 수 있다).
4. 파트너의 팔꿈치를 90°로 굽히게 하시오. 당신이 저항을 느끼는 점까지 어깨관절의 벌림과 내측회전을 수동적으로 시키시오. 어느 근육이 그 저항을 제공하였는가?(이 운동을 부드럽게 시행하시오. 과도한 힘은 관절구조에 상해를 입힐 수 있다).
5. 당신의 양손을 파트너의 어깨 위에 올려놓고(손을 빗장뼈와 어깨뼈 위에 놓는다) 파트너에게 어깨를 올리도록(움츠리도록) 시키면서 아래쪽으로 미시오. 어느 근육이 이 움직임을 시행하였는가? 어느 근육이 이 저항에 대항하기 위해서 사용되었는가?

가장 적합한 답을 하나 고르시오.

1. 해부학적 자세에서부터의 팔이음뼈의 내림운동은 무엇이라 정의되는가?
   a. 동적 운동
   b. 수동적 운동
   c. 정적 운동
   d. 어느 운동도 일어나지 않는다.
2. 어깨관절을 통과하는 위팔세갈래근의 힘줄은 어느 것인가?
   a. 안쪽갈래힘줄(내측두건)
   b. 가쪽갈래힘줄(외측두건)
   c. 짧은갈래힘줄(단두건)
   d. 긴갈래힘줄(장두건)
3. 어깨세모근의 어느 부분이 어깨관절 벌림에 포함되는가?
   a. 중부섬유
   b. 후부섬유
   c. 전부섬유
   d. 하부섬유
4. 어깨뼈 올림 이외에 어깨올림근이 일으키는 움직임은 무엇인가?
   a. 위쪽회전
   b. 굽힘
   c. 모음
   d. 폄
5. 빗장뼈와 어깨뼈로 구성되는 관절은 어느 것인가?
   a. 봉우리빗장관절
   b. 복장빗장관절
   c. 어깨위팔관절
   d. 부리빗장관절
6. 어깨뼈가 신체의 중심으로부터 떠나가는 움직임은 어느 것인가?
   a. 벌림
   b. 모음
   c. 아래쪽회전
   d. 올림
7. 아래에 열거하는 근육 중에서 어깨위팔관절의 움직임과 안정성을 주는 근육둘레띠의 역할을 수행하지 않는 것은 어느 것인가?
   a. 가시위근
   b. 어깨밑근
   c. 가시아래근
   d. 큰원근
8. 어깨위팔관절은 어느 형태의 관절인가?
   a. 무축(축이 없는)관절
   b. 단축관절
   c. 2축관절
   d. 3축관절

(계속)

9. 넓은등근의 보조근에서 어깨관절의 폄, 모음, 내측회전을 시키는 것은 어느 것인가?
   a. 가시위근
   b. 가시아래근
   c. 작은원근
   d. 큰원근

10. 마름근의 수축에 의해서 일어나는 팔이음뼈의 주된 움직임은 어느 것인가?
   a. 벌림
   b. 모음
   c. 위쪽회전
   d. 내림

11. 아래에 열거하는 근육 중에서 어깨관절 앞면의 근육은 어느 것인가?
   a. 큰가슴근
   b. 작은가슴근
   c. 어깨밑근
   d. 부리위팔근

12. 위팔두갈래근 짧은갈래는 어디에서 이는가(기시하는가)?
   a. 봉우리
   b. 관절오목
   c. 부리돌기
   d. 큰결절

13. 어깨관절의 벌림을 시켜 머리 위에서 양손을 합칠 때에 일어나는 어깨뼈의 움직임은 어느 것인가?
   a. 벌림
   b. 모음
   c. 굽힘
   d. 폄

14. 아랫각, 안쪽모서리, 가쪽모서리, 가시, 이들은 어느 뼈의 기준점(landmark)인가?
   a. 복장뼈
   b. 빗장뼈
   c. 어깨뼈
   d. 위팔뼈

15. 아래에 열거하는 인대 중에서 팔이음뼈의 봉우리빗장관절에 없는 것은 어느 것인가?
   a. 봉우리빗장인대
   b. 마름인대
   c. 원뿔인대
   d. 갈비빗장인대

16. 어깨뼈의 부리돌기는 부리위팔근과 어느 근육의 공통힘줄 부착부로서 작용하고 있는가?
   a. 위팔두갈래근긴갈래
   b. 위팔노근
   c. 위팔근
   d. 위팔두갈래근짧은갈래

17. 아래에 열거하는 근육 중에서 어깨관절 뒷면의 근육이 아닌 것은 어느 것인가?
   a. 마름근
   b. 넓은등근
   c. 등세모근
   d. 어깨올림근

18. 어깨관절에서의 위팔두갈래근의 주된 기능은 굽힘이지만, 긴갈래는 어깨관절의 어느 움직임의 보조를 하고 있는가?
   a. 벌림
   b. 모음
   c. 폄
   d. 외측회전

19. 앞톱니근은 주로 어깨뼈의 어느 움직임에 포함되는가?
   a. 벌림
   b. 모음
   c. 올림
   d. 내림

20. 어깨관절의 주된 외측회전근은 가시아래근과 아래에 열거하는 어느 근육이라고 생각하는가?
   a. 가시위근
   b. 어깨밑근
   c. 큰원근
   d. 작은원근

21. 마름근은 어깨뼈의 올림과 아래쪽회전을 일으키지만, 이것에 의해서 어깨뼈는 어느 방향으로 움직이는가?
   a. 벌림
   b. 모음
   c. 굽힘
   d. 폄

22. 아래에 열거하는 근육 중에서 위팔뼈 작은결절이 부착부인 근육은 어느 것인가?
   a. 가시아래근
   b. 어깨밑근
   c. 가시위근
   d. 작은원근

23. 아래에 열거하는 팔이음뼈의 움직임 중에서 큰가슴근에 의한 것은 어느 것인가?
  a. 위쪽회전
  b. 모음
  c. 올림
  d. a-c 어느 것도 아니다.

24. 등세모근 하부섬유는 아래에 열거하는 어느 움직임의 보조를 하는가(해부학적 자세로부터의 움직임)?
  a. 올림
  b. 내림
  c. 아래쪽회전
  d. 위쪽회전

25. 아래에 열거하는 움직임 중에서 관상면 위에서 일어나는 움직임은 어느 것인가?
  a. 내측회전
  b. 휘돌림
  c. 굽힘
  d. 벌림

26. 갈비빗장인대는 팔이음뼈의 어느 관절에 있는가?
  a. 복장빗장관절
  b. 위팔빗장관절
  c. 봉우리빗장관절
  d. 어깨흉곽관절

27. 결절사이고랑이라 불리는 해부학적 구조부분에 있는 힘줄은 아래에 열거하는 어느 근육의 것인가?
  a. 위팔두갈래근
  b. 부리위팔근
  c. 어깨세모근
  d. 가시위근

밑줄부분에 적절한 용어를 넣어 문장을 완성시키시오.

1. 어깨뼈와 빗장뼈를 연결하는 원뿔인대와 마름인대로 알려진 2개의 인대는 _________ 라 불린다.

2. 머리뼈(바깥뒤통수융기)에 일고 등뼈(등의 위 2/3)에 닿는(정지하는) 근육은 _________ 이라 불린다.

3. 어깨관절 앞면을 통과하는 근육둘레띠의 근육에서 어깨관절의 주된 내측회전근은 _________ 이다.

4. 어깨관절 벌림의 움직임을 일으키는 근육은 _______ 이다.

5. 어깨뼈가시 가쪽끝에서 어깨뼈가시가 넓어진 부분은 _____ 라 불린다.

6. 어깨뼈 부리돌기와 위팔뼈 안쪽면(어깨세모근거친면의 반대쪽)의 사이에 있는 근육은 _________ 이다.

7. 관절오목(어깨위팔관절의 받침 접시부분)은 _________ 의 가쪽면에 위치한다.

8. 어깨세모근의 모든 부위가 동시에 수축하면 어깨관절은 _________ 이라는 움직임을 일으킨다.

9. 큰가슴근은 크게 복장갈래(흉골두)라 불리는 하부섬유와 _________ 라 불리는 상부섬유의 2개로 나뉜다.

10. 부리돌기는 어깨의 _________ 의 위치에서 확인할 수 있다.

11. 등세모근 바깥 아래쪽의 얕은 층 부분에 넓어지는 등허리부분 근육은 어깨관절의 강력한 내측회전근이고 _______ 근이라 불린다.

제 4 장

팔꿉관절과 아래팔
(The Elbow and Forearm)

이 단원의 개요

팔꿉관절(주관절)과 아래팔(전완)에는 **위팔뼈(상완골, humerus)**, **자뼈(척골, ulna)** 그리고 **노뼈(요골, radius)**라는 3개의 뼈가 있고 이들의 뼈에 의해서 4개의 관절이 구성되어 있다. 4개의 관절 중 **위팔노관절(완요관절, radiohumeral joint)**, **위팔자관절(완척관절, ulnohumeral joint)**, **몸쪽노자관절(근위요척관절, proximal radioulnar joint)**은 아래팔 근위부위에 있고 팔꿉관절을 구성하며 **먼쪽노자관절(원위요척관절, distal radioulnar joint)**은 아래팔 원위부위에 있다.

팔꿉관절과 아래팔의 뼈

위팔뼈, 자뼈, 노뼈 모두가 합쳐져서 **팔꿉관절(elbow)**을 구성하고 자뼈와 노뼈에 의해서 **아래팔(forearm)**이 구성된다(그림 4-1). 위팔뼈의 근위끝에 대해서는 제3장의 어깨관절의 부분에서 설명하였다. 위팔뼈의 원위끝은 위팔부분과 아래팔부분으로 뻗는 근육의 부착부의 역할을 수행한다. 위팔뼈의 원위끝에서는 뼈 몸통(골체)은 넓어져 **가쪽위관절융기(외측상과, lateral epicondyle)**와 **안쪽위관절융기(내측상과, medial epicondyle)**의 2개의 뼈 융기를 형성하고 있다.

Hands on . . . 가쪽위관절융기나 안쪽위관절융기, 팔꿈치머리(주두)를 자기 자신 또는 파트너에서 찾으시오(그림 4-2). 안쪽위관절융기와 가쪽위관절융기는 용이하게 촉진할 수 있으며 대부분의 경우, 시각적으로 파악할 수 있다.

위팔뼈 뼈 몸통과 양쪽 위관절융기의 사이에 관찰되는 뼈가 넓어지는 부분은 **가쪽관절융기위능선(외측과상릉, lateral supracondylar ridge)**, **안쪽관절융기위능선(내측과상릉, lateral supracondylar ridge)**이라 불린다. 위팔뼈 원위끝에는 다른 뼈가 수납되는 3개의 팬 곳이 있고, 팔꿉관절의 움직임 속에서 활주운동을 일으키는 부분이다. 양쪽 위관절융기 사이의 팔꿉관절 앞면에는 **갈고리오목(구돌와, coronoid fossa)**이 있다. 이것은 팔꿉관절 굽힘 때에 자뼈의 갈고리돌기(구상돌기)가 수납되는 부분이다. 갈고리오목의 가쪽에는 **노오목(요골와, radial fossa)**이 존재한다. 노뼈머리

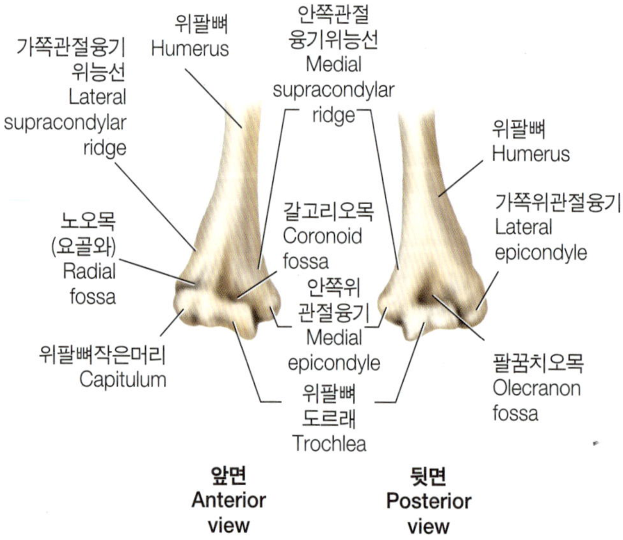

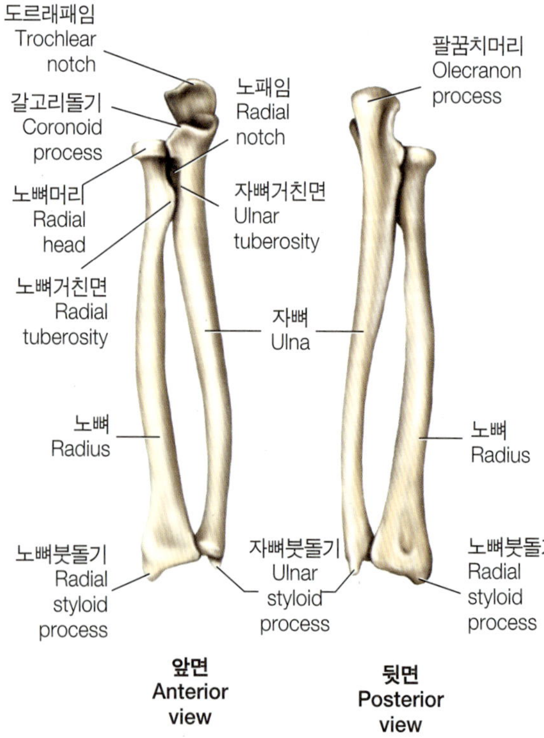

그림 4.1 팔꿉관절과 아래팔을 구성하는 뼈의 기준점(landmark) (오른쪽)

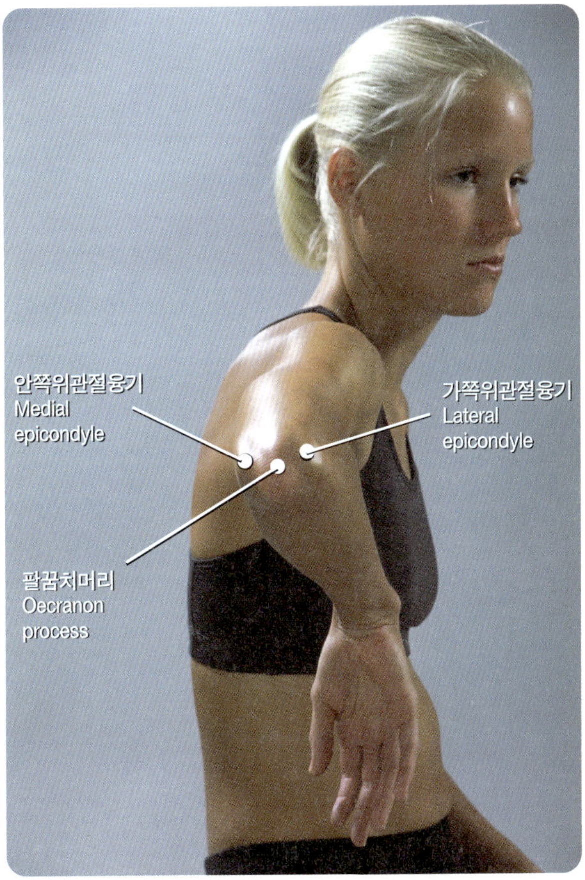

그림 4.2 안쪽위관절융기와 가쪽위관절융기의 촉진

(요골두)는 팔꿉관절 굽힘 때에 이 팬 곳 안에서 움직인다. 가쪽위관절융기의 바로 원위에는 표면이 매끄럽고 둥근 **위팔뼈작은머리(상완골 소두, capitulum)**가 있다. 이 표면에서는 아래팔 부분이 움직일 때 노뼈머리가 회전한다. 위팔뼈의 가장 원위끝에는 **위팔뼈도르래(상완골활차 trochlea)**라 불리는 실패모양의 구조부분이 있다. 이것은 자뼈의 팔꿈치머리와 관절을 구성하는 부분이다.

위팔뼈 원위끝의 뒷면 그림에서도 앞에서 언급한 구조부분(안쪽관절융기위능선, 가쪽관절융기위능선, 양쪽의 위관절융기, 위팔뼈 도르래)을 확인할 수 있다. 이에 더해서 팔꿉관절 뒷면에는 양쪽 위관절융기 사이에 형성된 **팔꿈치오목(주두와, olecranon fossa)**이 존재한다. 이것은 자뼈의 **팔꿈치머리(주두, olecranon)**가 팔꿉관절 폄 때에 수납되는 팬 곳이다. 정상적인 배열(alignment)에서는 팔꿉관절의 완전한 폄 때는 가쪽위관절융기, 팔꿈치머리, 안쪽위관절융기가 일직선상에 위치한다. 팔꿉관절 90° 굽힘 위치에서는 이들 기준점(landmark)은 팔꿈치머리를 양쪽 위관절융기 원위에 위치하는 2등변세모꼴을 형성한다(그림 4-2).

아래팔의 2개의 뼈는 노뼈와 자뼈라 불린다. 해부학적 자세에서는 노뼈와 자뼈는 각각 아래팔의 가쪽과 안쪽에 위치한다. 팔꿉관절에는 자뼈는 위팔뼈와 관절을 구성한다는 중요한 역할이 있으며 노뼈는 손목관절의 골격과 관절을 구성한다는 역할이 있다. 노뼈의 근위끝에는 **노뼈머리(요골두, radial head)**, **노뼈목(요골경, radial neck)**이 있고, 노뼈목의 원위 부분에서 노뼈 뼈몸통 윗부분 안쪽에는 **큰 노뼈거친면(요골조면, radial tuberosity)**이 있다.

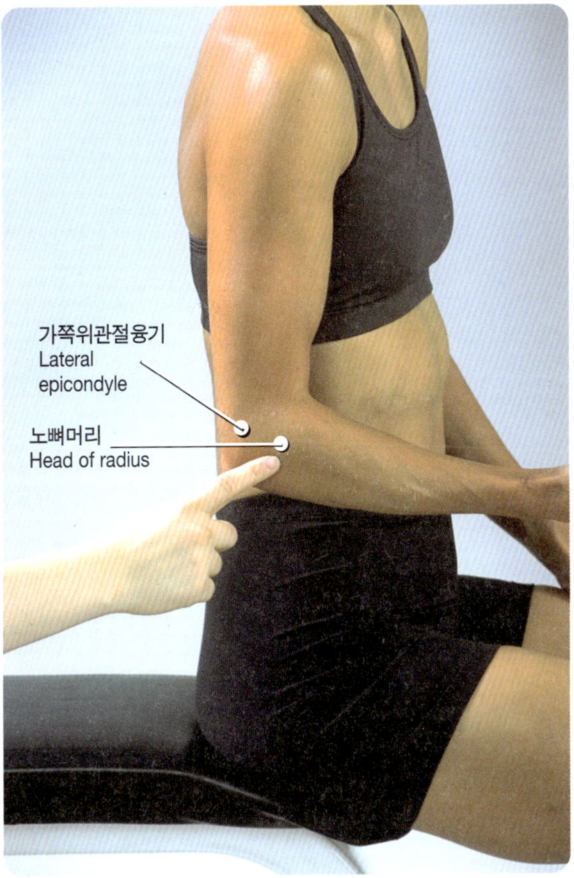

그림 4.3 노뼈머리의 촉진

Hands on . . . 팔꿉관절 가쪽부분에서 노뼈머리를 쉽게 촉진할 수 있다(그림 4-3).

노뼈의 원위끝에서는 **가쪽부분에 노뼈붓돌기(요골경상돌기, radial styloid process)** 또는 가쪽붓돌기(외측경상돌기)라 일컬어지는 큰 융기가 있다.

Hands on . . . 노뼈붓돌기는 손부분과 앞가슴부분을 연결하는 손목관절의 엄지손가락쪽에서 쉽게 촉진할 수 있다(그림 4-4).

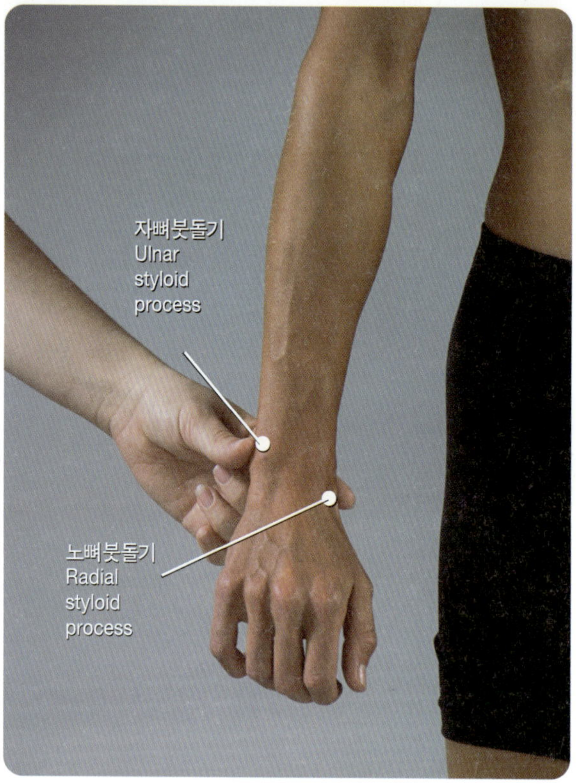

그림 4.4 자뼈붓돌기와 노뼈붓돌기의 촉진

노뼈 원위끝의 안쪽면에는 **자패임(척골절흔, ulnar notch)**이 있다. 노뼈 원위끝의 관절면에서는 손목관절의 뼈와 관절을 구성하는 2개의 작은 관절면이 있다(그림 4-5).

아래팔 안쪽의 뼈인 자뼈의 근위끝에는 팔꿈치머리라 불리는 매우 큰 융기부분이 있다(그림 4-1). 팔꿈치머리는 위팔뼈 도르래를 활주하는 도르래패임(활차절흔)이라 불리는 컵 모양의 표면을 갖는다. 도르래패임의 앞면에는 **갈고리돌기(구상돌기, coronoid process)**

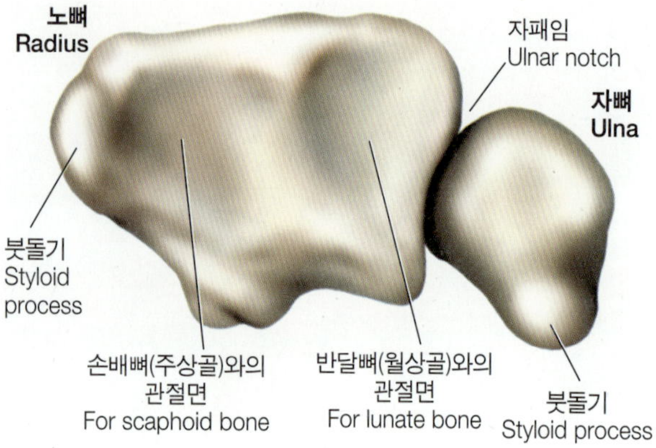

그림 4.5 노뼈손목관절의 근위 관절면(오른쪽)

라 불리는 작은 융기부분이 있다. 갈고리돌기의 바로 가쪽에는 자뼈의 **노패임(요골절흔, radial notch)**이 있다. 노뼈머리는 자뼈의 노패임에서 자뼈와 관절(근위노자관절)을 구성한다.

자뼈 원위끝의 안쪽면에서는 **자뼈붓돌기(척골경상돌기, ulnar styloid process)** 또는 안쪽붓돌기(내측경상돌기)라 불리고 용이하게 촉진할 수 있는 융기부분이 있다(그림 4-1, 그림 4-4).

팔꿉관절과 아래팔의 관절과 인대

위팔뼈, 자뼈 그리고 노뼈의 3개의 뼈가 팔꿉관절을 구성하고 거기에는 3개의 관절이 존재하고 있다(그림 4-6). 3개의 관절이란 위팔뼈와 자뼈를 연결하는 위팔자관절(완척관절), 위팔뼈와 노뼈를 연결하는 위팔노관절(완요관절) 그리고 노뼈와 자뼈를 연결하는 근위노자관절(근위요척관절)이다.

관절주머니인대(capsular ligament)는 이들 모든 관절을 덮고 있다. 관절주머니인대는 전부섬유와 후부섬유로 나뉘고 전부섬유는 위팔뼈 갈고리오목(구돌와) 근위부분에서부터 갈고리돌기(구상돌기)와 **고리인대(윤상인대, annular ligament)**의 앞면 부분에까지 이르고 있다.

후부섬유는 위팔세갈래근힘줄, 팔꿈치머리의 모서리, 가쪽위관절융기, 위팔뼈의 도르래와 작은머리 주변의 위팔뼈 뒷부분에 부착하여 있다. 원위에서는 관절주머니인대는 팔꿈치머리의 가쪽면과 윗면의 모서리, 고

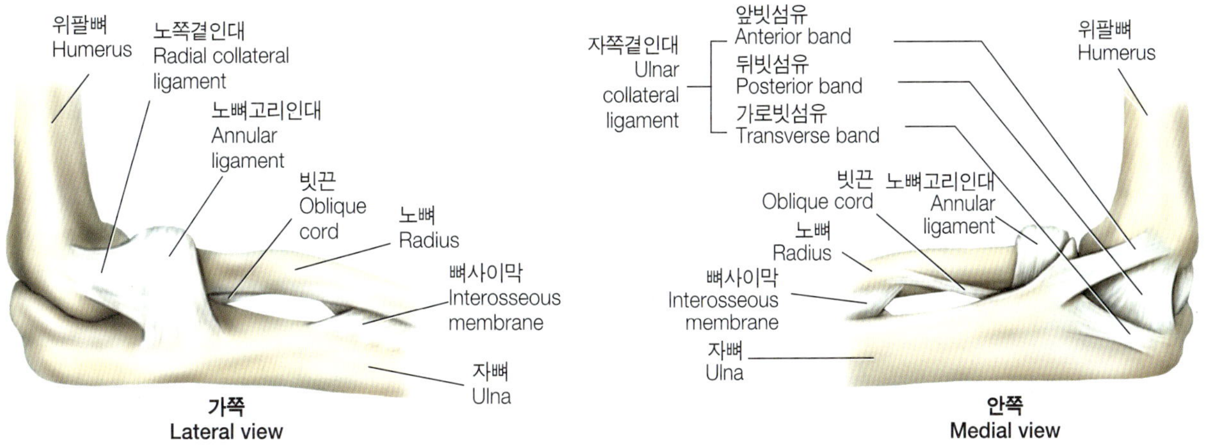

그림 4.6 팔꿉관절의 인대(오른쪽)

리인대 뒷면 그리고 노패임 뒷면에 부착하여 있다.

관절주머니인대 전부섬유와 융합하여 있는 인대는 **노쪽(가쪽) 곁인대(radial collateral ligament)**와 **자쪽(안쪽) 곁인대(ulnar collateral ligament)**이다. 노쪽곁인대는 가쪽위관절융기 아래끝부분에서부터 고리인대와 노패임으로 향해서 뻗고 있다.

자쪽곁인대는 3개의 부분으로 나뉜다(그림 4-6). **앞빗섬유(전사주섬유, anterior band)**는 안쪽위관절융기 앞 아래 부분에서부터 갈고리돌기 안쪽면에, **뒤빗섬유(후사주섬유, posterior band)**는 안쪽위관절융기에서부터 팔꿈치머리돌기 안쪽모서리에, 그리고 **가로빗섬유(횡사주섬유, transverse band)**는 팔꿈치관절을 통하지 않고, 갈고리돌기의 앞빗섬유와 팔꿈치머리돌기의 뒤빗섬유의 사이에 뻗어 있다.

근위노자관절은 실제로는 아래팔부분의 골격 즉, 노뼈머리와 자뼈의 노패임으로 구성되는 관절이다. 고리인대는 자뼈의 노패임의 앞 모서리와 뒤 모서리를 연결하고 고리모양으로 노뼈머리 전체를 덮고 있다.

자뼈와 노뼈의 뼈 몸통 사이를 뻗는 결합조직의 인대모양의 띠는 **뼈사이막(골간막, interosseous mem-**

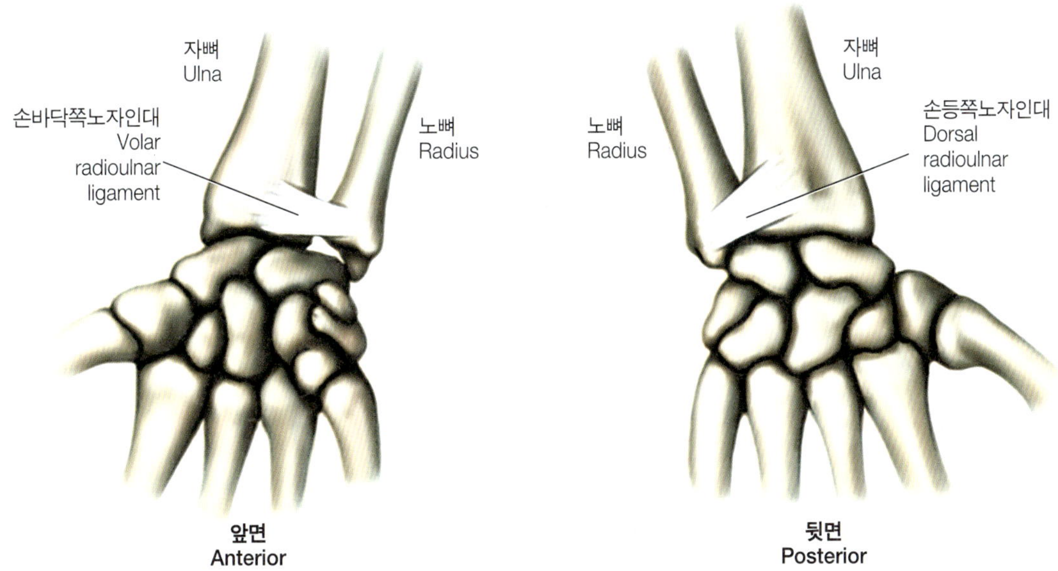

그림 4.7 손등쪽 및 손바닥쪽 노자인대 (오른쪽)

brane)이라 불리며 힘이 가해졌을 때 힘을 분산하는 작용이 있고, 아래팔 부분의 근육의 부착부로서도 기능을 하고 있다. 뼈사이막 근위끝에서는 자뼈와 노뼈가 떨어지는 것을 방지하는 기능을 갖고 있는 **빗끈(사삭, oblique band)**이라 불리는 인대가 있다.

자뼈와 노뼈의 원위끝(손목관절의 바로 근위)에는 원위노자관절이 있다. 움푹 패인 형상을 한 노뼈의 자패임에서는 둥그스레한 자뼈머리가 회전한다. 원위노자관절에는 **손등쪽노자인대(dordal radioulnar)**와 **손바닥쪽노자인대(volar radioulnar)**가 있다(그림 4-7).

팔꿉관절과 아래팔의 움직임과 근육

어떤 관절에서도 기본적인 움직임의 시작은 해부학적 자세에서부터라는 것을 기억해두면 좋을 것이다. 팔꿉관절 중 위팔자관절은 시상면에서 일어나는 굽힘·폄 운동이 가능한 단축관절이다.

팔꿉관절의 굽힘과 폄에는 주로 위팔근(굽힘), 위팔노근(굽힘), 위팔두갈래근(굽힘), 위팔세갈래근(폄), 팔꿈치근(폄)의 5개의 근육이 관여하고 있다.

위팔근, 위팔노근, 위팔두갈래근은 팔꿉관절 앞면에 위치하고, 위팔세갈래근과 팔꿈치근은 팔꿉관절 뒷면에 위치한다.

한편, 아래팔(노자관절)의 엎침(회내)과 뒤침(회외)의 움직임에는 4개의 근육이 관여한다(그림 4-8). 위팔두갈래근(뒤침)에 대해서는 이미 팔꿉관절의 굽힘에 관여한다는 것을 제3장에서 언급하였다. 다른 3개의 근육은 뒤침근(뒤침), 네모엎침근(엎침) 그리고 원엎침근(엎침)이다.

팔꿉관절 앞면의 근육

팔꿉관절 앞면에는 위팔근, 위팔노근, 위팔두갈래근의 3개의 근육이 있다. 그 중 위팔근과 위팔노근은 팔꿉관절의 움직임에만 작용하고, 위팔두갈래근은 팔꿉관절과 아래팔 양쪽의 움직임에 작용하고 있다.

> 위팔근(brachialis)

위팔근은 위팔뼈 앞면의 중간부분에서부터 일고 갈

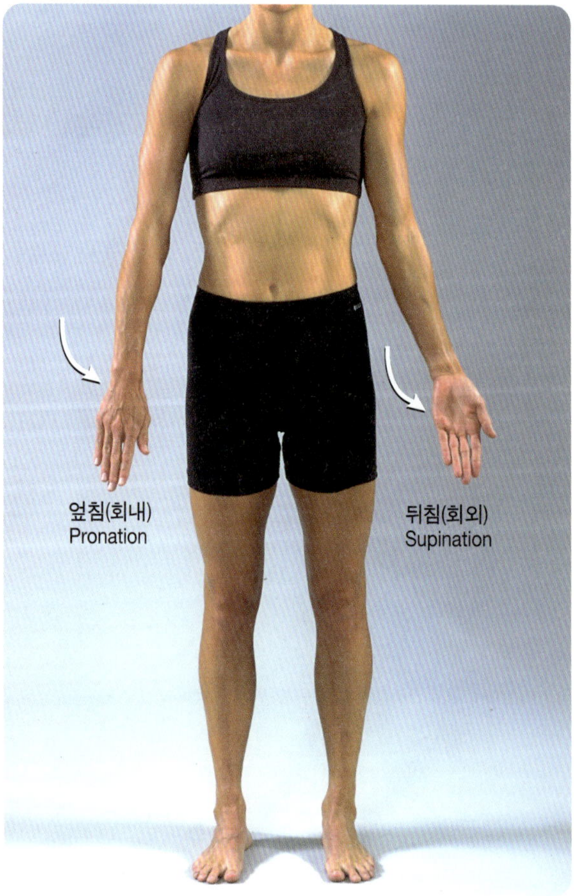

그림 4.8 노자관절의 엎침과 뒤침

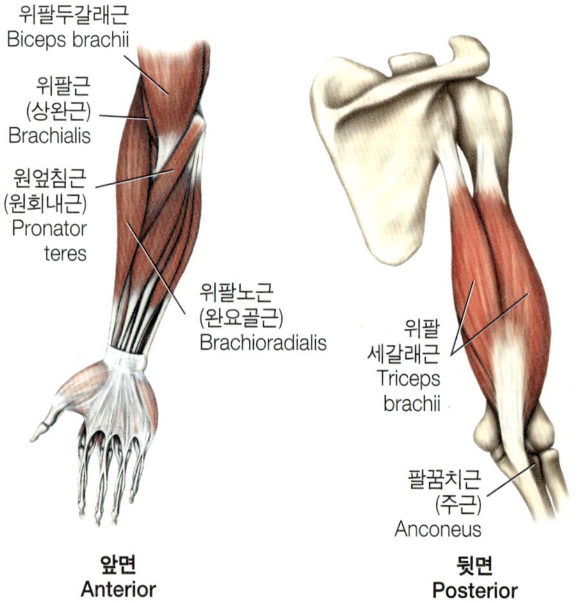

그림 4.9 팔꿉관절과 아래팔 얕은층의 근육군

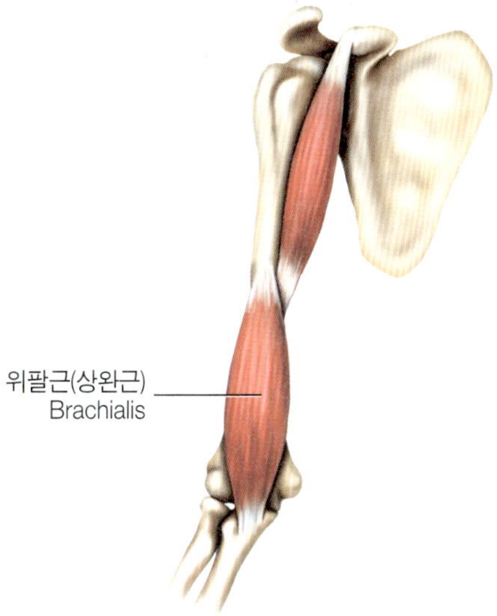

그림 4.10 위팔근

고리돌기에 닿는다. 그 이는곳과 닿는곳 때문에 그 기능은 팔꿉관절 굽힘에 한정된다. 위팔두갈래근의 깊은 층에 위치한다(그림 4-9, 그림 4-10).

Hands on . . . 파트너의 어깨관절의 벌림, 외측회전을 시키고 위팔근을 확인하시오(그림 4-11).

> 위팔노근(brachioradaialis)

위팔노근은 가쪽위관절융기에서 일고 노뼈붓돌기에 닿는다. 팔꿉관절 앞면을 통과하고 있기 때문에 굽힘근

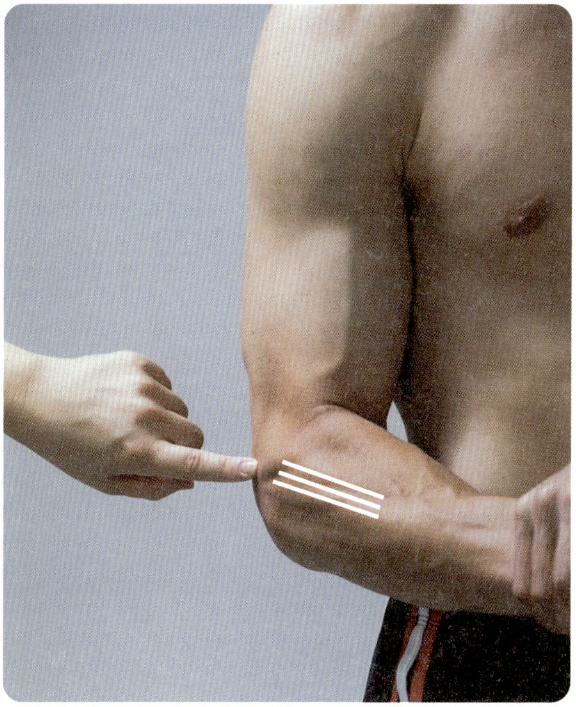

그림 4.12 위팔노근의 촉진

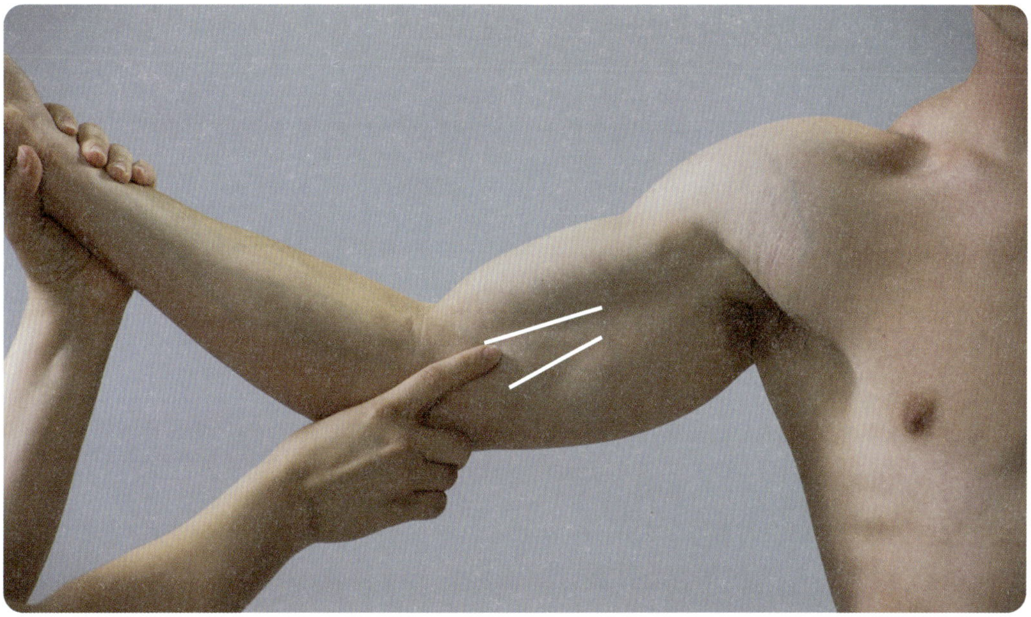

그림 4.11 위팔근의 촉진

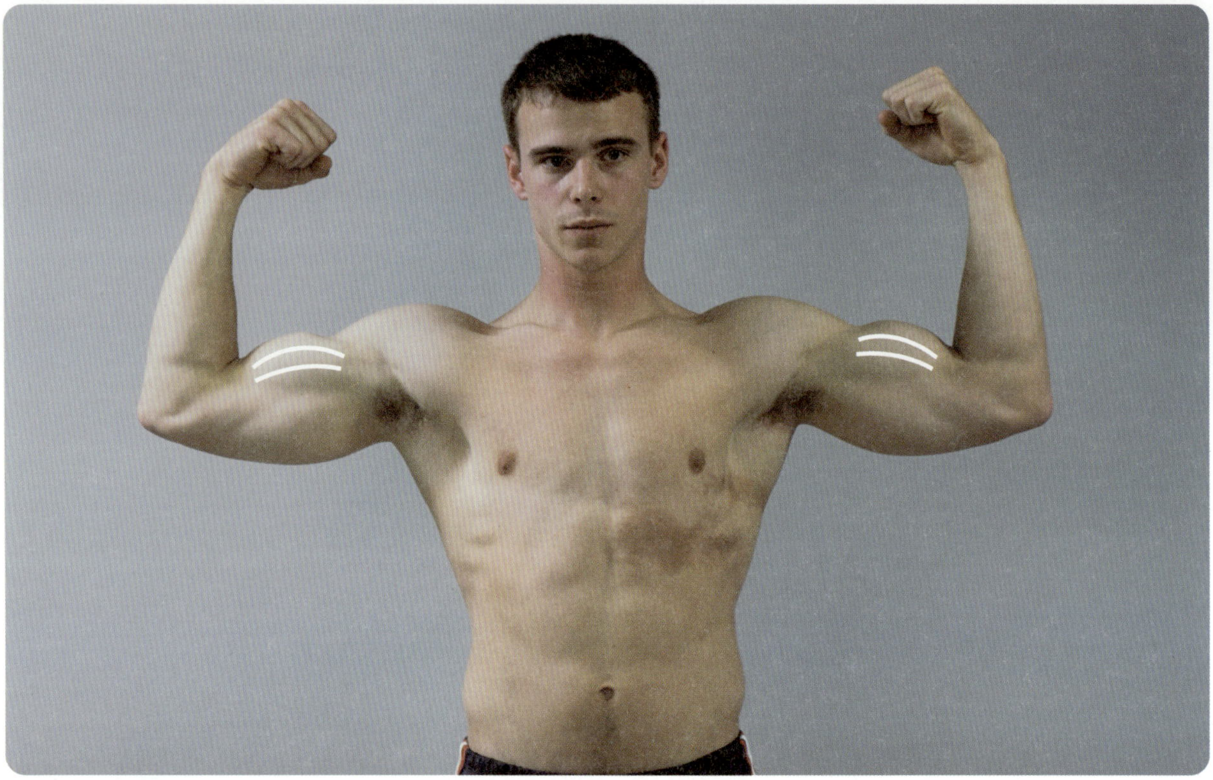

그림 4.13 위팔두갈래근 (수축 시)

이다(그림 4-9).

Hands on . . . 파트너의 팔꿉관절을 굽히게 하여 가볍게 저항을 걸면서 위팔노근을 확인하시오(그림 4-12).

> 위팔두갈래근(biceps brachii)

제3장에서도 언급한 것처럼 위팔두갈래근에 의한 움직임은 팔꿉관절 굽힘과 아래팔 뒤침이다(그림 4-9). 그러나 긴갈래힘줄(장두건)과 짧은갈래힘줄(단두건)의 양쪽 모두가 어깨관절을 통과하고 있기 때문에 어깨의 움직임에 공헌하고 있다(그림 4-13). 긴갈래는 어깨뼈 관절오목 위모서리의 관절위결절에서부터 시작되고, 짧은갈래는 부리돌기에서부터 시작된다(이는곳은 부리위팔근힘줄과의 공통힘줄). 긴갈래와 짧은갈래는 하나가 되어 노뼈거친면에 닿는다.

팔꿉관절 뒷면의 근육

팔꿈치근(주근)과 위팔세갈래근이 팔꿉관절 뒷면의 근육이다.

> 위팔세갈래근(triceps brachii)

위팔세갈래근은 팔꿉관절 폄의 움직임과 가장 연관성이 높다(그림 4-9). 그러나 세갈래근을 구성하는 가쪽갈래, 긴갈래, 안쪽갈래 중 긴갈래는 어깨관절을 통과한다. 즉, 위팔세갈래근의 긴갈래는 어깨뼈의 관절아래결절에서 일고 가쪽갈래와 안쪽갈래와 함께 공통힘줄을 통해서 자뼈의 팔꿈치머리에 닿기 때문에 어깨관절의 움직임에도 연관성이 있다.

Hands on . . . 위팔세갈래근의 힘살(가쪽갈래, 안쪽갈래)을 촉진하기 위해 파트너의 팔꿉관절과 어깨관절을 펴게 하면서 저항을 거시오. 그 자세에서 3개의 힘살(근복)을 확인하시오(그림 4-14).

> 팔꿈치근(anconeus)

팔꿈치근은 가쪽위관절융기에서 일고 팔꿈치머리에 닿는다. 이 근육은 위팔세갈래근을 보조하는 팔꿉관절

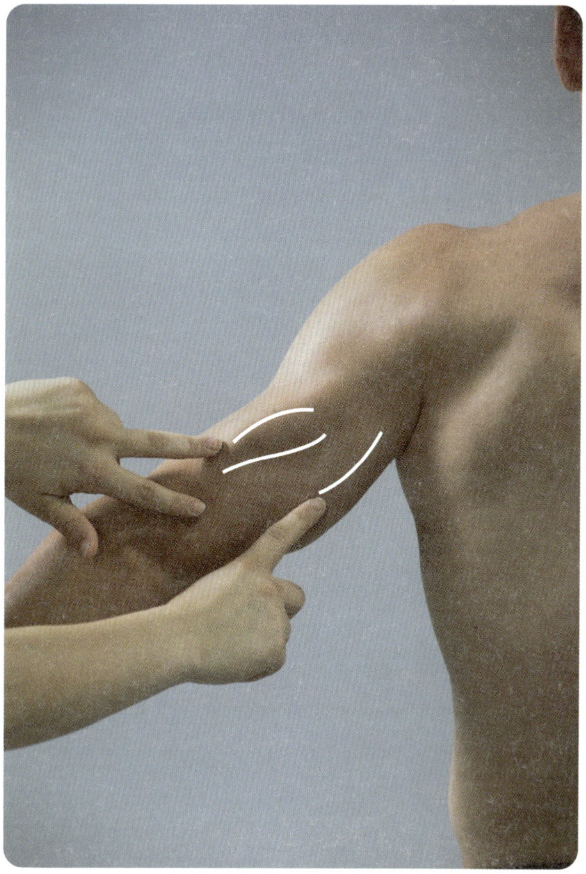

그림 4.14 위팔세갈래근(가쪽갈래, 안쪽갈래, 긴갈래)의 촉진

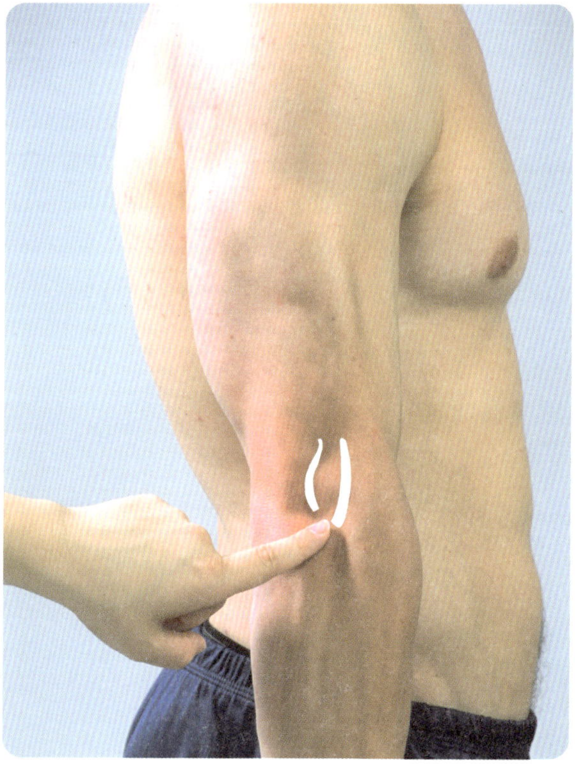

그림 4.15 팔꿈치근의 촉진

의 폄근이다. 팔꿈치근도 아래팔의 움직임에 관여하고 있다고 흔히 착오를 일으키는데 이 근육의 이는곳과 닿는곳을 관찰하면, 팔꿉관절 폄 이외의 움직임은 일어나지 않는다.

Hands on... 자기 자신 또는 파트너의 팔꿉관절 가쪽에서 팔꿈치근을 확인하시오(그림 4-15).

아래팔의 근육

아래팔의 근육에는 2개의 엎침근과 2개의 뒤침근이 있고, 이들은 아래팔의 움직임에 관여하는 주요 근육군이다. 위팔두갈래근만이 앞에서 언급한 것처럼 팔꿉관절 굽힘이라는 별개의 기능을 갖는다.

> 원엎침근(pronator teres)

갈고리돌기에서부터 시작되어 노뼈 가쪽면에 닿는

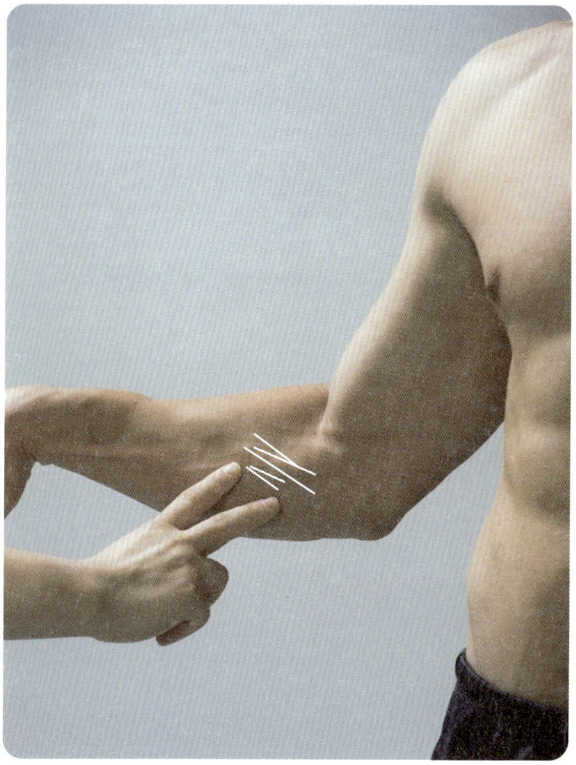

그림 4.16 원엎침근의 촉진

Focus on . . . 던지는 동작(Throwing Action)

원엎침근과 손목관절과 손부분의 공동굽힘근힘줄에 시작되는 근육군(제5장 참조)은 머리위로 던지는 동작(특히 던지는 동작의 가속기의 최종단계)에서 매우 큰 스트레스를 받는다. 이 엎침근 · 굽힘근군은 야구의 투구동작에서는 공이 떠날(ball release) 때에도 스트레스가 걸린다. 위팔뼈 안쪽위관절융기의 부착부분 부근에서 일어나는 원엎침근 · 굽힘근군의 염증은 "투수팔꿈치(pitcher' s elbow)" 또는 "little league elbow" 라고 불린다.

던지는 동작에서 일어나는 또 다른 합병증은 팔꿉관절 안쪽(자쪽)곁인대의 염좌 또는 완전파열이다. 1974년 로스앤젤레스의 정형외과 의사인 프랭크 조브(Frank Jobe) 의사가 토미 존(Tommy John)이라는 메이저 리그의 투수의 자쪽곁인대(척측측부인대)를 재건하였다. 조브 의사는 아래팔 앞면부분의 근육인 긴손바닥근(장장근)의 힘줄을 사용하여 위팔뼈와 자뼈 양쪽이 드릴(drill)로 구멍을 뚫은 구멍에 봉합하여 파열된 인대의 대용으로 하였다. 오늘날 스포츠계에서는 이 재건술을 "토미 존 수술" 이라 부른다.

올바른 투구동작을 이해하는 것은 팔꿉관절이나 어깨관절의 문제를 예방하기 위해 필수적이다. 운동학, 바이오메카닉스, 애슬레틱 트레이닝, 스포츠의학 등을 학습함으로써 투구동작과 상해의 관계를 이해할 수 있다.

원엎침근은 이름 그대로 아래팔의 엎침에 작용한다(그림 4-9).

Hands on . . . 팔꿉관절의 굽힘에 대해서 도수저항을 걸어 아래팔의 엎침을 시키면서 원엎침근을 확인하시오(그림 4-16).

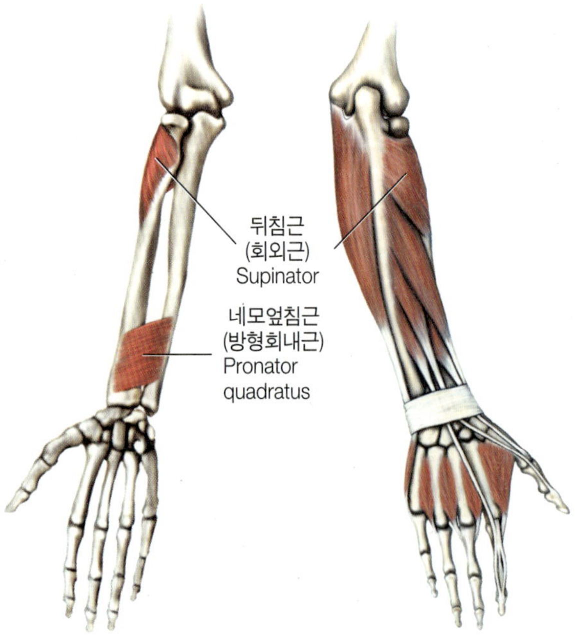

그림 4.17 네모엎침근과 뒤침근

> 네모엎침근(pronator quadratus)

네모엎침근은 노뼈에서부터 시작되고 손목관절의 바로 근위부분의 자뼈에 닿는다(그림 4-17). 네모엎침근이라는 이름이 그 기능(엎침)과 형상(네모꼴)을 나타내고 있다. 자뼈는 원위노자관절에서 안정된 뼈이기 때문에 원엎침근이 수축하면, 노뼈가 자뼈 위로 당겨 올려져 아래팔의 엎침을 시킨다.

> 뒤침근(supinator)

뒤침근은 자뼈에서부터 시작되고 노뼈의 근위끝 뒷면에 닿는다(그림 4-17). 뒤침근은 근육의 이름 그대로 아래팔의 뒤침에 관여한다.

> 위팔두갈래근(biceps brachii)

위팔두갈래근의 부착부위가 노뼈거친면에 있기 때문에 아래팔이 엎침 위치에 있을 때, 위팔두갈래근의 수축에 의해서 노뼈는 외측회전(가쪽)방향으로 회전되어 아래팔의 뒤침을 시킨다(그림 3-31, 그림 4-9 참조).

Focus on... 테니스 팔꿈치(Tennis Elbow)

"테니스 팔꿈치"는 테니스선수로서는 해로운 화근이다. 테니스에서 백핸드스트로크(backhand stroke)로 공을 쳤을 때[특히 탑 스핀(top spin)을 걸었을 때]에 아래팔은 엎침 위치에서부터 뒤침운동을 일으키고, 손목관절은 굽힘위치에서부터 펴지고 공동폄근힘줄(제5장 참조)에서부터 시작되는 근육군을 따라서 뻗고 있는 뒤침근은 수축한다. 테니스공을 쳤을 때에 라켓의 중심(sweet spot)에서부터 벗어나면, 뒤침근 · 폄근군이 일으킨 힘의 방향에 반한 토크(torque)가 아래팔에 걸린다. 이것에 의해서 위팔뼈 가쪽위관절융기의 뒤침근 · 폄근군의 이는곳 주변에 염증이 일어나 테니스 팔꿈치가 된다. 올바른 스트로크의 기술을 습득하는 것은 테니스 팔꿈치를 일으키지 않기 위해서는 필수적이다.

양손 백핸드스트로크에서는 보조하고 있는 팔의 아래팔이 엎침, 굽힘방향으로 작용하여 스트로크에서 걸리는 스트레스를 경감한다. 이 때문에 양손의 백핸드스트로크는 테니스 팔꿈치를 방지할 수 있다.

용어의 복습

이 단원에서 나온 다음의 용어를 정의하고 설명하시오. 그리고 인체나 일러스트를 사용하여 각 용어에 관한 구조적 특징이나 위치를 나타내시오.

팔꿈치근(anconeus)
고리인대(annular ligament)
앞빗섬유(anterior band)
위팔두갈래근(biceps brachii)
위팔근(brachialis)
위팔노근(brachioradialis)
위팔뼈작은머리(capitulum)
관절주머니인대(capsular ligament)
곁인대(collateral ligaments)
갈고리오목(coronoid fossa)
갈고리돌기(coronoid process)
먼위노자관절(distal radioulnar joint)
손등쪽노자인대
팔꿈치(elbow)
아래팔(forearm)
위팔뼈(humerus)
뼈사이막(interosseous membrane)
가쪽위관절융기(lateral epicondyle)
가쪽관절융기위능선
안쪽위관절융기(medial epicondyle)
안쪽관절융기위능선
빗끈(oblique cord)
팔꿈치오목(olecranon fossa)
팔꿈치머리(olecranon process)
뒤빗섬유(posterior band)
네모엎침근(pronator quadratus)
원엎침근(pronator teres)
근위노자관절
노쪽곁인대
노오목(radial fossa)
노뼈머리(radial head)
노뼈목(radial neck)
노패임(radial notch)
노뼈붓돌기(radial styloid process)
노뼈거친면(radial tuberosity)
위팔노관절(radiohumeral joint)
노뼈(radius)
뒤침근(supinator)
가로빗섬유(transverse band)
위팔세갈래근(triceps brachii)
위팔뼈 도르래(trochlea)
자뼈(ulna)
자쪽곁인대
자패임(ulnar notch)
자뼈붓돌기(ulnar styloid process)
위팔자관절(ulnohumeral joint)
손바닥쪽노자인대

운동학습의 힌트

1. 골격모델이나 파트너를 해부학적 자세 및 팔꿈치를 90° 굽힌 상태에서 위팔뼈의 안쪽 · 가쪽 위관절융기와 자뼈의 팔꿈치머리와의 관계를 관찰하시오. 어느 자세에서 이 3점이 직선을 형성하는가? 이들은 어느 자세에서 이등변 삼각형을 형성하는가?

2. 빗자루, 지팡이, 바벨(barbell) 또는 유사한 물건을 양 손으로 잡으시오. 먼저 손바닥을 위로 하고[아래팔의 뒤침(회외)], 다음으로 손바닥을 아래로 하여[아래팔의 엎침(회내)] 두갈래근을 비트시오(팔꿈치를 편 해부학적 자세에서부터 팔꿈치를 완전히 굽힌 자세로 팔꿈치를 굽히시오). 아래팔의 엎침과 뒤침에서 비틂을 실행하였을 때 당신의 아래팔, 팔목 및 손에서 느끼는 차이에 주의하시오. 운동의 시작에서 아래팔이 엎침 상태에 있을 때 무엇이 그 차이를 유발하였는가?

3. 파트너가 팔꿈치를 굽히려고 할 때 저항을 가하시오. 당신의 또 다른 손의 손가락을 파트너의 어느 한쪽의 위팔두갈래근 위에 놓으시오. 위팔두갈래근 바로 밑에서 수축을 느끼는 근육의 이름은 무엇인가?

4. 테니스 라켓이나 유사한 물건을 쥐고 백핸드스트로크를 천천히 시행하시오. 당신의 아래팔의 위치(엎침 또는 뒤침)와 팔목의 위치(굽힘 또는 폄)에 유의하시오. 라켓에 공이 맞았다고 생각되는 시점에서 스트로크를 멈추시오. 공이 라켓의 중앙부분(이른바 sweet spot)에 맞지 않고 라켓의 위 모서리에 맞았다고 상상해보시오. 공이 라켓에 맞은 시점에서 당신의 그립(grip)은 어느 방향으로 회전하였는가? 공과 맞았을 때 당신의 팔목은 굽힘이나 펴짐이 강제되는가? 공이 맞았을 때 당신의 아래팔은 엎침이나 뒤침이 강제되는가? 당신이 백핸드 스트로크를 시행하였을 때 아래팔과 팔목의 어떤 근육이 수축하는가? 공이 라켓의 중심을 벗어나서 맞아 라켓과 당신의 아래팔의 회전(토크)을 유발한다면 이들 근육에 어떠한 일이 일어나는가? 당신이 백핸드스트로크로 공을 칠 때마다 이러한 일이 반복된다면 이 운동에 의해서 어떠한 외상상태(traumatic condition)가 일어나는가? 다음의 어떤 요소가 이 상태에 영향을 주는가(적극적으로 또는 소극적으로) : ① 라켓 가트의 크기, ② 라켓 그립의 크기, ③ 스트로크 메커니즘, ④ 양손 백핸드 스토로크?

가장 적합한 답을 하나 고르시오.

1. 아래에 열거하는 팔(상지) 앞면부분의 근육 중에서 아래팔의 뒤침을 일으키는 것은 어느 것인가?
   a. 원엎침근
   b. 위팔노근
   c. 위팔두갈래근
   d. 위팔근

2. 아래에 열거하는 근육 중에서 위팔세갈래근이 팔꿉관절을 펴지게 할 때 보조적으로 작용하는 것은 어느 것인가?
   a. 손가락 폄근
   b. 노쪽손목폄근
   c. 팔꿈치근
   d. 뒤침근

3. 자뼈(안쪽) 붓돌기와 노뼈(가쪽) 붓돌기의 위치관계는 노뼈(가쪽) 붓돌기쪽이 __________ 에 있다.
   a. 근위
   b. 원위
   c. 앞쪽
   d. 뒤쪽

4. 자뼈와 노뼈의 뼈몸통 끼리를 연결하는 인대는 __________ 이라 불린다.
   a. 자쪽곁인대
   b. 노쪽곁인대
   c. 고리인대
   d. 뼈사이막

5. 노뼈머리는 위팔뼈의 __________ 위에서 회전한다.
   a. 갈고리오목
   b. 작은머리
   c. 팔꿈치오목
   d. 노뼈거친면

6. 위능선(상릉)이라 불리는 구조부분의 해부학적인 위치관계는 위관절융기(상과)에 대해서 __________ 에 있다.
   a. 근위
   b. 원위
   c. 가쪽
   d. 안쪽

7. 아래에 열거하는 아래팔의 엎침 · 뒤침에 작용하는 근육 중에서 어느 것이 팔꿉관절을 통과하는가?
   a. 뒤침근
   b. 위팔두갈래근
   c. 원엎침근
   d. 네모엎침근

8. 팔꿉관절의 가쪽곁인대는 ________ 라고도 불린다.
   a. 자쪽곁인대
   b. 노쪽곁인대
   c. 고리인대
   d. 뼈사이막

9. 팔꿉관절의 팔꿈치머리는 ________ 의 뒷면에 위치한다.
   a. 위팔뼈 원위부분
   b. 위팔뼈 근위부분
   c. 노뼈 근위부분
   d. 자뼈 근위부분

10. 팔꿉관절의 안쪽곁인대는 ________ 라고도 불린다.
   a. 자쪽곁인대
   b. 노쪽곁인대
   c. 고리인대
   d. 뼈사이막

11. 아래팔부분의 엎침굽힘근군은 ________ 에 인다(기시한다).
   a. 위팔뼈 가쪽위관절융기
   b. 갈고리돌기
   c. 위팔뼈 안쪽위관절융기
   d. 팔꿈치머리

12. 아래팔부분의 뒤침폄근군은 ________ 에 인다(기시한다).
   a. 위팔뼈 가쪽위관절융기
   b. 갈고리돌기
   c. 위팔뼈 안쪽위관절융기
   d. 팔꿈치머리

밑줄부분에 적절한 용어를 넣어 문장을 완성시키시오.

1. 팔꿈치오목은 ________ 에서 확인할 수 있다.

2. 노뼈머리를 자뼈에 고정하고 있는 인대는 ________ 인대이다.

3. 팔꿉관절의 갈고리돌기는 ________ 의 앞면에 위치한다.

4. 위팔근의 기능은 ________ 이다.

5. 위팔뼈 원위끝의 실패모양의 구조부분은 ________ 이다.

6. 팔꿉관절을 완전 폄 위치로 하였을 때, 팔꿈치머리와 양끝의 위관절융기는 ________ 이 된다.

7. 해부학적 자세에서부터 아래팔을 안으로 돌린 움직임은 ________ 이라 불린다.

8. 팔꿉관절의 폄에 작용하는 주된 근육은 ________ 이다.

9. 손목관절의 근위에 있는 근육이고 아래팔과 손바닥을 아래쪽 또는 뒤쪽으로 되돌리는 움직임을 일으키는 데에 작용하는 것은 ________ 이다.

제 5 장

손목관절과 손
(The Wrist and Hand)

이 단원의 개요

손목관절은 많은 뼈, 인대, 관절, 근육으로 구성되어 있고 매우 복잡한 구조를 하고 있다(그림 5-1). 손가락은 매우 섬세한 움직임을 하기 때문에 이제까지 해설한 다른 부위보다도 복잡하며 움직임을 학습하는 데에 시간과 노력이 필요하다. 특히 엄지손가락은 다른 손가락과 비교하여 독특한 움직임을 하므로 여기서는 다른 손가락과는 분리해서 해설한다.

인간에게는 "잡는 것이 가능한 손"이 있다. 물건을 잡는 능력이 있는 것은 엄지손가락의 맞섬(대립)이 가능하다는 것과 관계된다(엄지손가락의 움직임 중에서 후술). 엄지손가락의 관절과 엄지두덩(무지구)의 근육구조(새끼두덩도 적지 않다)는 손으로 물건을 잡는다는 영장목(primates)(원숭이나 인간을 포함하는 포유류)이 갖는 능력과 관계가 있다.

손목관절과 손의 뼈

손목관절에는 **손목뼈(수근골, carpal)**라 불리는 2열로 배열된 8개의 뼈가 포함된다. 손목뼈 근위열에는 노뼈 및 자뼈와 관절을 구성하고 원위열은 손가락의 긴 뼈인 **손허리뼈(중수골, metacarpal)**와 관절을 구성한다.

근위열의 손목뼈는 가쪽에서부터 **손배뼈(주상골, scaphoid)**, **반달뼈(월상골, lunate)**, **세모뼈(삼각골, triquertrum)**, **콩알뼈(두상골, pisiform)**의 순서로 배열하고 있다. 근위열의 콩알뼈와 손배뼈는 용이하게 촉진할 수 있다.

Hands on ... 그림 5-2와 그림 5-3에서 나타낸 점에 집게손가락(시지)을 대고, 아래쪽으로 압력을 가하면서 각각의 뼈를 촉진하시오.

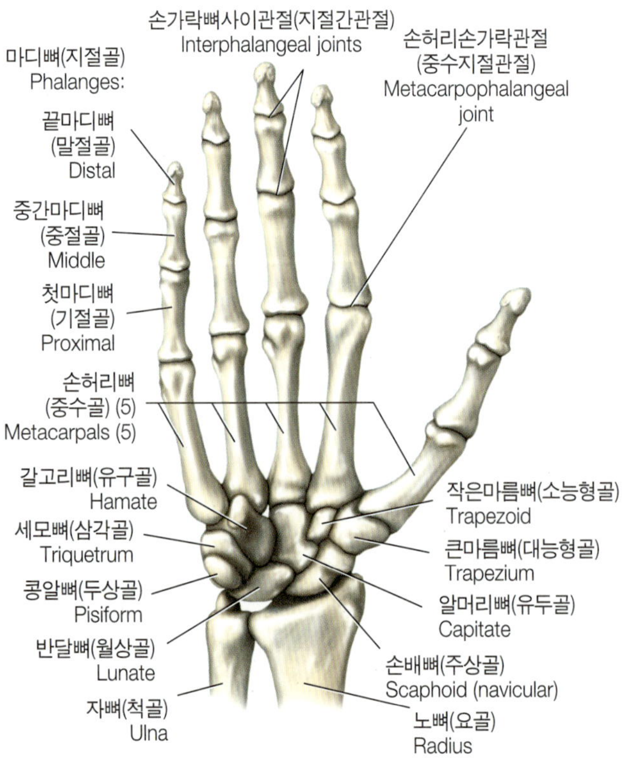

그림 5.1 손목관절과 손의 뼈(손바닥쪽)

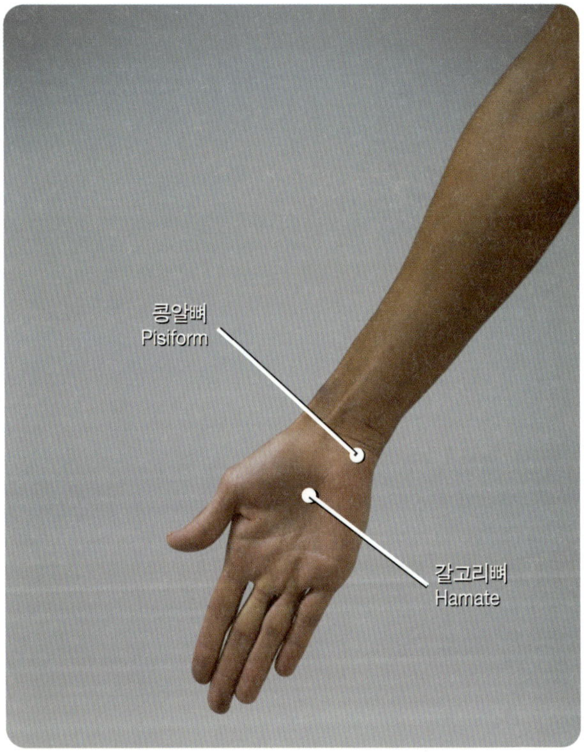

그림 5.2 콩알뼈와 갈고리뼈의 촉진

손배뼈는 가장 골절하기 쉬운 땅콩모양의 형태를 한 뼈이며 보통 넘어졌을 때에 손목관절 폄 위치에서 손을 짚어 노뼈 원위끝에 밀어 넣어지는 것처럼 하여 골절한다. 반달뼈는 그 근위끝이 돔(dome)모양이고 매끄러운 형태를 하고 있기 때문에 가장 탈구하기 쉬운 뼈이다. 넘어졌을 때에 손목관절 굽힘 위치에서 손을 짚고, 노

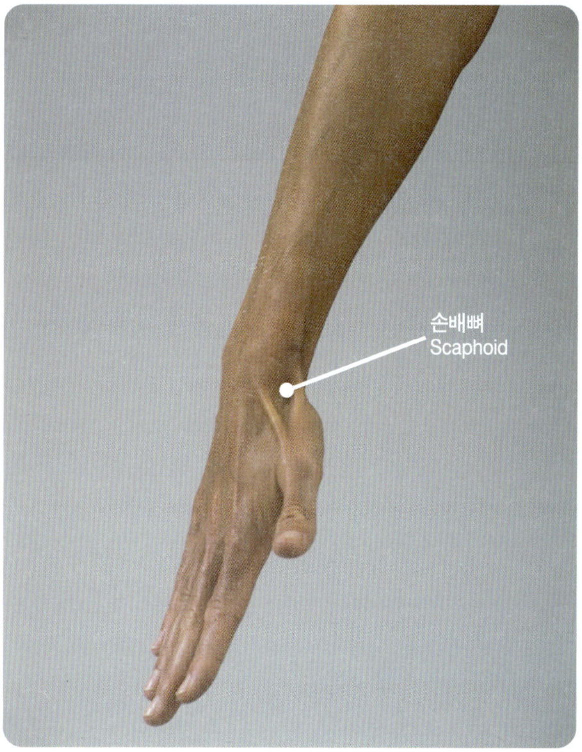

그림 5.3 손배뼈의 촉진

뼈 원위끝에 밀어 넣어지는 것처럼 하여 탈구가 일어난다.

원위열의 손목뼈는 가쪽에서부터 **큰마름뼈(trapezium)(큰 다각형 뼈라고도 불린다)**, **작은마름뼈(trapezoid)(작은 다각형 뼈라고도 불린다)**, **알머리뼈(capitate)**, **갈고리뼈(hamate)**의 순서로 배열하여 있고 손허리뼈와 관절을 구성한다.

Hands on . . . 그림 5-2에 나타낸 점에서 아래쪽으로 압력을 가하면, 손목뼈 원위열의 알머리뼈를 만질 수 있다.

손에는 손허리뼈라 불리는 뼈가 5개 있다. 엄지손가락의 손허리뼈는 제1손허리뼈라 불린다. 제2손허리뼈, 제3손허리뼈, 제4손허리뼈, 제5손허리뼈는 각각 집게손가락, 가운데손가락, 반지손가락, 새끼손가락의 뼈이다. 각각의 손허리뼈의 원위끝에는 **손가락뼈(phalange)**라 불리는 뼈가 있다. 엄지손가락에는 2개의 손가락뼈(첫마디뼈와 끝마디뼈)가 있다. 다른 손가락은 3개의 손가락뼈로 구성되고 각각 첫마디뼈, 중간마디뼈, 끝마디뼈라 부른다.

손목관절과 손의 관절과 인대

위에서 언급한 것처럼 손목관절은 자뼈, 노뼈, 8개의 손목뼈, 5개의 손허리뼈로 매우 많은 뼈에 의해서 구성되어 있다는 것을 이해할 수 있다(그림 5-1). 손목관절에는 아래팔부분의 뼈와 손목뼈 근위열을 연결하는 **노뼈손목관절(요골수근관절, radiocarpal joint)**, 손목뼈의 근위열과 원위열을 연결하는 **손목중앙관절(수근중앙관절, midcarpal joint)**, 손목뼈 원위끝과 5개의 손허리뼈를 연결하는 **손목손허리관절(수근중수관절, carpometacarpal joint)**이 있다. 이들의 관절에 더하여 열마다 인접한 손목뼈 끼리를 연결하는 **손목뼈사이관절(수근간관절, intercarpal joint)**이 있다(그림 5-4).

일반적으로 손목관절이란 노뼈 원위끝과 손목뼈 근위열의 2개의 뼈(손배뼈와 반달뼈)로 구성되는 관절에 대한 것을 가리킨다. 그 관절의 움직임은 관절끼리의 회전이나 미끄럼 등의 활주운동이다. 노뼈손목관절은

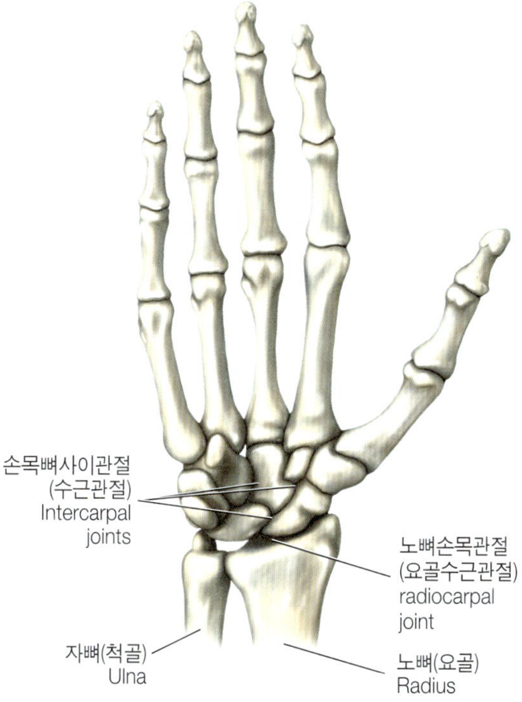

그림 5.4 노뼈손목관절과 손목사이관절(손바닥쪽)

그 움직임으로부터 융기관절(과상관절, condyloid joint)로 분류된다.

손목관절은 관절주머니로 덮이고 **바닥쪽노뼈손목인대(palmar radiocarpal ligament)**, **등쪽노뼈손목인대(dorsal radiocarpal ligament)**, **가쪽손목곁인대(radial carpal collateral ligament)**, **안쪽손목곁인대(ulnar carpal collateral ligament)**의 4개의 인대로 보강되어 있다(그림 5-5). 관절주머니는 자뼈와 노뼈의 원위에서부터 근위열의 손목뼈에 걸쳐서 뻗고 손목관절 전체를 싸고 있다. 바닥쪽노뼈손목인대는 노뼈 앞면과 붓돌기에서부터 손목뼈 근위열까지의 사이에서 확인할 수 있다. 등쪽노뼈손목인대는 노뼈 원위끝에서부터 손목뼈 근위열까지의 사이에서 확인할 수 있다. 손목관절의 가쪽손목곁인대는 노뼈붓돌기에서부터 손배뼈로 뻗고, 안쪽손목곁인대는 자뼈붓돌기에서부터 손배뼈와 세모뼈의 안쪽에 뻗고 있다.

손목사이관절(수근간관절)은 3개의 소목사이인대(수근간인대)(근위열에서 4개의 손목뼈를 연결하는 인대, 원위 열에서 4개의 손목뼈를 연결하는 인대 그리고 손목뼈의 근위열과 원위열을 연결하는 인대)로 연결되어 있고, 이들 3개의 손목사이인대는 다시 손바닥쪽과 손등쪽의 인대로 나뉜다(그림 5-5). 이 책에서는 이들 모든 인대를 종합하여 간편하게 손목사이인대라 부르고 있다. 손목사이관절의 움직임은 활주운동이다.

손목손허리관절도 손목관절의 일부라 생각되고 있는 관절이다. 손목손허리관절은 5개 있고 그 중의 4개는 4개의 손목뼈 원위끝과 4개의 손허리뼈 밑 부분 사이에서 구성되며 또 하나는 큰마름뼈와 제1(엄지) 손허리뼈 사이에서 구성된다. 이들 관절의 움직임은 활주운동이다.

4개의 손목손허리관절의 인대는 **등쪽손목손허리인대(dorsal carpometacarpal ligament)**, **바닥쪽손목손허리인대(volar carpometacarpal ligament)**이다. 손등쪽과 손바닥쪽의 손목손허리인대(그림 5-5)는 원위열에 있는 손목뼈의 등쪽과 바닥쪽에서부터 손목뼈

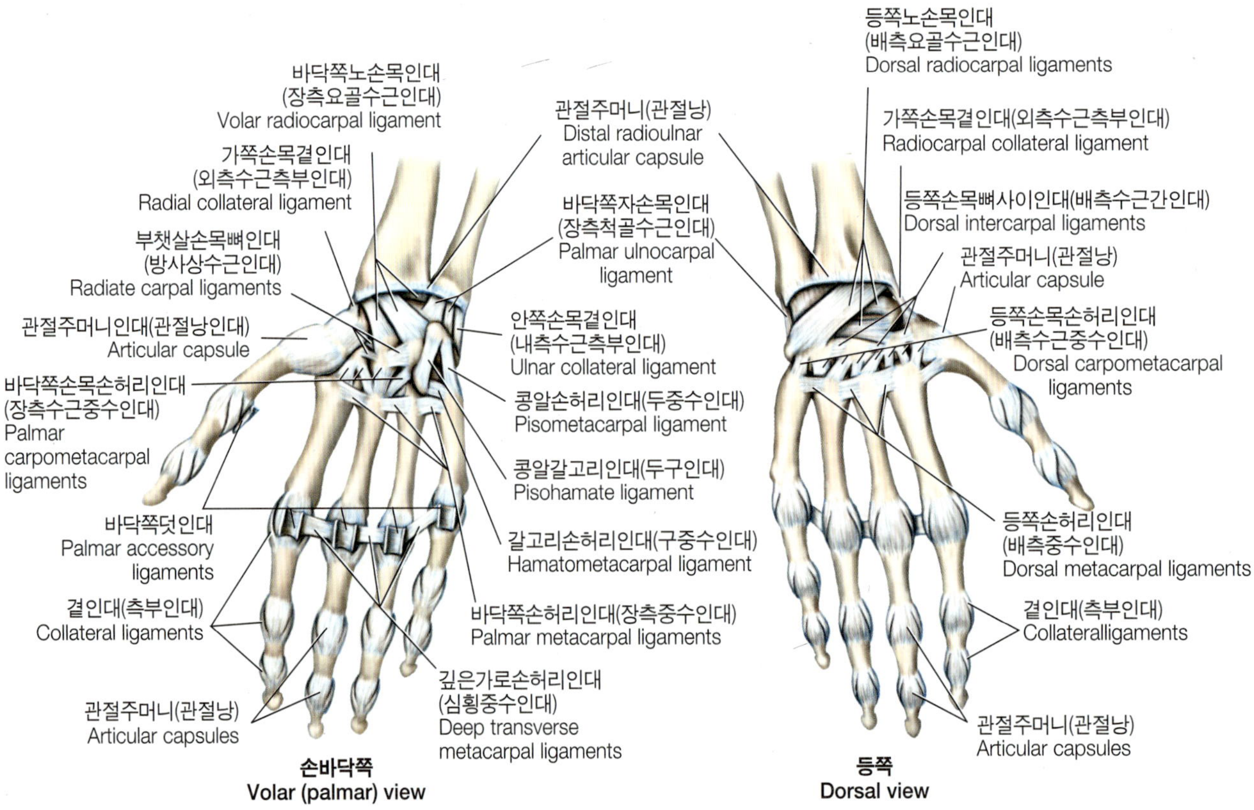

그림 5.5 손의 인대

밑 부분의 사이에서 확인할 수 있다.

제1(엄지)손목손허리관절은 다른 4개의 손목손허리관절과 비교하여 독특하다. 그 인대구조는 이완성이 높은 관절주머니인대이고, 큰마름뼈에서부터 제1손허리뼈 밑 부분에서 확인할 수 있다. 엄지손가락의 손목손허리관절은 그 형상으로부터 안장관절이라 불리고 있다.

그 밖의 손목관절의 인대조직은 굽힘근(손바닥쪽)지지띠와 폄근(손등쪽)지지띠이다(그림 5-6). 손목관절의 손바닥쪽이 **굽힘근지지띠(flexor retinaculum)**이고, 손등쪽이 **폄근지지띠(extensor retinaculum)**이며 어느 것도 띠 모양의 결합조직이다.

굽힘근지지띠는 손목뼈의 위를 다리(bridge)모양으로 걸치고, 손목관절과 손의 굽힘근힘줄이 통과하는 손목굴(수근관)을 형성한다. 굽힘근지지띠와 비교하여 폄근지지띠와 손목뼈의 사이에는 더 좁은 공간으로 되어 있고, 그 곳을 손목관절과 손의 폄근힘줄이 통과한다.

손가락에는 손허리뼈(중수골)와 첫마디뼈(기절골)를 연결하는 손허리손가락관절(중수지절관절, metacarpophalangeal joint : MP관절), 첫마디뼈와 중간마디뼈(중절골)를 연결하는 **근위손가락뼈사이관절(근위지절간관절, proximal interphalangeal joint : PIP관절)**, 중간마디뼈와 끝마디뼈(말절골)를 연결하는 **원위손가락뼈사이관절(원위지절간관절, distal interphalangeal joint : DIP관절)**이 있다. 다만 엄지손가락에는 중간마디뼈가 없기 때문에 근위, 원위의 구별은 없고, 단순히 손가락뼈사이관절(지절간관절)이라 불린다. 5개의 손허리손가락관절, 4개의 근위손가락뼈사이관절, 4개의 원위손가락뼈사이관절 그리고 엄지손가락의 손가락뼈사이관절은 모두 관절주머니인대와 곁인대(측부인대)를 갖는다(그림 5-5).

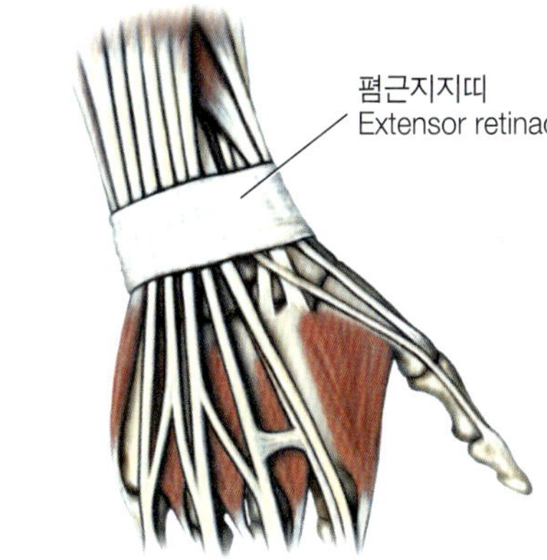

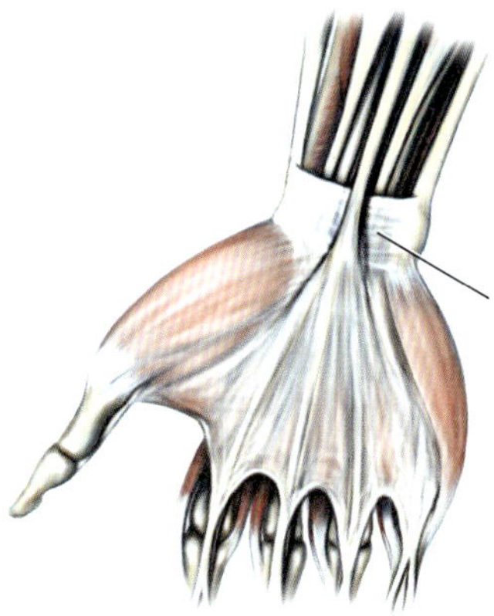

그림 5.6 굽힘근지지띠 및 폄근지지띠

Focus on... 손목굴증후군(수근관증후군)(Carpal Tunnel Syndrome)

손목관절의 복수의 힘줄에 더하여 혈관과 신경도 역시 손목굴(수근관)을 통과한다. 타박이나 여기를 지나는 힘줄의 과용(overuse) 등, 손목굴을 뻗는 조직의 염증을 일으키는 것은 모두 이 굴 안에서 일어난다. 굴 안을 지나는 힘줄, 혈관, 신경을 압박함으로써 통증이나 기능저하가 일어난다. 이러한 증상을 손목굴증후군이라 부른다.

손목관절에 스트레스를 거는 반복성의 운동에서도 손목굴증후군은 일어날 수 있다. 손목굴증후군의 주된 원인은 개인용 컴퓨터 등의 타이핑이다. 이 스트레스를 경감하기 위해 디자인 엔지니어나 바이오메카닉스의 연구자들은 안전하고 새로운 키보드를 개발하기 위해 해부학을 학습하고 있다. 노동자의 작업환경을 바이오메카닉스적인 관점에서부터 개선하는 학문을 에르고노믹스(ergonomics)라 부른다.

손목관절과 손의 움직임

손목에 있는 많은 관절이 일으키는 움직임은 모두 활주운동이라 기억해두면 좋을 것이다. 이들 움직임의 조합이 손목관절의 4개의 기본적 움직임 즉, 굽힘(주로 노뼈손목관절에서 일어난다), 폄(주로 손목중앙관절에서 일어난다), **자쪽굽힘(척굴, ulnar deviation)**, **노쪽굽힘(요굴, radial deviation)**을 일으킨다(그림 5-7, 그림 5-8).

신체의 중심선으로 향하는 움직임은 보통 모음(내전)이라 불리지만, 손목관절에서는 자쪽굽힘이라 불린다. 마찬가지로 신체의 중심선에서부터 떨어져가는 움직임은 벌림(외전)이라 불리지만, 손목관절에서는 노쪽굽힘이라 불린다. 손목관절은 2축관절(2개의 평면 위에서 2개의 축으로 움직인다)이고, 휘돌림(circumduction)운동도 가능하다는 것을 염두에 두면 좋을 것이다. 휘돌림 운동에 대해서는 2축관절 또는 다축관절이 가지는 기본적인 움직임의 조합이라고 제2장에서 해설하였다.

손가락의 손허리손가락관절, 근위손가락뼈사이관절, 원위손가락뼈사이관절, 엄지손가락의 손가락뼈사이관절, 그 모두에서 굽힘과 폄이 가능하다. 손허리손가락관절은 모음과 벌림도 가능하다. 엄지손가락은 기타의 움직임도 가능하며 이들에 대해서는 엄지손가락의 근육의 항에서 후술한다.

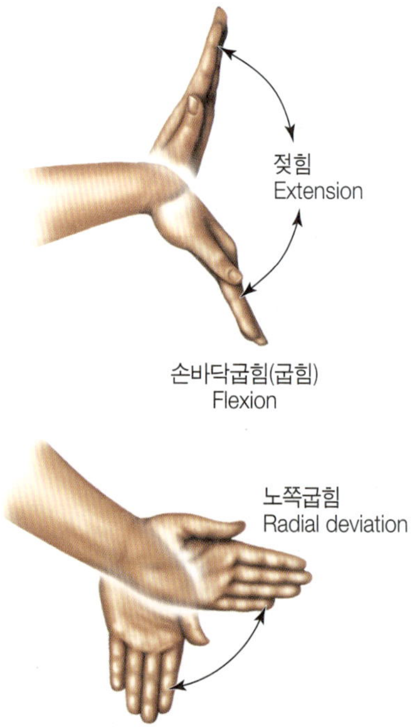

그림 5.7 손목관절의 움직임

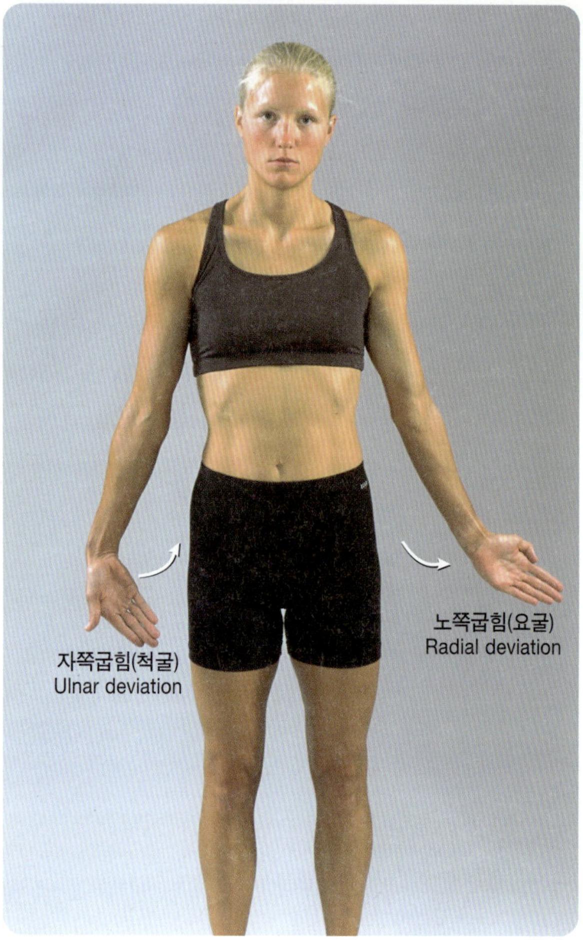

그림 5.8 노쪽굽힘 및 자쪽굽힘

손목관절의 근육과 손의 외재근

손목관절의 움직임에 관여하는 근육 중에는 팔꿉관절 근위의 안쪽위관절융기 또는 가쪽위관절융기에 이는(기시하는) 것이 있다. 이들은 팔꿉관절을 통과하지만, 보통은 팔꿉관절의 근육으로서는 생각하지 않는다. 오히려 손목과 손의 근육으로서 파악된다. 손 이외(위팔뼈, 자뼈, 노뼈)의 곳에 이는곳(기시부)을 갖고 손에 닿는곳(정지부)을 갖는 근육은 손의 **외재근(extrinsic**

muscles)이라 불린다.

앞면의 근육

아래팔 앞면(손바닥쪽)에는 손목관절과 손의 근육이 5개 있다(그림 5-9). 그 중 4개는 위팔뼈 안쪽위관절융기에서부터 일고 손목관절의 **공통굽힘근힘줄(common flexor tendon)**을 사이에 두는 것이고, 각각 **노쪽손목굽힘근**, **자쪽손목굽힘근**, **얕은손가락굽힘근**, **긴손바닥근**이라 불린다. 다섯째는 공통힘줄을 사이에 두지 않는 **깊은손가락굽힘근**이다.

> 노쪽손목굽힘근(flexor carpi radialis)

위팔뼈 안쪽위관절융기에서부터 공통굽힘근힘줄을 사이에 두는 근육이며 제2 · 제3손허리뼈 밑 부분에 닿는다(그림 5-9). 노쪽손목굽힘근의 수축에 의해서 손목관절이 굽힘, 노쪽굽힘을 한다.

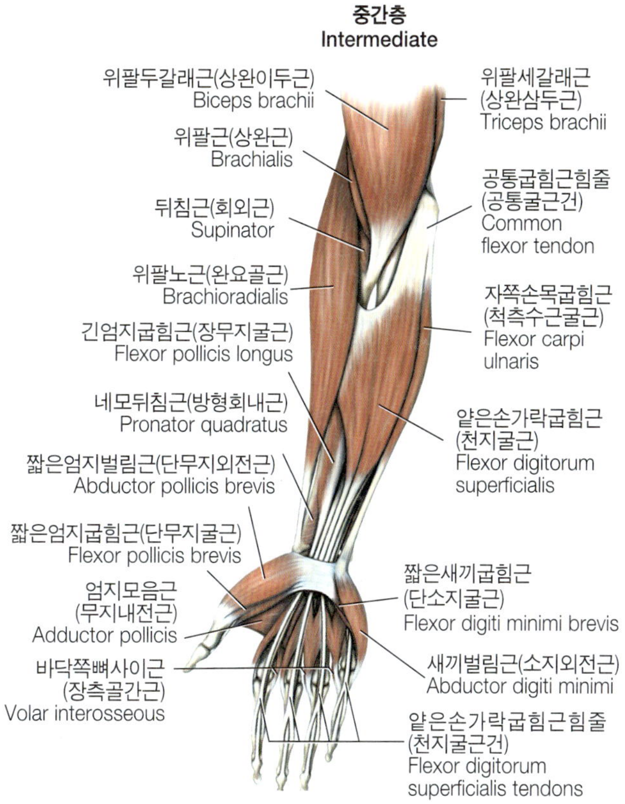

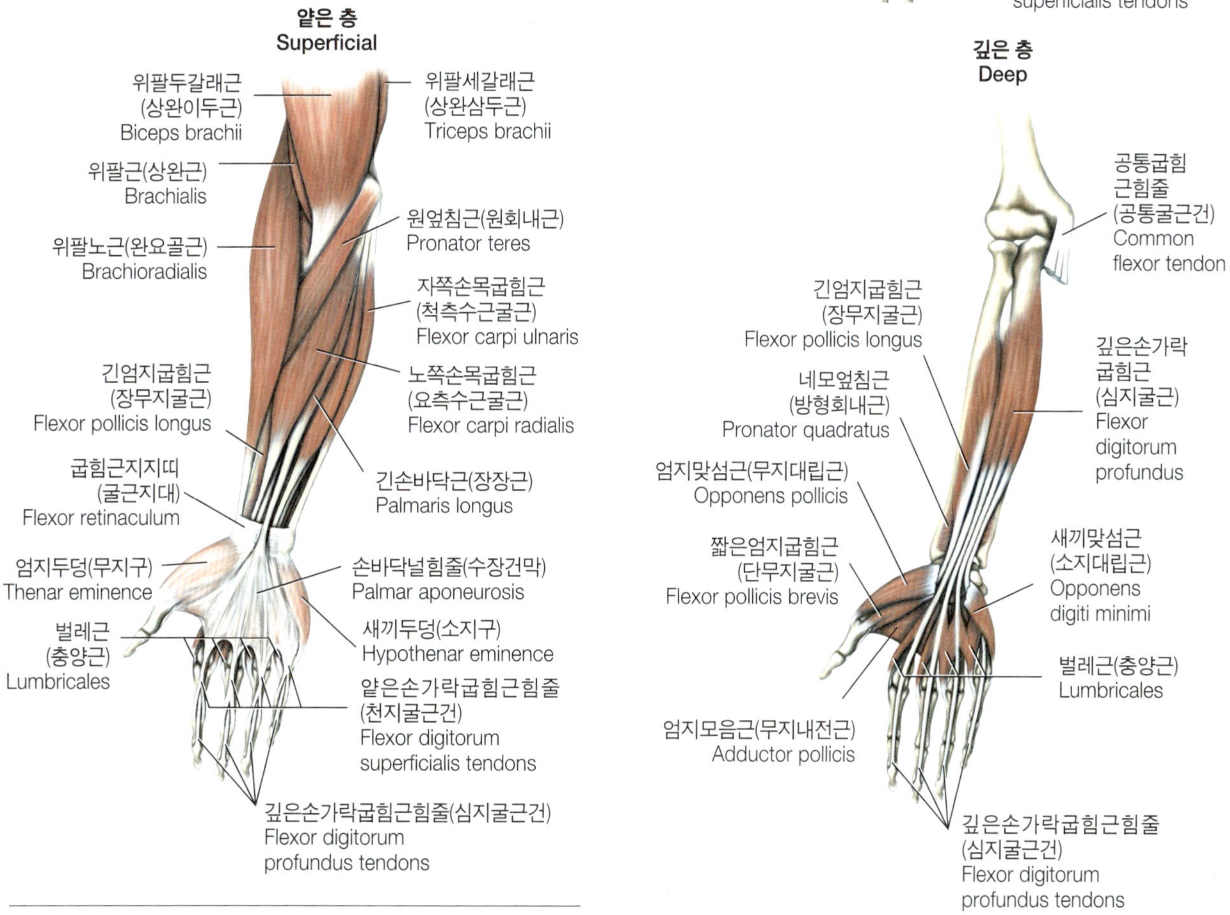

그림 5.9 손목관절 및 손의 근육(앞면)

Hands on . . . 주먹을 쥐고 손목관절을 굽히게 하여 노쪽손목굽힘근의 힘줄을 찾으시오. 그 힘줄을 근위를 따라가서 힘살(근복)을 확인하시오(그림 5-10).

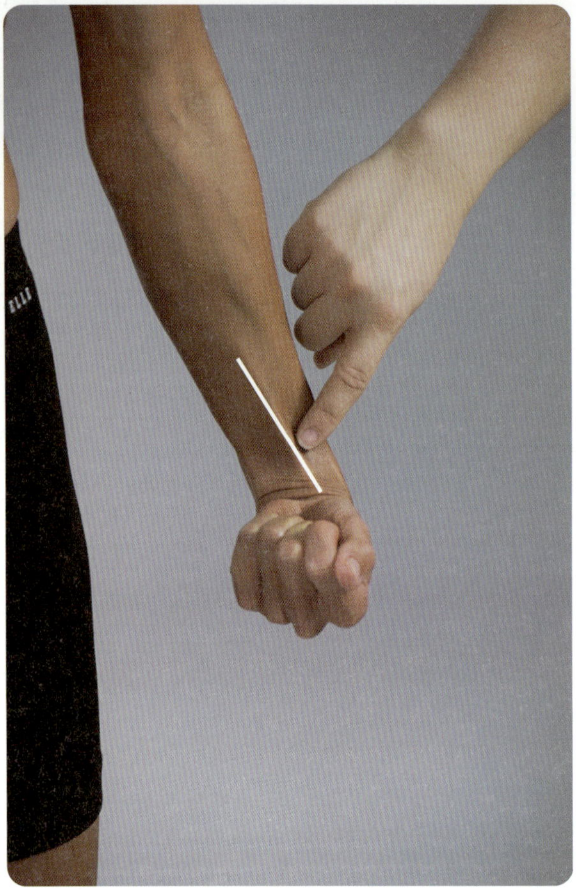

그림 5.10 노쪽손목굽힘근의 촉진

> 자쪽손목굽힘근(flexor carpi ulnaris)

공통굽힘근힘줄에서부터 시작되는 자쪽손목굽힘근은 콩알뼈, 갈고리뼈, 제5손허리뼈 밑 부분에 닿는다(그림 5-9). 이 근육은 손목관절의 굽힘 · 자쪽굽힘을 시킨다.

Hands on . . . 손목관절의 굽힘 운동에 저항을 걸어 자쪽손목굽힘근의 힘줄을 확인하시오(그림 5-11).

> 얕은손가락굽힘근(flexor digitorum superficialis)

얕은손가락굽힘근도 공통굽힘근힘줄에서부터 시작되고 원위의 힘줄은 4개로 갈린다. 각각의 힘줄이 다시 2개로 갈리고 4개 있는 중간마디뼈 밑 부분의 양쪽에 닿는다(그림 5-9). 이 근육은 손목관절, 제2~제5손허리손가락관절과 근위손가락뼈사이관절을 굽히게 한다.

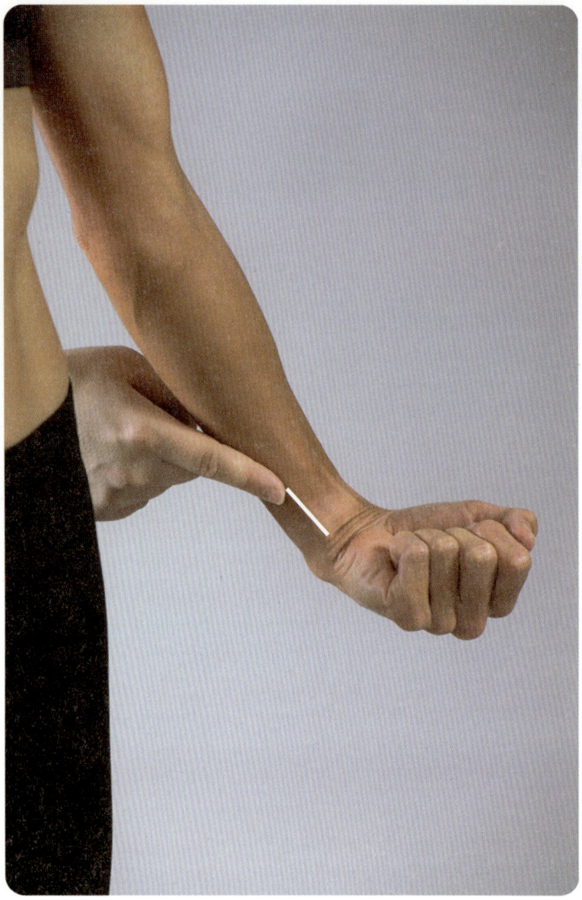

그림 5.11 자쪽손목굽힘근의 촉진

Hands on . . . 얕은손가락굽힘근힘줄이 통과하는 아래팔 앞면에 접촉하여 손가락의 폄, 굽힘을 시키시오. 힘줄의 움직임을 느끼고 시각적으로도 파악할 수 있다. 이 움직임은 얕은손가락굽힘근힘줄에 의한 것이다(그림 5-12).

> 긴손바닥근(palmaris longus)

긴손바닥근은 공통굽힘근힘줄에서부터 시작하여 손바닥쪽널힘줄(장측건막)에 닿는다(그림 5-9). 굽힘근지지띠의 깊은층에서 손목굴을 통과하는 다른 공통힘줄에서부터 시작하는 근육과는 달리 이 근육의 힘줄은 매우 길고 굽힘근지지띠의 표층을 통과한다. 이 근육의 수축에 의해서 손목관절 굽힘과 손바닥쪽널힘줄의 수축이 일어난다.

긴손바닥근의 기능은 다른 굽힘근군의 보조이다. 이 근육의 힘줄은 자주 팔꿉관절의 안쪽곁인대 재건술에

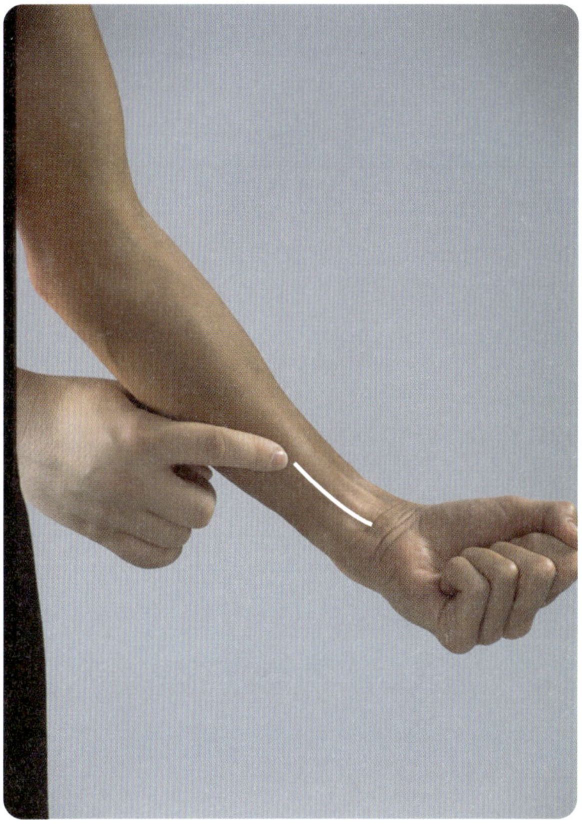

그림 5.12 얕은손가락굽힘근의 촉진

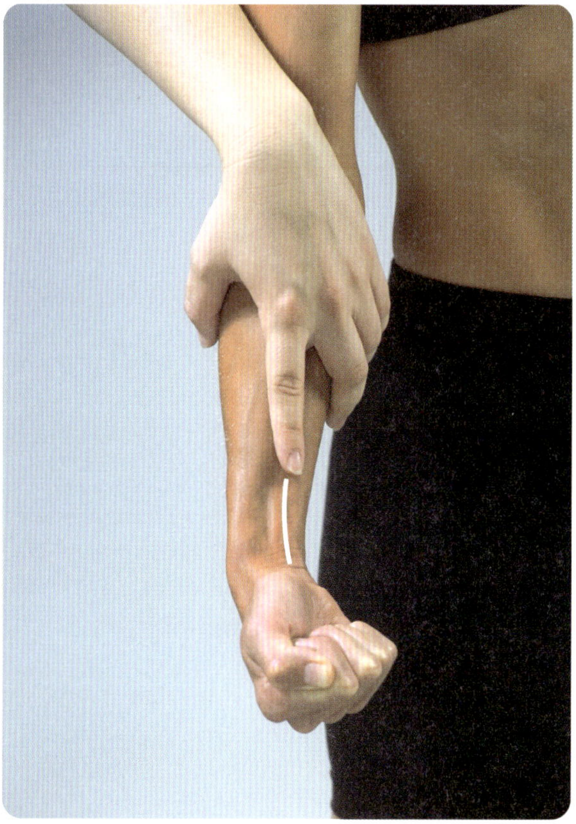

그림 5.13 긴손바닥근의 촉진

사용된다.

Hands on . . . 모든 손가락의 끝을 합쳐서 손목관절을 굽히게 하시오. 아래팔 앞면의 아랫부분 1/3에서 긴손바닥근의 힘줄의 움직임을 느끼시오(그림 5-13).

> 깊은손가락굽힘근(flexor digitorum profundus)

깊은손가락굽힘근은 공통굽힘근힘줄을 사이에 두는 근육은 아니다. 이 근육은 자뼈 손바닥쪽면 근위부에서부터 일고 원위 힘줄은 4개로 갈려서 손목굴을 통과하고 끝마디뼈 밑 부분의 양 측면에 닿는다(그림 5-9). 이 근육은 손목관절, 제2~5손허리손가락관절, 근위손가락사이관절, 원위손가락사이관절의 굽힘에 작용한다.

뒷면의 근육

아래팔 뒷면(등쪽)에는 손목관절과 손에 작용하는 근육이 6개 관찰된다(그림 5-14). 그 중의 4개는 **공통폄근힘줄(common extensor tendon)**을 통해서 위팔뼈 가쪽위관절융기에서부터 이는 것으로 **짧은노쪽손목폄근**, **자쪽손목폄근**, **손가락폄근**, **새끼폄근**이라 불린다. 공통힘줄을 통하지 않는 근육은 **긴노쪽손목폄근**과 **집게폄근**이다.

> 짧은노쪽손목폄근(extensor carpi radialis brevis)

짧은노쪽손목폄근은 공통폄근힘줄을 통해서 가쪽위관절융기에서부터 시작되는 근육의 하나이며 제3허리뼈 등면에 닿는다(그림 5-14). 이 근육의 수축에 의해서 손목관절에 폄과 노쪽굽힘이 일어난다.

Hands on . . . 손목관절 폄에 저항을 가하여 아래팔 원위 1/3의 등면 노쪽에 짧은노쪽손목폄근의 힘줄을 확인하시오(그림 5-15).

> 자쪽손목폄근(extensor carpi ulnaris)

자쪽손목폄근도 공통폄근힘줄에서부터 시작되는 근육이고 제5손허리뼈 등면에 닿는다(그림 5-14). 이 근

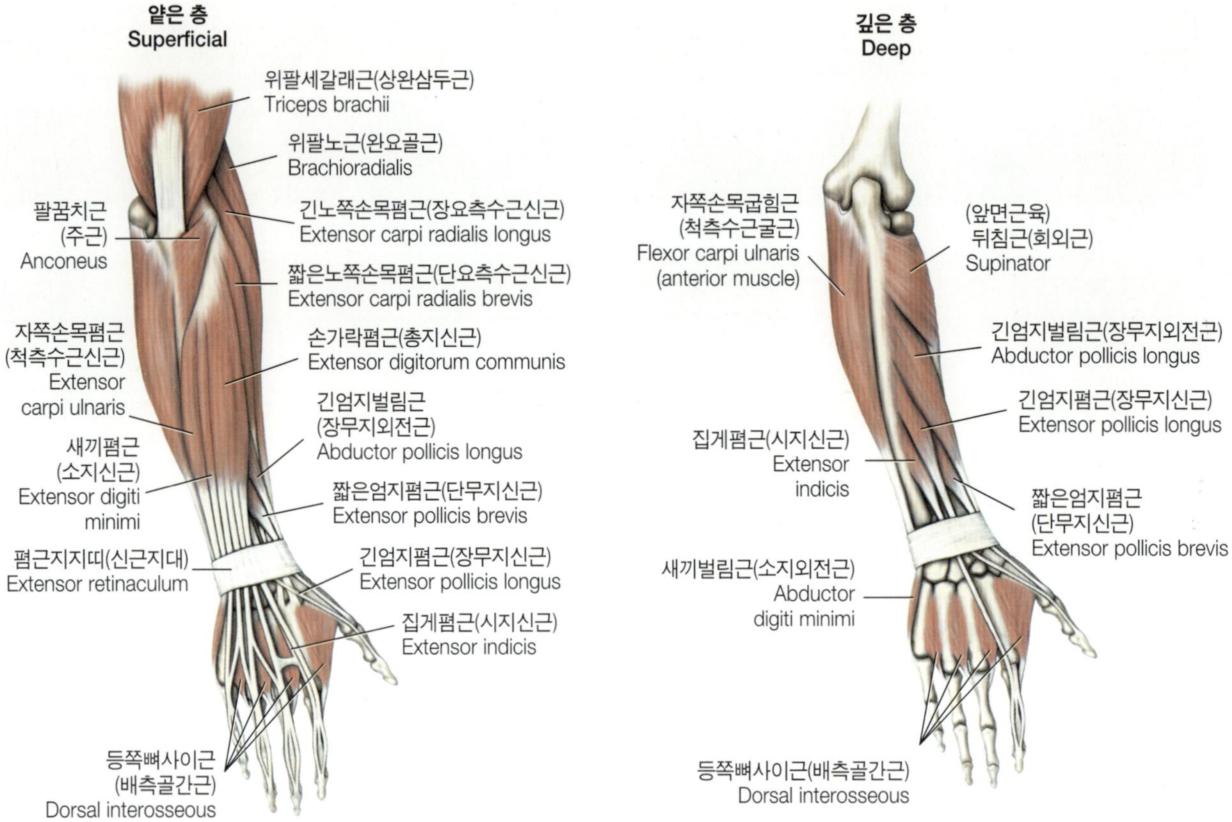

그림 5.14 손목관절과 손의 근육 (뒷면)

육은 손목관절의 폄과 자쪽굽힘을 일으킨다.

Hands on . . . 손목관절의 폄, 자쪽굽힘을 시켜서 자쪽손목폄근을 확인하시오(그림 5-16).

> (총)손가락폄근
[extensor digitorum(communis)]

공통폄근힘줄에서부터 시작되는 근육의 셋째는 보통 손가락폄근이라 불리는데 유사한 이름을 가진 발의 근육과 구별하기 위해 "총"을 추가하는 해부학서도 있다. 이 근육도 4개의 힘줄로 갈리고 각각 4개의 끝마디뼈 밑 부분에 닿는다(그림 5-14). 이 근육은 손목관절, 제 2~5손허리손가락관절, 근위손가락사이관절, 원위손가락사이관절을 펴지게 한다.

Hands on . . . 손목관절을 폄 위치로 하여 손가락의 굽힘, 폄을 반복하시오. 이 움직임에서 손등부분을 뻗는 4개의 (총)손가락폄근힘줄을 관찰할 수 있다(그림 5-17).

> 새끼폄근(extensor digiti minimi)

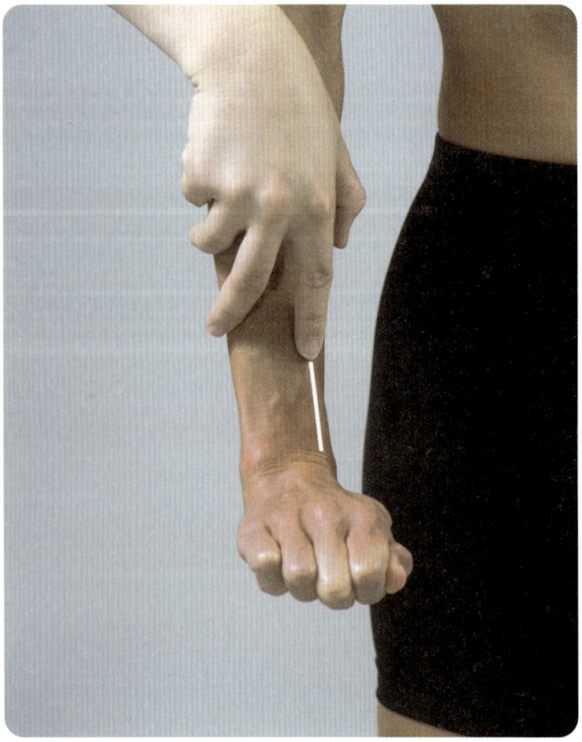

그림 5.15 짧은노쪽손목폄근의 촉진

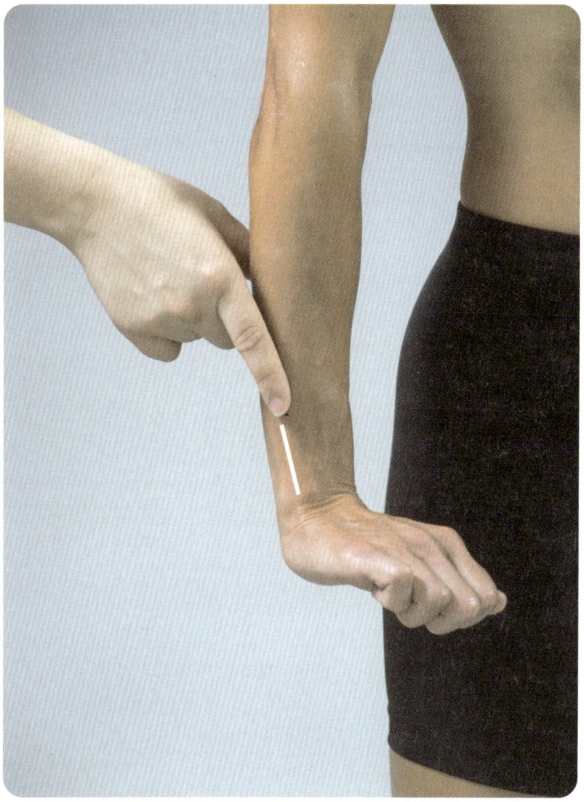

그림 5.16 자쪽손목폄근의 촉진

공통폄근힘줄에서부터 시작되는 넷째의 근육은 새끼폄근이다. 이름 그대로 새끼폄근은 새끼손가락을 펴지게 하는 근육이다. 이 근육은 제5첫마디뼈 밑 부분에 닿고, 손목관절과 새끼손가락의 손허리손가락관절을 펴지게 한다(그림 5-14).

Hands on . . . 새끼손가락의 폄, 굽힘을 시키면서 제5손허리손가락관절의 위를 만져 그 움직임을 느껴보시오. 이 움직임은 새끼폄근에 의한 것이다(그림 5-18).

> 긴노쪽손목폄근
(extensor carpi radialis longus)

긴노쪽손목폄근은 공통폄근힘줄을 사이에 두는 근육은 아니다. 위팔뼈 가쪽위관절융기 위능선에서부터 일고 제2손허리뼈 밑 부분 가쪽에 닿는다. 그 기능에는 손목관절의 폄과 노쪽굽힘이 포함된다.

Hands on . . . 손목관절의 폄에 저항을 가하시오. 아래팔 원위 1/3의 등면 노쪽에서 2개의 힘줄(긴노쪽손목폄근과 짧은노쪽손목폄근)을 확인하시오.

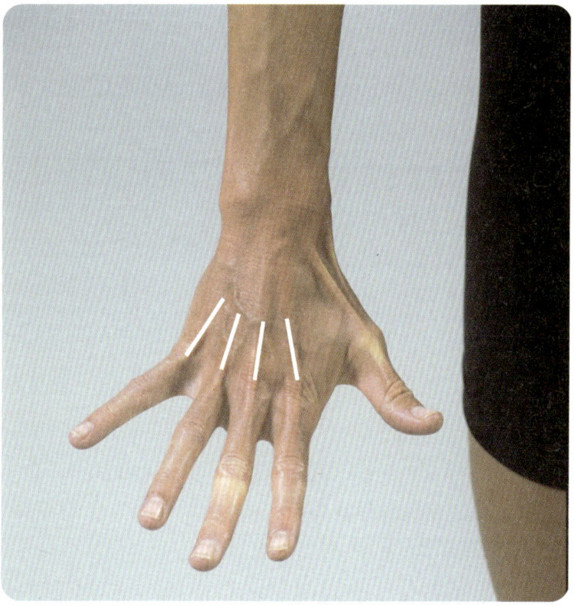

그림 5.17 손가락폄근의 촉진

> 집게폄근(extensor indicis)

집게폄근은 자뼈 원위부의 등면에서부터 일고 집게손가락의 첫마디뼈 밑 부분에 닿는다(그림 5-14). 그 기능은 집게손가락의 손허리손가락관절의 폄이며 손목

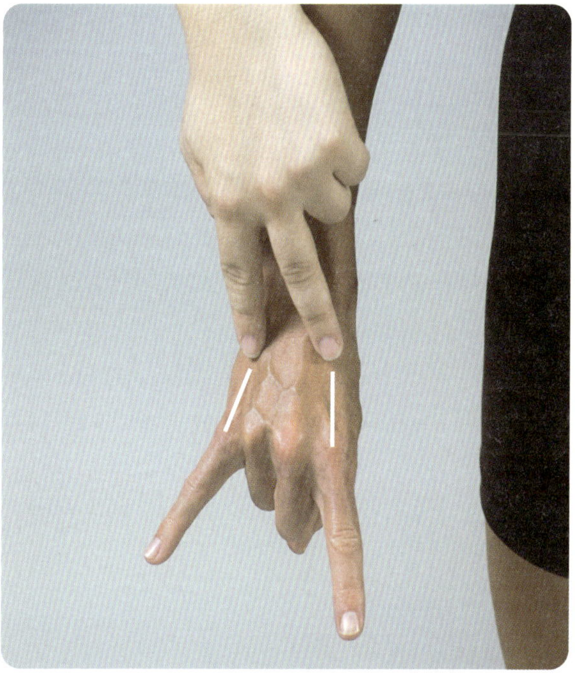

그림 5.18 집게폄근 및 새끼폄근의 촉진

관절의 폄에도 보조적으로 작용한다.

Hands on . . . 제2손허리손가락관절을 만지고 집게손가락의 굽힘, 폄을 반복하여 그 움직임을 느껴보시오. 이 움직임은 (총)손가락폄근힘줄에 의한 것으로 그 바로 안쪽에 있는 것이 집게폄근이다(그림 5-18).

손의 내재근

앞에서 언급한 손의 외재근은 손 이외의 부위에서부터 일고 손에 닿지만, 이제부터 소개하는 근육은 이는 곳, 닿는곳이 모두 손 안에 존재한다. 이것을 손의 내재근(intrinsic muscle)이라 부른다. 그 중의 3개의 근육 즉 **새끼벌림근**, **짧은새끼굽힘근**, **새끼맞섬근**은 새끼두덩(hypothenar eminence)이라 불리는 해부학적 구조부분을 구성한다(그림 5-9). 새끼두덩이란 제5지의 움직임을 관장하는 근육군에 대한 것을 가리킨다.

> 새끼벌림근(abductor digiti minimi)

새끼벌림근은 새끼두덩을 구성하는 3개 근육 중의 하나이며 손목관절의 콩알뼈에서부터 일고 제5첫마디뼈에 닿는다. 이 근육은 제5손허리손가락관절의 벌림과 굽힘 보조에 작용한다.

> 짧은새끼굽힘근(flexor digiti minimi brevis)

짧은새끼굽힘근도 새끼두덩을 구성하는 3개의 근육 중의 하나이고, 손목관절의 갈고리뼈에서부터 일고 제5첫마디뼈에 닿는다. 이 근육은 제5손허리손가락관절의 굽힘 보조에 작용한다.

> 새끼맞섬근(opponens digiti minimi)

새끼두덩을 구성하는 3개의 근육 중 마지막으로 소개하는 것은 새끼맞섬근이다. 손목관절의 갈고리뼈에서부터 일고 제5손허리뼈와 제5첫마디뼈에 닿는다. 그 기능은 제5손허리손가락관절의 굽힘과 모음(내전)의 보조이다. 다시말해, 새끼손가락을 엄지방향으로 끌어당겨 손을 쥐는 것 같은 움직임을 **맞섬(대립, opposition)**이라 한다.

손에는 새끼손가락에 작용하는 근육 이외에도 몇 개의 근육이 존재한다. 이들은 **등쪽뼈사이근**, **바닥쪽뼈사이근**과 **벌레근**이다(그림 5-19).

> 등쪽뼈사이근(dorsal interossei)

등쪽뼈사이근은 4개가 있으며 제2~제5손허리뼈에서부터 일고 제2~4첫마디뼈에 닿는다. 그 중의 2개는 각각 제2·3첫마디뼈의 안쪽면에 부착한다. 제1·2등쪽뼈사이근은 손등부분에서 용이하게 확인할 수 있다(그림 5-20).

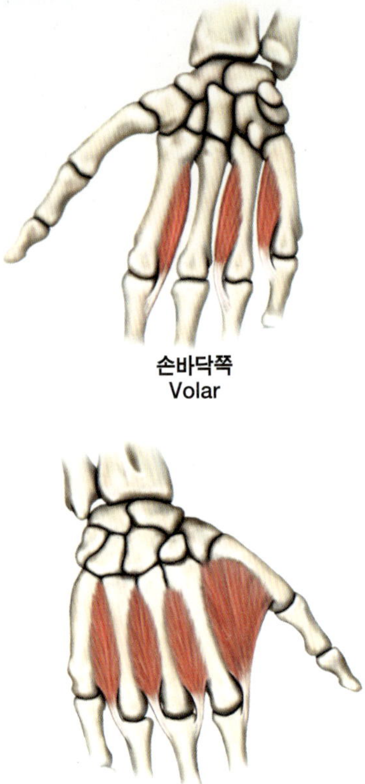

그림 5.19 손의 등쪽 및 바닥쪽뼈사이근

Hands on . . . 손가락을 펼쳐서 제2~4손허리손가락관절의 움직임을 관찰하시오. 등쪽뼈사이근은 제2손허리손가락관절의 벌림을 시키고(손의 중심선에서부터 가쪽으로 움직인다) 제4손허리손가락관절의 모음(손의 중심선에서부터 안쪽으로 움직인다)을 시키지만, 제3손허리손가락관절에는 작용하지 않는다. 손허리손가락관절의 각도에 따라서는 등쪽뼈사이근은 굽힘과 폄의 보조에 작용한다.

> 바닥쪽뼈사이근
> (volar interossei : palmar interossei)

바닥쪽뼈사이근은 3개가 있고 제2 · 제4 · 제5손허리뼈에서부터 일고 제2 · 제4 · 제5첫마디뼈에 닿는다. 그 중 2개는 제4 · 제5첫마디뼈의 안쪽에 부착하고, 나머지는 제2첫마디뼈의 가쪽면에 부착한다.

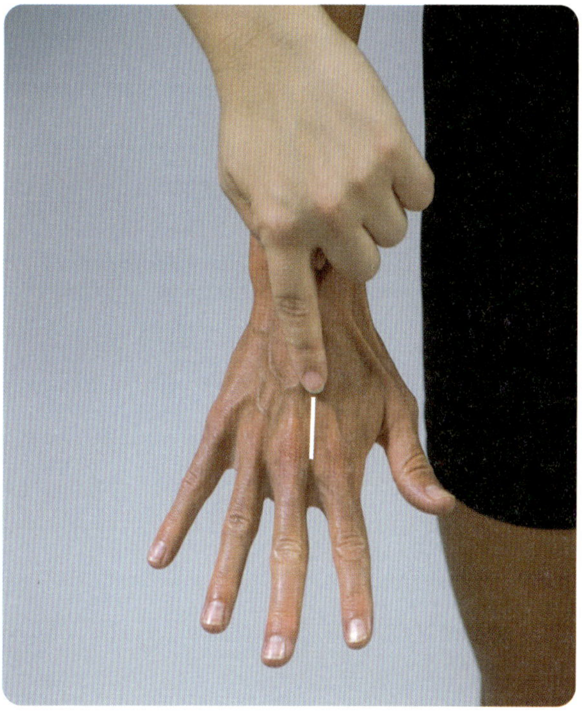

그림 5.20 제2등쪽 뼈사이근의 촉진

Hands on . . . 손가락을 펼친 상태에서부터 닫는 움직임을 할 때 제2 · 제4 · 제5손허리손가락관절의 움직임을 관찰하시오. 바닥쪽뼈사이근은 제2손허리손가락관절의 모음을 시키고 제4 · 제5손허리손가락관절의 벌림을 시키지만, 제3손허리손가락관절은 움직이지 않는다. 손허리손가락관절의 각도에 따라 바닥쪽뼈사이근은 굽힘과 펌의 보조에도 작용한다.

> 벌레근(lumbricales)

벌레근은 4개가 있고 손의 깊은 층에서 확인할 수 있다. 깊은손가락굽힘근힘줄(심지굴근건)에서부터 일고 첫마디뼈 부근의 (총)손가락폄근힘줄에 닿는다(그림 5-9). 이 근육은 손허리손가락관절의 굽힘과 근위 · 원위손가락사이관절의 폄의 보조에 작용한다(그림 5-21).

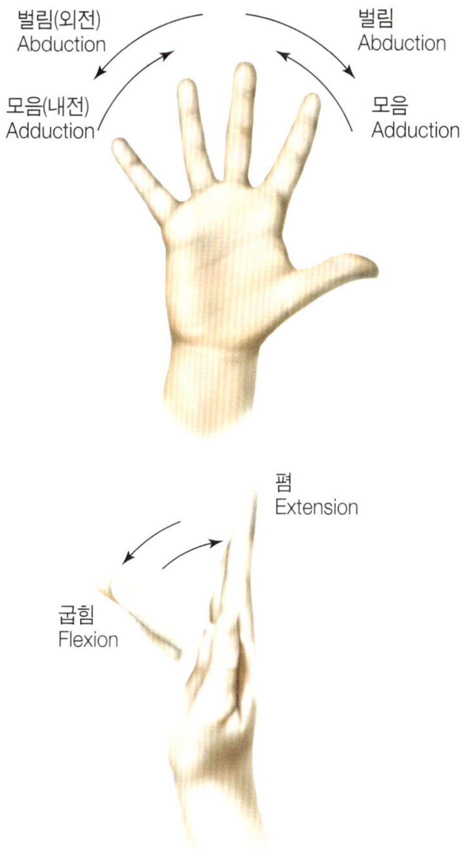

그림 5.21 손허리손가락관절의 움직임

엄지손가락의 근육

엄지손가락의 움직임에 관여하는 근육도 외재근(손 밖에서부터 일고 손에 닿는다)과 내재근(이는곳, 닿는 곳 모두 손에 있다)으로 나뉜다.

외재근군

외재근군은 모두 손 밖에서 손의 근위에서부터 인다. 엄지손가락의 외재근 모두의 이름에 "엄지"라는 단어가 들어간다.

짧은엄지폄근과 긴엄지벌림근의 힘줄은 손목관절을 통과하는 손배뼈 위에서 팬 곳을 형성한다. 이 팬 곳은 **해부학적 코담배갑(anatomical snuffbox)**이라 불린다(그림 5-22). 옛날에는 담배를 이 부분에 넣어서 들이마시고 있었기 때문에 이러한 호칭이 있다.

> 긴엄지폄근(extensor pollicis longus)

긴엄지폄근은 자뼈에서부터 일고 엄지 끝마디뼈에 닿는다. 이 근육은 엄지손가락의 손가락사이관절과 손허리손가락관절을 펴지게 한다(그림 5-14). 또한 손목관절 노쪽굽힘과 아래팔 뒤침의 보조에도 작용한다.

> 짧은엄지폄근(extensor pollicis brevis)

짧은엄지폄근은 노뼈에서부터 일고 엄지손가락의 첫마디뼈에 닿는다(그림 5-14). 이 근육은 제1손허리손가락관절을 펴지게 하고 손목관절의 노쪽굽힘을 보조한다.

> 긴엄지벌림근(abductor pollicis longus)

긴엄지벌림근은 자뼈에서부터 일고 제1손허리뼈 밑부분에 닿는다(그림 5-14). 이 근육은 제1손허리뼈의 벌림을 시키고 손목관절의 노쪽굽힘과 굽힘의 보조로서의 작용도 있다.

Hands on . . . 엄지손가락의 벌림을 시켜 2개의 힘줄 사이에서 엄지손가락의 밑동 부분을 만져보시오(그림 5-22). 긴엄지벌림근은 확인하기 어려운 경우도 있으므로 복수의 파트너에서 만져보면 좋다(그림 5-23).

> 긴엄지굽힘근(flexor pollicis longus)

긴엄지굽힘근은 노뼈에서부터 일고 엄지 끝마디뼈에 닿는다(그림 5-9). 엄지손가락의 손가락사이관절과 손허리손가락관절의 굽힘, 손목관절 굽힘의 보조에 작용한다(그림 5-24).

내재근군

아래에 소개하는 근육군은 이는곳, 닿는곳 모두 손에 존재한다. 이 근육군의 힘살이 엄지두덩(thenar eminence)이라 불리는 엄지손가락 근위부분의 두꺼운 연부조직을 형성한다(그림 5-9). 엄지손가락의 내재근도 역시 "엄지"라는 단어가 이름 앞에 붙는다.

> 짧은엄지벌림근(abductor pollicis brevis)

짧은엄지벌림근은 큰마름근과 손배뼈에서부터 일고 엄지손가락의 첫마디뼈 밑 부분에 닿는다. 이 근육은 엄지손가락의 벌림을 보조한다(그림 5-9).

Hands on . . . 엄지손가락의 벌림을 시켜 엄지두덩 가쪽면

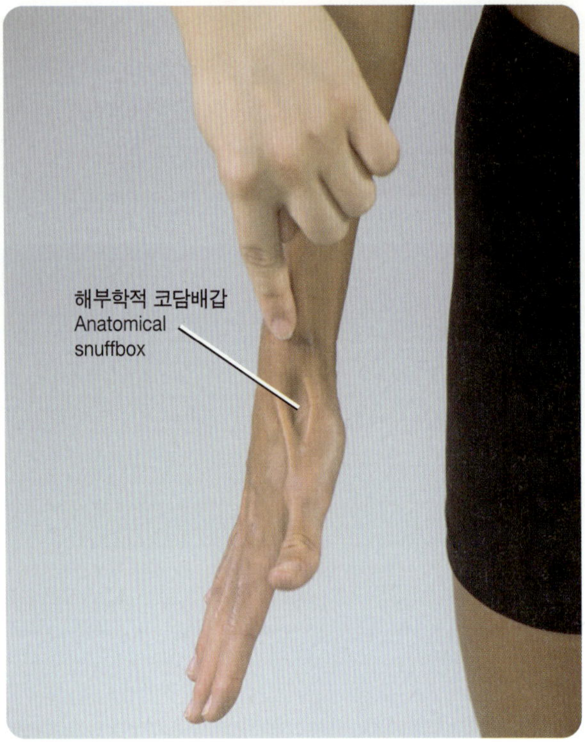

그림 5.22 해부학적 코담배갑

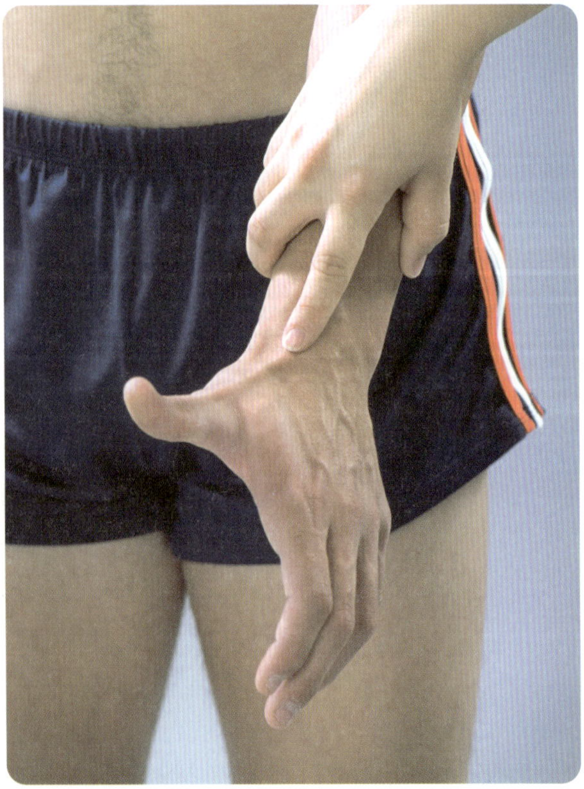

그림 5.23 긴엄지벌림근의 촉진

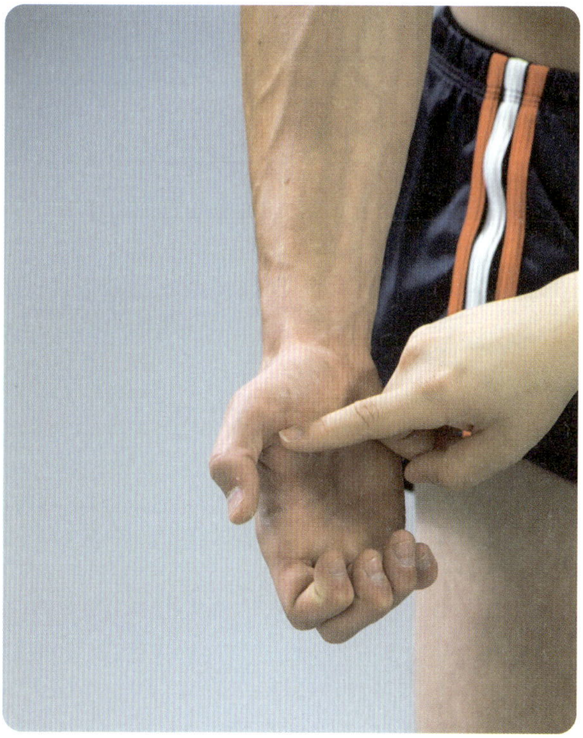

그림 5.24 긴엄지굽힘근의 촉진

에서 이 근육의 움직임을 관찰하고 촉진하시오. 이 움직임은 짧은엄지벌림근에 의한 것이다.

> 짧은엄지굽힘근(flexor pollicis brevis)

짧은엄지굽힘근은 큰마름근에서부터 일고 엄지손가락의 첫마디뼈 밑 부분에 닿는다. 이 근육은 긴엄지굽힘근의 보조로서 제1손허리손가락관절을 굽히게 한다.

Hands on . . . 집게손가락 방향으로 엄지손가락을 굽혀서 짧은엄지굽힘근의 움직임을 느껴보시오(그림 5-25).

> 엄지맞섬근(opponens pollicis)

엄지맞섬근은 큰마름근에서부터 일고 제1손허리뼈에 닿는다. 이 근육은 엄지손가락의 모음(맞섬)을 시킨다(그림 5-9).

Hands on . . . 엄지손가락을 다른 4개의 손가락의 방향으로 움직여서 제1손허리손가락관절의 가쪽면을 촉진하시오. 느껴진 움직임은 엄지맞섬근에 의한 것이다(그림 5-26).

> 엄지모음근(adductor pollicis)

엄지모음근은 두갈래근(이두근)으로 되어 있으며 알

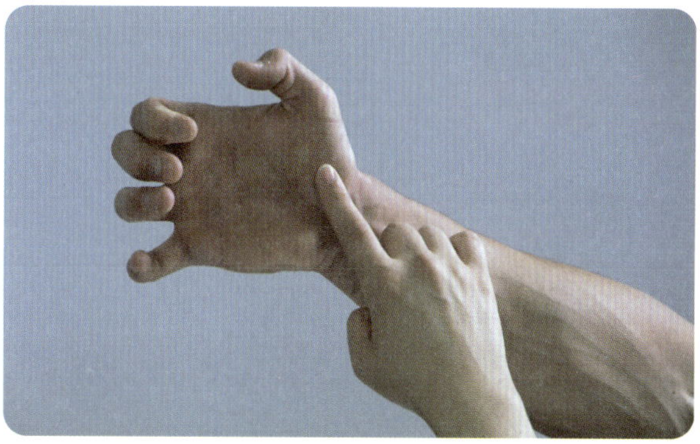

그림 5.25 짧은엄지굽힘근의 촉진

머리뼈, 제2 · 3손허리뼈에서부터 시작되는 빗갈래(사두)와 제3손허리뼈에서부터 시작되는 가로갈래(횡두)로 나뉜다. 이는곳은 다르지만, 각각이 하나가 되어 엄지손가락의 첫마디뼈 밑 부분에 닿는다(그림 5-9). 엄지모음근의 기능은 엄지손가락의 모음(맞섬)이다.

Hands on . . . 엄지손가락과 집게손가락의 손가락 사이부분을 반대의 손의 엄지손가락과 집게손가락으로 집는 것처럼 하여 엄지모음근의 힘줄을 느껴보시오.

그림 5-27, 그림 5-28, 그림 5-29는 외재근과 내재근의 작용에 의해서 일어나는 엄지손가락의 움직임을 그

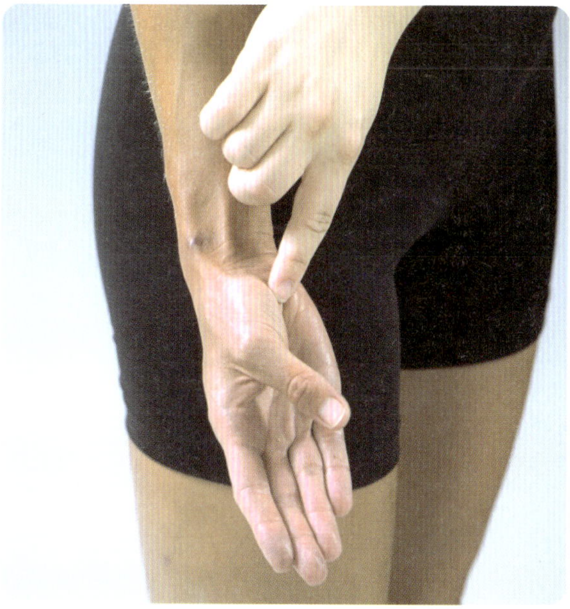

그림 5.26 엄지대립근의 촉진

림으로 해설하고 있다. 엄지손가락은 굽힘과 폄(그림 5-27), 모음과 벌림(그림 5-28), 그리고 맞섬의 움직임이 가능하다. 엄지손가락의 움직임을 해부학적 자세에서부터 설명할 때 기본면에 예외가 일어난다. 엄지손가락의 굽힘과 폄은 관상면 위에서 일어나고 벌림과 모음은 시상면에서 일어난다.

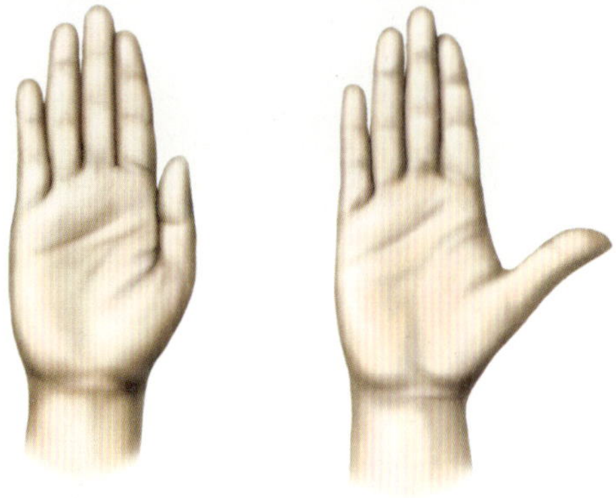

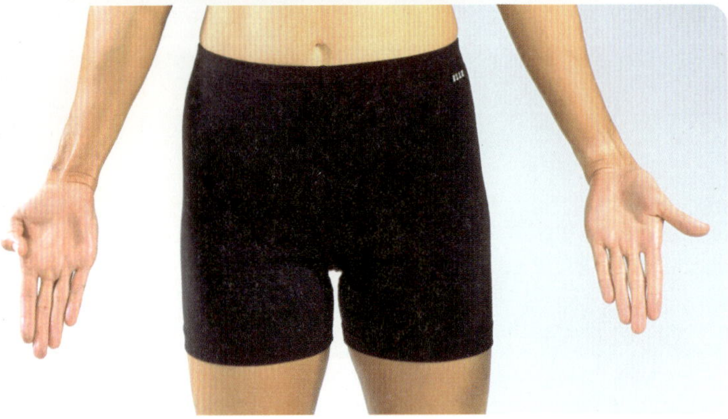

그림 5.27 엄지손가락의 굽힘 및 폄

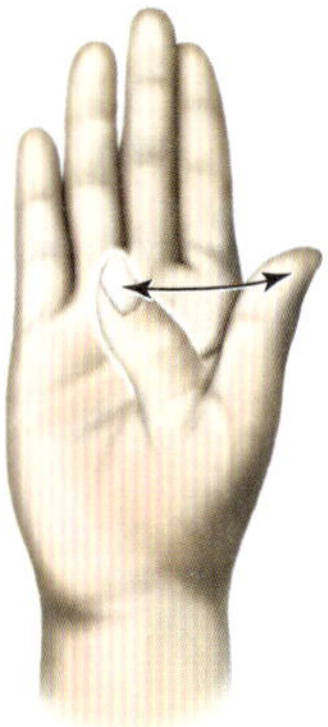

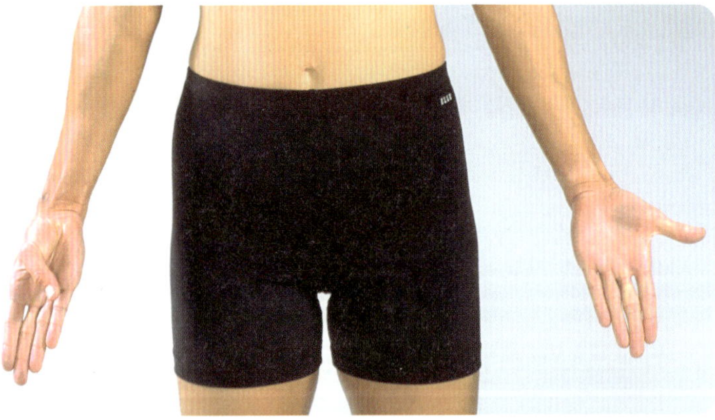

그림 5.28 엄지손가락의 벌림 및 모음

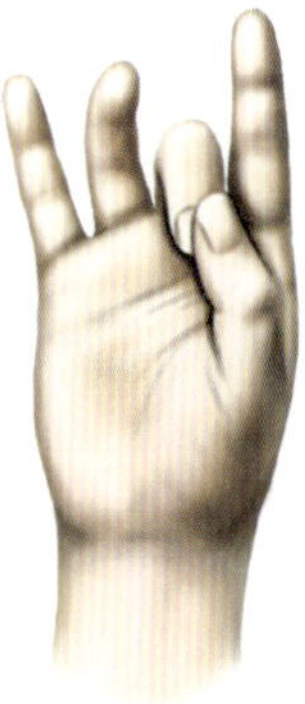

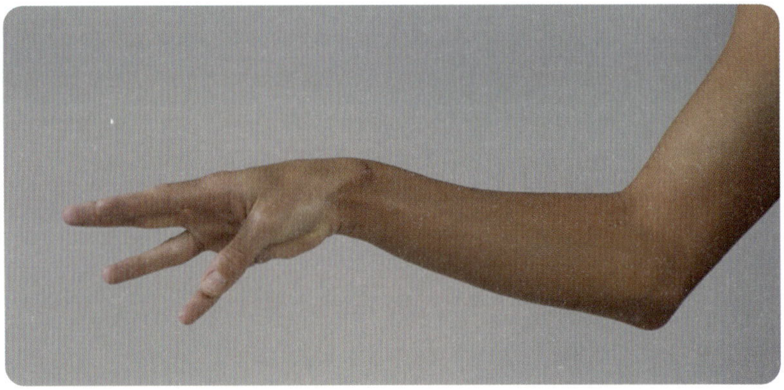

그림 5.29 엄지손가락의 맞섬

용어의 복습

이 단원에서 나온 다음의 용어를 정의하고 설명하시오. 그리고 인체나 일러스트를 사용하여 각 용어에 관한 구조적 특징이나 위치를 나타내시오.

새깨벌림근(abductor digiti minimi)
짧은엄지벌림근
긴엄지벌림근
엄지모음근(adductor pollicis)
해부학적 코담배갑
알머리뼈(capitate)
관절주머니인대
손목뼈(carpals)
손목손허리관절
공통폄근힘줄
공통굽힘근힘줄
원위손가락사이관절
등쪽손목손허리인대
등쪽뼈사이근(dorsal interossei)
등쪽노손목인대
짧은노쪽손목폄근
긴노쪽손목폄근
자쪽손목폄근(extensor carpi ulnaris)
새끼폄근(extensor digiti minimi)
(총) 손가락폄근
집게폄근(extensor indicis)
짧은엄지폄근(extensor pollicis brevis)
긴엄지폄근(extensor pollicis longus)
폄근지지띠(extensor retinaculum)
외재근(extrinsic muscles)
노쪽손목굽힘근(flexor carpi radialis)
자쪽손목굽힘근(flexor carpi ulnaris)
짧은새끼굽힘근(abductor digiti minimi)
깊은손가락굽힘근
얕은손가락굽힘근
짧은엄지굽힘근(flexor pollicis brevis)
긴엄지굽힘근(flexor pollicis longus)
굽힘근지지띠(flexor retinaculum)
갈고리뼈(hamate)
새끼두덩(hypothenar eminence)
손허리사이관절(intercarpal joint)
손허리사이인대
벌레근(lumbricales)
반달뼈(lunate)
손허리뼈(metacarpals)
손허리손가락관절
손목중앙관절(midcarpal joints)
큰다각형뼈(multangulus major)
작은다각형뼈(multangulus minor)
손배뼈(navicular)
새끼맞섬근(hypothenar eminence)
엄지맞섬근(opponens pollicis)
맞섬(opposition)
바닥쪽뼈사이근
긴손바닥근(palmaris longus)
손가락뼈(phalanges)
콩알뼈(pisiform)
근위손가락사이관절
가쪽손목곁인대
노쪽굽힘(radial deviation)
노손목관절(손목관절)
손배뼈(scaphoid)
엄지두덩(thenar eminence)
큰마름뼈(trapezium)
작은마름뼈(trapezoid)
세모뼈(triquetrum)
안쪽손목곁인대
자쪽굽힘(ulnar deviation)
바닥쪽손목손허리인대
바닥쪽노손목인대

운동학습의 힌트

1. 한쪽 손 엄지손가락의 폄과 벌림(외전)을 시행하시오. 손목에서 합쳐지는 엄지손가락의 근위끝에 융기하는 2개의 힘줄에 유의하시오. 또 다른 엄지손가락으로 2개의 힘줄 사이를 아래쪽으로 압력을 가하시오.
   a. 두 힘줄의 이름을 말하시오.
   b. 당신의 압력을 가한 영역에 대해서 일반 이름을 붙이시오.
   c. 당신이 압력을 가하는 영역 바로 밑에 어떤 손목뼈가 있는가?

2. 가능한 한도까지 당신의 양쪽 손목을 굽히고, 다음으로 가능한 한도까지 양쪽 손목을 펴시오. 해부학적 자세에서 이를 시행하시오. 이 두 가지 움직임을 반복하는데 이번만큼은 양 손의 주먹을 꽉 쥐고 시작하시오.
   a. 해부학적 자세에서 어떤 움직임이 더 큰 가동범위를 가졌는가? 굽힘 또는 폄?
   b. 주먹을 꽉 쥐고 운동을 실행하였을 때 굽힘과 폄의 가동범위에 어떠한 일이 일어났는가? 중립자세와 주먹을 쥐었을 때의 사이에서 팔목의 가동범위에 어떠한 변화가 일어났다면, 이들 변화의 원인은 무엇인가?

3. 손을 해부학적 자세로 유지하고 손가락을 펼치시오. 다음의 것에서 어떠한 운동이 일어나는가?
   a. 집게손가락 MP관절(어떤 근육에 의해서)?
   b. 가운데손가락 MP관절(어떤 근육에 의해서)?
   c. 반지손가락 MP관절(어떤 근육에 의해서)?
   d. 새끼손가락 MP관절(어떤 근육에 의해서)?

(계속)

4. 손가락을 펼쳤다가 해부학적 위치로 되돌리시오. 다음의 것에서 어떠한 운동이 일어났는가?
   a. 집게손가락 MP관절(어떤 근육에 의해서)?
   b. 가운데손가락 MP관절(어떤 근육에 의해서)?
   c. 반지손가락 MP관절(어떤 근육에 의해서)?
   d. 새끼손가락 MP관절(어떤 근육에 의해서)?

5. 엄지손가락끝을 새끼손가락끝에 대시오.
   a. 엄지손가락 관절에서 어떠한 운동이 일어났는가?
   b. 어떤 근육이 이 운동을 실행하였는가?

가장 적합한 답을 하나 고르시오.

1. 아래의 관절 중에서 휘돌림(circumduction)을 할 수 없는 것은 어느 것인가?
   a. 원위손가락사이관절
   b. 손허리손가락관절
   c. 손목관절
   d. 어깨위팔관절

2. 손목관절을 벌림 방향으로 움직이는 것은 해부학적으로는 _________이라 불린다.
   a. 자쪽굽힘
   b. 노쪽굽힘
   c. 굽힘
   d. 폄

3. 아래에 열거하는 손목뼈 중에서 손목뼈의 원위열에 있는 것은 어느 것인가?
   a. 갈고리뼈
   b. 손배뼈
   c. 콩알뼈
   d. 반달뼈

4. 해부학적 코담배갑이라 불리는 구조부분은 짧은엄지폄근 힘줄과 _________ 으로 형성된다.
   a. 긴엄지굽힘근
   b. 긴엄지벌림근
   c. 긴엄지폄근
   d. 긴엄지모음근

5. 손의 깊은 층에 위치하는 벌레근은 손가락사이관절의 폄과 _________ 의 굽힘의 양쪽에 작용한다.
   a. 손허리손가락관절
   b. 손목사이관절
   c. 손목손허리관절
   d. 손목중앙관절

6. 아래에 열거하는 근육 중에서 공통폄근힘줄을 통하지 않는 것은 어느 것인가?
   a. 자쪽손목폄근
   b. 긴노쪽손목폄근
   c. (총)손가락폄근
   d. 짧은노쪽손목폄근

7. 손목관절만을 굽힘, 폄을 시키는 아래팔의 근육은 손목뼈 또는 _________에 닿는다.
   a. 손허리뼈
   b. 첫마디뼈
   c. 중간마디뼈
   d. 끝마디뼈

8. 새끼두덩이란 _________ 을 움직이는 근육에서 형성된다.
   a. 엄지손가락
   b. 집게손가락
   c. 새끼손가락
   d. 반지손가락

9. 아래에 열거하는 손목뼈 중에서 근위열 가쪽에 있는 것은 어느 것인가?
   a. 콩알뼈
   b. 손배뼈
   c. 갈고리뼈
   d. 반달뼈

10. 아래에 열거하는 근육 중에서 공통굽힘근힘줄에서부터 시작되지 않는 것은 어느 것인가?
   a. 자쪽손목굽힘근
   b. 얕은손가락굽힘근
   c. 깊은손가락굽힘근
   d. 노쪽손목굽힘근

11. 아래에 열거하는 근육 중에서 새끼손가락의 외재근은 어느 것인가?
  a. 새끼폄근
  b. 짧은새끼폄근
  c. 새끼벌림근
  d. 새끼맞섬근

12. 아래에 열거하는 관절 중에서 2축관절은 어느 것인가?
  a. 손가락사이관절
  b. 근위손가락사이관절
  c. 손허리손가락관절
  d. 원위손가락사이관절

13. 아래에 열거하는 근육 중에서 엄지손가락의 내재근(엄지두덩)이 아닌 것은 어느 것인가?
  a. 짧은엄지굽힘근
  b. 짧은엄지벌림근
  c. 긴엄지굽힘근
  d. 엄지모음근

14. 엄지맞섬근은 엄지손가락을 ________의 방향으로 움직인다.
  a. 새끼손가락
  b. 노뼈
  c. 굽힘
  d. 폄

15. 아래에 열거하는 움직임 중에서 손목관절의 움직임이 아닌 것은 어느 것인가?
  a. 굽힘
  b. 자쪽굽힘
  c. 노쪽굽힘
  d. 휘돌림

밑줄부분에 적절한 용어를 넣어 문장을 완성시키시오.

1. 손목관절 굽힘근군 중에서 그 힘줄이 굽힘근(손바닥쪽)지지띠의 깊은 층을 통과하지 않는 것은 ________이다.
2. 손목관절 폄은 주로 ________관절에서 일어난다.
3. 손목굴(수근관)이라 불리는 구조부분을 통과하는 힘줄은 주로 손목관절과 손의 ________이다.
4. 엄지두덩은 ________의 내재근에 의해서 형성된다.
5. 손목관절 굽힘은 주로 ________관절에서 일어난다.
6. 관상면(frontal plane) 위에서 일어나는 손목관절의 자쪽굽힘은 별칭하여 손목관절의 ________이라고도 불린다.
7. 집게폄근은 ________의 MP관절, PIP관절, DIP관절을 펴지게 한다.
8. 손목뼈 근위 열의 가장 가쪽에 있는 것은 ________이다.
9. 물건을 잡는 것을 가능케 하는 엄지손가락의 움직임은 ________이다.
10. 노뼈손목관절은 노뼈, 반달뼈, ________로 구성된다.
11. 손목관절과 손의 굽힘근군이 수축하였을 때 이들의 힘줄을 고정하는 손목관절의 띠 모양 조직(대상조직, band of tissue)을 ________라 부른다.
12. 손목관절은 노뼈와 손목뼈, 자뼈와 손목뼈를 연결하는 ________ 인대에 의해서 관절의 안쪽과 가쪽이 고정되어 있다.
13. 손목관절의 뼈와 손의 뼈 사이에 있는 관절을 ________ 관절이라 부른다.
14. 해부학적 코담배갑에 위치하는 손목뼈는 ________이다.

제 6 장

팔의 신경과 혈관
(Nerves and Blood Vessels of the Upper Extremity)

이 단원의 개요

신경계 및 동맥과 정맥을 포함하는 혈관계에 대해서는 제1장에서 해설하였다. 이들은 근육수축을 일으키기 위해 전기적 자극을 보내고(신경), 영양소를 공급하기 위해 혈액을 보내며(동맥) 운동을 한 근육 안에 발생하는 노폐물을 제거하기(정맥) 위해 중요하다. 신경계와 혈관계의 시스템은 복잡하고 다양한 기능을 갖고 있다.

팔의 **신경(nerve)**은 제1목뼈(경추)에서부터 제1등뼈(흉추)까지의 척수로부터 나오고, 일반적으로 운동성 신경, 감각성 신경 또는 혼합신경(운동과 감각의 두 기능을 갖는다)으로 분류된다. 운동성 신경은 근육을 지배하고 수의적 또는 불수의적으로 자극되었을 때에 수축한 근육이 관여하는 관절에 움직임을 일으킨다. 신경에 대해서는 이 단원의 마지막에서 일람표에서 소개한다.

팔의 동맥은 근육수축에 반드시 필요한 영양분을 공급하고, 정맥은 근육수축에서 발생하는 노폐물을 제거한다. 주요 동맥도 역시 이 책의 마지막에서 일람표에서 소개한다.

이 책에서는 소개하는 근육과 이와 연관성이 있는 신경혈관계 시스템의 해부에 대해서만 설명한다. 그림 6-1에서는 이 책에서 소개하는 신경을 보여준다.

근육을 지배하는 척수신경은 얼기(plexus) 즉, 네트워크를 형성하고 있다. 팔의 기능은 **위팔신경얼기(완신경총, brachial plexus**; C5, C6, C7, C8, T1의 신경뿌리)에서부터의 신경이다(그림 6-2). 목뼈는 7개 밖에 없지만, 목신경은 8개가 존재한다. 이것은 제1목신경은 제1목뼈의 위에서부터 나오고, 제8목신경은 제7목뼈의 아래에서부터 나와 있기 때문이다.

위팔신경얼기의 신경

척수신경에는 신경 앞가지(전지)와 신경 뒷가지(후지)가 있다. 신경 앞가지는 위팔신경얼기를 형성하고(그림 6-3) 빗장뼈와의 위치관계로부터 보통 빗장뼈 상부의 신경과 빗장뼈 하부의 신경의 2개의 신경으로 나뉜다.

빗장뼈 윗부분의 신경

등쪽어깨신경(견갑배신경, dorsal scapular nerver)(제5목신경의 앞가지와 뒷가지)은 어깨올림근(견갑거근)과 큰마름근, 작은마름근을 지배한다(그림 6-3). **긴가슴신경(장흉신경, long thoracic nerve)**(제5~제7목신경의 앞가지와 뒷가지)은 앞톱니근을 지배한다(그림 6-2, 그림 6-3). 그림으로 해설되지 않은 것은 목갈비근육(사각근)과 긴목근(경장근)을 지배하는 신경(C2~C8)과 목신경얼기(제9장 참조)에서부터의 가로막신경(횡격신경)의 교통가지(C5)이다. 위팔신경얼기는 위신경줄기, 중간신경줄기, 아래신경줄기라 불리는 3개의 신경줄기가 된다. 그 중의 하나에서부터 분지하는 2개의 신경이 빗장밑근(쇄골하근)을 지배하는 **쇄골밑근신경(쇄골하신경, subclavian nerve)**(C4, C5, C6)과 근육둘레띠(rotator cuff)의 가시위근과 가시아래근을 지배하는 **어깨위신경(견갑상신경, suprascapular nerve)**(C4, C5, C6)이다(그림 6-2, 그림 6-3).

빗장뼈 아랫부분의 신경

빗장뼈 아랫부분의 신경 3개의 신경다발(가쪽신경다발, 안쪽신경다발, 뒤신경다발)은(그림 6-3) 위팔신경얼기의 위신경줄기 · 중간신경줄기 · 아래신경줄기의 분지에 의해서 형성된다.

가쪽신경다발(lateral cord)에서부터 갈리는 빗장뼈 아랫부분의 신경은 큰가슴근을 지배하는 **가쪽가슴신경(lateral thoracic nerve)**(C5, C6, C7), 아래팔 앞면의 대부분과 손부위의 몇 가지 근육을 지배하는 **정중신경의 가쪽부분(lateral aspect of the median nerve)**(C5, C6, C7), 위팔 앞면을 지배하는 **근피신경(musculocutaneous nerve)**(C4, C5, C6)이다.

Hands on . . . 위팔 안쪽면의 위팔세갈래근과 위팔두갈래근의 사이를 강하게 누르면 정중신경을 압박하여 손가락에 찌릿찌릿 하는 감각이 있다(그림 6-5).

위팔신경얼기(그림 6-3)의 **안쪽신경다발(medial cord)**에서부터 분지되는 주된 신경은 다음에 소개하는 것처럼 5개가 존재한다. **안쪽가슴근신경(medial tho-**

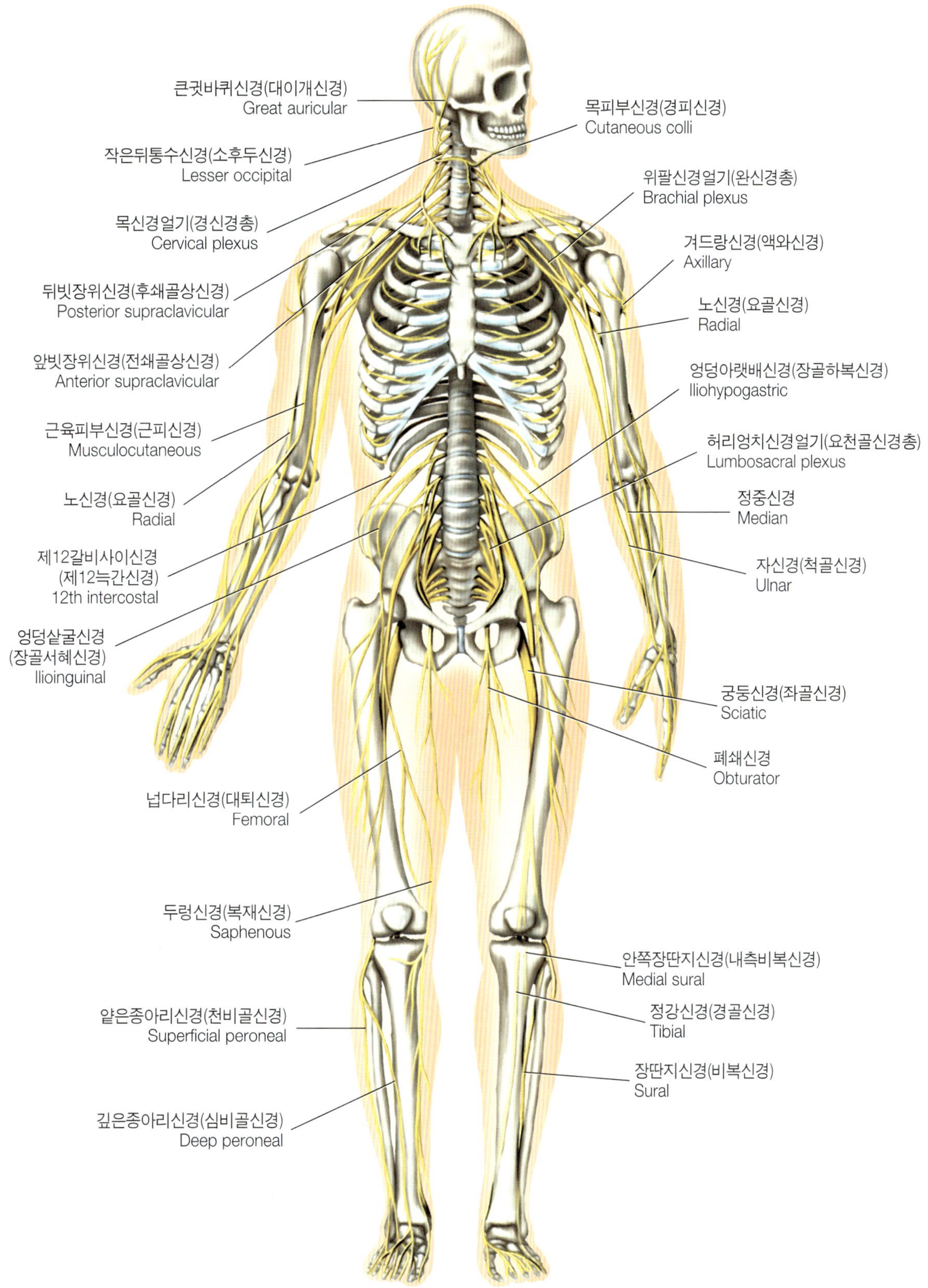

그림 6.1 골격에 신경계를 겹치게 한 그림

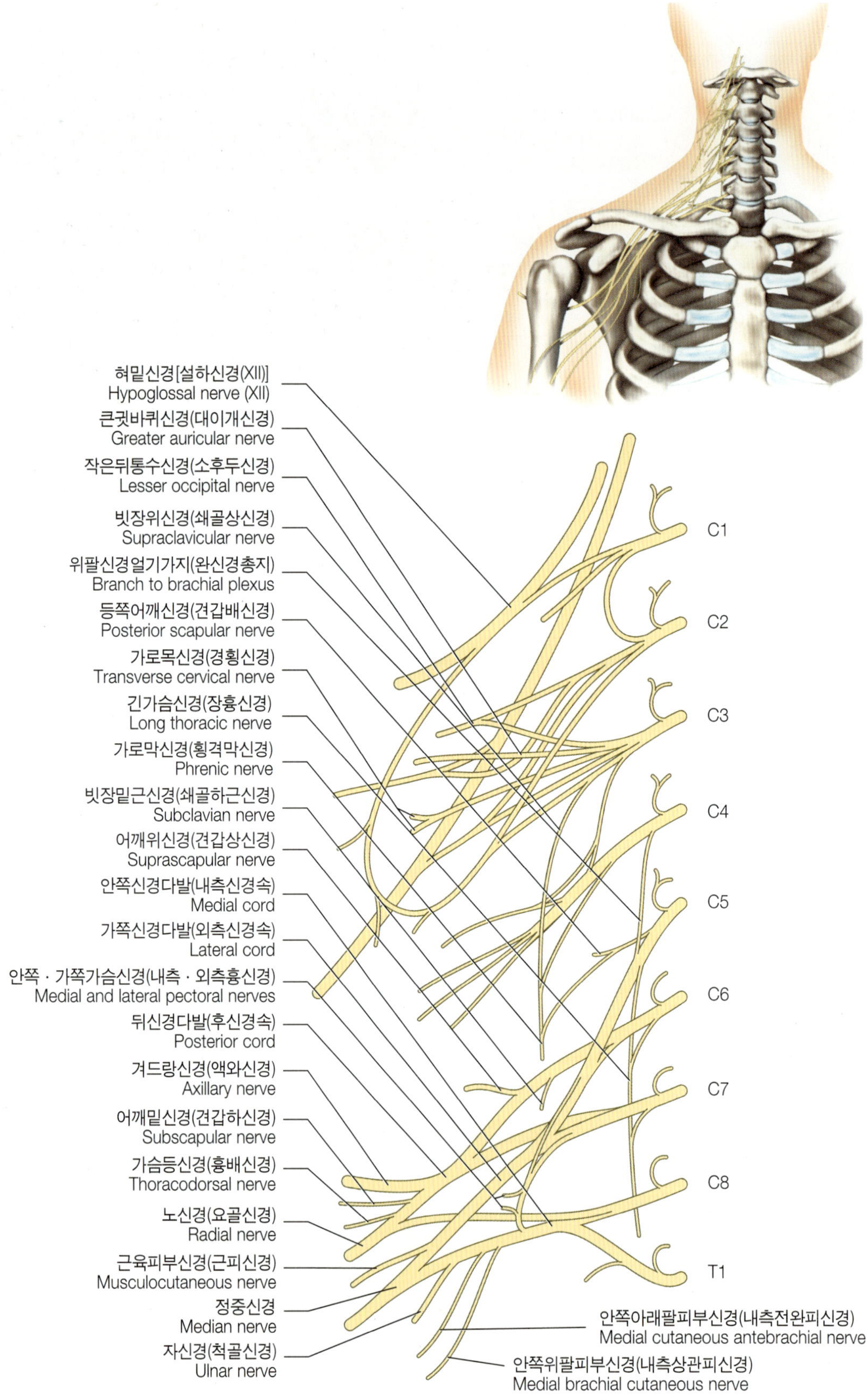

그림 6.2 C1에서부터 T1의 신경뿌리로부터의 신경

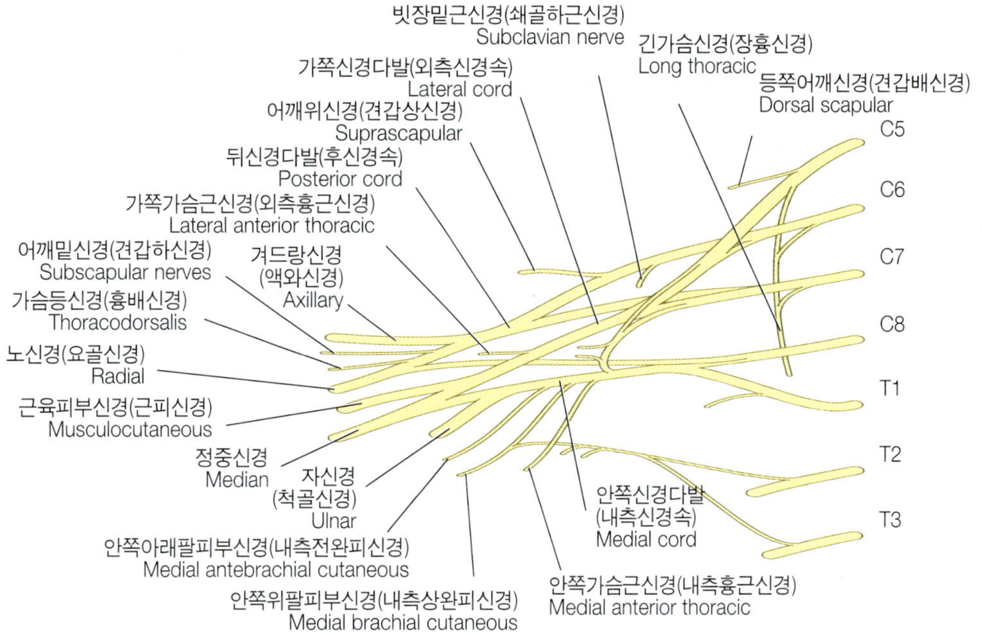

그림 6.3 위팔신경얼기의 신경

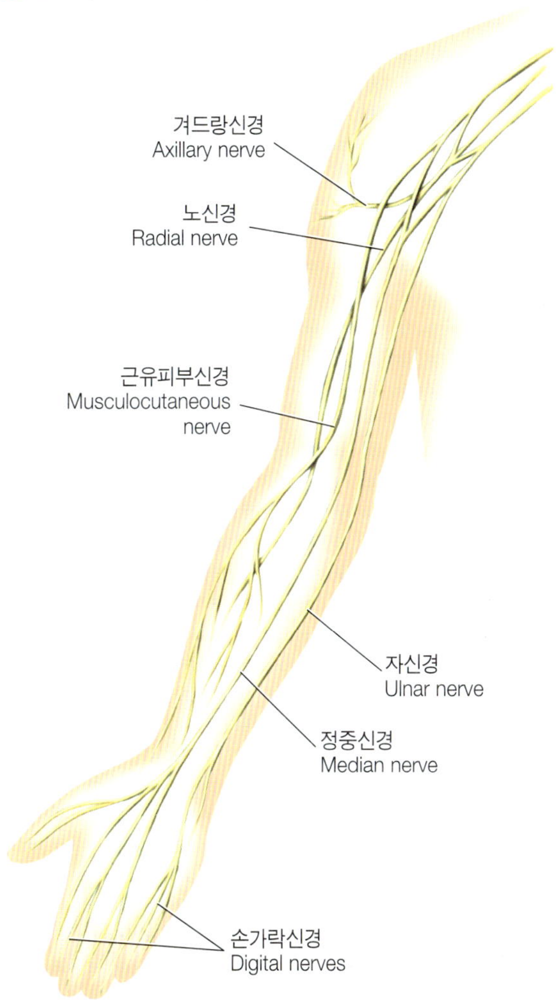

그림 6.4 팔의 주된 신경

racic nerve)(C8, T1)은 큰가슴근과 작은가슴근을 지배한다(그림 6-3). 앞에서 언급한 정중신경의 가쪽부분에 교차하는 것은 안쪽신경다발에서부터의 정중신경의 안쪽 부분(C8, T1)이고, 그것은 아래팔 앞면의 근육의 대부분과 손의 한 부분을 지배하고 있다(그림 6-4). **안쪽아래팔피부신경(medial cutaneous nerve of the forearm)**(T1)은 운동성 신경이 아니고, 아래팔 안쪽면의 피부감각을 지배한다. **자신경(ulnar nerve)**(C8, T1)은 자쪽손목굽힘근과 정중신경에 지배되지 않는 손의 안쪽면의 근육을 지배한다(그림 6-4). **안쪽위팔피부신경(medial brachial cutaneous nerve)**은 운동성 신경이 아니라, 위팔 안쪽면에서부터 위팔뼈 안쪽위관절융기와 팔꿈치머리까지의 피부감각을 지배한다.

Hands on . . . 자신경은 위팔뼈 안쪽위관절융기와 팔꿈치머리의 사이에서 용이하게 확인할 수 있다(그림 6-6). 이 부분에 강력한 힘을 가하면, 아래팔에 찌릿찌릿한 감각이 발생한다.

뒤신경다발(posterior cord)에서부터 시작되는 신경에는 다음의 4개가 있다(그림 6-3). **겨드랑신경(axillary nerve)**(C5, C6)은 어깨세모근과 작은원근을 지배하고 **노신경(radial nerve)** (C5, C6, C7, C8,

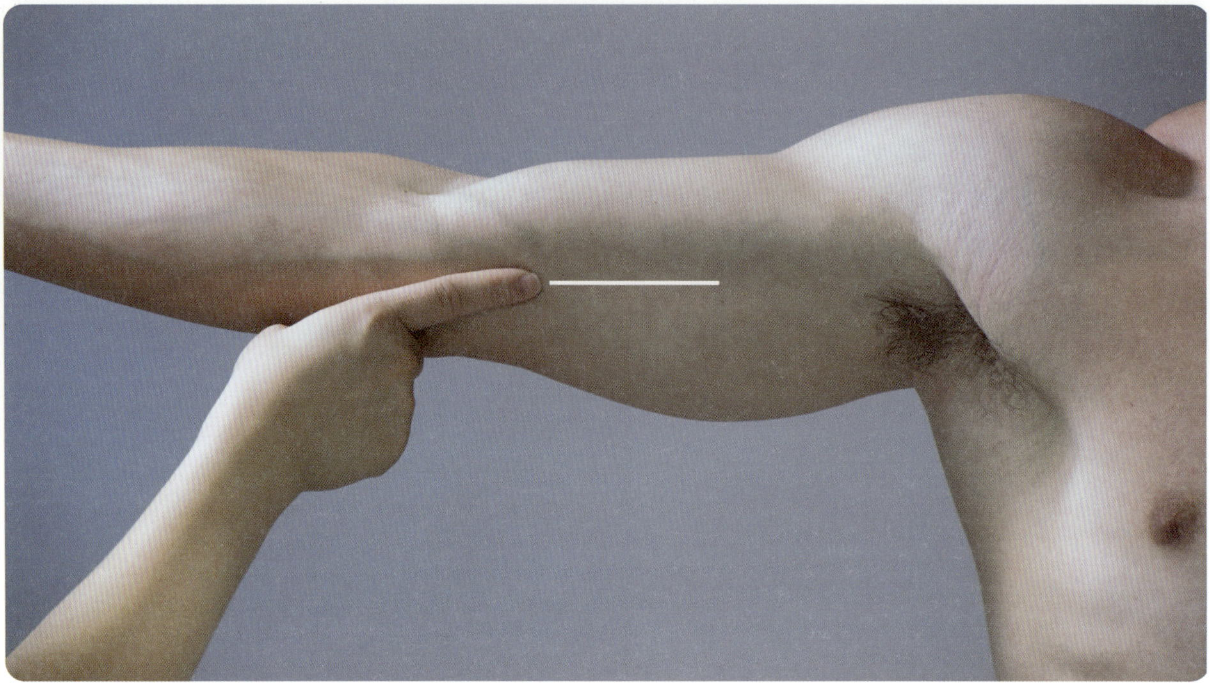

그림 6.5 정중신경의 촉진

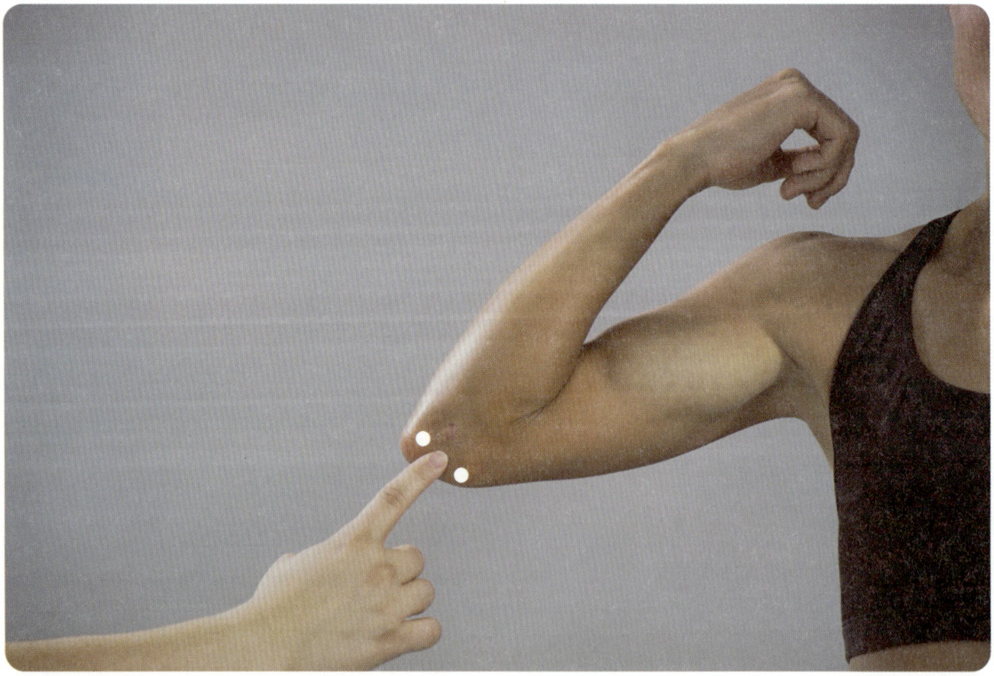

그림 6.6 자신경의 촉진

T1)은 위팔과 아래팔의 뒷면의 근육을 지배한다(그림 6-4). 또한 **어깨밑신경(subscapular nerve)**은 위쪽의 어깨밑신경과 아래쪽의 어깨밑신경으로 갈리고 어깨밑근과 큰원근을 지배한다(그림 6-3). 그리고 **가슴**

Focus on... 척추의 외상(Vertebral Trauma)

목에서부터 팔에 걸쳐서 일어나는 "stinger"라 불리는 신경계의 외상에서는 위팔신경얼기의 신경이 목의 옆굽힘(측굴) 강제에 의해서 사이에 끼이거나 신장되거나 한다. 이 형태의 외상은 흔히 "butt-blocking"이나 "spear-tackling"이라 불린다. 미식축구에서는 규칙위반 또는 그것과 가까운 태클 테크닉에 의해서 발생한다.

"butt-blocking"이란 최초의 접촉에서 offence blocker가 헬멧으로 상대방의 가슴부위(유니폼의 등번호가 있는 위치)에 태클하는 테크닉이다. 이것에 의해서 blocker의 목뼈에 압박력이 가해져 위팔신경얼기의 부딪힘(impingement)이나 과도한 목뼈 옆굽힘이 일어난다. 즉, 위팔신경얼기가 한쪽에서는 신장되고 반대쪽에서는 목뼈 사이에 끼이는 것이다(태클에서 맞은 부분이 좌우 어느 쪽인가에 드터서 목뼈의 옆굽힘을 시킨다).

"spearing"이라는 태클에서는 수비(defence)의 선수가 공을 들고 있는 선수에 대해서 머리에서부터 태클하는 테크닉이다. 이 태클 테크닉에서도 butt-blocking과 마찬가지의 결과가 일어난다. 미식축구 이외에서도 목뼈에 대한 압박력이나 과도한 목뼈 옆굽힘을 일으키는 힘이 가해졌을 때에는 위팔신경얼기가 사이에 끼이거나 신장되거나 하는 것에 의해서 부상을 입는다.

선수들이 위팔신경얼기의 외상을 입지 않도록 코치는 올바른 코치기술을 학습할 필요가 있다. 코치와 애슬레틱 트레이너는 위팔신경얼기의 외상이 일어났을 때의 손상을 최소한으로 조절하기 위해서도 충분한 구급법의 지식을 몸에 익혀야 한다. 해부학을 이해하여 두는 것은 신경계 외상의 예방과 케어에 반드시 필요하다.

등신경(dorsal thoracic nerve)(C6, C7, C8)은 넓은 등근을 지배한다(그림 6-3).

팔의 주된 동맥

신체의 혈관은 **동맥(artery)**, **세동맥(arteriole)**, **모세혈관(capillary)**, **세정맥(venule)**, **정맥(vein)**으로 나뉜다. 심장에서부터 혈액을 운반하는 동맥(그림 1-22 참조)과 큰 세동맥에는 체표에서부터 관찰할 수 있는 것도 있으나, 작은 세동맥이나 모세혈관은 관찰할 수 없다. 동맥벽은 펌프작용을 보조하는 **민무늬근(smooth muscle fiber)**이 안에 붙어 있으나, 정맥에는 그러한 근섬유는 존재하지 않고 혈류를 한 방향으로 유지하는 작은 판막을 갖는다. 혈액이 역류하지 않도록 이들의 판막이 닫혀 혈류를 차단하고 있다.

마찬가지로 혈액을 심장으로 운반하는 정맥과 큰 세정맥은 용이하게 관찰할 수 있으나 작은 세정맥이나 모세혈관도 역시 미시적인 수준이다. 세포는 모세혈관 수준에서 영양분을 흡수하고 노폐물을 배출한다.

팔의 주된 동맥에는 **빗장밑동맥(subclavian artery)**, **겨드랑동맥(axillary artery)**, **위팔동맥(brachial artery)**, **노동맥(radial artery)**, **깊은손바닥동맥활(deep volar arch)**, **자동맥(ulnar artery)**이 포함된다(그림 6-7).

빗장밑동맥은 심장의 가까이에서 빗장뼈 뒤쪽을 통과하고, 3개[목갈비동맥(늑경동맥) 속가슴동맥(내흉동맥), 갑상목동맥(갑상경동맥)]으로 갈린다. 이들은 흉곽과 팔의 다양한 구조부위에 혈액을 공급하는 분지를 가진다.

Hands on... 빗장뼈 중간부분의 윗면에 손가락을 대고(맥을 짚는 것처럼) 빗장밑동맥을 촉진하시오(그림 6-8). 엄지손가락보다는 다른 손가락으로 측정하는 편이 좋다. 엄지손가락인 경우, 엄지손가락 그 자체의 맥의 박동이 느껴지므로 촉진하는 동맥의 박동과 착각하기 쉽다고 생각된다.

겨드랑동맥은 빗장밑동맥의 연장이며 제1갈비뼈 가쪽 모서리에서부터 시작되고, 큰원근 아랫부분으로 뻗는다. 큰원근 아랫부분부터는 위팔동맥이라 불린다.

Hands on... 겨드랑의 부리위팔근(오훼완근) 아랫부분을 촉진하여 맥박을 확인하시오(그림 6-9). 이것은 겨드랑동맥의 박동이다.

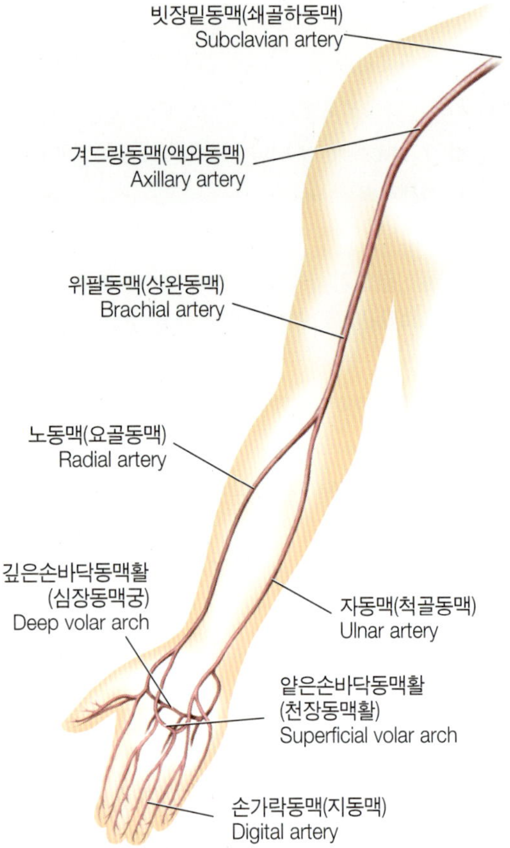

그림 6.7 팔의 주된 동맥

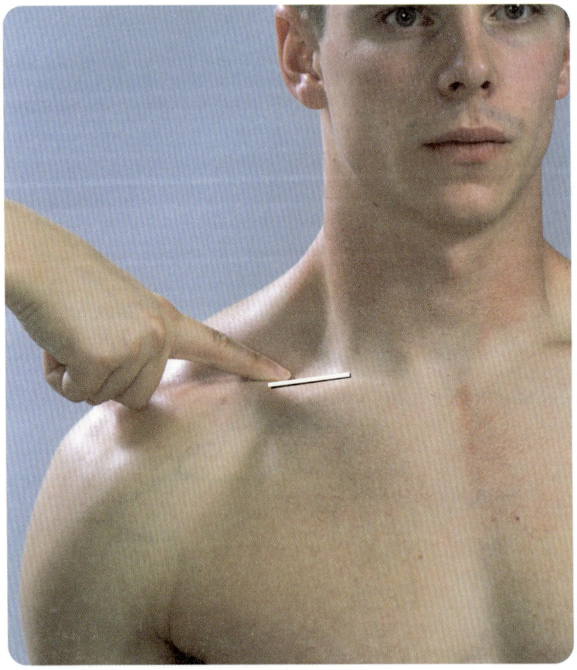

그림 6.8 빗장밑동맥의 촉진

위팔동맥은 겨드랑에서부터 팔꿈치까지 뻗어 있고, 노동맥과 자동맥으로 분지한다. 위팔동맥의 분지는 위팔(어깨와 팔꿈치)의 구조부분에 혈액을 공급한다.

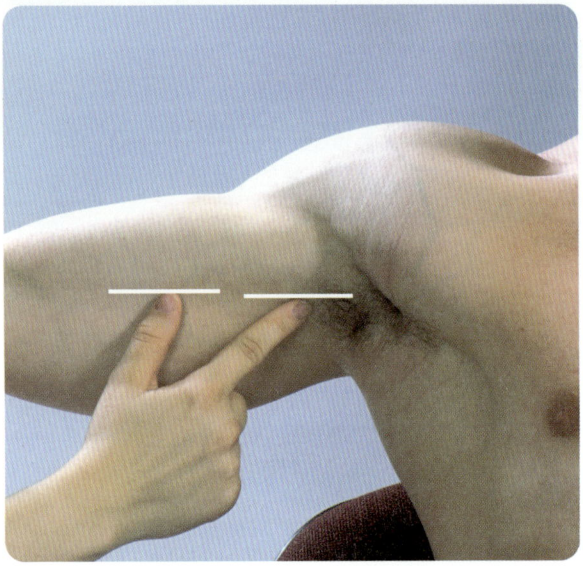

그림 6.9 겨드랑동맥(우) 및 위팔동맥(좌)의 촉진

Hands on . . . 위팔 안쪽면의 위팔세갈래근과 위팔두갈래근의 사이에서 위팔동맥을 촉진하시오(그림 6-9). 이 부위는 원위의 혈류를 저하시키기 위한 지혈점이기도 하고, 아래팔이나 손으로부터의 출혈 등 긴급할 때에 사용한다.

노동맥(위팔동맥의 가쪽가지)과 그 분지는 팔꿈관절에서부터 아래팔, 손목관절, 손까지의 앞 가쪽 부위에 혈액을 공급한다. 이 동맥은 노뼈 원위끝 앞면을 누르면 촉진할 수 있으므로 흔히 맥박을 재는 점으로서 사용된다(그림 6-7, 그림 6-10). 위팔동맥의 안쪽가지는 자동맥이다(그림 6-7, 그림 6-11). 자동맥과 그 분지는 아래팔과 손의 뒷부분, 앞 안쪽부분에 혈액을 공급한다. 손목관절에서는 자동맥의 분지(등쪽 손목가지)가 노동맥의 분지인 **등쪽노손목가지(dorsal radial carpal branch)**와 교차하고, **등쪽손목가지(dorsal carpal branch)**를 형성한다(그림 6-12). 손바닥부위에서는 노동맥이 자동맥의 분지와 교차하여 **얕은손바닥동맥활(superficial volar arch)**과 깊은손바닥동맥활을 형성한다(그림 6-7, 그림 6-12). 손가락 한쪽의 **손가락동맥(digital artery)** 등 손바닥동맥활로부터의 분지는 손가락에 혈액을 공급한다(그림 6-7, 그림 6-12).

팔의 주된 정맥

심장으로 혈액을 되돌리는 정맥(그림 1-23 참조)은 일반적으로 **깊은정맥(deep vein)**과 **얕은정맥(superficial vein)**으로 나뉜다. 몇 가지의 예외를 제외하고 깊은정맥은 **빗장밑정맥(subclavian vein)**과 **겨드랑정맥(axillary vein)**과 같이 나란히 뻗는 동맥과 같은 이름이 붙여져 있다. 한편 얕은정맥은 특정의 이름이 붙여지고 피부밑 표층에 위치한다. 정맥은 동맥과는 달리 항상 그림에 나타내고 있는 해부학적 위치에 존재하는 것은 아니며 존재하지 않는 경우도 있다.

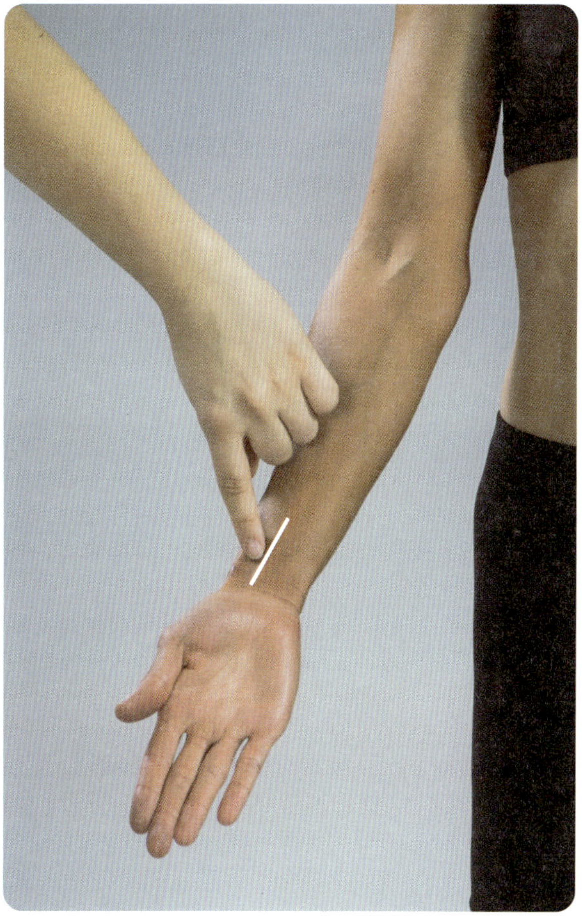

그림 6.10 노동맥의 촉진

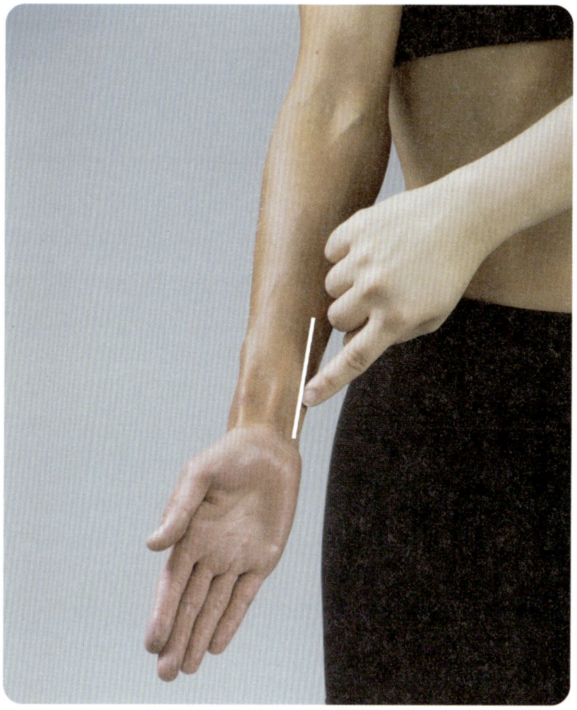

그림 6.11 자동맥의 촉진

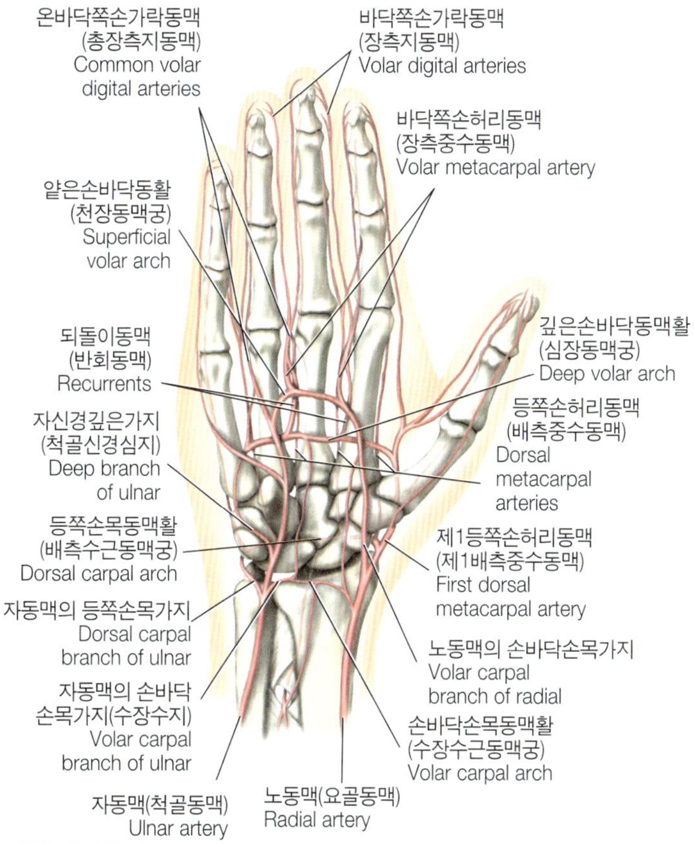

그림 6.12 손의 동맥(앞면)

팔의 주된 깊은정맥은 빗장밑정맥과 겨드랑정맥이다. 겨드랑정맥은 위쪽에서 빗장밑정맥이 되고 머리에서부터 내려오는 **속목정맥(internal jugular vein)**과 교차하여 **팔머리정맥(brachiocephalic vein)**이 된다(그림 6-13, 그림 6-14). 겨드랑정맥에 혈액을 환류시키고 있는 것은 팔의 주된 동맥과 나란히 뻗고 있는 **위팔정맥(brachial vein)**, **노정맥(radial vein)**, **자정맥(ulnar vein)**, **정맥활(venous arch)**, **손가락정맥(digital vein)**이다(그림 6-13).

팔의 주된 얕은정맥은 자쪽피부정맥(basilic vein), 노쪽피부정맥(cephalic vein), 팔꿈치정중피부정맥(median cubital vein)이다(그림 6-13).

팔꿈치정중피부정맥은 팔굽관절 앞면(팔오금)을 가쪽에서부터 안쪽으로 통과하고, 노쪽피부정맥은 위팔노근(완요골근)의 윗부분에서 위팔두갈래근의 약간 가쪽에서 관찰할 수 있다(그림 6-15). 자쪽피부정맥은 손의 정맥활 자쪽에서부터 시작된다. 자쪽피부정맥은 팔꿈치관절에서는 팔꿈치정중피부정맥에서부터 혈액이 흘러들어가 큰원근 아랫부분까지 도달하여 겨드랑정맥에 교차한다(그림 6-16). 겨드랑정맥은 손, 아래팔, 위팔의 바닥쪽과 등쪽 양쪽의 자쪽에서부터 혈류를 환류시키고 있다. 노쪽피부정맥은 손의 등쪽정맥활 노쪽에서부터 시작되고 팔꿉관절에서는 팔꿈치정중피부정맥을 통해서 자쪽피부정맥과 교차하여 겨드랑정맥이 된다. 또한 노쪽피부정맥은 팔꿈치관절에서 **덧노쪽피부정맥(accessory cephalic vein)**에 연결된다(그림 6-

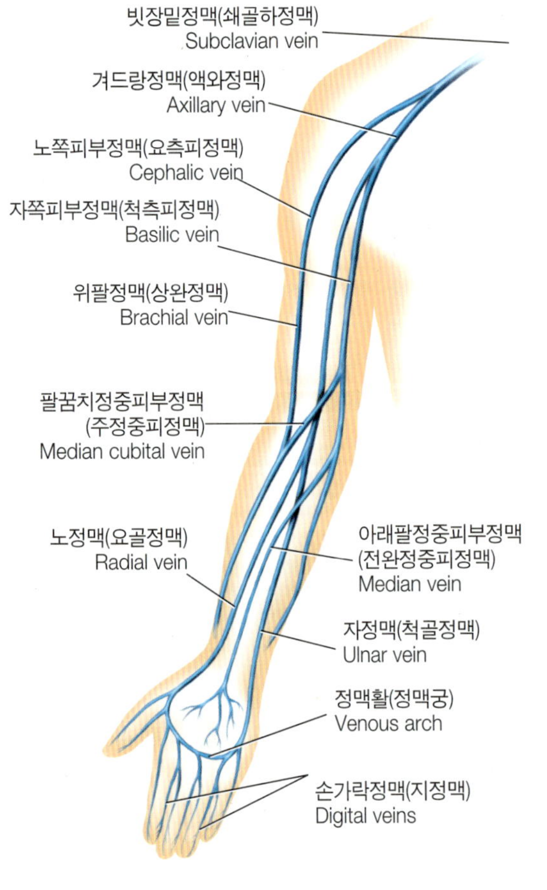

그림 6.13 팔의 주된 정맥

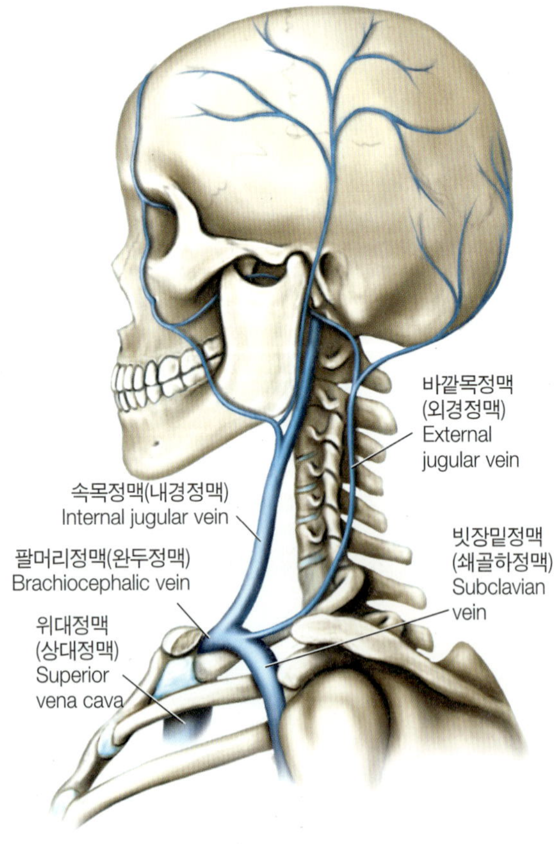

그림 6.14 팔머리정맥과 속목정맥

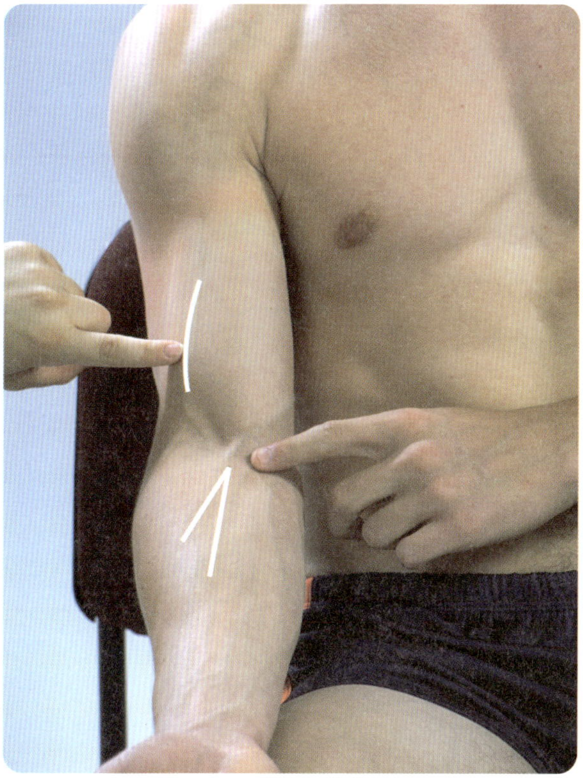

그림 6.15 팔꿈치정중피부정맥(하) 및 노쪽피부정맥(상)의 촉진

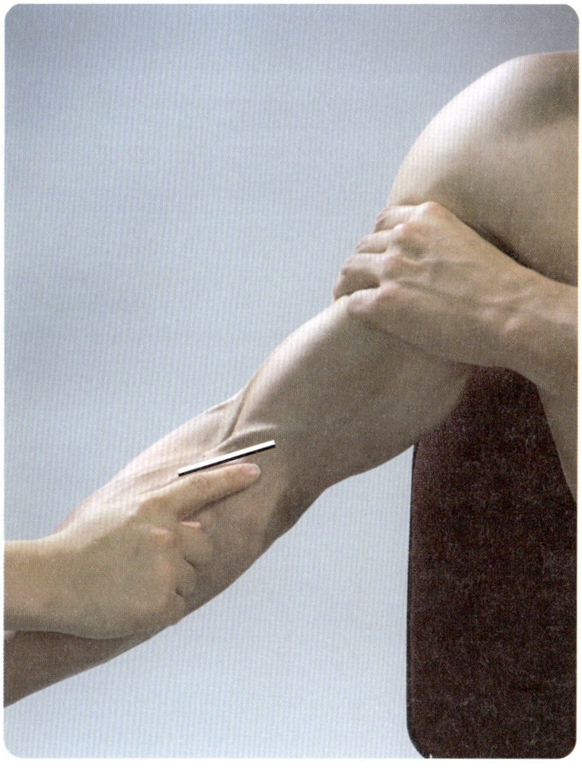

그림 6.16 자쪽피부정맥의 촉진

17). 노쪽피부정맥은 손, 아래팔, 위팔의 가쪽에서부터 혈액을 환류시킨다. 자쪽피부정맥은 손, 아래팔, 위팔의 가쪽에서부터 혈액을 환류시킨다(그림 6-18). 팔꿈치정중피부정맥은 손의 **손바닥정맥망(palmar venous vessel)**에서부터 시작하여 자쪽피부정맥에 연결된다. 팔꿈치정중피부정맥은 헌혈이나 혈액검사에서 샘플이 필요할 때에 흔히 사용된다.

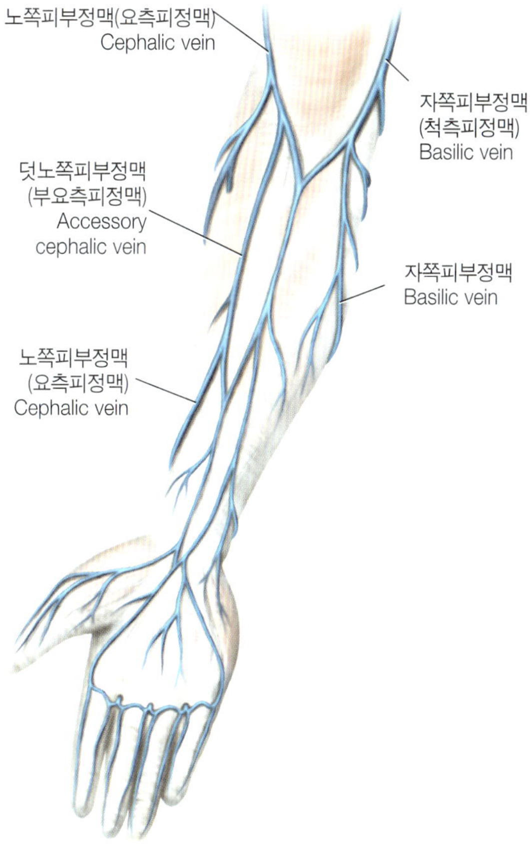

그림 6.17 노쪽피부정맥과 덧노쪽피부정맥

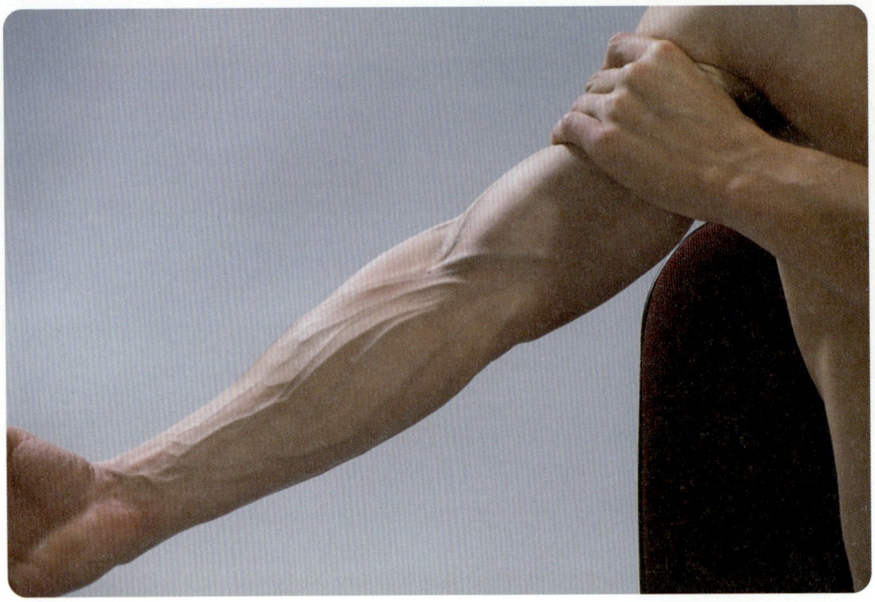

그림 6.18 아래팔의 자쪽피부정맥의 정맥망

용어의 복습

이 단원에서 나온 다음의 용어를 정의하고 설명하시오. 그리고 인체나 일러스트를 사용하여 각 용어에 관한 구조적 특징이나 위치를 나타내시오.

덧노쪽피부정맥
동맥(arteries)
세동맥(arterioles)
겨드랑동맥(axillary artery)
겨드랑신경(axillary nerve)
겨드랑정맥(axillary vein)
자쪽피부정맥(basilic vein)
위팔동맥(brachial artery)
위팔신경얼기(brachiocephalic vein)
위팔정맥(brachial vein)
팔머리정맥(brachiocephalic vein)
모세혈관(capillaries)
노피부정맥(cephalic vein)
깊은정맥(deep vein)
깊은손바닥쪽활(deep volar arch)
손가락동맥(digital arteries)
손가락정맥(digital veins)
등쪽손목가지(dorsal carpal branch)
등쪽어깨신경(dorsal scapular nerve)
가슴등신경(dorsal thoracic nerve)
빗장밑신경(infraclavicular nerves)
속목정맥(internal jugular vein)
가쪽가슴근신경
정중신경의 가쪽부분
가쪽신경다발(lateral cord)
넓은등근(latissimus dorsi)
긴가슴신경(long thoracic nerve)
안쪽가슴근신경
정중신경의 안쪽부분
안쪽위팔피부신경
안쪽신경다발(medial cord)
안쪽아래팔피부신경
팔꿈치정중피부정맥
정중신경(median nerve)
아래팔정중피부정맥(median vein)
근육피부신경(musculocutaneous nerve)
신경(nerve)
손바닥정맥(palmar venous vessel)
얼기(plexus)
뒤신경다발(posterior cord)
노동맥(radial artery)
노신경(radial nerve)
노정맥(radial vein)
민무늬근(smooth muscle fiber)
빗장밑동백(subclavian artery)
빗장밑신경(subclavian nerve)
빗장밑정맥(subclavian vein)
어깨밑신경(subscapular nerve)
얕은정맥(superficial vein)
얕은손바닥쪽활(superficial volar arch)
빗장위신경(supraclavicular nerve)
어깨위신경(suprascapular nerve)
가슴등신경(thoracodorsalis)
자동맥(ulnar artery)
자신경(ulnar nerve)
자정맥(ulnar vein)
정맥(veins)
정맥활(venous arch)
세정맥(venules)

운동학습의 힌트

1. 당신의 손을 몸 앞으로 가져가 손가락이 위를 향하게 하고, 손을 폈다 쥐었다 하면서 4~6회 주먹을 만드시오. 마지막에는 손이 주먹을 쥔 상태로 유지하시오. 다른 쪽 손의 집게손가락과 엄지손가락으로 어느 한쪽의 손목(손바닥쪽면)에 가능한 한 강하게 압력을 가하시오. 손을 펴고 있는(주먹을 풀고 있는) 동안에도 가압을 계속하시오. 당신 손의 손바닥면의 색깔에 유의하시오.
   a. 엄지손가락으로 가한 압력을 해제하시오. 당신 손의 색깔에 어떠한 변화가 일어났는가? 어느 쪽 손에 먼저 변화가 있었는가? 어떤 혈관이 압박되었다가 풀렸는가?
   b. 집게손가락으로 가한 압력을 해제하시오. 손의 색깔에 어떠한 변화가 일어났는가? 어느 쪽 손에 먼저 변화가 있었는가? 어떤 혈관이 압박되었다가 풀렸는가?
2. 파트너가 자기의 손으로 겨드랑 바로 밑에서 당신의 위팔을 둘러싸도록 시키시오. 파트너가 당신의 팔을 압박하고 있는 동안 당신의 팔꿈치와 손목을 등척성으로 수 초 동안 굽히시오.
   a. 위팔과 아래팔의 어떤 얕은정맥을 확인할 수 있는가?
   b. 파트너와 자세를 교환하면서 똑 같은 조작을 해보시오. 똑 같은 정맥을 확인할 수 있었는가, 그리고 그들은 같은 위치에 있었는가?

가장 적합한 답을 하나 고르시오.

1. 자동맥과 노동맥은 아래에 열거하는 동맥 중의 어느 분지인가?
   a. 등쪽손목동맥
   b. 위팔동맥
   c. 바닥쪽손목동맥
   d. 정중동맥
2. 위팔신경얼기는 몇 개의 신경다발에 의해서 구성되어 있는가?
   a. 1개
   b. 2개
   c. 3개
   d. 4개
3. 근육조직 내에서 발생한 노폐물은 무엇을 통해서 환류되는가?
   a. 동맥
   b. 모세혈관
   c. 정맥
   d. 간장
4. 아래에 열거하는 정맥 중에서 어느 정맥이 빗장밑정맥에 혈액을 환류하는가?
   a. 겨드랑정맥
   b. 자정맥
   c. 위팔정맥
   d. 노쪽피부정맥

밑줄부분에 적절한 용어를 넣어 문장을 완성시키시오.

1. 헌혈이나 혈액검사용으로 채혈할 때는 __________ 정맥이 흔히 이용된다.
2. 어깨올림근과 마름근은 __________ 신경에 지배된다.
3. __________ 이라 불리는 혈관의 벽에는 민무늬근섬유가 안에 붙어 있다.

제2부의 요약표 팔의 관절

관절	종류	뼈	인대	움직임
팔이음뼈				
복장빗장관절	안장관절	복장뼈와 빗장뼈	• 복장빗장인대(앞, 위, 뒤) • 갈비빗장인대 • 빗장사이인대 (관절디스크도 관절의 안정에 작용하고 있다)	올림, 내림, 회전, 어깨뼈 모음 · 벌림
봉우리빗장관절	평면관절	빗장뼈와 어깨뼈	• 봉우리빗장인대 • 부리빗장인대(원뿔인대 · 마름인대) • 부리봉우리인대(어깨위팔관절의 보호) (관절디스크도 관절의 안정에 작용하고 있다)	올림, 내림, 회전, 어깨뼈 모음 · 벌림, winging (어깨뼈의 벌림 때 어깨뼈를 흉곽에 유지하는 움직임), tipping(어깨뼈의 올림 때에 어깨뼈를 흉곽에 유지하기 위한 회전)
어깨관절				
어깨위팔관절	절구관절	위팔뼈와 어깨뼈	• 관절위팔인대(상, 중, 하) • 부리위팔인대 • 위팔가로인대(위팔두갈래근긴갈래힘줄을 결절사이고랑에 유지한다) • 관절테두리(관절오목에 깊이를 준다) • 관절주머니	굽힘, 폄(젖힘), 벌림, 모음, 내측회전, 외측회전
어깨흉곽관절	뼈 연결에 의한 관절에는 분류되어 있지 않다.	어깨뼈와 흉곽	• 인대는 없다(앞톱니근과 흉곽으로부터의 근막)	올림, 내림, 벌림, (어깨뼈 모음), 모음(어깨뼈 모음), 위쪽회전, 아래쪽회전, 흉곽 위에서의 어깨뼈의 기울기
팔꿉관절				
위팔자관절	경첩관절	위팔뼈와 자뼈	• 관절주머니 • 안쪽(자쪽)곁인대(전부섬유, 후부섬유, 가로섬유)	굽힘, 폄
위팔노관절	절구관절	위팔뼈와 노뼈	• 가쪽(노쪽)곁인대 • 고리인대	굽힘, 폄, 회전(엎침 · 뒤침)
노자관절	중쇠관절	노뼈와 자뼈	• 고리인대	엎침, 뒤침
아래팔				
노자관절(중부)	인대결합	노뼈와 자뼈	• 빗끈(사삭) • 뼈사이막	약간의 움직임밖에 없다
노자관저(원위)	중쇠관절	노뼈, 자뼈(관절원반)	• 관절주머니 • 등쪽노자인대 • 바닥쪽노자인대	엎침, 뒤침
손목관절				
노뼈손목관절	융기관절	노뼈, 손배뼈, 반달뼈, 세모뼈	• 관절주머니 • 노쪽곁인대 • 자쪽곁인대 • 등쪽노자인대 • 바닥쪽노자인대	굽힘, 폄, 벌림(노쪽굽힘), 모음(자쪽굽힘)

관절	종류	뼈	인대	움직임
손목관절(계속)				
자뼈손목관절(손목관절의 일부가 아니다)	평면관절	자뼈, 콩알뼈, 세모뼈	• 관절주머니 • 자쪽곁인대 • 관절디스크	활주(gliding)
손목뼈사이관절				
손목뼈사이관절(근위열)	평면관절	노뼈, 손배뼈, 반달뼈, 세모뼈	• 관절주머니 • 굽힘근(바닥쪽)지지띠 • 폄근(등쪽)지지띠 • 가쪽손목곁인대 • 안쪽손목곁이대 • 바닥쪽손목뼈사이관절 • 등쪽손목뼈사이관절	활주
손목뼈중간관절	평면관절	손목뼈의 근위열과 원위열	• 관절주머니 • 바닥쪽손목뼈사이관절 • 등쪽손목뼈사이관절 • 뼈사이손목뼈사이인대 • 가쪽손목곁인대 • 안쪽손목곁이대 • 콩알갈고리인대 • 콩알손바닥뼈인대	활주
손목뼈사이관절(원위열)	평면관절	큰마름뼈, 작은마름뼈, 알머리뼈, 갈고리뼈	• 관절주머니 • 바닥쪽손목뼈사이관절 • 등쪽손목뼈사이관절 • 뼈사이손목뼈사이인대	활주
손과 손가락				
손목손허리관절	특수 안장관절	큰마름뼈, 작은마름뼈, 알머리뼈, 갈고리뼈, 손허리뼈(4)	• 관절주머니 • 바닥쪽손목뼈사이관절 • 등쪽손목뼈사이관절 • 뼈사이손목뼈사이인대(바닥쪽인대)	굽힘, 폄, 벌림, 모음, 약간의 다섯째손가락의 맞섬
손허리손가락관절	융기관절	손허리뼈(4), 첫마디뼈(4)	• 깊은가로손허리인대(심횡중수인대) • 관절주머니 • 곁인대(바닥쪽인대)	굽힘, 폄, 벌림, 모음
근위손가락뼈사이관절	경첩관절	첫마디뼈(4), 중간마디뼈(4)	• 관절주머니 • 곁인대(바닥쪽인대)	굽힘, 폄
원위손가락뼈사이관절	경첩관절	중간마디뼈(4), 끝마디뼈(4)	• 관절주머니 • 곁인대(바닥쪽인대)	굽힘 폄
엄지손가락				
손목손허리관절	안장관절	큰마름뼈, 제1손허리뼈	• 관절주머니	굽힘, 폄, 벌림, 모음, 맞섬
손허리손가락관절	경첩관절	제1손허리뼈, 첫마디뼈	• 관절주머니 • 곁인대(바닥쪽인대)	굽힘, 폄
손가락뼈사이관절	경첩관절	첫마디뼈, 끝마디뼈	• 관절주머니 • 곁인대(바닥쪽인대)	굽힘, 폄

제2부의 요약표 팔의 근육, 신경, 혈관

근육	이는 곳(기시)	닿는 곳(정지)	기능	신경	동맥
팔이음뼈(앞부분)					
작은가슴근	제3~제5갈비뼈	부리돌기	어깨뼈의 아래쪽회전, 내림	안쪽가슴신경	가쪽가슴동맥, 겨드랑동맥으로부터의 가슴봉우리동맥
앞톱니근	상부 9쌍의 갈비뼈	어깨뼈의 안쪽모서리	어깨뼈의 벌림	긴가슴신경	가쪽가슴동맥, 겨드랑동맥으로부터의 어깨밑신경, 빗장밑신경으로부터의 갑상목동맥의 목가로동맥
빗장밑근	제1갈비뼈	빗장밑근고랑	복장빗장관절의 지지	안쪽앞(가슴)신경 (빗장밑근신경)	겨드랑가슴동맥으로부터의 복장봉우리동맥의 빗장가지
팔이음뼈(뒷부분)					
어깨올림근	상부 4개의 목뼈의 가로돌기	어깨뼈 안쪽모서리 상부	어깨뼈의 올림	등쪽어깨신경	갑상목동맥으로부터의 목가로동맥과 갈비사이동맥
마름근 (큰, 작은)	제7목뼈~제5등뼈의 가시돌기	어깨뼈 안쪽모서리	어깨뼈의 올림, 모음	등쪽어깨신경	빗장밑동맥으로부터의 갑상목동맥의 목가로동맥
등세모근	바깥뒤통수융기, 제1목뼈~제12등뼈의 가시돌기	어깨뼈가시, 봉우리, 빗장뼈 뒷면의 가쪽 1/3	어깨뼈의 올림, 위쪽회전, 모음	C2, C3, C4, 덧신경(제11뇌신경)	빗장밑동맥으로부터의 갑상목동맥의 목가로동맥
어깨관절(앞부분)					
큰가슴근	제2~제6갈비뼈, 복장뼈, 빗장뼈 안쪽 절반	위팔뼈 외과목의 큰결절 아랫부분	어깨위팔관절의 굽힘 · 모음, 내측회전	가쪽앞가슴신경, 안쪽앞가슴신경	가쪽가슴동맥, 겨드랑동맥으로부터의 가슴봉우리동맥
부리위팔근	어깨뼈의 부리돌기	위팔뼈 안쪽면 중간부분 1/3	어깨위팔관절의 굽힘, 모음	근육피부신경	위팔동맥
위팔두갈래근(긴갈래)	관절위결절	노뼈거친면	어깨위팔관절의 벌림 · 굽힘, 팔꿉관절의 굽힘, 아래팔의 뒤침	근육피부신경	위팔동맥
위팔두갈개근(짧은갈래)	어깨뼈의 부리돌기	노뼈거친면	어깨위팔관절이 모음, 굽힘, 팔꿉관절의 굽힘, 아래팔의 뒤침	근육피부신경	위팔동맥
어깨밑근	어깨뼈밑오목	위팔뼈 작은결절	어깨위팔관절의 내측회전, 굽힘, 안정성	위팔신경얼기로부터의 어깨밑신경	겨드랑동맥의 어깨밑동맥, 갑상목동맥으로부터의 목가로동맥과 어깨위동맥

제2부의 요약표 위팔의 근육, 신경, 혈관

(계속)

근육	이는 곳(기시)	닿는 곳(정지)	기능	신경	동맥
어깨관절(윗부분)					
어깨세모근(전부섬유)	빗장뼈 앞모서리 가쪽 1/3	어깨세모근결절	어깨위팔관절의 굽힘, 모음, 내측회전(벌림 90° 이상의 벌림(외전)	겨드랑신경	앞 · 뒤위팔휘돌이동맥, 위팔동맥, 가슴봉우리동맥
어깨세모근(중부섬유)	봉우리 가쪽모서리	어깨세모근결절	어깨위팔관절의 벌림	겨드랑신경	앞 · 뒤위팔휘돌이동맥, 위팔동맥, 가슴봉우리동맥
어깨세모근(후부섬유)	어깨뼈가시 아래모서리	어깨세모근결절	어깨위팔관절의 폄, 모음, 외측회전(벌림 90° 이상의 벌림(외전)	겨드랑신경	앞 · 뒤위팔휘돌이동맥, 위팔동맥, 가슴봉우리동맥
가시위근	어깨뼈의 가시위오목	위팔뼈 큰결절의 근위 관절면	어깨위팔관절의 벌림, 안정성	위팔신경얼기의 C5에서부터의 어깨위신경	갑상목동맥에서부터의 목가로동맥과 어깨위동맥, 어깨밑동맥
어깨관절(뒷부분)					
가시아래근	어깨뼈의 가시아래오목	위팔뼈 큰결절의 중간관절면	어깨위팔관절의 외측회전, 폄, 안정성	위팔신경얼기로부터의 어깨위신경	갑상목동맥으로부터의 목가로동맥과 어깨위동맥
작은원근	어깨뼈의 가쪽모서리 윗부분 2/3	위팔뼈 큰결절의 원위관절면	어깨위팔관절의 외측회전, 폄, 모음, 안정성	위팔신경얼기로부터의 겨드랑신경	뒤위팔휘돌이동맥, 어깨밑동맥
어깨관절(아랫부분)					
넓은등근	아랫부분 6개의 등뼈와 허리뼈의 모든 가시돌기, 엉덩뼈, 아랫부분 3쌍의 갈비뼈, 어깨뼈 아랫각	결절사이고랑	어깨위팔관절의 내측회전, 폄, 모음	가슴등신경, 아랫부분 6개의 등뼈와 모든 허리뼈로부터의 척수신경 뒷가지	겨드랑동맥으로부터의 어깨밑동맥, 빗장밑동맥으로부터의 갑상목동맥의 목가로동맥
큰원근	어깨뼈 가쪽모서리 아랫부분 1/3, 아랫각	위팔뼈 앞면의 작은결절 아랫부분	어깨위팔관절의 내측회전, 폄, 모음	위팔신경얼기로부터의 어깨밑신경	겨드랑동맥으로부터의 어깨밑동맥
위팔세갈래근(긴갈래)	어깨뼈의 관절아래결절	자뼈의 팔꿈치머리	어깨위팔관절의 폄, 모음	노신경	뒤위팔휘돌이동맥, 위팔동맥의 깊은가지
팔꿉관절(앞부분)					
위팔근	위팔뼈 앞면 원위 1/3	자뼈의 갈고리돌기와 거친면	팔꿉관절의 굽힘	근육피부신경	위팔동맥
위팔노근	위팔뼈 가쪽관절융기 위능선 근위면	노뼈붓돌기의 가쪽면	팔꿉관절의 굽힘, 아래팔의 뒤침	노신경	노동맥
위팔두갈래근(긴갈래)	관절위결절	노뼈거친면	어깨위팔관절의 벌림, 굽힘, 팔꿉관절의 굽힘, 아래팔의 뒤침	근육피부신경	위팔동맥
위팔두갈래근(짧은갈래)	어깨뼈의 부리돌기	노뼈거친면	어깨위팔관절의 벌림, 굽힘, 팔꿉관절의 굽힘, 아래팔의 뒤침	근육피부신경	위팔동맥

제2부의 요약표 위팔의 근육, 신경, 혈관 *(계속)*

팔꿉관절(뒷부분)					
위팔세갈래근(가쪽갈래)	위팔뼈 뒤 가쪽 근위 1/3	자뼈의 팔꿈치머리	팔꿉관절의 폄	노신경	뒤위팔휘돌리동백, 위팔동맥의 깊은가지
위팔세갈래근(긴갈래)	어깨뼈의 관절아래결절	자뼈의 팔꿈치머리	팔꿉관절의 폄, 어깨위팔관절의 폄, 모음	노신경	뒤위팔휘돌리동백, 위팔동맥의 깊은가지
위팔세갈래근(안쪽갈래)	위팔뼈 뒤 안쪽면 원위 2/3	자뼈의 팔꿈치머리	팔꿉관절의 폄	노신경	뒤위팔휘돌리동백, 위팔동맥의 깊은가지
팔꿈치근	위팔뼈 가쪽위관절융기	팔꿈치머리 노쪽면, 자뼈 등면 근위 1/4	팔꿉관절의 폄	노신경	위팔동맥의 깊은가지, 등쪽뼈사이동맥
아래팔(뒤침근군)					
뒤침근	위팔뼈 가쪽위관절융기, 자뼈의 뒤침근능선	노뼈 가쪽, 바닥쪽면 근위 1/3	아래팔의 뒤침	노신경	노쪽되돌이동맥 (요측반회동맥)
위팔두갈래근(긴갈래)	관절위결절	노뼈거친면	어깨위팔관절의 벌림, 굽힘, 팔꿉관절의 굽힘, 아래팔의 뒤침	근육피부신경	위팔동맥
위팔두갈래근(짧은갈래)	어깨뼈의 부리돌기	노뼈거친면	어깨위팔관절의 벌림, 굽힘, 팔꿉관절의 굽힘, 아래팔의 뒤침	근육피부신경	위팔동맥
아래팔(엎침근군)					
원엎침근	공통굽힘근힘줄, 자뼈의 갈고리돌기	노뼈 가쪽면 중간부분	아래팔의 엎침	정중신경	위팔동맥으로부터의 노동맥
네모엎침근	자뼈 바닥쪽면 원위	노뼈 바닥쪽면 원위	아래팔의 엎침	정중신경	자동맥, 노동맥
손목관절과 손의 외재근(앞부분)					
노쪽손목굽힘근	공통굽힘근힘줄	제2, 3손허리뼈 밑 부분	손목관절의 굽힘, 노쪽굽힘, 팔꿉관절의 굽힘, 아래팔의 엎침	정중신경	노동맥
자쪽손목굽힘근	공통굽힘근힘줄	콩알뼈, 갈고리뼈, 제5손허리뼈 밑 부분	손목관절의 굽힘, 노쪽굽힘, 팔꿉관절의 굽힘, 아래팔의 엎침	자신경	위팔동맥으로부터의 자동맥
얕은손가락굽힘근	공통굽힘근힘줄, 갈고리돌기, 노뼈 근위 2/3	힘줄이 2개로 갈리고 제2~5중간마디뼈 밑 부분의 양쪽면	PIP관절, MP관절, 손목관절의 굽힘	정중신경	위팔동맥으로부터의 자동맥
긴손바닥근	공통굽힘근힘줄	손바닥널힘줄	손목관절의 굽힘	정중신경	위팔동맥으로부터의 노동맥
깊은손가락굽힘근	갈고리돌기 근위 3/4, 뼈사이막	2개로 갈린 얕은손가락굽힘근힘줄의 사이를 통과하여 제2~5끝마디뼈의 밑 부분	DIP관절, PIP관절, MP관절, 손목관절의 굽힘	정중신경	자동맥, 바닥쪽뼈사이동맥

제2부의 요약표 위팔의 근육, 신경, 혈관 *(계속)*

근육	이는 곳(기시)	닿는 곳(정지)	기능	신경	동맥
손목관절과 손의 외재근(뒷부분)					
긴노쪽손목폄근	위팔뼈 가쪽관절융기위능선	제2손허리뼈 밑 부분	손목관절의 폄, 노쪽굽힘, 아래팔의 뒤침	노신경	노동맥
짧은노쪽손목폄근	공통폄근힘줄	제3손허리뼈 밑 부분	손목관절의 폄, 노쪽굽힘, 아래팔의 뒤침	노신경	노동맥
자쪽손목폄근	공통폄근힘줄	제5손허리뼈 밑 부분	손목관절의 폄, 자쪽굽힘	노신경	자동맥
(총)손가락폄근	공통폄근힘줄	제2～5끝마디뼈 밑 부분	제2～제5DIP관절, PIP관절, MP관절의 폄, 손목관절의 폄	노신경	자동맥
새끼폄근	공통폄근힘줄	새끼끝마디뼈 밑 부분	제5MP관절의 폄, 손목관절의 폄	노신경	자동맥
집게폄근	자뼈원위 등면, 뼈사이막	집게끝마디뼈 밑 부분	제2MP관절의 폄, 노쪽굽힘, 손목관절의 폄	노신경	자동맥
손의 내재근					
새끼벌림근	콩알뼈	새끼첫마디뼈 밑 부분	제5MP관절의 벌림, 굽힘	자신경	자동맥
짧은새끼굽힘근	갈고리뼈	새끼첫마디뼈 밑 부분	제5MP관절의 굽힘	자신경	자동맥
새끼맞섬근	갈고리뼈	제5손허리뼈 안쪽면	새끼손가락의 굽힘, 모음	자신경	자동맥
등쪽뼈사이근(4)	제1～제5손허리뼈의 서로 마주보는 면	제2 · 제3 · 제4첫마디뼈 밑 부분, (총)손가락폄근힘줄	제2 · 제4MP관절의 벌림	자신경	노동맥으로부터의 손허리동맥
바닥쪽뼈사이근(3)	제2손허리뼈 자쪽, 제4 · 제5손허리뼈 노쪽	제4, 5첫마디뼈 노쪽, 제2첫마디뼈 자쪽	제2 · 제4 · 제5MP관절의 모음, 굽힘	자신경	깊은손바닥쪽활의 손허리가지
벌레근	깊은손가락굽힘근힘줄	(총) 손가락폄근힘줄	제2～제5MP관절의 굽힘, 제2～제5PIP, DIP관절의 폄	정중신경 자신경	깊은손바닥쪽활의 손허리가지
엄지손가락의 외재근					
긴엄지폄근	자뼈 중간부분 1/3, 뼈사이막	엄지 끝마디뼈 밑 부분	엄지IP · MP관절의 폄, 손목관절의 폄, 노쪽굽힘	노신경	등쪽뼈사이동맥을 통해서 자동맥
짧은엄지폄근	노뼈 등면의 중간부분, 뼈사이막	엄지 첫마디뼈 밑 부분	엄지MP관절의 폄, 제1손허리뼈의 벌림, 손목관절의 노쪽굽힘	노신경	등쪽뼈사이동맥을 통해서 자동맥
긴엄지벌림근	자뼈 등의 가쪽면 중간부분, 뼈사이막	제1손허리뼈 밑 부분	제1손허리뼈의 벌림, 손목관절의 굽힘	노신경	자동맥으로부터의 등쪽뼈사이동맥
긴엄지굽힘근	노뼈 손바닥쪽면 중간부분 1/2	엄지 끝마디뼈 밑 부분	엄지IP · MP관절의 굽힘, 엄지의 모음	정중신경	노동맥, 바닥쪽뼈사이동맥

제2부의 요약표 위팔의 근육, 신경, 혈관 *(계속)*

근육	이는 곳(기시)	닿는 곳(정지)	기능	신경	동맥
엄지손가락의 내재근					
짧은엄지벌림근	큰마름뼈 손배뼈	엄지 첫마디뼈 밑부분	엄지MP관절의 벌림	정중신경	노동맥
짧은엄지굽힘근	큰마름뼈	엄지 첫마디뼈 밑부분	엄지MP관절의 굽힘, 모음	정중신경	노동맥
엄지맞섬근	큰마름뼈	제1손허리뼈가쪽면	엄지MP관절의 굽힘, 모음	정중신경	노동맥
엄지모음근	빗갈래 : 알머리뼈, 제2 · 제3손허리뼈, 가로갈래 : 제3손허리뼈	엄지 첫마디뼈 밑부분 손바닥쪽면	엄지MP관절의 모음	정중신경	깊은손바닥쪽활

PIP = 근위손가락뼈사이 MP = 손허리손가락 DIP = 원위손가락뼈사이 IP = 손가락뼈사이

제 3 부

척주, 골반, 흉곽
(The spinal column, Pelvis, and Thorax)

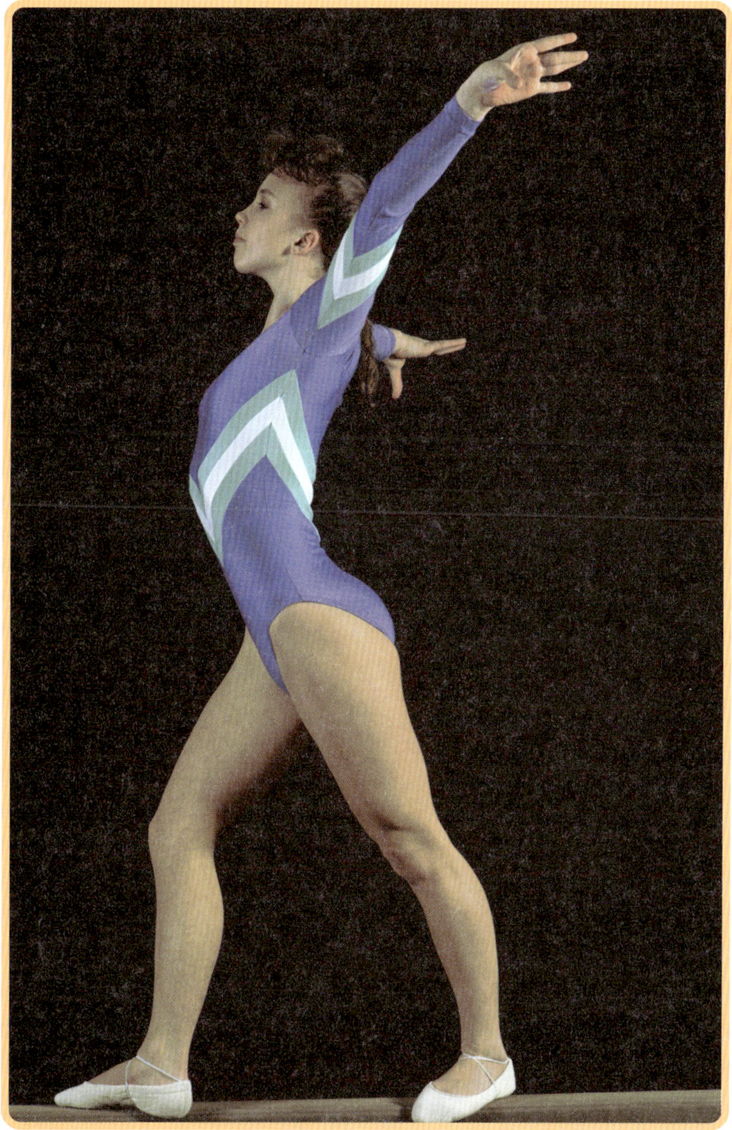

제 7 장

척주와 골반
(The Spinal Column and Pelvis)

이 단원의 개요

척주는 33개의 척추뼈가 겹쳐 쌓였고 인대와 근육에 의해서 지지되며 각각의 척추뼈 사이에는 섬유성(주로 수분과 단백질)의 원반이 있다(그림 7-1). 모든 척추뼈에서 공통된 특징도 있으나, 척추뼈의 그룹마다 목적에 따라서 독특한 것도 있다. 33개의 척추뼈는 5개의 부분으로 나뉜다. 가장 윗부분은 목뼈(경추)라 불리고(목의 부분), 7개의 척추뼈(C1~C7)가 있다. 다음의 그룹은 등뼈(흉추)라 불리고(가슴의 부분) 12개의 척추뼈(T1~T12)를 포함한다. 세 번째 그룹은 허리뼈(요추)이며 5개의 척추뼈(L1~L5)를 포함한다. 네 번째 그룹은 엉치뼈(천추)라 불리는 5개의 척추뼈가 융합하여 엉치뼈(천골)를 이룬다. 가장 원위부에 있는 다섯 번째 그룹은 꼬리뼈(미추)라 불리는 4개의 척추뼈가 융합되어 꼬리뼈(미골)를 이룬다.

척추를 측면에서 보면, 4개의 만곡(목뼈의 전만, 허리뼈의 전만, 등뼈의 후만, 엉치뼈-꼬리뼈의 후만)을 확인할 수 있다. 이들은 신체의 중력중심이 이동할 때마다 만곡이 강화되거나 약화되거나 한다(예 "임신부, 체중

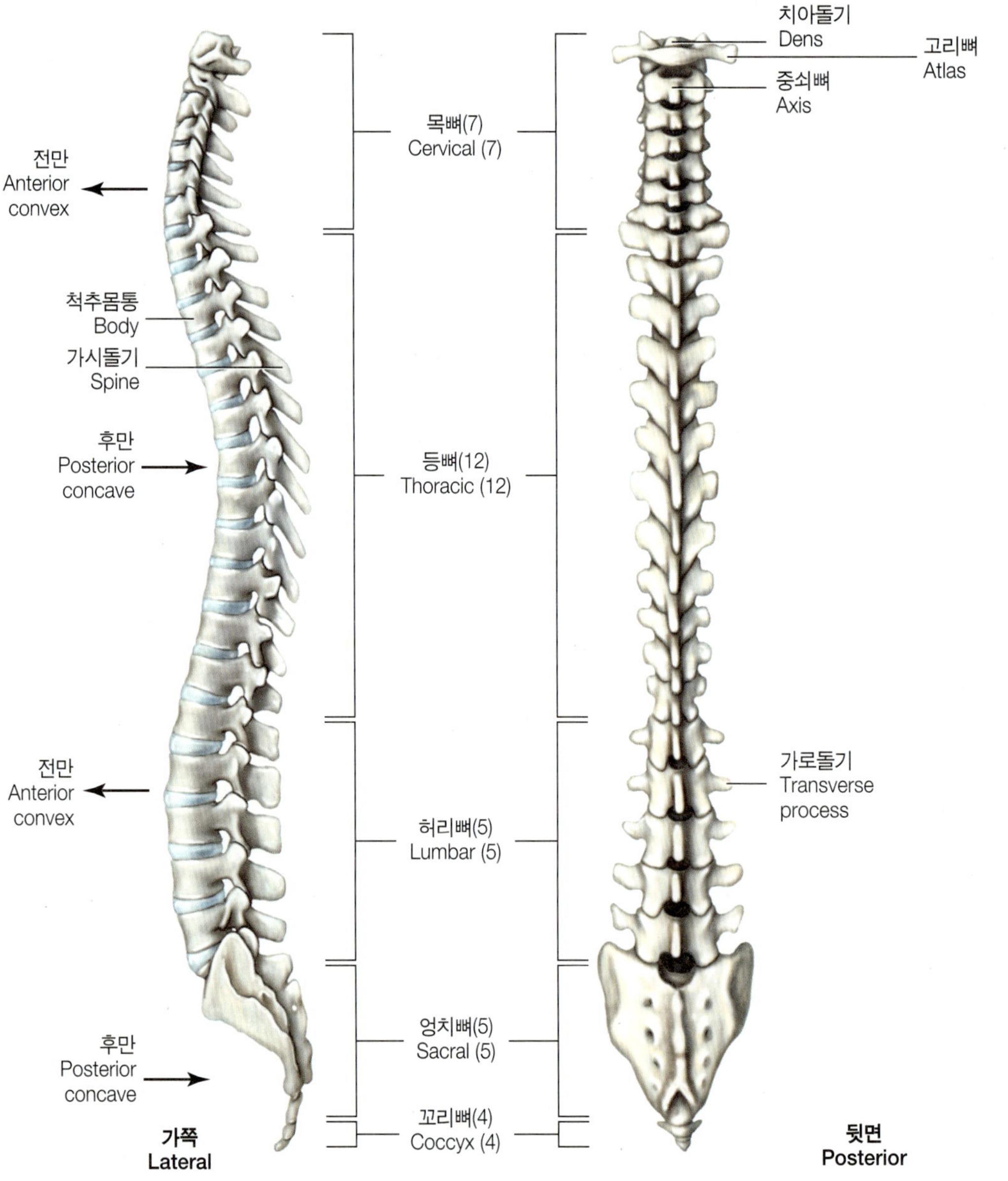

그림 7.1 척추(가쪽 및 뒷면)

증가, 체중감소, 외상). 이것은 척추의 기능의 하나이며 머리를 신체의 중력중심의 바로 위에 위치시킴으로써 선 자세의 균형을 유지하고 있다.

척추의 한쪽만의 근육이 과도하게 발달, 위축하거나 구조적인 변형을 일으키거나, 기타의 원인에 의해서 척주의 만곡이 과도하게 강화되는 일이 있다. 과도한 만곡에 의해서 흔히 일어나는 것은 **등뼈 후만**〔(**thoracic kyphosis**)(등뼈가 후방으로 과도하게 만곡, 고양이등(rounded shoulder)〕, **허리뼈 전만**〔(**lumbar lordosis**)(허리뼈의 과도한 전만 : swayback)〕, **척주측만**〔(**scoliosis**)(척추가 옆쪽으로 만곡, 보통은 등뼈에서 일어나지만, 때때로 목뼈나 허리뼈에서도 일어난다)〕의 세 가지이다.(그림 7-2, 그림 7-3, 그림 7-4).

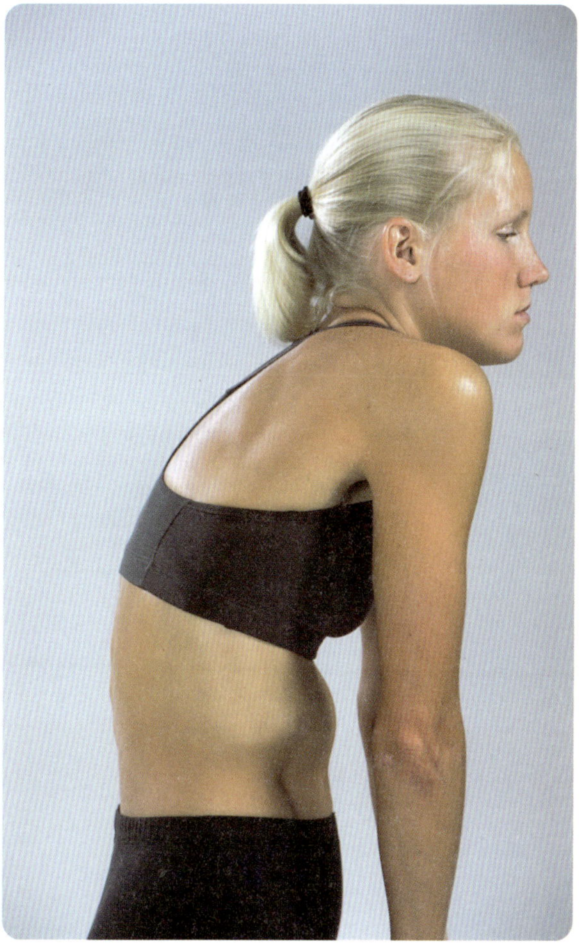

그림 7.2 등뼈 후만

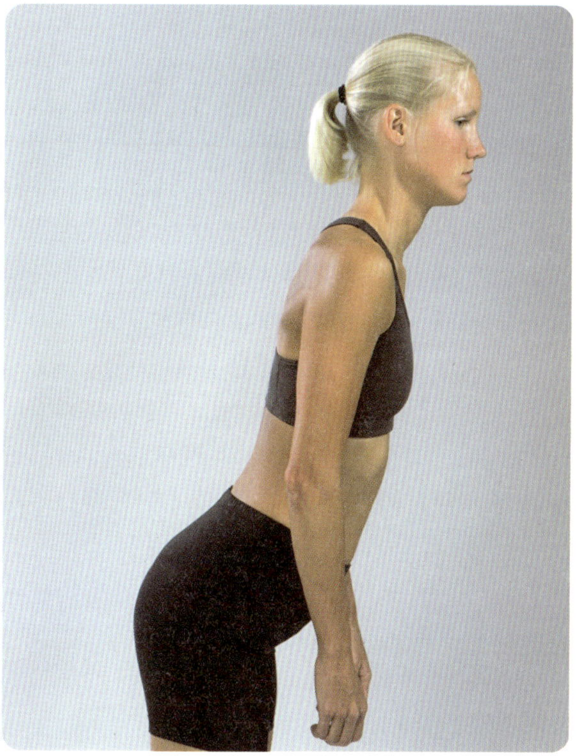

그림 7.3 허리뼈 전만

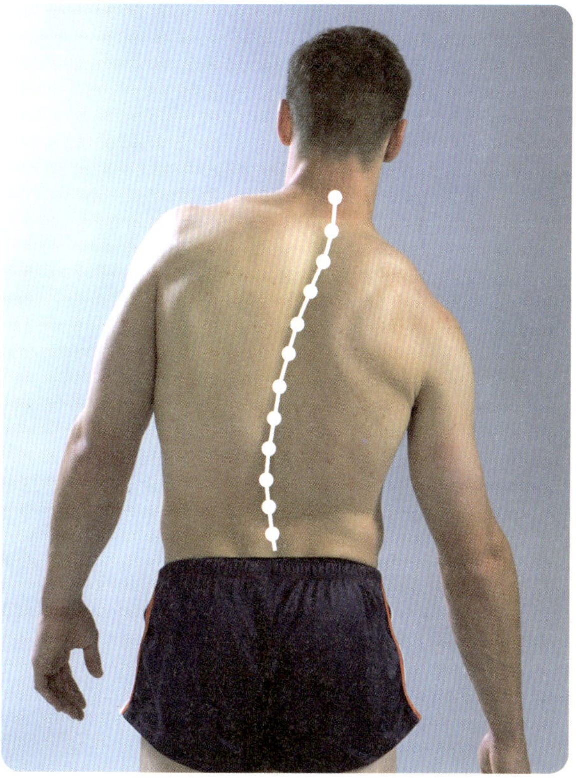

그림 7.4 척주 측만

척주의 뼈

척추뼈는 모든 부분에서 공통의 특징을 갖지만, 각각의 해부학적 부위의 기능에 따라 형상이 약간 다르다. 모든 척추뼈는 척추뼈 몸통, 가쪽의 2개의 가로돌기(횡돌기)(인대와 근육의 부착부로서의 역할), 가시돌기(가로돌기와 마찬가지의 기능), 척추뼈구멍(척수와 신경뿌리가 통과하는 구멍)을 갖는다(그림 7-5). 이에 더해서 각각의 척추뼈에는 아래의 특징을 볼 수 있다.

위관절면과 아래관절면은 상하의 척추뼈끼리 관절을 이루는 부분이다. 척추뼈고리판(추궁판)은 척추뼈구멍의 뒷면 부분을 형성하고, 척추뼈고리뿌리(추궁근)는 척추뼈구멍의 가쪽면을 형성한다. 척추뼈 사이의 척추뼈사이구멍(추간공)은 척수로부터의 신경가지가 통과하기 위해 존재한다.

7개가 있는 **목뼈(cervical vertebrae)**는 가장 윗부분에서부터 순차로 제1목뼈에서부터 제7목뼈라 불린다. 제1목뼈는 **고리뼈(환추, atlas)**, 제2목뼈는 **중쇠뼈(축추, axis)**라고도 불리며 머리의 회전운동을 가능케 하기 위해 다른 5개의 목뼈(제3~7목뼈)와는 다른 형태를 하고 있다. 고리뼈는 척추 몸통이 없고 큰 관절면 2개가 머리뼈(두개골)와 척추사이의 관절을 구성한다(그림 7-6). 또한 고리뼈는 중쇠뼈 위를 활주하여 **치아돌기(dens 또는 odontoid process)**라 불리는 중쇠뼈의 돌기의 양쪽에 있는 큰 위관절면의 위에 위치한다(그림 7-6). 목뼈는 혈액공급의 통로를 확보하기 위해 가시돌기와 좌우의 가로돌기에 구멍이 있다(그림 7-7). 이들 2개의 특징은 목뼈에서만 볼 수 있는 것이다. 목뼈의 또 하나의 특징은 제7목뼈에 긴 가시돌기가 있다는 것이고, 이 융기부분은 용이하게 촉진할 수 있다.

Hands on . . . 목뼈 뒷면에 손가락을 대고 큰 뼈 융기에 접촉할 때까지 아래쪽으로 활주시키시오. 이 큰 뼈 융기가 제7목뼈 가시돌기이다. 제7목뼈 가시돌기는 목뼈의 각 수준과 제1등뼈를 찾기 위한 기준점(landmark)이 된다.

등뼈(thoracic vertebrae)는 12개가 있고 다른 척추뼈와 마찬가지의 특징을 갖지만, 몇 가지 독특한 부분도 있다. 그 하나가 각도가 있는 긴 가시돌기를 갖는다는 것이다(그림 7-7). 또한 가로돌기 앞 가쪽면과 척추뼈 몸통 뒤 가쪽면의 상부와 하부에 있는 관절면도 다른 척추뼈와는 다른 특징이다. 이들의 패임(절흔, notch)은 12쌍의 갈비뼈와 12개의 등뼈를 연결하는 관절면이다.

허리뼈(lumbar vertebrae)는 5개가 있고 가장 큰

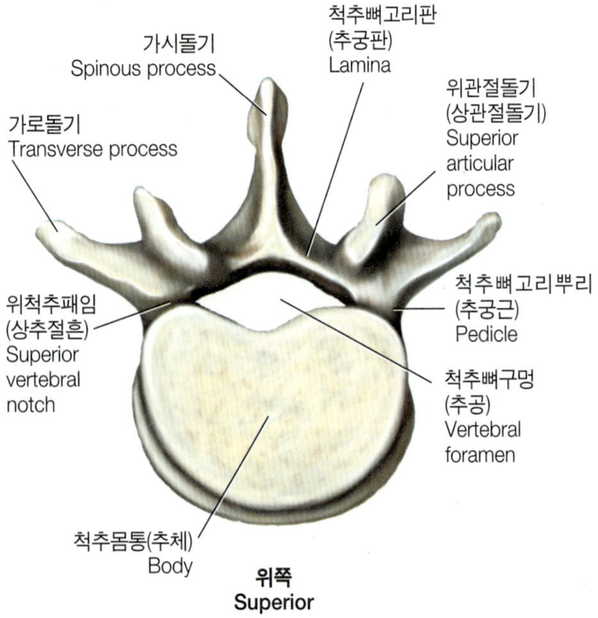

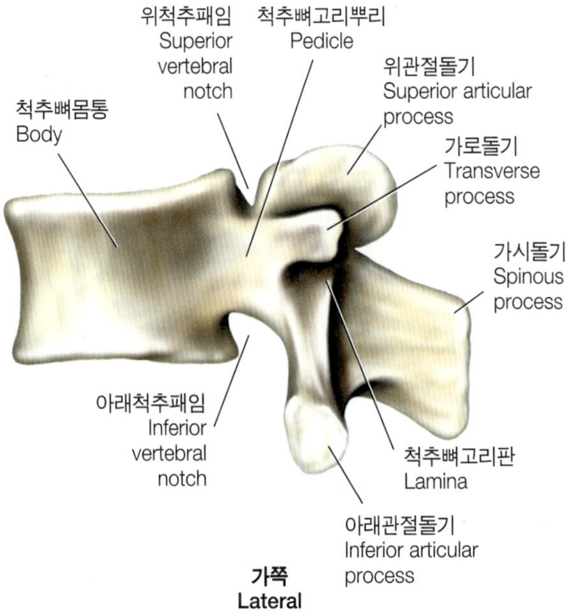

그림 7.5 전형적인 척추(위쪽 및 가쪽)

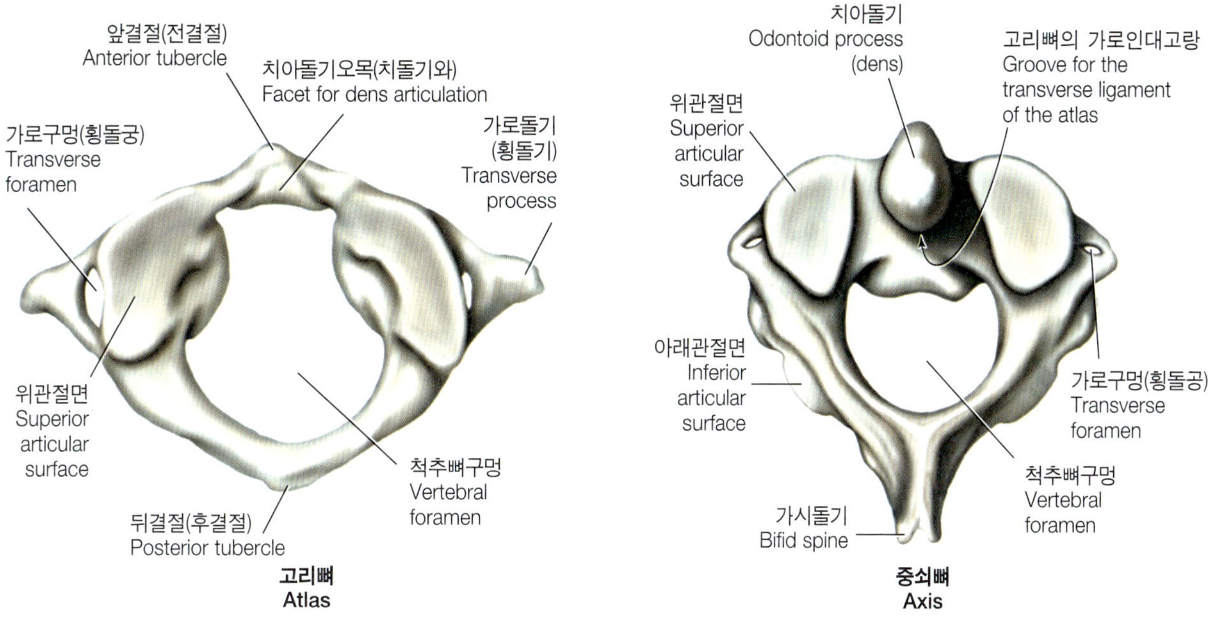

그림 7.6 제1목뼈(고리뼈) 및 제2목뼈(중쇠뼈), 위쪽

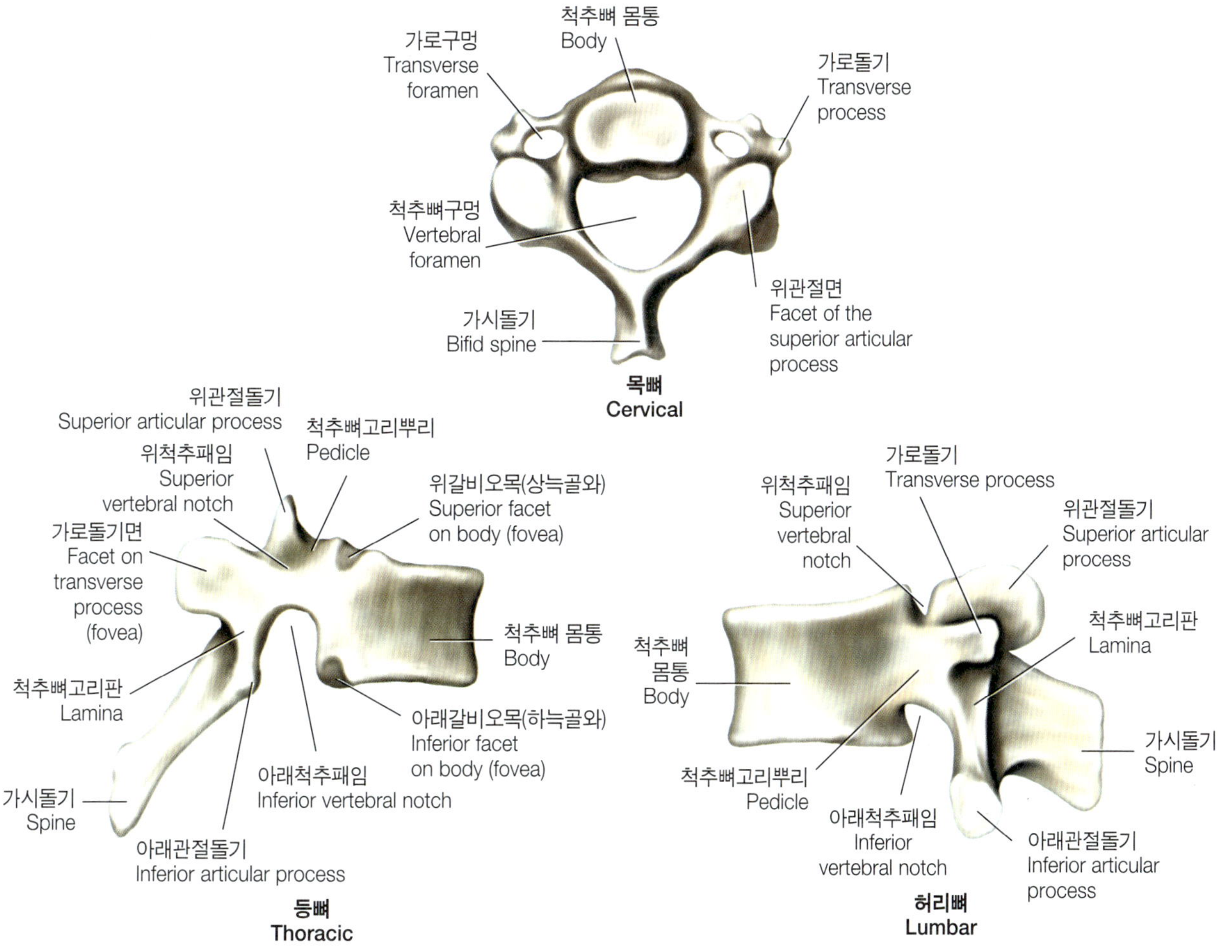

그림 7.7 목뼈, 등뼈 및 허리뼈

척추뼈이다(그림 7-7). 이들은 가시돌기에 구멍이 없고 척추뼈 몸통에 관절오목(관절와)도 존재하지 않는다.

엉치뼈(천추, sacrum)는 출생 시는 분리하여 있으나(제1～제5엉치뼈), 성장함에 따라 융합하여 큰 세모꼴의 엉치뼈(천골)라 불리는 뼈를 형성한다(그림 7-8, 그림 7-9). 엉치뼈의 양쪽에 있는 큰 관절면은 다리이음뼈(골반대)를 형성하는 부분이다.

꼬리뼈(미골, coccyx)란 척추의 가장 아랫부분을 구성하는 4개의 척추뼈(꼬리뼈)를 가리킨다. 엉치뼈와 마찬가지로 출생 시는 분리하여 있으나, 성장과 함께 융합하여 하나의 뼈(꼬리뼈)가 된다(그림 7-10). 꼬리뼈는 인대와 근육의 부착부로서 기능을 하고 있다. 꼬리뼈는 인류가 진화하는 과정에서 꼬리가 있었다는 흔적이라고도 일컬어진다.

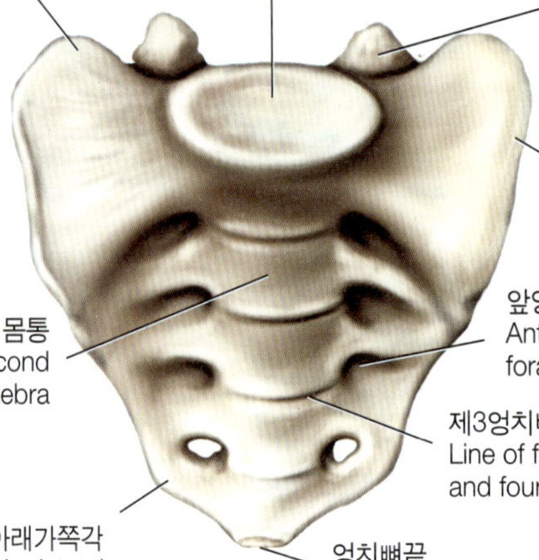

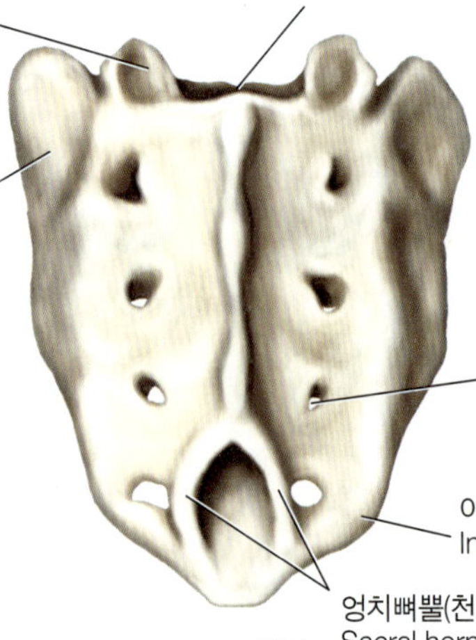

그림 7.8 엉치뼈(앞면 및 뒷면)

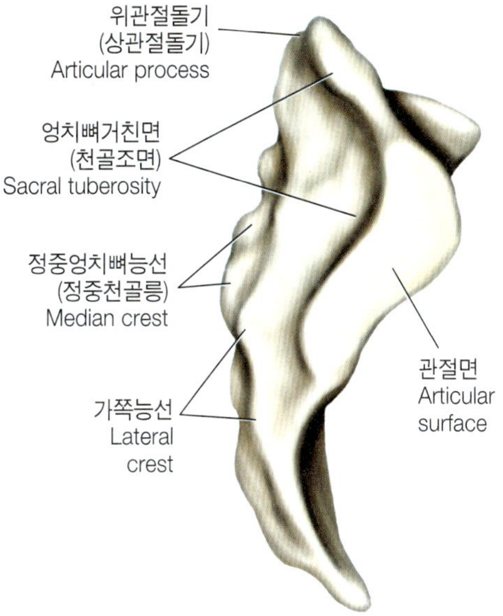

그림 7.9 엉치뼈(가쪽)

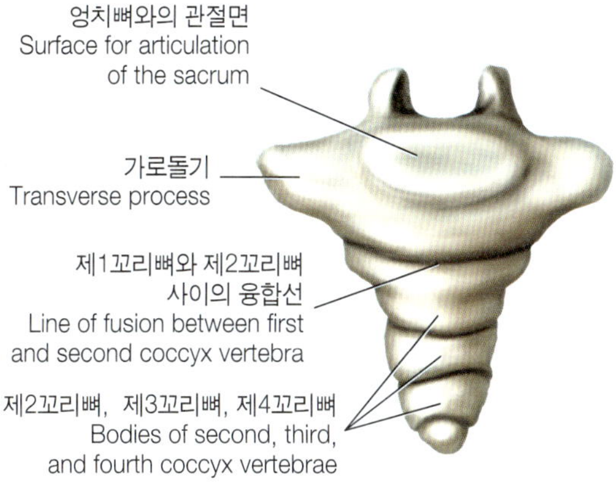

그림 7.10 꼬리뼈(앞면)

척주의 인대

머리뼈에는 하나만 움직임이 있는 관절이 있으며 그것은 입을 열고 닫는 것을 가능케 하는 턱관절이다. 머리의 움직임은 머리뼈의 뒤통수뼈(후두골)와 제1목뼈, 제1목뼈와 제2목뼈로 구성되는 각각의 관절의 움직임에 의한다.

뒤통수뼈와 제1목뼈, 제2목뼈를 연결하고 이들을 안정시키고 있는 주된 조직으로서 목덜미인대(항인대), 뒤고리뒤통수막(후환추후두막), 돌기사이관절(추간관절)의 관절주머니, 고리십자인대(환추십자인대), 날개인대(익상인대)가 있다(그림 7-11, 그림 7-12).

고리십자인대의 하나인 **고리가로인대(transverse ligament)**는 고리뼈의 좌우의 가로돌기를 연결하고, 척추뼈구멍 안에서 제2목뼈(중쇠뼈)의 치아돌기를 고정하고 있다(그림 7-13). 이 인대가 손상하여 제2목뼈의 치아돌기의 움직임을 억제할 수 없으면, 치아돌기가 제1목뼈, 제2목뼈 수준의 구조부분에 수복이 불가능한 손상을 일으킬지도 모른다. 목을 매단(머리뼈와 제1목뼈가 매달린) 상태를 만들어내면 고리가로인대(환추횡

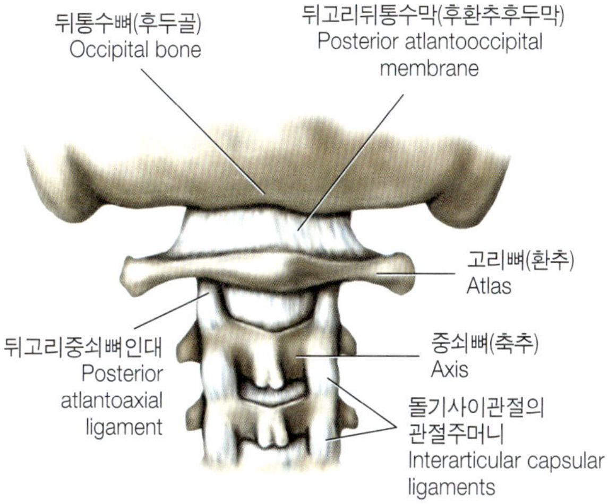

그림 7.11 뒤통수뼈와 목뼈의 인대(표층)

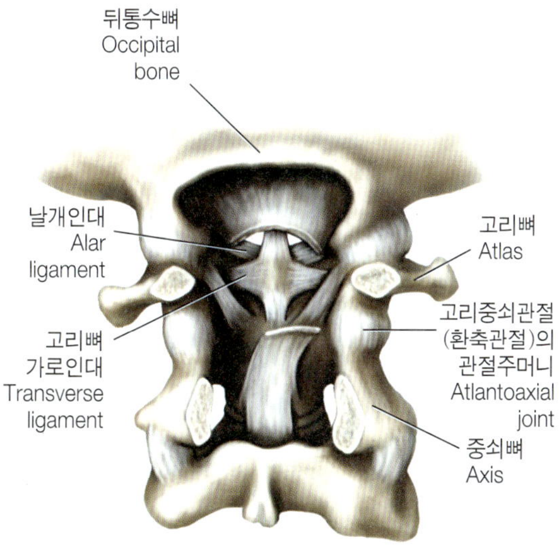

그림 7.12 뒤통수뼈와 목뼈의 인대(깊은 층)

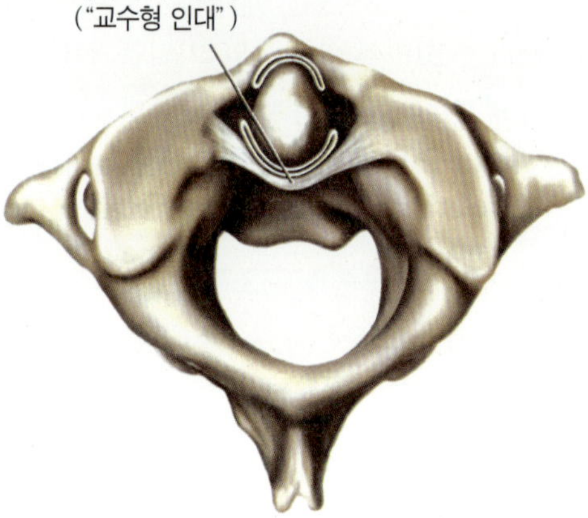

그림 7.13 고리뼈의 가로인대

인대)는 제2목뼈에서부터 아래의 부분이 중력에 의해서 떨어지지 않도록 지지하는 역할을 담당한다. 이 때문에 이 인대는 흔히 "교수형 인대(hangman's ligament)"라 불린다. 실제로 목을 매단 상태가 일어나면, 치아돌기는 고리뼈의 가로인대를 절단하고 척수를 제1목뼈에 압박하여 심장이나 폐를 지배하는 신경을 손상시킨다.

척주의 가장 윗부분에서부터 가장 아랫부분에 걸쳐서는 수많은 인대가 존재한다. 이들은 척추뼈 사이의 관절이 움직일 때에 중요한 역할을 수행하고 있다(그림 7-14). **척추몸통사이인대(interbody ligament)**라 불리는 인대는 2개가 있고, 척주의 척추몸통 전체에 걸친다. **앞세로인대(anterior longitudinal ligament)**는 33개의 척추뼈의 몸통 앞면을 뻗고 척주의 인대에서는 구조상 가장 약한 것이다. **뒤세로인대(posterior longitudinal ligament)**는 33개의 척추뼈의 몸통 뒷면을 뻗고 척주관 앞벽을 형성한다.

황색인대(ligamentum flavum)는 인접한 척추뼈고리(추궁)를 연결한다(그림 7-14). **가시사이인대(interspinous ligament)**는 인접한 가시돌기 사이를 뻗는다. 각각의 가시돌기 등쪽에 있는 끝의 사이를 꼬리뼈에서부터 뒤통수융기(후두융기)에 걸쳐서 뻗는 것은 **가시끝인대(supraspinous ligament)**이다. 바깥뒤통수융기(외후두융기)에서부터 제7목뼈 가시돌기의 사

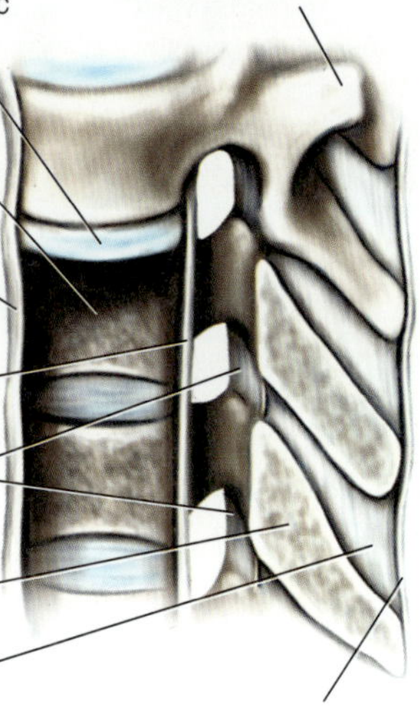

그림 7.14 척주의 인대

이를 뻗은 가시끝인대는 특히, **목덜미인대(ligamentum nucha)**라 불린다(그림 7-15).

다른 척주의 인대로서는 제5허리뼈의 가로돌기에서

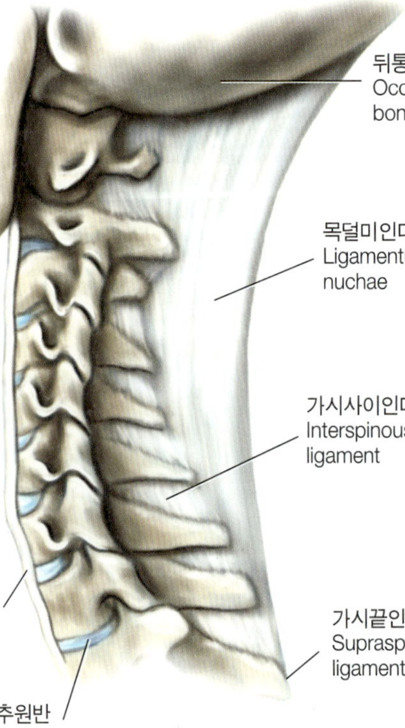

그림 7.15 목뼈의 목덜미인대(항인대)

부터 엉덩뼈로 뻗는 엉덩허리인대(장요인대)가 있다(그림 7-16). 이 밖에 척주와 골반 사이에 뻗는 관절과 인대는 이 단원의 후반에서 소개한다.

척주를 만들고 있는 구조부분의 하나에 **척추원반(intervertebral disc)**이 있다(그림 7-17). 이 연골성 원반(주로 수분과 단백질로 구성된다)은 척추뼈 사이에 위치하여 척추뼈 사이의 간격을 유지하며(척추뼈 사이의 척주관으로부터 신경뿌리를 다른 부위에 통하게 한다) 척주의 충격을 흡수하는 기능을 수행한다. 원반은 2개의 부위로 나뉘고 그 내부는 **속질핵(nucleus pulposus)**, 외부는 **섬유테(annulus fibrsus)**라 불린다. 섬유테는 섬유성 조직을 포함하고 속질핵은 부드러운 탄성조직을 포함하고 있다.

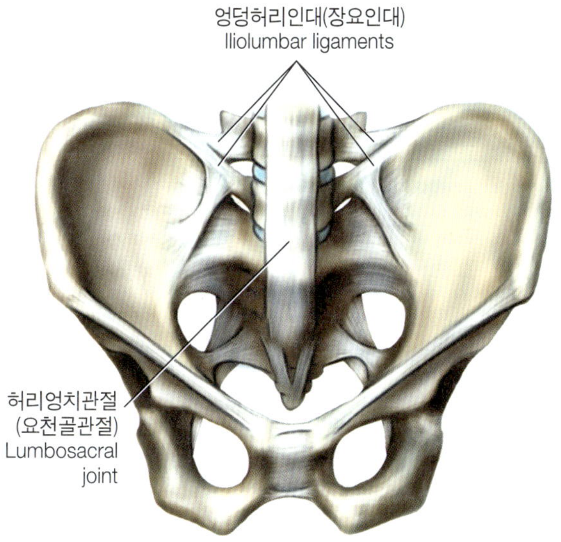

그림 7.16 허리엉치관절 및 엉덩허리인대(앞면)

척주의 움직임과 근육

척추뼈 사이의 관절의 움직임은 모든 기본면에서 일어난다. 척주의 기본적인 움직임(33개의 척추뼈에서 일어나는 모든 관절의 복합운동)은 굽힘, 폄, 옆굽힘(사지에서는 벌림과 모음이라 불리는 움직임), 회전이

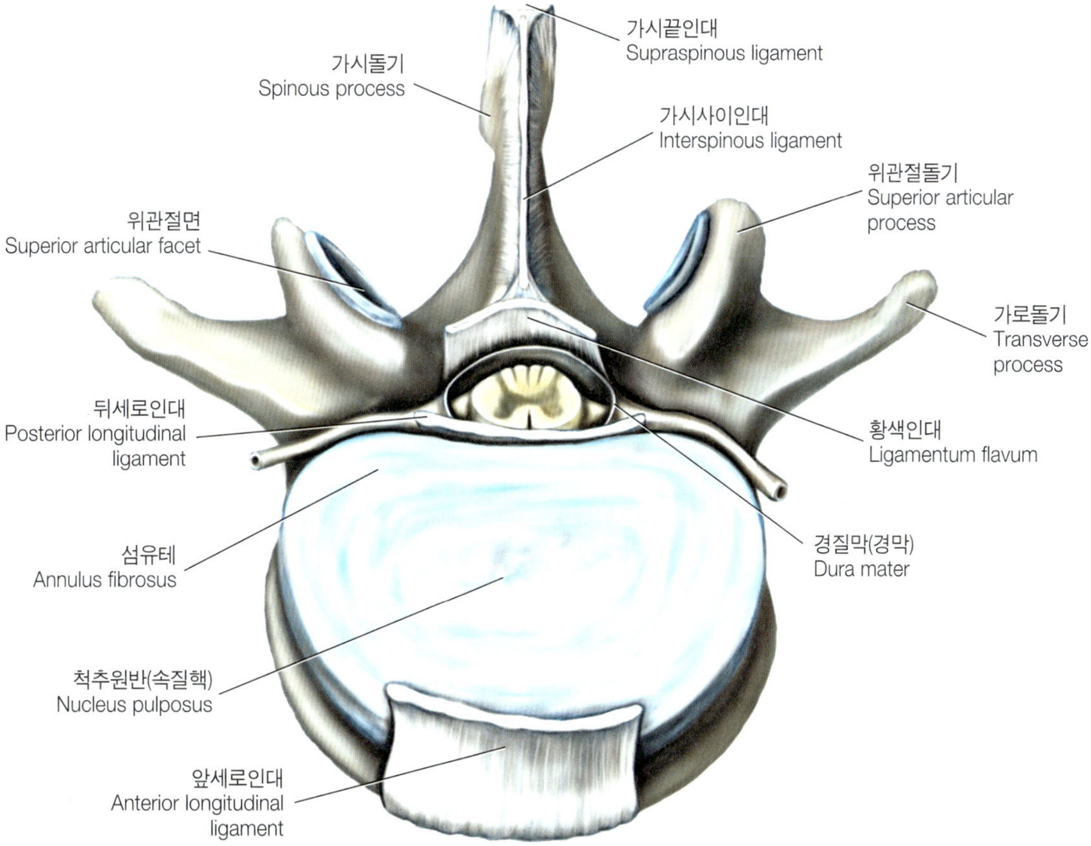

그림 7.17 척추원반(disc)과 인대

Focus on... 척추원반(Intervertebral Disc)

척추원반 변성이나 원반탈출증이라는 말은 허리통증을 가진 환자 사이에서 흔히 듣는다. 다른 합병증(예 : 근육 손상, 인대 손상)이 없는 경우, 척추원반 변성이란 척수나 신경뿌리가 있는 공간에 척추원반이 돌출하여 신경을 압박하여 통증이나 기능저하를 초래하는 상태를 가리킨다. 원반탈충증이란 척추원반 그 자체가 손상되어 척추원반 안의 물질이 밖으로 도망쳐 척수나 신경뿌리를 압박하는 것이다. 어느 경우도 과도한 척주의 움직임(과다굽힘, 과다젖힘, 옆굽힘, 회전운동)이 원인으로 발생한다.

허리뼈에서의 원반탈출증은 허리천자에 의해서 발견되는데 허리천자는 척수의 허리영역에 있는 거미막(척수를 에워싸는) 아래 공간으로부터 액체를 제거하는 방법이다. telltale protein의 수준이 상승하면 원반탈출증이 있다는 징조이다. 원반탈출증의 문제는 신경외과의사와 정형외과의사가 치료할 필요가 있다.

다(그림 7-18, 그림 7-19). 척주의 움직임은 목뼈와 허리뼈에서 가장 크다. 등뼈의 움직임은 갈비뼈가 부착하여 있는 만큼 제한된다. 엉치뼈(천골)와 꼬리뼈(미골)는 각각 5개의 엉치뼈(천추)와 4개의 꼬리뼈(미추)가 유합하여 있기 때문에 움직이지 않는다.

척주의 움직임에 관여하는 근육은 그 대부분이 척주의 앞면이나 뒷면에 있다. 척주 앞면의 근육은 척추의 굽힘, 옆굽힘, 회전을 시키는 근육이다. 한편 척주 뒷면의 근육은 척추의 폄, 옆굽힘, 회전을 시키는 근육이다. 이 밖에도 척주의 측면에 위치하는 근육이나 복수의 척추에 걸쳐서 작용하는 근육도 있다.

척추 앞면의 근육은 **목빗근(sternocleidomastoid)**, **척추앞근육(prevertebrals)**, **앞머리곧은근(rectus capitis anterior)**, **가쪽머리곧은근(rectus capitis**

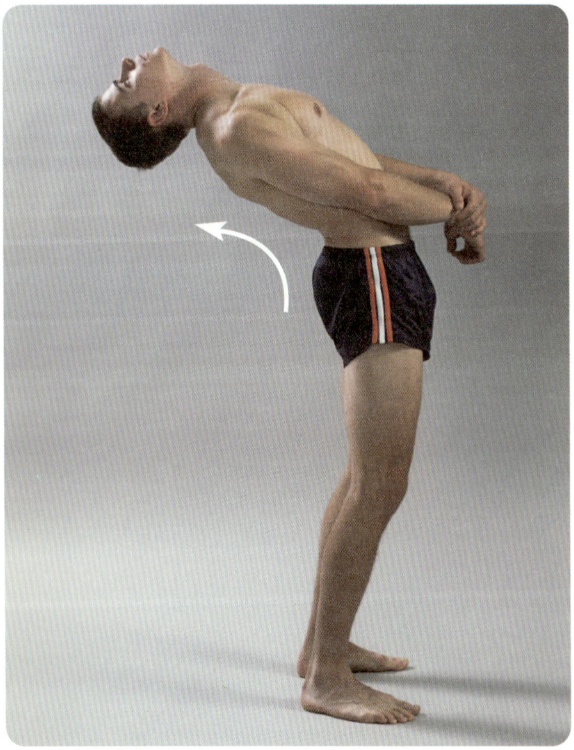

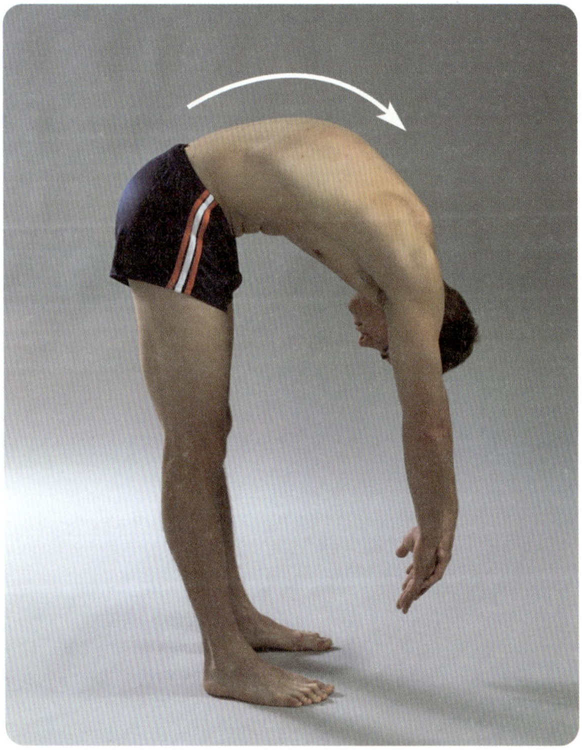

그림 7.18 척추의 폄(좌) 및 굽힘(우)

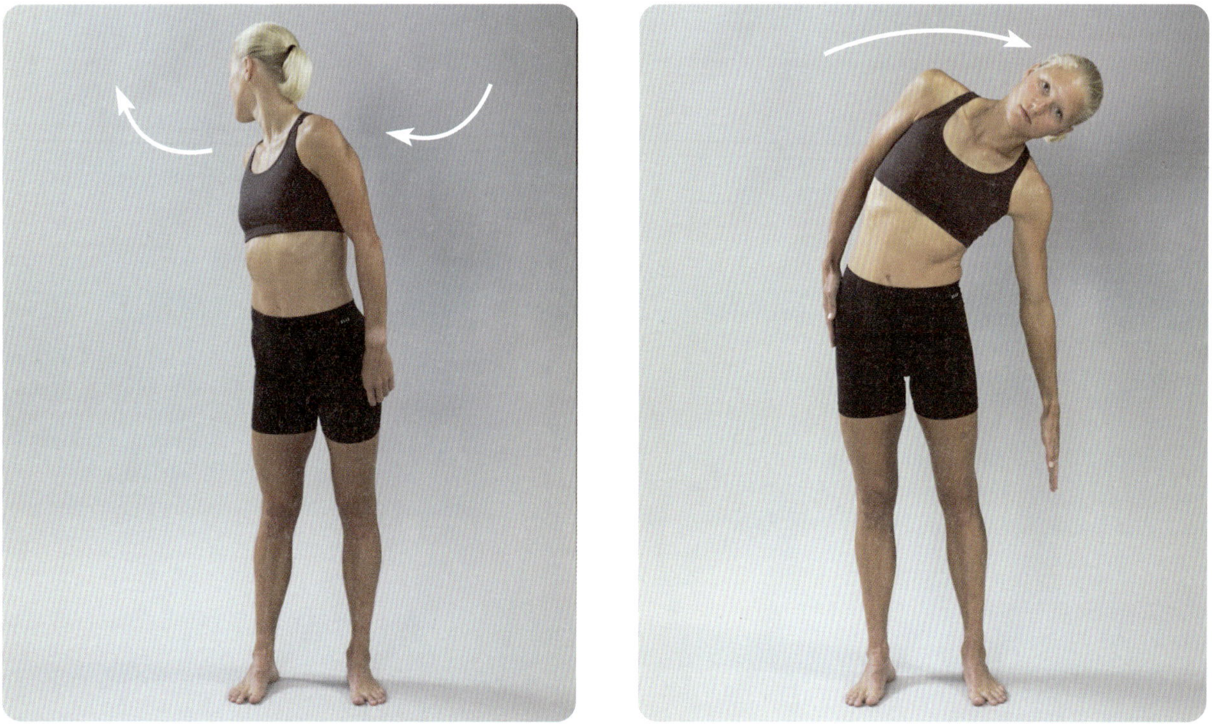

그림 7.19 척추의 회전(좌) 및 옆굽힘(우)

lateralis), 긴머리근(longus capitis), 긴목근(longus colli), 목갈비근육군(사각근군)이라 일컬어지는 앞목갈비근(scalenus anterior)·중간목갈비근(scalenus medius), 뒤목갈비근(scalenus posterior)이다(그림 7-20, 그림 7-21). 목빗근(흉쇄유돌근)은 복장뼈, 빗장뼈, 귀의 바로 뒤쪽의 머리뼈의 꼭지돌기(유양돌기)에 부착한다.

Hands on . . . 그림 7-22를 참고로 목빗근의 복장뼈갈래와 빗장뼈갈래를 촉진하시오. 목빗근은 좌우 양쪽에 있다. 이 근육을 수축시키면 목에 어떠한 움직임이 일어나는가? (답 : 목뼈의 굽힘, 옆굽힘, 회전).

곧은근군(앞머리곧은근, 가쪽머리곧은근), 긴머리근, 긴목근은 목뼈의 굽힘과 회전을 일으킨다. 3개의 목갈비근(앞목갈비근, 중간목갈비근, 뒤목갈비근)은 목뼈에서부터 제1～제3갈비뼈에 걸쳐서 뻗는다. 이 3개의 목갈비근은 목뼈의 옆굽힘을 시키는 것만이 아니라, 강하게 호흡하였을 때에 폐를 확장시키기 위해 제1～제3갈비뼈를 당겨 올리는 역할도 있다.

Hands on . . . 3개의 목갈비근 모두를 촉진하는 것은 어렵다. 그러나 파트너에게 목의 옆굽힘을 시켜서 그것에 대해서 저항을 가하면 그 근육군을 확인할 수 있다(그림 7-23).

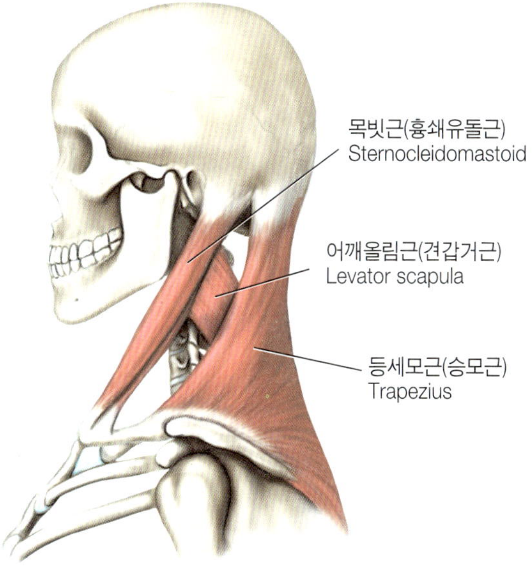

그림 7.20 목빗근

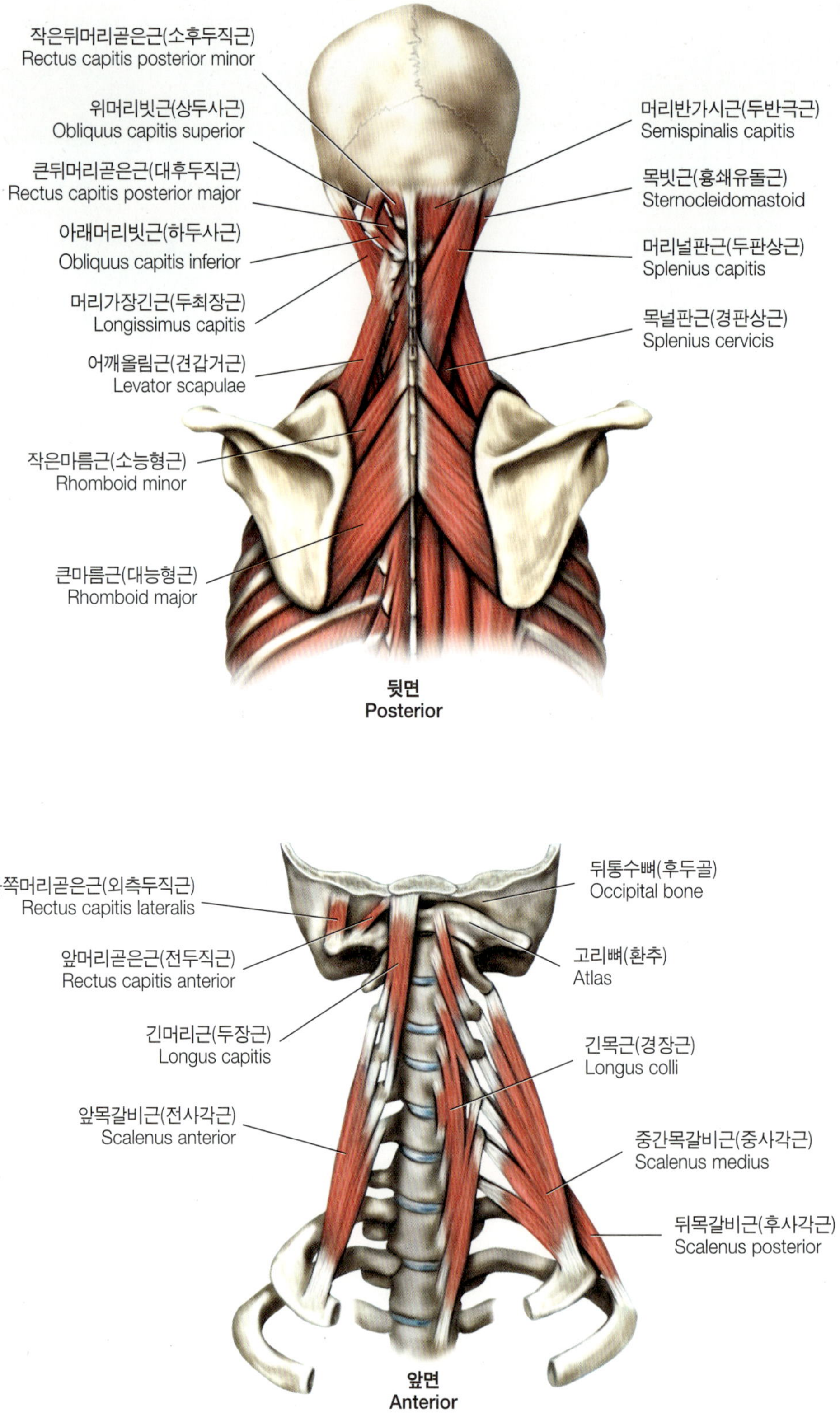

그림 7.21 목뼈의 근육(뒷면 및 앞면)

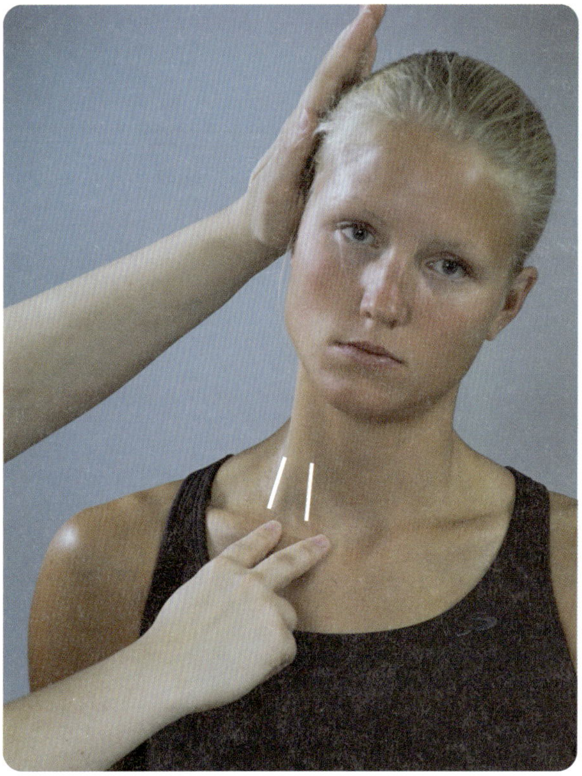

그림 7.22 목빗근의 복장뼈갈래 및 빗장뼈갈래의 촉진

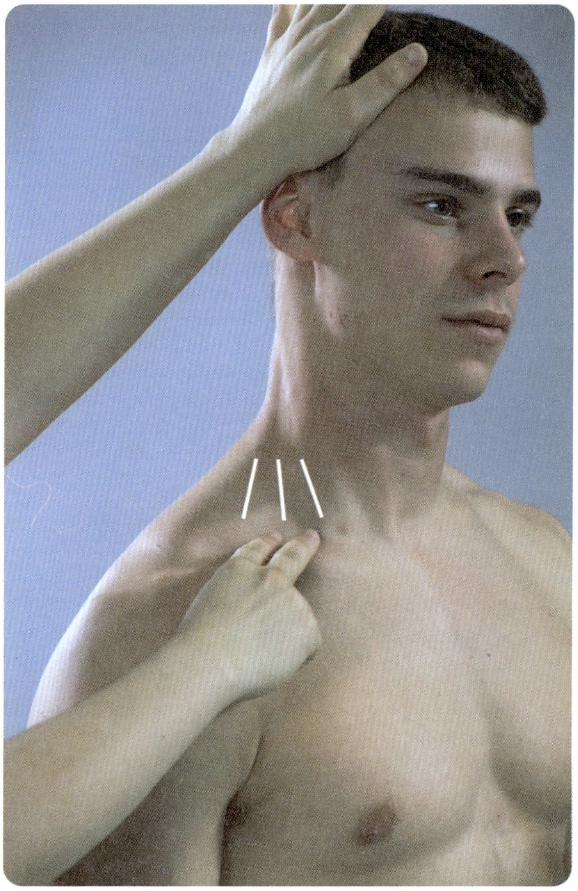

그림 7.23 목갈비근(앞, 중간, 뒤)의 촉진

목뼈 뒷면에는 곧은근군인 **큰뒤머리곧은근(rectus capitis posterior major)** · **작은뒤머리곧은근(rectus capitis posterior minor)**, 빗근군(사근군)인 **위머리빗근(obliquus capitis suprior)** · **아래머리빗근(obliquus capitis inferior)**, 널판근군(판상근군)인 **머리널판근(splenius capitis)** · **목널판근(splenius cervicis)**이 있다(그림 7-21). 이들은 목뼈의 폄, 옆굽힘, 회전에 작용한다.

팔이음뼈(견갑대)의 근육도 역시 목뼈의 움직임에 관여한다. **어깨올림근(levator scapulae)**, **등세모근(trapezius)**, 상부의 **마름근(rhomboid)**은 모두 목뼈에 부착부분을 갖고(제3장 참조), 목뼈의 폄, 옆굽힘, 회전의 보조를 한다(그림 7-24). 팔이음뼈의 다른 근육도 목뼈의 움직임에 관여하지만, 목뼈의 움직임에만 작용하는 것은 아니다. 상세한 것은 이 단원의 후반에서 해설한다.

척주의 가슴과 허리부위의 앞면에 있는 근육은 배(복부)의 근육으로서 **배곧은근(rectus abdominis)**, **배속빗근(internal oblique)**, **배바깥빗근(external oblique)**, **배가로근(transverses abdominis)**으로 분류된다(그림 7-25).

Hands on... 파트너를 배근육 운동 중에 정지시키면 배곧은근과 배바깥빗근을 확인할 수 있다(그림 7-26, 그림 7-27).

배곧은근은 제5, 제6, 제7갈비뼈와 복장뼈의 칼돌기(검상돌기)(제8장 참조)에서부터 두덩뼈결합(이 단원 후반 참조)에 걸쳐서 뻗는다(그림 7-25). 배바깥빗근은 하부 8개의 갈비뼈의 아래모서리에서부터 엉덩뼈(장골) 중간부분의 가쪽 모서리에 걸쳐서 뻗고 허리뼈와 등뼈의 굽힘과 반대회전을 일으킨다. 배속빗근은 엉덩뼈능선(장골릉) 중간부분 2/3의 가쪽모서리에서부터 제7, 제8, 제9갈비뼈에 걸쳐서 뻗고 허리뼈와 등뼈의

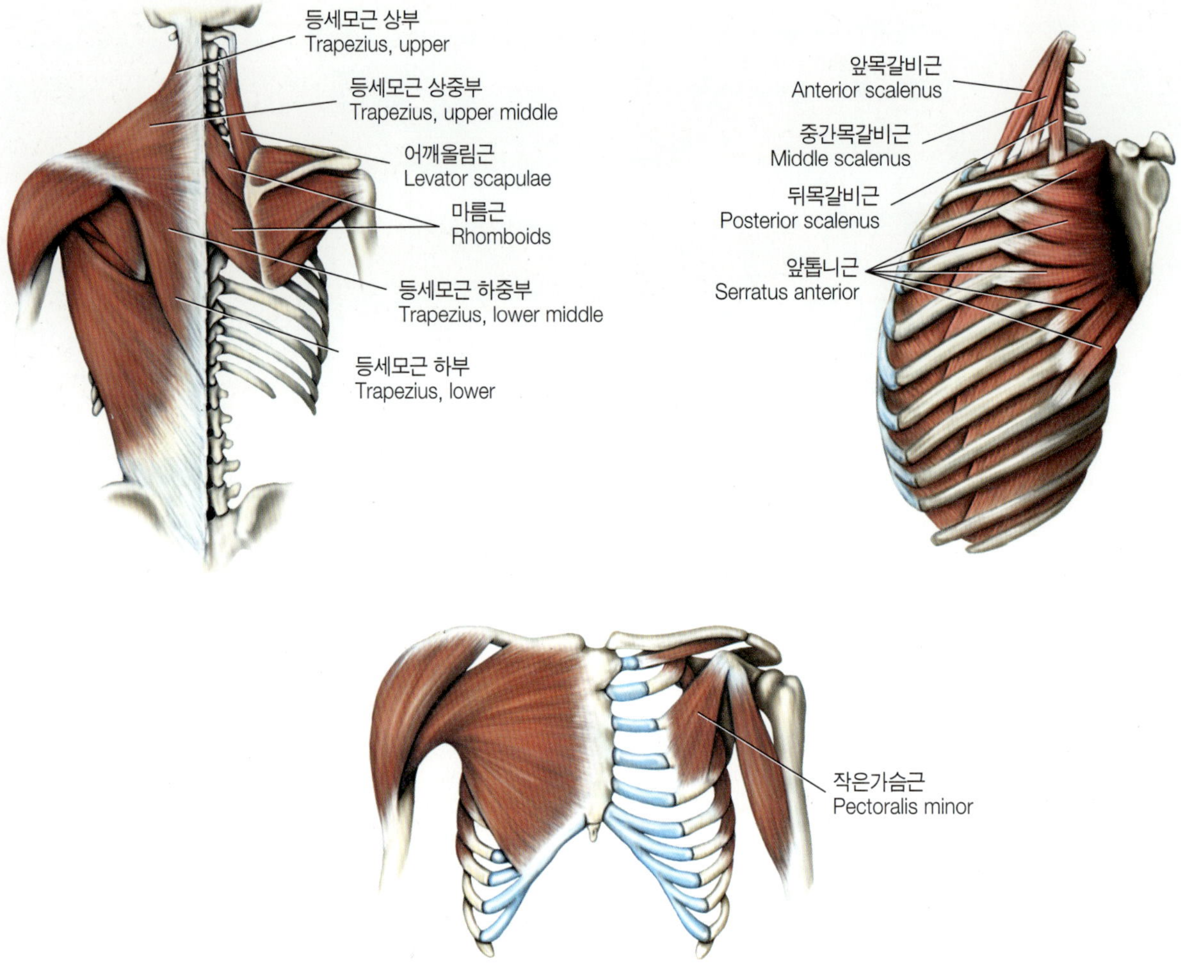

그림 7.24 어깨뼈의 움직임에 관여하는 얕은층의 근육

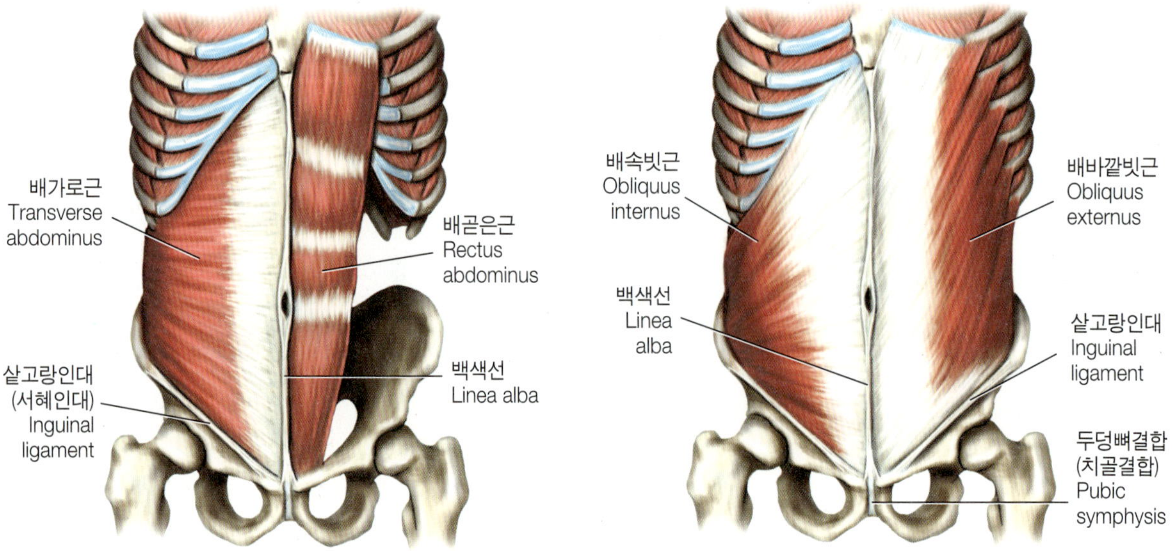

7.25 배의 근육

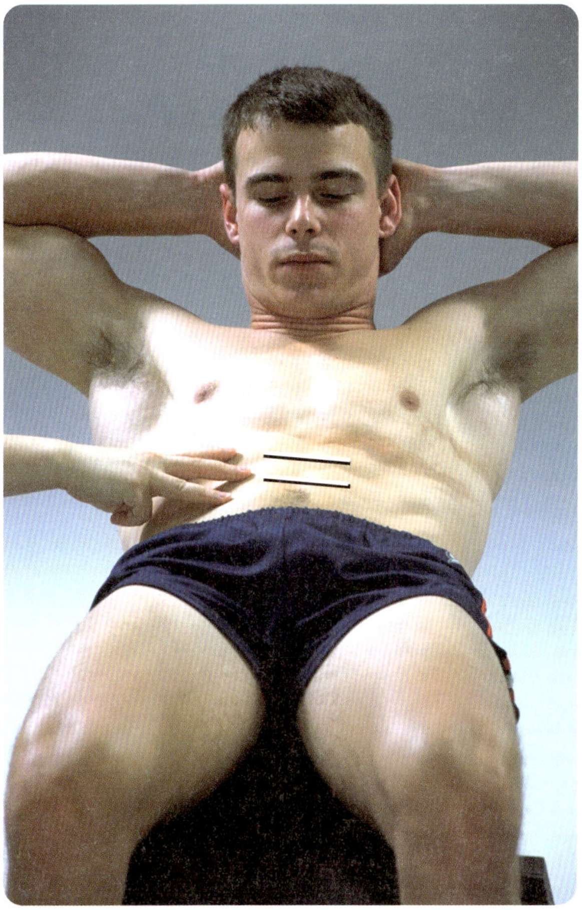

그림 7.26 배곧은근의 촉진

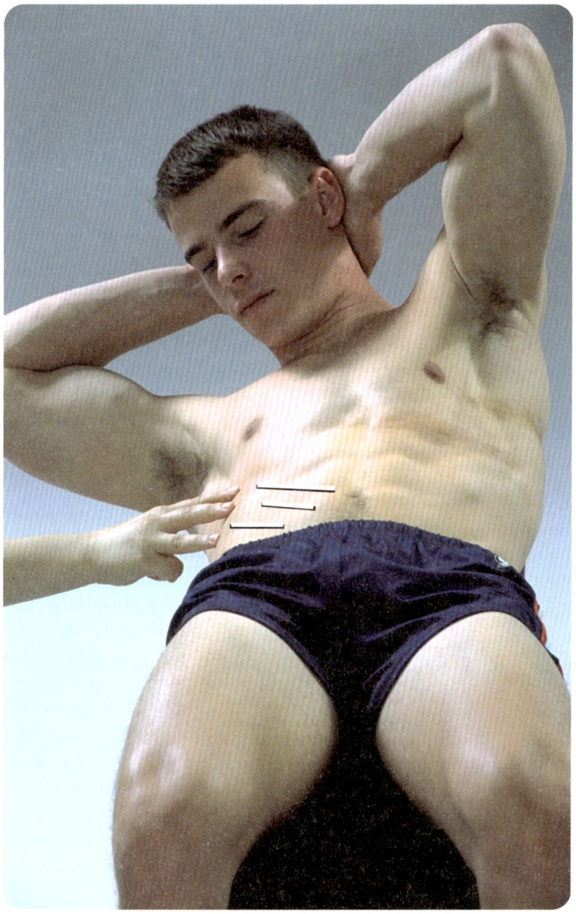

그림 7.27 배바깥빗근의 촉진

같은 쪽 회전을 일으킨다. 배가로근은 하부 6개의 갈비뼈에서부터 엉덩뼈능선 안쪽모서리의 중간부분, 백색선(배근육의 근막이 서로 겹쳐 형성된다), 두덩뼈에 걸쳐서 뻗는다. 척주에 대한 주된 기능은 등뼈와 허리뼈의 같은 쪽 회전의 보조이다.

척주 뒷부분의 근육은 주로 척주의 2개 이상의 부위를 덮는 근육군이다(그림 7-28). 가시근군(극근군)에는 **등가시근(spinalis dorsi)**, **목가시근(spinalis cervicis)**, **머리가시근(spinalis capitis)**이 포함된다. 가시근군은 제2허리뼈~제7목뼈에 일고(기시하고) 뒤통수뼈에서부터 등뼈와 목뼈에 닿는다(정지한다). 이들의 근육은 척주에 매우 가까운 곳에 배열하여 있으므로 그 기능은 주로 폄이다. 반가시근군에는 **등반가시근(semispinalis dorsi)**, **목반가시근(semispinalis cervicis)**, **머리반가시근(semispinalis capitis)**이 있다. 반가시근군은 등뼈와 목뼈에 일고 등뼈, 목뼈, 뒤통수뼈에 닿는다. 반가시근군은 목뼈와 등뼈를 펴지게 하고(특히, 목뼈) 옆굽힘과 회전에도 작용한다. 셋째의 그룹은 엉덩갈비근군이라 불리고 **허리엉덩갈비근(iliocostalis lumborum)**, **등엉덩갈비근(iliocostalis dorsi)**, **목엉덩갈비근(iliocostalis cirvicis)**이 포함된다. 이 그룹의 근육은 엉덩뼈능선과 제3갈비뼈~제12갈비뼈(허리등부위) 뒷면과 제4목뼈~제7목뼈 가로돌기에서부터 인다(기시한다). 이들 3개의 근육 모두가 척추를 펴지게 하고, 상부 2개의 근육은 옆굽힘과 회전에도 작용한다. 네 번째 그룹은 **머리가장긴근(longissimus capitis)**, **목가장긴근(longissimus cervicis)**, **등가장긴근(longissimus dorsi)**이 포함된다. 이 근육군은 엉덩뼈능선 뒷면, 허리뼈와 등뼈의 가로돌기에 일고 등뼈, 목뼈, 관자뼈(측두골)의 꼭지돌기에 닿는다. 이 근육군은 척주의 허리뼈, 등뼈, 목뼈의 폄, 옆굽힘, 회전을 시킨다.

척주 뒷부분의 근육의 나머지 3개는 **척주세움근(erector spinae)**, **허리네모근(quadratus lumborum)**, **뭇갈래근(multifidus)**이다. 척주세움근(척주기립근)은 허리뼈와 엉치뼈의 가시돌기에서부터 일고 앞에서 언급한 근육군(장골늑골근, 등가장긴근, 등가시근)의 3개로 분지한다.

3개로 분지한 근육(척주세움근)은 허리뼈와 등뼈의 폄, 옆굽힘을 시킨다. 허리네모근은 엉덩뼈능선 뒷면과 허리뼈 하부의 가로돌기에서부터 상부 4개의 허리뼈 가로돌기와 제12갈비뼈 아랫면까지 뻗는다(그림 7-29). 이 근육은 허리뼈의 폄에도 관여하지만, 그 주된 기능은 허리뼈의 옆굽힘이다. 뭇갈래근은 척주의 뒷부분에서 척주의 움직임이 있는 부위 모두에 걸치고 있다. 뭇갈래근은 엉치뼈, 엉덩뼈, 허리뼈, 등뼈, 목뼈(제4~제7목뼈)에서부터 일고 허리뼈, 등뼈, 목뼈(제1목뼈 이외)에 닿는다(그림 7-28). 이 근육은 척주의 폄과 회

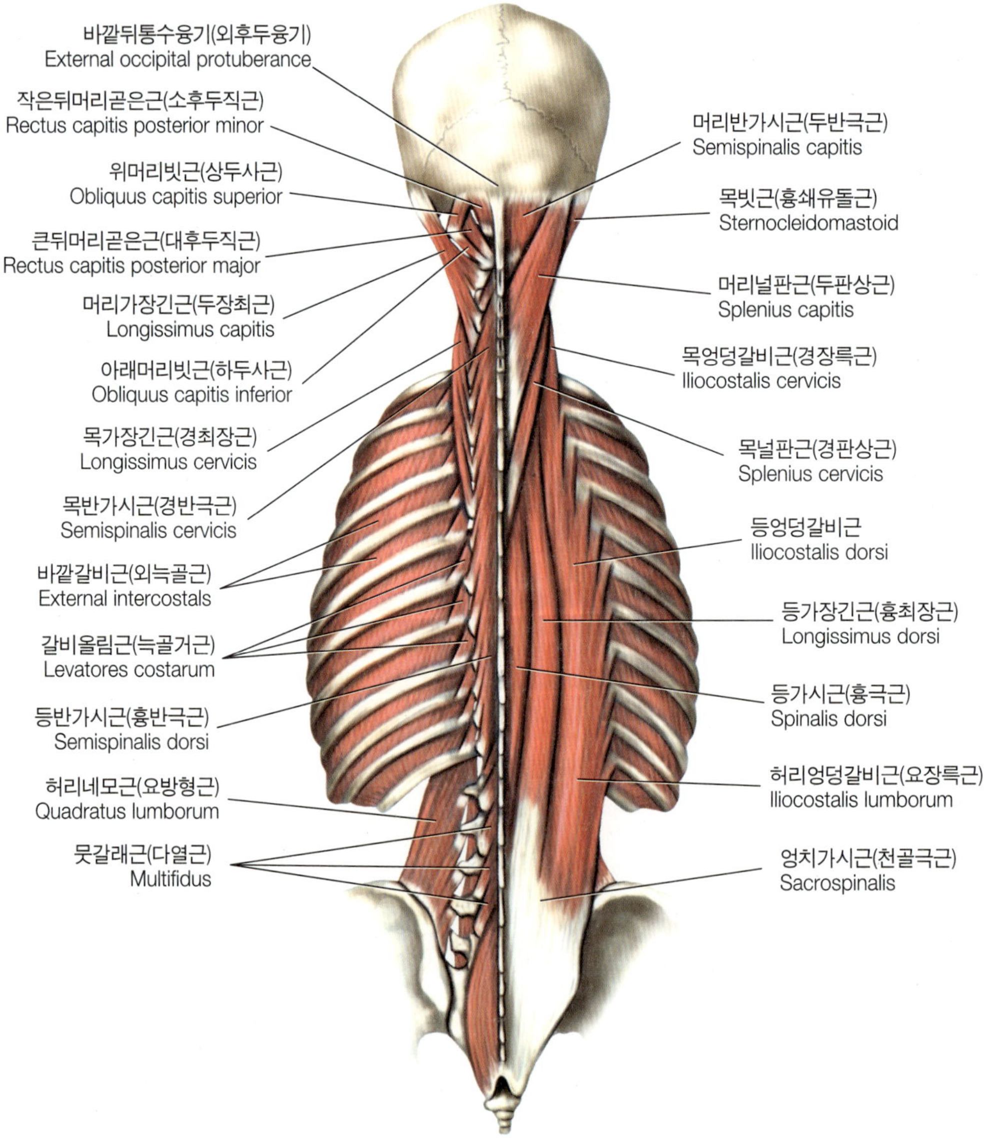

그림 7.28 척주의 근육(뒷면)

전을 일으킨다.

어깨위팔관절이나 어깨뼈를 움직이는 근육은 목뼈와 마찬가지로 등뼈와 허리뼈에도 부착하여 있다. 등세모근(부착부 : 제1～제12등뼈), 마름근(부착부 : 제1～제5등뼈), 그리고 넓은등근(부착부 : 제1～제12등뼈와 제1～제5허리뼈)도 역시 척주의 옆굽힘, 회전, 폄에 연관성을 갖고 있다(그림 7-31).

Hands on . . . 파트너에게 몸통을 굽히게 하여 그 자세를 유지하도록 지시하시오. 척주세움근이 척주의 양쪽을 나란히 뻗고 있는 것을 확인할 수 있다(그림 7-29, 그림 7-30).

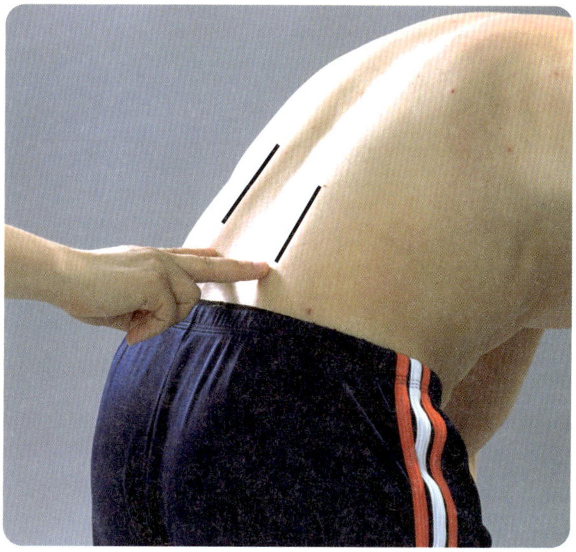

그림 7.30 척주세움근의 촉진

골반의 뼈

골반은 파악방법에 따라서는 3개, 7개, 또는 11개의 뼈가 포함된다(그림 7-32). 골반 뒷면은 5개의 엉치뼈(천추)가 유합한 엉치뼈(천골)이다(그림 7-33). 엉치뼈 양쪽에는 2개의 큰 뼈가 있고 이들은 **볼기뼈(innominate bone)**라 불린다. 볼기뼈(관골)는 실제로는 3개의 별개의 뼈 즉 **엉덩뼈(장골, ilium)**, **궁둥뼈(좌골, ischium)**, **두덩뼈(치골, pubic bone)**가 융합하여 만들어져 있다. 그림 7-32의 볼기뼈 가쪽면에 보이는 융

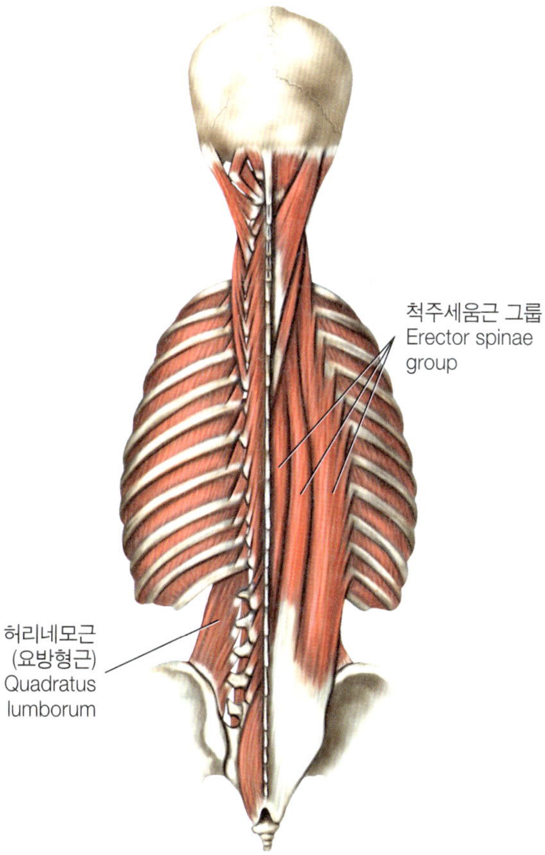

그림 7.29 척주세움근 그룹의 뒷면

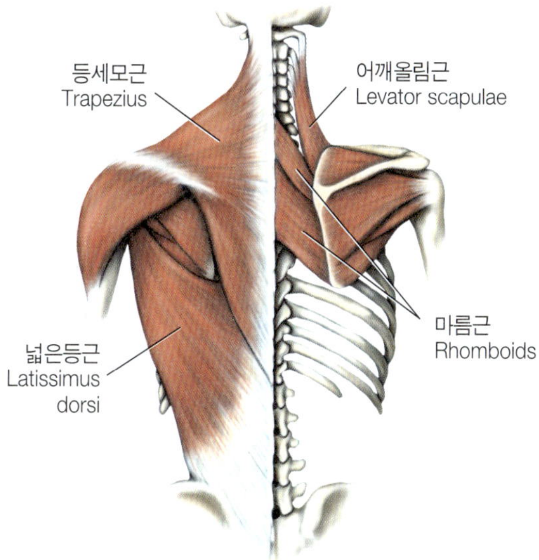

그림 7.31 척주의 움직임에 관여하는 어깨의 얕은층 근육(뒷면)

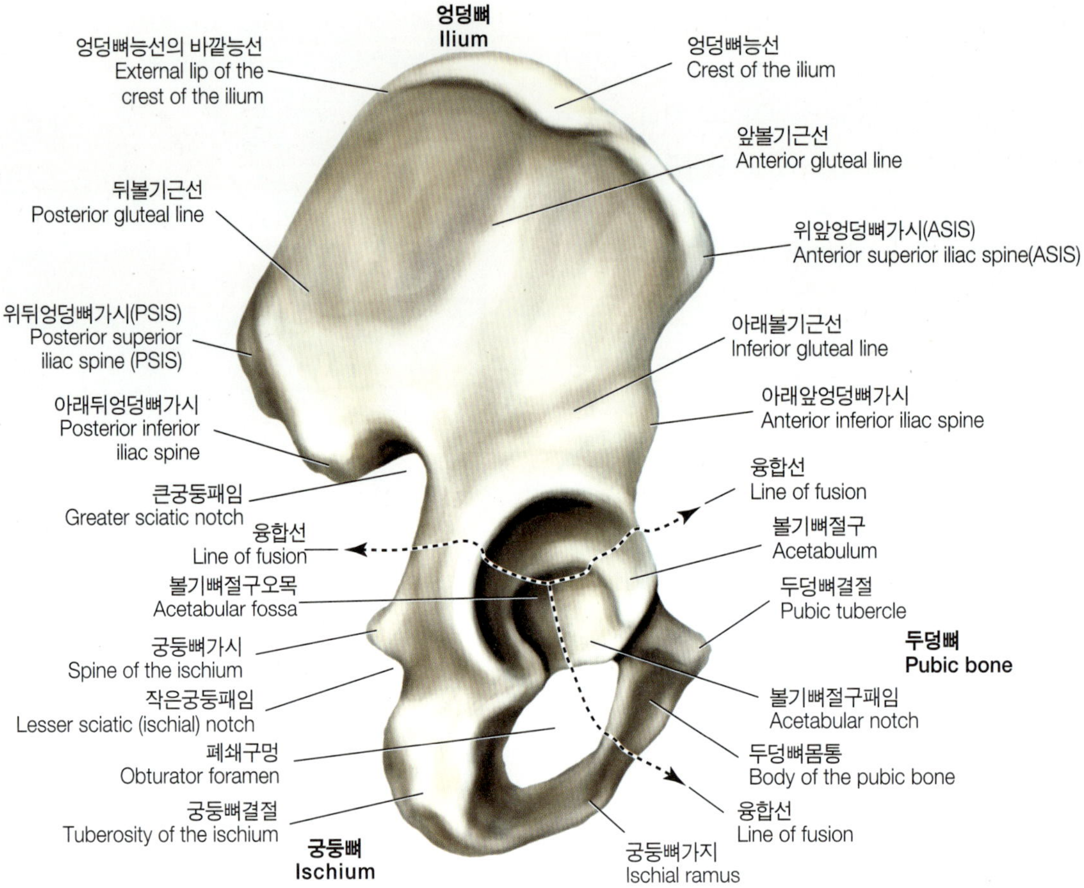

그림 7.32 볼기뼈 : 엉덩뼈, 궁둥뼈 및 두덩뼈(우측면)

합선이 3개의 뼈의 경계를 나타내고 있다.

엉덩뼈는 뒷부분에서 엉치뼈와 관절을 형성하고 양쪽의 두덩뼈는 **두덩뼈결합(치골결합, pubic symphysis)**으로서 관절을 구성한다. 여성의 골반은 비교적 넓고 평탄하며 출산에 대응할 수 있도록 앞으로 기울어져 있다. 이 때문에 골반의 형상에는 남녀차이가 관찰된다(그림 7-34).

폭넓은 날개구조를 한 엉덩뼈는 볼기뼈 가장 윗부분에 있고 엉치뼈를 통해서 척주와 관절을 구성한다.

엉덩뼈의 가장 앞부분과 가장 뒷부분에 있는 뼈 융기는 각각 **위앞엉덩뼈가시(상전장골극, ASIS: anterior superior iliac spine)**와 **위뒤엉덩뼈가시(상후장골극, PSIS; posterior superior iliac spine)**라 불린다. 위앞엉덩뼈가시와 위뒤엉덩뼈가시의 사이에 뻗어있고 **엉덩뼈능선(장골릉, crest of ilium)**이라 불리고, 이것은 근육의 부착부로서의 역할을 갖는 뼈의 큰 능선(ridge)이다(그림 7-32).

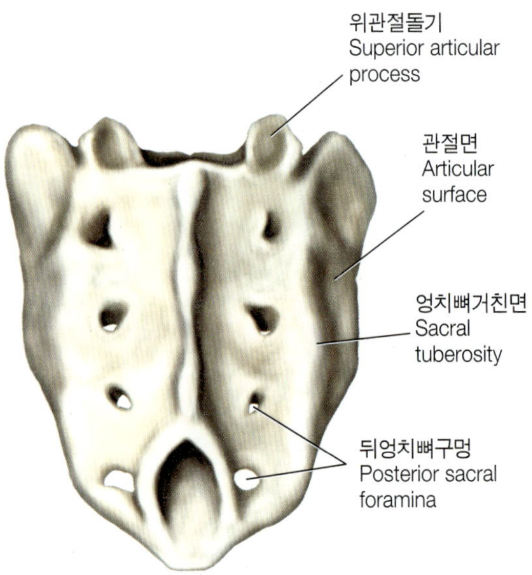

그림 7.33 엉치뼈(뒷면)

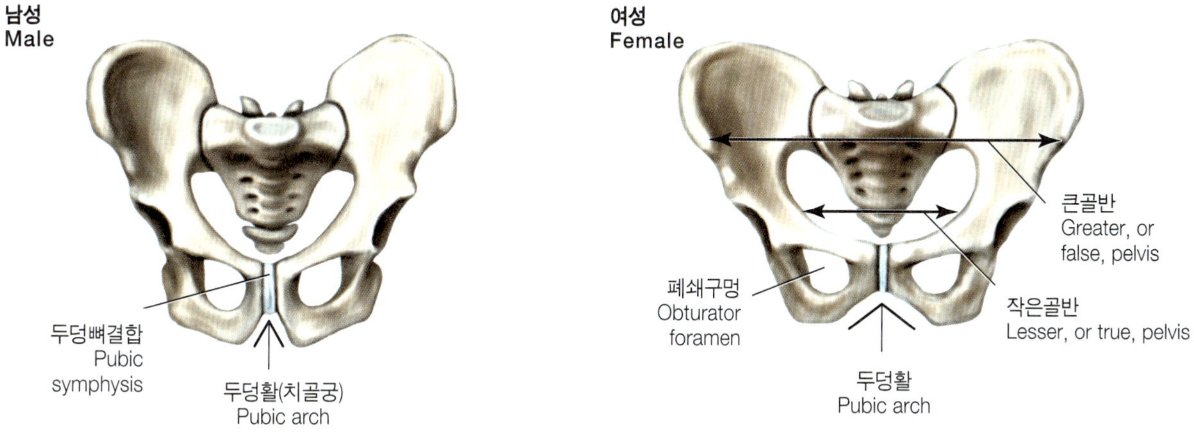

그림 7.34 남성과 여성의 골반의 차이(앞면)

Hands on... 양손을 허리에 대고 자기의 엉덩뼈능선이 확인되면 그 앞끝과 뒤끝까지 따라가시오. 이들 양끝이 위앞엉덩뼈가시와 위뒤엉덩뼈가시이다(그림 7-35, 그림 7-36).

위앞엉덩뼈가시와 위뒤엉덩뼈가시의 하부에 있는 것은 그 2개보다도 작은 뼈 융기이고, 각각 **아래앞엉덩뼈가시(하전장골극, anterior inferior iliac spine)**와 **아래뒤엉덩뼈가시(하후장골극, posterior inferior iliac spine)**라 불린다. 아래뒤엉덩뼈가시의 바로 아래에 있는 것은 **큰궁둥패임(대좌골절흔, greater sciatic notch)**이다.

궁둥뼈(좌골)는 볼기뼈 중에서 가장 뒷부분에 있고 엉덩뼈의 원위부에 위치한다. 궁둥뼈 가장 뒷부분은 **궁둥**

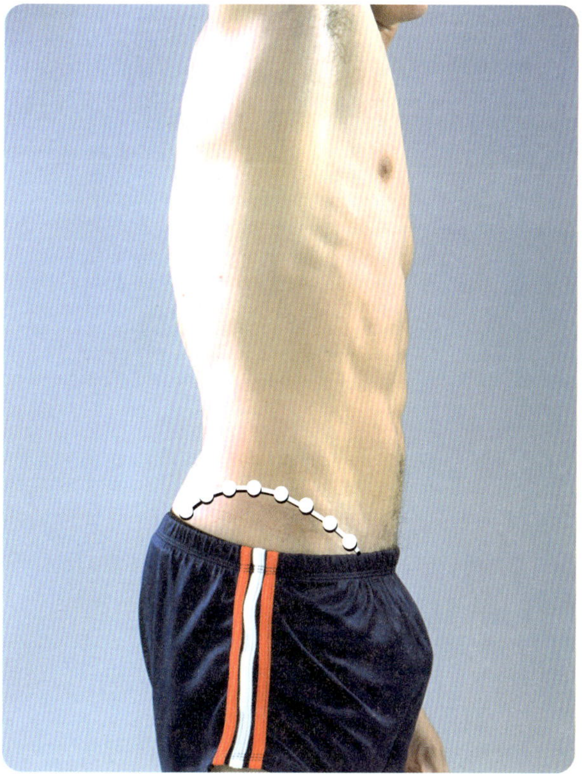

그림 7.35 엉덩뼈능선의 위치

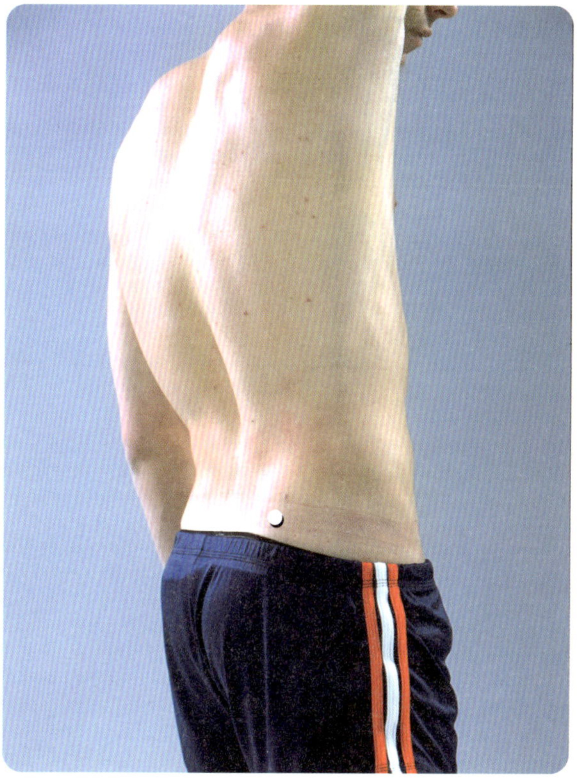

그림 7.36 위뒤엉덩뼈가시의 위치

Focus on . . . 엉덩뼈능선(Crest of the Ilium)

엉덩뼈능선은 많은 근육의 이는곳(기시부), 닿는곳(정지부)의 부착부로 되어 있다. 근육의 부착부이기 때문에 이 부위를 타박하면, 척주 하부나 엉덩관절을 움직이고 강하게 호흡하면 통증이 심해진다. 엉덩뼈능선에 부착하는 연부조직의 외상은 "hip pointer" 라 불린다.

이러한 부상은 신체에 맞지 않는 장구를 착용하거나 보호구를 사용하지 않는 경우 등에 일어난다. 코치는 장구, 보호구의 올바른 사용방법을 지도해야 한다. 특정의 해부학적 구조부분과 그 용구가 어떻게 그 부위를 보호하는가 라는 지식이 있으면, 부상의 발생률과 그 정도를 감소시킬 수 있다.

뼈가시(좌골극, spine of ischium)라 불리는 뼈 융기이다. 궁둥뼈가시의 아래에는 **작은궁둥패임(소좌골절흔, lesser sciatic notch)**이라 불리는 함몰이 있다. 궁둥뼈 원위부에는 **궁둥뼈결절(좌골결절, ischial tuberosity)**이라 불리는 큰 뼈 융기가 있다. 궁둥뼈결절은 뒤넙다리근(hamstrings)이라 불리는 다리(하지)근군의 부착부로서 작용한다.

Hands on . . . 앉아 있는 자세에서는 우리들은 궁둥뼈결절 위에 앉아 있는 것이 된다. 선 자세에서 볼기근 하부 주위에 있는 궁둥뼈결절을 확인하시오.

한편 두덩뼈(치골)는 볼기뼈를 구성하는 뼈 중에서 가장 앞부분에 위치한다. 두덩뼈는 **궁둥뼈(두덩뼈아래가지 : inferior pubic ramus)**, **엉덩뼈(두덩뼈위가지 : superior pubic ramus)**, **좌우의 두덩뼈끼리(두덩뼈몸통 : body of the pubic bone)** 관절을 구성한다(그림 7-37). 좌우의 두덩뼈로 이루어지는 관절은 두덩뼈결합(치골결합)이라 불린다. 두덩뼈결합의 바로 가쪽에서 두덩뼈 윗면의 뼈 융기를 **두덩뼈결절(치골결절, pubic tubercle)**이라 불린다.

Hands on . . . 배(복부)에 접촉하고 거기서부터 원위방향으로 손을 이동시켜서 두덩뼈결합을 촉진하시오.

볼기뼈 측면에서는 3개의 뼈(엉덩뼈, 궁둥뼈, 두덩뼈)가 **볼기뼈절구(관골구, acetabulum)**라 불리는 깊은 소켓을 형성한다. 이 소켓은 3축관절(절구관절)에 해당하는 엉덩관절(고관절)의 오목이다. 볼기뼈절구의 하부에는 궁둥뼈와 두덩뼈로 구성되는 큰 구멍이 존재하고 이것을 **폐쇄구멍(obturator foramen)**이라 부른다.

골반의 인대

엉덩허리인대(iliolumbar ligament)는 제5허리뼈에서부터 엉덩뼈능선까지 뻗는다. **앞엉치엉덩인대(anterior sacroiliac ligament)**와 **뒤엉치엉덩인대(posterior sacroiliac ligament)**라는 2개의 인대가 엉치뼈와 엉덩뼈를 연결하고 관절을 구성한다(그림 7-37). 앞엉치엉덩인대는 엉치뼈 앞면에서부터 엉덩뼈 앞면으로 뻗는다. 뒤엉치엉덩인대는 **짧은뒤엉치엉덩인대(short sacroiliac ligament)**, **긴뒤엉치엉덩인대(long sacroiliac ligament)**로 나뉜다(그림 7-37).

짧은뒤엉치엉덩인대는 엉덩뼈 뒷면에서부터 엉치뼈 하부로 뻗는다. 긴뒤엉치엉덩인대는 엉덩뼈가시 뒤 상부에서부터 제3 · 제4엉치뼈(천추)까지 뻗는다.

두덩뼈결합의 인대에는 **앞두덩인대(anterior pubic ligament)**, **두덩활꼴인대(치골궁인대, arcuate pubic ligament)**, **뒤두덩인대(posterior pubic ligament)**, **위두덩인대(superior pubic ligament)**가 있다. 각각의 인대의 기능은 두덩뼈결합을 형성하기 위해 양쪽의 두덩뼈 사이의 앞면, 뒷면, 위쪽, 아래쪽을 지지하는 것이다. 또한 좌우의 두덩뼈 사이에는 **두덩사이원반(interpubic fibrocartilage)**이 존재한다(그림 7-37).

위앞엉덩뼈가시와 두덩뼈결절의 사이를 뻗는 긴 인대는 **샅고랑인대(inguinal ligament)**라 불리고 주로 근육의 부착부로서 기능한다(그림 7-37). 골반을 안정시키는 인대는 **엉치가시인대(sacrospinous ligament)**

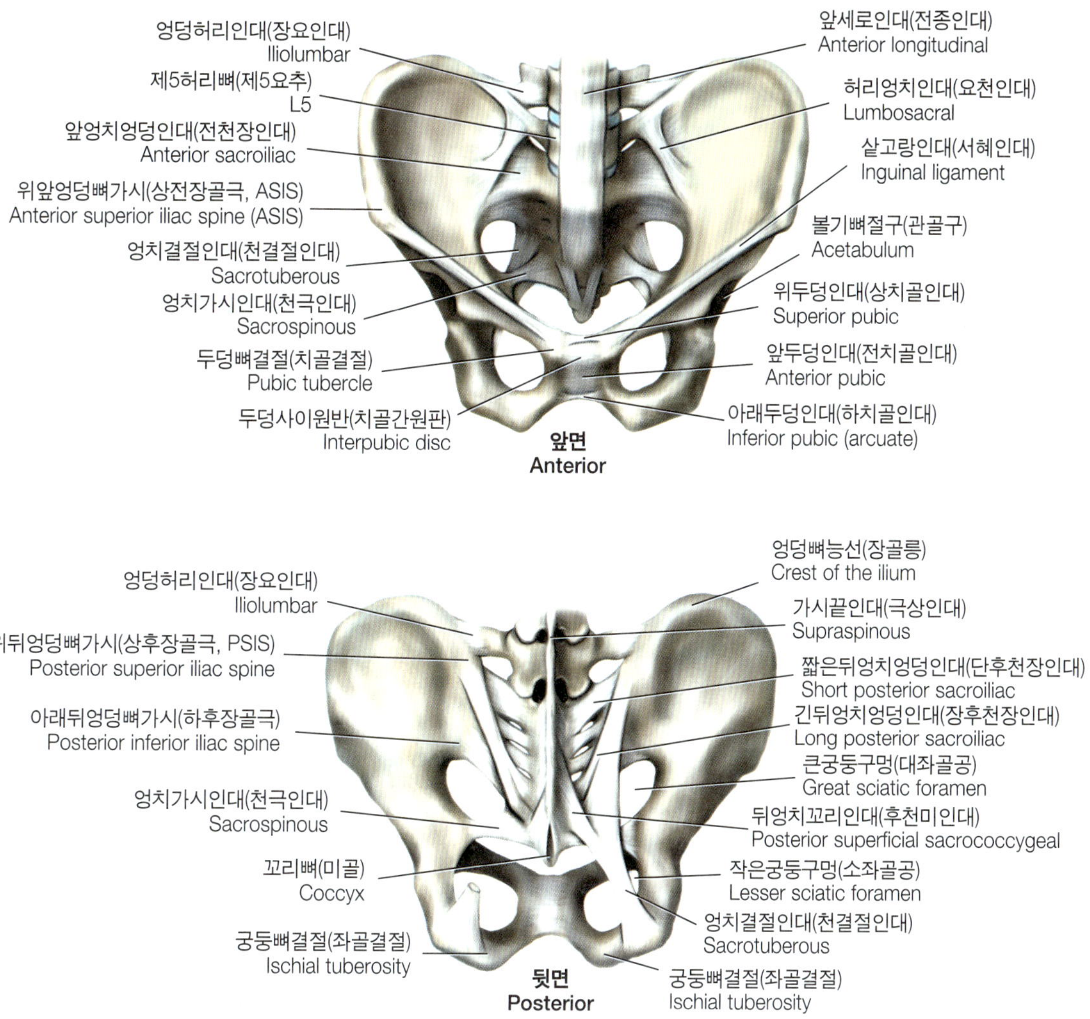

그림 7.37 골반의 기준점(landmark) 및 인대

와 **엉치결절인대(sacrotuberous ligament)**이다(그림 7-37). 엉치가시인대는 엉치뼈와 꼬리뼈에서부터 궁둥뼈가시(좌골극)로 뻗고, 엉치결절인대는 위아래엉덩뼈가시, 엉치뼈, 꼬리뼈에서부터 궁둥뼈결절로 뻗는다.

Focus on... 샅굴헤르니아(Inguinal Hernia)

샅굴인대에 부착하는 근육에 과도한 스트레스가 걸림으로써 샅굴헤르니아가 발생한다. 헤르니아란 장기가 비정상적으로 돌출한다는 의미이다. 샅굴인대에 부착하는 근육이 손상됨으로써 손상된 부분에서부터 배(복부)의 장기의 일부가 돌출하여 샅굴 헤르니아가 발생한다.

잘못된 lifting technique는 헤르니아를 일으키는 원인이고, 허리부분의 근육 손상을 일으키는 제1 요인이기도 하다. 올바른 lifting technique는 weight training program이나 운동학, 바이오메카닉스의 수업에서도 가르친다.

골반의 움직임과 근육

골반의 관절의 움직임은 보통의 관절운동과는 다르다. 엉치엉덩관절(천장관절)과 엉덩뼈, 궁둥뼈, 두덩뼈로 구성되는 관절은 본질적으로 융합하여 있다. 두덩뼈결합에서는 극히 약간이지만, 미끄럼운동이 일어난다.

척주와 엉덩관절의 움직임의 조합이 골반의 움직임이고, 크게 뒤경사, 앞경사, 옆경사, 회전으로 나뉜다.

골반 뒤경사에는 두덩결합의 위쪽으로의 움직임과 엉치뼈의 아래쪽으로의 움직임이 포함된다. 이 움직임은 허리뼈 굽힘과 엉덩관절 폄에 의해서 시행할 수 있다(그림 7-38b).

골반 앞경사는 두덩뼈결합의 아래쪽으로의 움직임과 엉치뼈의 위쪽으로의 움직임이 포함된다. 이 움직임은 허리뼈 폄과 엉덩관절 굽힘에 의해서 시행할 수 있다(그림 7-38c).

골반 옆경사는 한쪽의 엉덩뼈를 반대쪽의 그것보다 위로 올릴 때에 일어난다. 이 움직임은 허리뼈 옆굽힘, 엉덩관절 벌림(외전), 반대쪽의 엉덩관절 모음(내전)에 의해서 시행할 수 있다(그림 7-39).

골반 회전에는 허리뼈 회전, 엉덩관절 외측회전, 반대쪽의 엉덩관절 내측회전이 포함된다(그림 7-40).

척주의 근육은 이 단원에서 해설하고 엉덩관절의 근육은 제10장에서 해설하고 있다. 엉덩관절의 굽힘, 폄, 벌림, 모음, 내측회전, 외측회전을 일으키는 근육과 함께 척주의 근육은 골반의 움직임에 필요한 굽힘, 폄, 옆굽힘, 회전을 일으킨다. 이것에 의해서 척주와 엉덩관절의 움직임을 통해서 어느 근육이 골반의 움직임을 일으키는지를 이해할 수 있다.

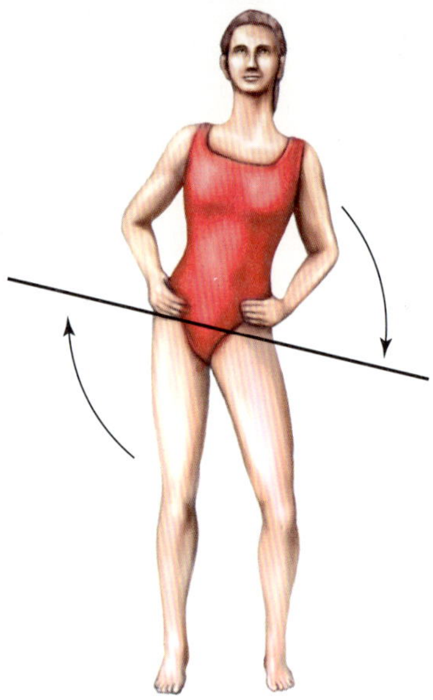

그림 7.39 다리이음뼈의 경사

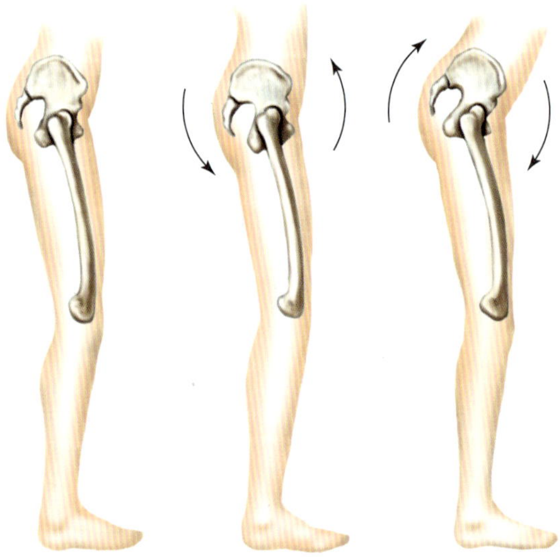

a b c

그림 7.38 다리이음뼈(골반대)의 움직임
(a) 해부학적 자세, (b) 뒤경사, (c) 앞경사

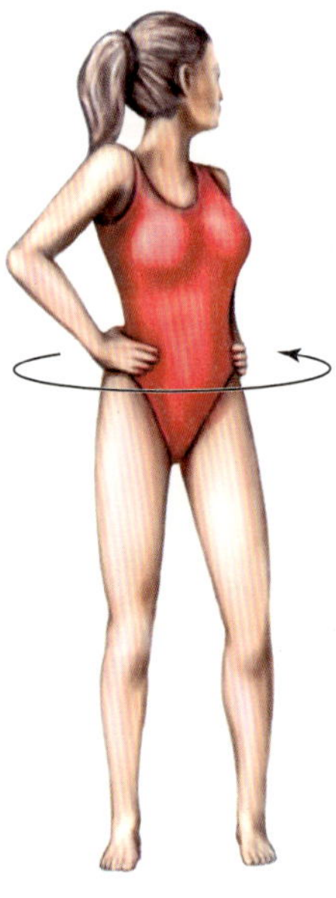

그림 7.40 다리이음뼈의 회전

용어의 복습

이 단원에서 나온 다음의 용어를 정의하고 설명하시오. 그리고 인체나 일러스트를 사용하여 각 용어에 관한 구조적 특징이나 위치를 나타내시오.

볼기뼈절구(acetabulum)
섬유테(annulus fibrosus)
아래앞엉덩뼈가시
앞세로인대
앞두덩인대
앞엉치엉덩인대
위앞엉덩뼈가시(ASIS)
고리뼈(atlas)
중쇠뼈(axis))
두덩뼈몸통
목뼈(cervical vertebrae)
꼬리뼈(coccyx)
엉덩뼈능선(crest of ilium)
치아돌기(dens)
척주세움근(erector spinae)
큰궁둥패임(greater sciatic notch)
목엉덩갈비근(iliocostalis cervicis)
등엉덩갈비근(iliocostalis dorsi)
허리엉덩갈비근
엉덩허리인대(iliolumbar ligament)
엉덩뼈(ilium)
두덩활꼴인대
두덩뼈아래가지
샅굴인대(inguinal ligament)
볼기뼈(innominate bone)
척추뼈몸통사이인대
뼈사이인대(interrosseous ligament)
두덩사이원반
가시사이인대
척추원반(intervertebral disc)
궁둥뼈결절(ischial tuberosity)
궁둥뼈(ischium)
허리뼈전만(kyphosis)
넓은등근(latissimus dorsi)
작은궁둥패임
어깨올림근(levator scapulae)
황색인대(ligamentum flavum)
목덜미인대(ligamentum nuchae)
머리가장긴근(longissimus capitis)
목가장긴근(longissimus cervicis)
등가장긴근(longissimus dorsi)
긴엉치엉덩인대
긴머리근(longus capitis)
긴목근(longus colli)
등뼈후만(lordosis)
허리뼈(lumbar vertebrae)
뭇갈래근(multifidus)
속질핵(nucleus pulposus)
위 · 아래머리빗근
배속 · 바깥빗근
폐쇄구멍
치아돌기
아래뒤엉덩뼈가시
뒤세로인대
뒤두덩인대
뒤엉치엉덩인대
위뒤엉덩뼈가시(PSIS)
척주앞근육군
두덩뼈(pubic bone)
두덩뼈결합(pubic symphysis)
두덩뼈결절(pubic tubercle)
허리네모근(quadratus lumborum)
배곧은근(rectus abdominis)
앞머리곧은근
가쪽머리곧은근
큰 · 작은뒤머리곧은근
마름근(rhomboids)
엉치가시인대
엉치결절인대
엉치뼈(sacrum)
앞목갈비근
중간목갈비근
뒤목갈비근
척주측만(scoliosis)
머리반가시근
목반가시근
등반가시근
짧은엉치엉덩인대
머리가시근(spinalis capitis)
목가시근(spinalis cervicis)
등가시근(spinalis dorsi)
궁둥뼈가시
머리널판근(splenius capitis)
목널판근(splenius cervicis)
목빗근(sternocleidomastoid)
위두덩인대
두덩뼈위가지
가시끝인대
등뼈(thoracic vertebrae)
고리가로인대
배가로인대
등세모근(trapezius)

운동학습의 힌트

1. 당신이 허리 바로 위의 앞 양쪽에 옆으로 비스듬히 튼 주머니(slash pocket)가 달린 윗옷(재킷)을 입고 있다고 상상하시오. 이 포켓에 양손을 넣으시오.
   a. 당신 손가락은 어느 방향(수평, 수직, 대각선)을 가리키고 있는가?
   b. 어떤 배근육 섬유가 손가락이 가리키고 있는 방향과 평행인가?
2. 미식축구에서 "클로즈라인(clothesline)"으로 알려진 태클 기술에서 선수의 머리가 멈추는 반면 나머지 몸 전체가 계속

(계속)

움직인다. 이것은 마비 또는 죽음에 이르기도 하는 원인이 된다. 해부학적으로 목뼈에서 무슨 일이 일어나고 어떻게 이 비극적 결과를 가져오는지를 기술하시오.

3. 과도한 체중, 임신 또는 다른 원인으로 인체의 중력중심을 앞쪽으로 이동시킨다. 이것은 앞으로 이동하는 것을 억제하기 위해 허리뼈의 과도한 만곡을 야기한다.
   a. 허리뼈가 어느 방향으로 만곡을 하는가?
   b. 이 과도한 만곡은 무엇이라 불리는가?

4. 자기 자신이 야구투수, 미식축구의 쿼터백, 무거운 가방을 멘 우편배달원, 골프선수, 테니스선수 또는 다른 쪽보다 한쪽에만 근육을 치우쳐서 사용할 필요가 있는 활동에 관여하는 사람이라고 상상해보자.
   이러한 활동이 척추의 어떠한 형태의 비정상 만곡을 유발하는가?

5. 해부학적 자세에서부터 오른쪽으로 당신의 머리를 돌리는데 관여하는 근육의 이름을 말하시오.

6. 반듯이 누운 자세에서 당신의 넓적다리를 가슴으로 끌어당기시오.
   a. 허리뼈에서 어떠한 운동이 일어나는가?
   b. 엉덩관절에서 어떠한 운동이 일어나는가?
   c. 골반에서 어떠한 운동이 일어나는가?

가장 적합한 답을 하나 고르시오.

1. 목뼈에는 척추뼈가 몇 개 있는가?
   a. 4개
   b. 5개
   c. 7개
   d. 12개

2. 등뼈에는 척추뼈가 몇 개 있는가?
   a. 4 개
   b. 5 개
   c. 7 개
   d. 12개

3. 허리뼈에는 척추뼈가 몇 개 있는가?
   a. 4 개
   b. 5개
   c. 7개
   d. 12개

4. 꼬리뼈에는 척추뼈가 몇 개 있는가?
   a. 4 개
   b. 5 개
   c. 7개
   d. 12개

5. "아니요"라고 대답하는 데에 목을 가로로 흔들 때 그 움직임은 어느 부위에서 일어나는가?
   a. 머리뼈와 제1목뼈
   b. 제1목뼈와 제2목뼈
   c. 제1목뼈와 제7목뼈
   d. 제2목뼈와 제7목뼈

6. 아래에 열거하는 골반의 뼈 중에서 볼기뼈절구의 일부가 아닌 것은 어느 것인가?
   a. 엉덩뼈
   b. 궁둥뼈
   c. 엉치뼈
   d. 두덩뼈

7. 골반의 앞경사에서는 두덩뼈결합이 ________.
   a. 가쪽으로 움직인다.
   b. 아래쪽으로 움직인다.
   c. 회전한다.
   d. 위쪽으로 움직인다.

8. 골반의 앞경사에서는 엉치뼈가 ________.
   a. 가쪽으로 움직인다.
   b. 아래쪽으로 움직인다.
   c. 회전한다.
   d. 위쪽으로 움직인다.

9. 골반의 뒤경사에서는 두덩뼈결합이 ________.
   a. 가쪽으로 움직인다.
   b. 아래쪽으로 움직인다.
   c. 회전한다.
   d. 위쪽으로 움직인다.

10. 골반의 뒤경사에서는 엉치뼈가 ________.
   a. 가쪽으로 움직인다.
   b. 아래쪽으로 움직인다.
   c. 회전한다.
   d. 위쪽으로 움직인다.

11. 아래에 열거하는 중에서 척주의 기본적인 움직임에 관여하지 않는 것은 어느 것인가?
    a. 굽힘
    b. 벌림
    c. 폄
    d. 회전

12. 아래에 열거하는 중에서 목빗근의 부착부가 아닌 것은 어느 것인가?
    a. 복장뼈
    b. 빗장뼈
    c. 꼭지돌기
    d. 위팔뼈

13. 목 부위에 위치하는 목갈비근육(사각근)은 보통 좌우 양쪽 합쳐서 몇 개가 있는가?
    a. 2개
    b. 3개
    c. 4개
    d. 6개

14. 척주세움근은 척주의 복수부위를 지지하고 척주에 대해서 어느 위치에 존재하는가?
    a. 앞쪽
    b. 뒤쪽
    c. 위쪽
    d. 아래쪽

15. 두덩뼈에서부터 갈비뼈로 뻗는 근육 중에서 허리뼈의 굽힘에만 작용하는 것은 어느 것인가?
    a. 배곧은근
    b. 배가로근
    c. 바깥폐쇄근
    d. 속폐쇄근

16. 보통 목뼈는 어느 방향으로 만곡하여 있는가?
    a. 앞쪽
    b. 뒤쪽
    c. 가쪽
    d. 안쪽

밑줄부분에 적절한 용어를 넣어 문장을 완성시키시오.

1. 정상적인 상태에서는 목뼈와 ________ 는 전만하여 있다.
2. 정상적인 상태에서는 꼬리뼈와 ________ 는 후만하여 있다.
3. 척주관의 앞벽에 위치하는 척주의 인대는 ________ 인대이다.
4. 머리뼈에 부착하는 목뼈는 ________ 라 불린다.
5. 척추의 척추뼈몸통 사이에 있는 충격흡수의 역할을 수행하는 해부학적 구조부분은 ________이라 불린다.
6. 2개의 볼기뼈 앞면을 연결하고 있는 것은 ________ 이라 불린다.
7. 뒤넙다리근은 ________ 의 큰결절에서부터 인다(기시한다).
8. 허리뼈가 과도하게 전만하여 있는 것은 ________ 이라 불린다.
9. 등뼈가 과도하게 전만하여 있는 것은 ________ 이라 불린다.
10. 척주가 과도하게 측방으로 만곡하여 있는 것은 ________ 이라 불린다.

제 8 장

흉곽
(The Thorax)

이 단원의 개요

흉곽(그림 8-1)은 폐나 심장이 포함되는 큰 흉강을 구성하고 있는 뼈에 의해서 만들어져 있다. 폐의 내층과 흉강의 내벽은 진공이고 흉곽의 움직임은 흉강 내압을 변화시켜서 공기가 폐로 출입하는 것을 가능케 한다. 안정 시의 들숨(공기를 들이마시는 것)과 날숨(공기를 내뱉는 것)을 안정 호흡이라 부르고, 신체적으로 부하가 걸리는 경우의 격렬한 호흡을 강제호흡이라 부른다. 흉곽의 관절의 움직임은 흉강의 확장과 수축을 가능케 하여 흉곽의 뼈에 부착하는 근육이 이들의 움직임을 일으킨다.

흉곽의 뼈

흉곽 앞면의 뼈는 **복장뼈(흉골, sternum)**라 불리고 그 깊은층에 있는 조직을 보호하고 있다(그림 8-2). 복장뼈는 흉곽, 목, 배의 근육의 부착부로서의 역할을 가지며 갈비연골(늑연골)의 부착부이기도 하다. 복장뼈는 **복장뼈자루(흉골병, manubrium)**, **복장뼈몸통(흉골체, body)**, **칼돌기(검상돌기, xiphoid process)**의 3개로 나뉜다. 복장뼈자루 위끝부분에는 **목아래패임(경절흔, jugular notch)**이 있다(그림 8-3). 복장뼈자루 아래끝부분의 선은 복장뼈몸통과의 접합부이고 복장뼈각(흉골각)이라 불린다. 복장뼈자루에는 이 밖에 빗장뼈와 관절(복장빗장관절)을 구성하는 2개의 **빗장패임(쇄골절흔, clavicular notch)**과 제1갈비뼈와 관절을 구성하는 2개의 **제1갈비패임(제1늑골패임, first costal notch)**이 있다. 복장뼈몸통에는 갈비뼈와 관절을 구성하는 갈비패임이 양쪽면을 따라서 있다. 복장뼈의 가장 아래끝부분인 칼돌기는 출생 시에는 연골이지만, 성인이 되어서 뼈로 성장한다.

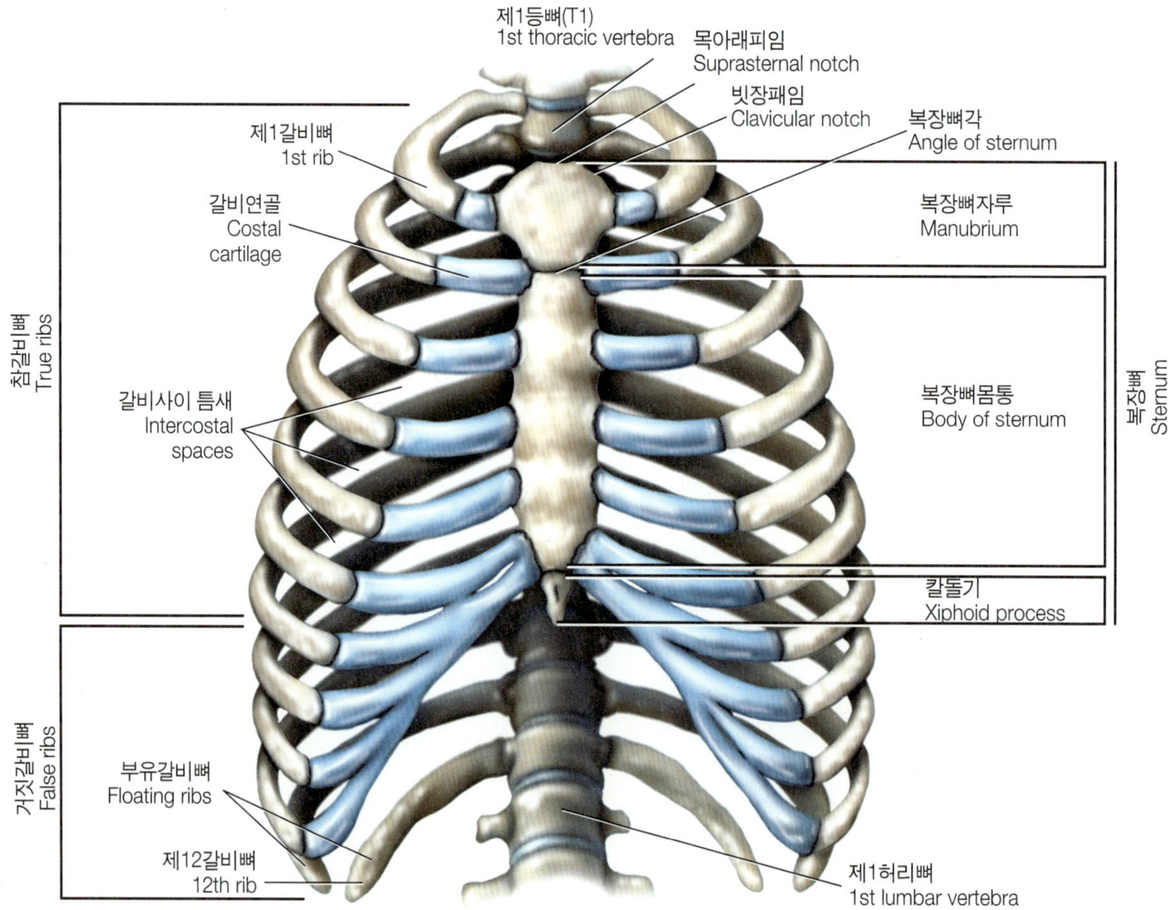

그림 8.1 흉곽의 뼈 및 기준점(landmark) (앞면)

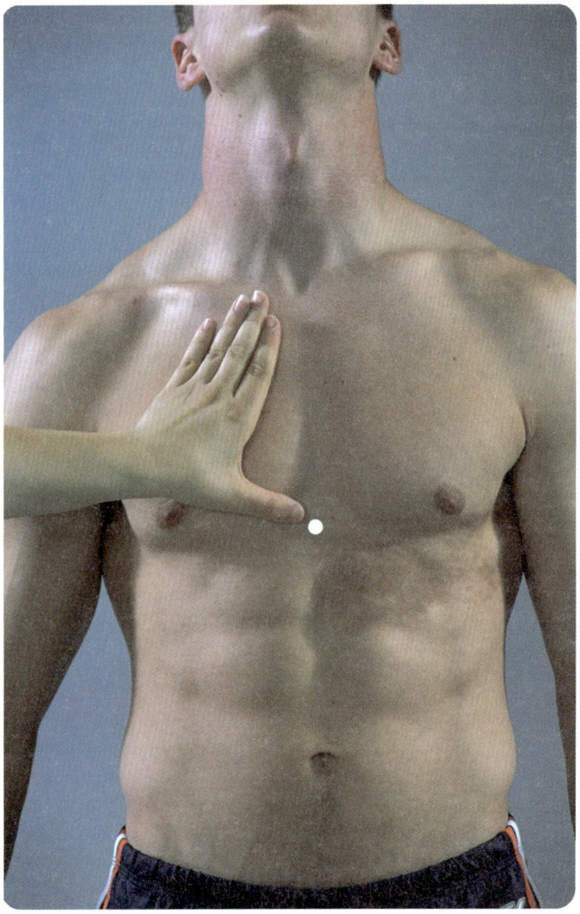

그림 8.2 복장뼈의 촉진

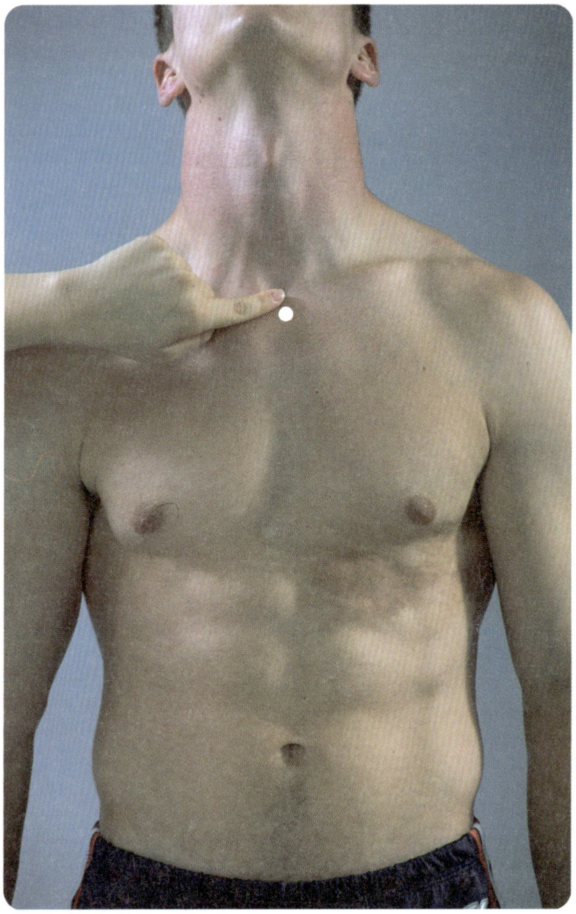

그림 8.3 목아래패임의 촉진

흉곽에는 12쌍의 **갈비뼈(rib)**를 갖는다. 상부 7쌍의 갈비뼈는 참갈비뼈, 하부 5쌍의 갈비뼈는 거짓갈비뼈라 불린다. 상부 7쌍의 갈비뼈는 갈비연골(갈비뼈의 길이에 따라서 다르지만 복장뼈에서부터 갈비뼈 복장뼈끝까지 2.5㎝~7.6㎝)을 통해서 복장뼈(제1갈비뼈는 복장뼈자루, 제2~제7갈비뼈는 복장뼈몸통)에 부착한다. 상부 3개의 거짓갈비뼈(제8~제10갈비뼈)는 상위의 갈비연골에 부착하는 갈비연골을 통해서 간접적으로 복장뼈에 부착한다. 하부 2개의 거짓갈비뼈(제11갈비뼈, 제12갈비뼈)는 앞쪽에 부착부를 갖지 않기 때문에 부유갈비뼈라 불린다. 갈비뼈의 **머리(head)**와 **목(neck)**은 등뼈와 관절을 이루는 갈비뼈끝에 관찰된다

Focus on... 심폐소생술(CPR)과 칼돌기(Xiphoid Process)

심폐소생술(CPR)의 강습에서는 구조자가 압박하는 복장뼈몸통의 위치를 확인하기 위해 칼돌기를 지표로 하도록 가르친다. 그러나 칼돌기 그 자체를 압박하면 가슴 압박의 효과가 없을 뿐만 아니라, 칼돌기를 골절시킬 가능성도 있다. 구급법, 심폐소생술, 구급 응급치료사의 강습, 의학, 간호학, 물리치료학, 애슬레틱 트레이닝, 기타의 건강과학 분야의 커리큘럼에서는 심폐소생술을 필수로 하고 있다. 흉곽의 해부에 관한 지식은 심폐소생술을 정확히 시행하고 환자에게 외상을 입히지 않기 위해서도 중요하다.

(그림 8-4). 갈비뼈 가쪽은 각(angle)이라 불린다. 이것은 등(back)에 넓이를 주고 이것에 의해서 어느 한쪽으로 구르는 일이 없이 반듯이 누운 자세가 될 수 있다. 복장뼈와 12쌍의 갈비뼈에 더하여 12개의 등뼈도 흉곽의 뼈에 포함된다. 등뼈에 대해서는 제7장에서도 해설하였다.

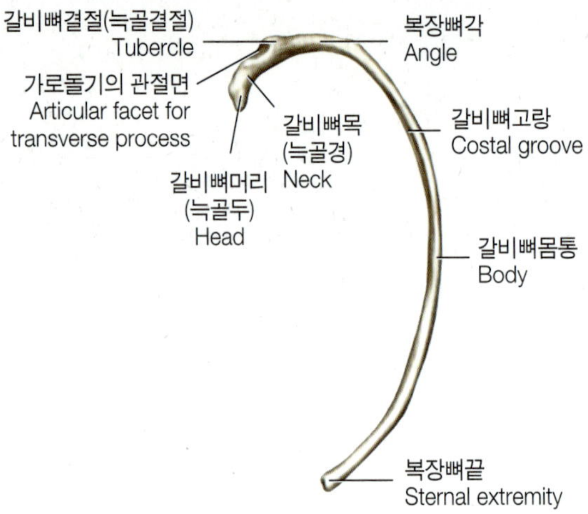

그림 8.4 전형적인 갈비뼈의 기준점(위쪽에서부터 본 그림)

흉곽의 관절과 인대

흉곽 앞면의 관절에는(그림 8.5) **복장갈비관절(흉늑관절, chondrosternal joint)**, **갈비연골사이관절(연골간관절, interchondral joint)**, **갈비연골관절(늑골늑연골연결, costochondral joint)**이 포함된다. 복장갈비관절은 상부 7쌍의 갈비뼈의 갈비연골과 복장뼈자루 갈비패임(제1갈비뼈), 복장뼈몸통(제2~제7갈비뼈)으로 관절을 구성한다. 그 인대에는 관절주머니인대, 갈비복장인대, 연골 사이의 인대, 관절 사이의 인대가 있다.

갈비연골관절은 갈비뼈의 복장뼈끝과 복장뼈(제1~제7갈비뼈) 또는 상위의 갈비연골(제8~제10갈비뼈)을 연결하는 연골로 만들어지는 관절이다. 갈비뼈의 뼈막(결합조직을 덮는다)은 연골막(연골을 덮고 영양분을 공급하는 얇은 섬유성 조직)과 연속성이 있으며 갈비연골관절에 관여하는 것은 관절주머니인대이다. 스포츠의 현장에서는 갈비연골관절은 흔히 흉곽이 정상적인 가동범위를 넘어서 움직임으로써 스트레스를 받는 일이 있다. 갈비연골관절의 약간의 회전은 갈비뼈의 위쪽과 바깥쪽으로의 움직임을 가능케 한다.

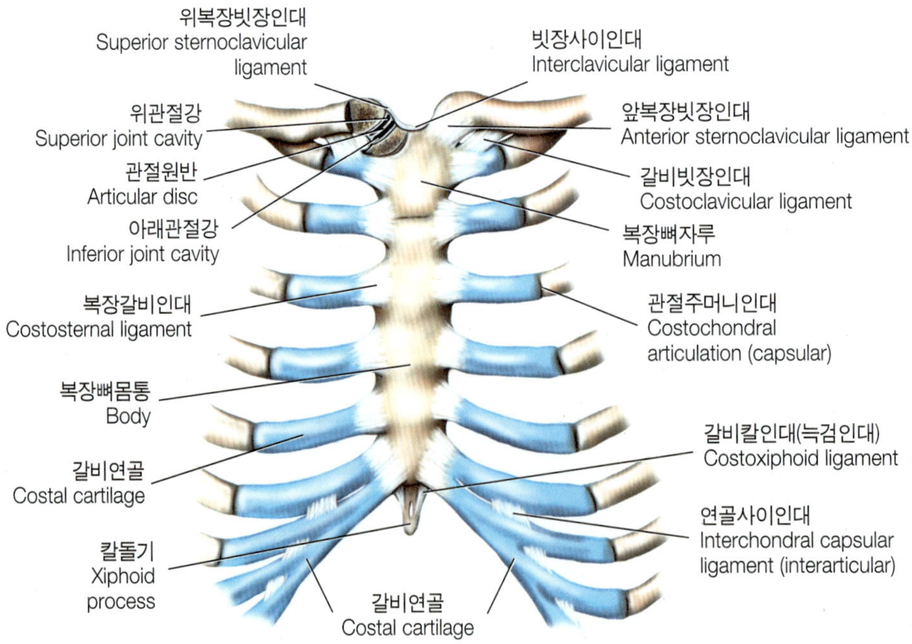

그림 8.5 흉곽의 갈비연골관절(늑골늑연골연결)과 앞면의 인대

Focus on... 갈비연골 손상(Costochondral Sprain)

갈비연골관절은 다른 관절과 마찬가지로 정상적인 가동범위가 있다. 그 가동범위를 초과한 경우 갈비연골 손상이 일어난다. 태클을 받았을 때, 미식축구선수가 넘어졌을 때 지면과 상대방의 사이에서 흉곽이 압박되어 정상적인 가동범위를 초과하면 갈비연골이 손상된다. 마찬가지로 레슬링에서도 선 자세에서부터 태클을 받아 바닥에 넘어졌을 때 상대방과 매트 사이에서 흉곽이 압박되면 갈비연골 손상을 일으킨다. 이 부위를 손상하였을 때 갈비뼈와 갈비연골의 접합부가 신연되어 갈비뼈가 정상가동범위를 넘어서 움직여 손상부위는 갈비뼈가 피부를 밀어뜨리는 것처럼 보인다. 갈비연골 손상에서는 갈비뼈 골절, 흉강의 장기손상 등의 합병증을 수반하는 일도 있다.

갈비연골 손상을 인식하려면 인체해부학, 애슬레틱 트레이닝, 스포츠의학, 코치학 등의 학문을 필요로 한다. 적절하게 치유하기 위해서는 손상부위의 케어는 반드시 필요하다. 몇 주일동안의 관절의 완전고정(예 : 호흡을 시키지 않는다)하는 것이 이상적이지만, 이것은 실제로는 불가능하므로 갈비뼈 벨트, 테이핑, 붕대 등 호흡 때에 갈비연골의 관절의 움직임을 억제하는 처치가 시행되고 있다.

12쌍의 갈비뼈는 12개의 등뼈(1쌍의 갈비뼈에 대해서 1개의 등뼈)와 관절을 구성한다. 갈비뼈와 등뼈는 **갈비뼈머리관절(늑골두관절, costocapitate joint)**과 **갈비가로관절(늑횡돌관절, costotransverse joint)**의 2개의 관절로 연결되어 있다.

갈비뼈머리관절은 갈비뼈머리와 인접한 등뼈의 척추뼈몸통으로 관절을 구성하고 **갈비가로인대(늑횡돌인대, costotransverse ligament)**와 **부채꼴갈비뼈머리인대(costocapitate radiate ligament)**에 의해서 지지되어 있다(그림 8-6). 이 관절의 활주회전운동은 갈비뼈의 올림과 내림을 가능케 한다. 갈비가로관절은 상부 10쌍의 갈비뼈와 인접하는 등뼈 가로돌기로 구성되는 관절이다. 제11갈비뼈와 제12갈비뼈는 인접한 가로돌기와는 관절을 구성하고 있지 않다. 갈비가로관절의 유일한 인대는 관절주머니인대이다.

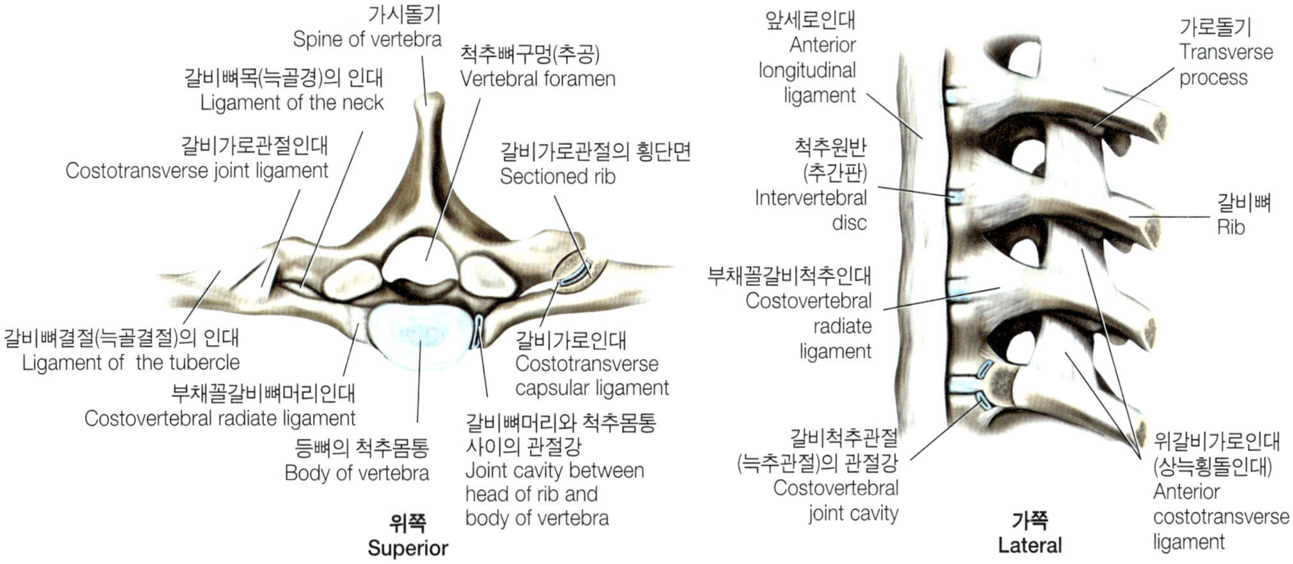

그림 8.6 흉곽의 뒤쪽의 관절 및 인대

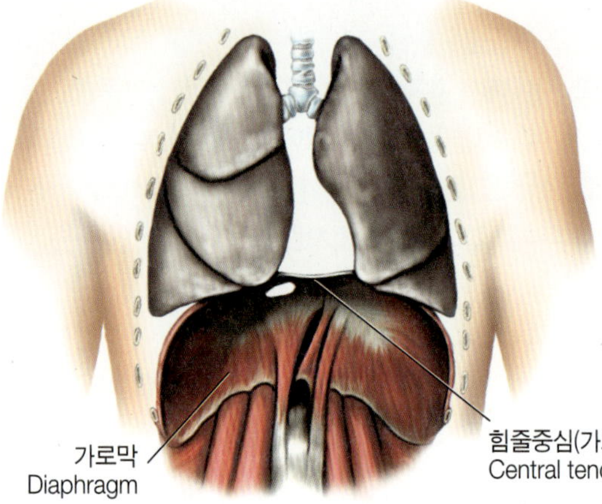

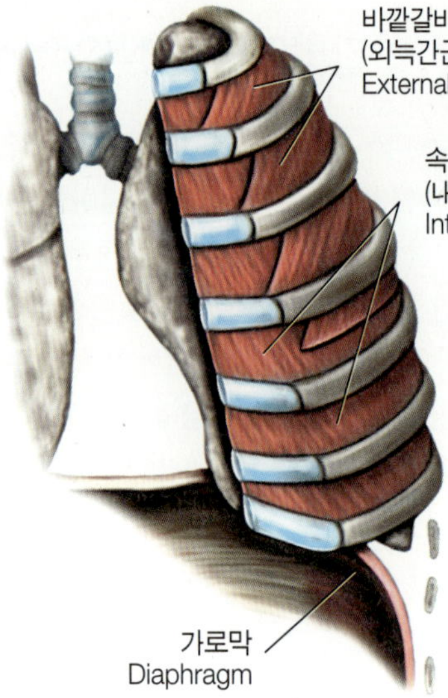

그림 8.7 호흡에 관여하는 근육

흉곽의 움직임과 근육

호흡은 흉곽의 움직임에 의한 것이다. 앞에서 언급한 것처럼 안정 시의 호흡은 안정호흡이라 불린다. 안정호흡을 일으키는 근육은 호흡에만 작용하는 근육이라 생각된다(그림 8-7). 다른 단원에서 해설한 근육에서 흉곽의 골격에 부착부를 가지는 것은 강제호흡에서 사용된다.

흉곽의 근육은 **가로막(diaphragm)**을 포함한다. 이 큰 돔 모양의 근육은 칼돌기, 하부 7쌍의 갈비뼈, 상부 4개의 허리뼈 가쪽면에서부터 **힘줄중심(central tendon)**이라 불리는 구조부분에 걸쳐서 뻗는다(그림 8-8). 가로막이 수축할 때 힘줄중심은 흉강의 공간을 넓혀 압력을 변화시키기 때문에 아래쪽으로 물러난다. 공기가 폐에 들어감과 동시에 넓어져 **속갈비사이근(internal intercostals muscle)**과 **바깥갈비사이근(external intercostals muscle)**은 갈비뼈끼리 가까이 끌어당겨 흉곽을 넓히고 폐가 위 바깥쪽으로 넓어지는 것을 가능케 한다(그림 8-9).

Hands on . . . 한쪽의 팔을 올리고 흉곽 앞 가쪽면의 갈비사이근육에 손가락을 대시오(그림 8-10). 갈비뼈 앞면의 바깥갈비사이근(11쌍)은 갈비뼈 아래모서리에서부터 하위의 갈비뼈 위모서리로 뻗으므로 그 근육이 뻗는 방향을 손가락으로 확인하시오.

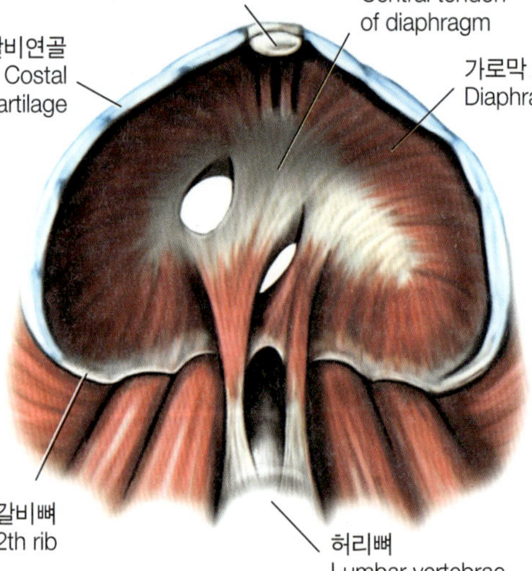

그림 8.8 가로막과 힘줄중심(아래쪽에서부터 본 그림)

Hands on . . . 겨드랑 아래에서부터 배꼽까지를 손가락으로 덧대시오. 겨드랑 아래와 배꼽을 연결하는 선과 바깥갈비사이근이 뻗는 방향은 같다.

갈비뼈 뒷면에 있는 속갈비사이근(11쌍)은 갈비뼈

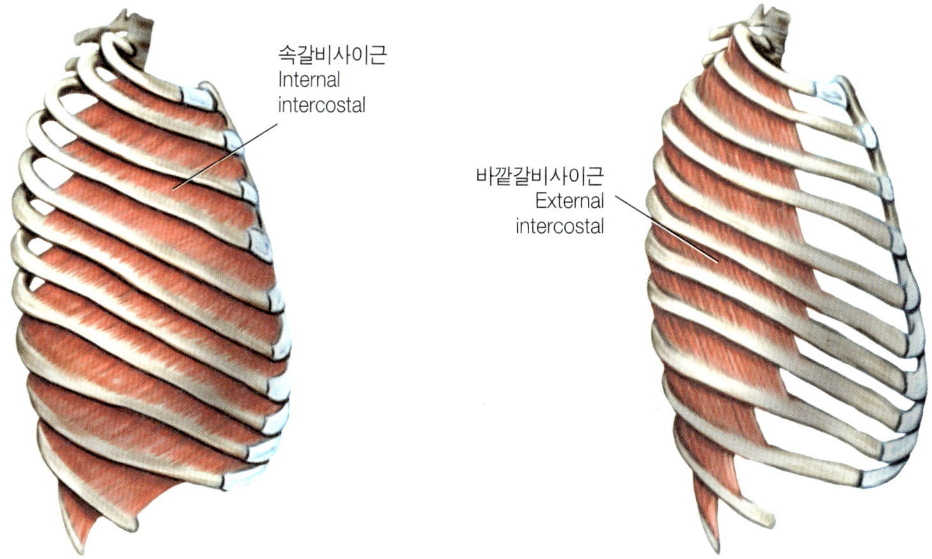

그림 8.9 바깥갈비사이근 및 속갈비사이근(가쪽)

아래모서리에서부터 하위의 갈비뼈 위모서리로 뻗는다. 바깥갈비사이근과 속갈비사이근의 수축에 의해서 갈비뼈끼리가 가까이 끌어당겨진다.

목뼈의 목갈비근육(사각근)이 수축하여 제1갈비뼈가 움직이지 않는 상태에서는 바깥갈비사이근의 수축은 갈비뼈를 올라가게 하여 흉강의 공간을 넓힌다. 반대로 갈비뼈의 가장 아랫부분이 허리네모근의 수축으로 움직이지 않는 상태에서는 바깥갈비사이근의 수축은 갈비뼈를 아래쪽으로 끌어내려 흉강의 공간을 좁게 한다.

흉곽에 있는 다른 근육으로서는 제7목뼈~제11등뼈의 가로돌기에서부터 하위의 갈비뼈각에 걸쳐서 12쌍의 **갈비올림근(levatores costarum)**이 있다(그림 8-11). 갈비올림근은 갈비뼈 올림을 보조한다. 10쌍의 **갈비밑근(subcostal muscle)**은 갈비뼈각 부근의 갈비뼈 내면에서부터 그 1개나 2개 하위의 갈비뼈 내면에 걸쳐서 뻗는다(그림 8-12). 갈비밑근도 갈비뼈 올림을 보조한다. **뒤톱니근(serratus posterior)**은 하부와 상부로 나뉜다(그림 8-13). 아래뒤톱근은 하부 2개의 등뼈와 상부 3개의 허리뼈의 가시돌기에서부터 하부 4쌍의 갈비뼈 아래모서리에서 갈비뼈각의 바로 가쪽에 걸쳐서 뻗는다. 이 근육은 갈비뼈를 내려가게 한다. 위뒤톱니근은 제7목뼈와 상부 3개의 등뼈의 가시돌기에서부터 제2 · 3 · 4 · 5갈비뼈의 갈비뼈각의 바로 가쪽에 걸쳐서 뻗는다. 이 근육은 갈비뼈를 올라가게 한다. 또

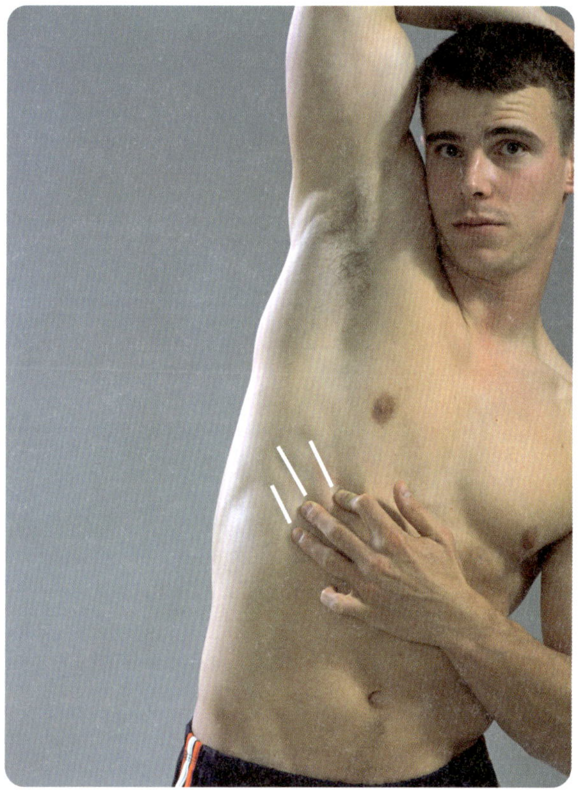

그림 8.10 갈비사이근육의 촉진

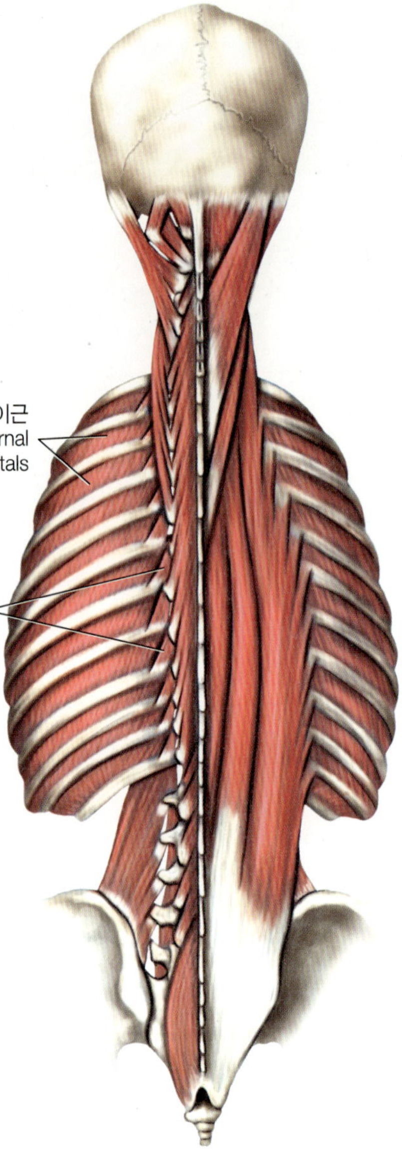

그림 8.11 갈비올림근

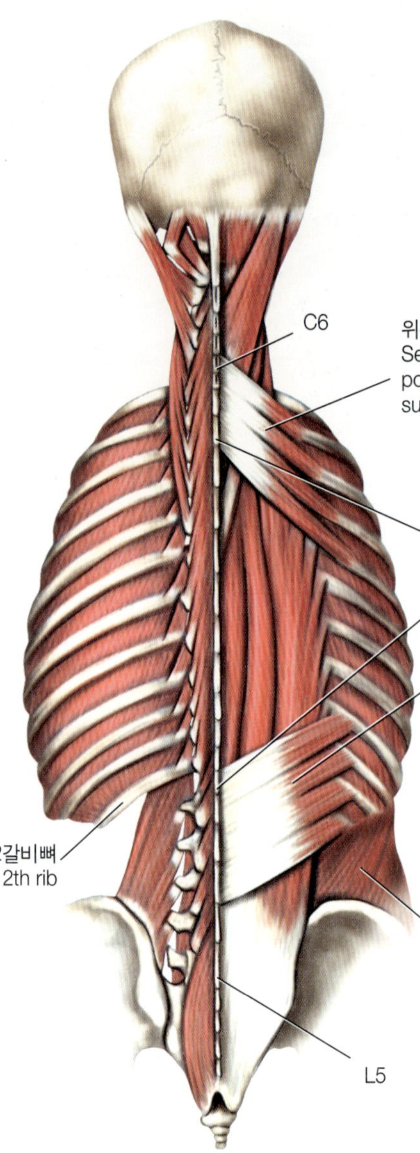

그림 8.13 위뒤톱니근과 아래뒤톱니근

한 **가슴가로근(transverses thoracis)**은 복장뼈 뒷면의 하부 1/3, 칼돌기, 제4~제7갈비뼈 갈비연골에서부터 제2~제6갈비뼈 갈비연골의 내면에 걸쳐서 뻗는다(그림 8-14).

이 밖에 많은 근육이 흉곽의 골격에 부착부를 갖지만 보통 안정 시의 호흡에는 기능을 하지 않는다. 그러나 폐가 넓어지는 공간이 필요한 강제호흡의 경우는 흉강을 확장하기 위해 이들의 근육도 포함된다. 표 8-1은 안정호흡과 강제호흡에 포함되는 근육에 대해서 설명하고 있다.

안정들숨(quiet inspiration)에서는 가로막이 수축하여 폐가 공기로 채워짐에 따라 더욱 흉곽의 공간을 넓히기 위해 바깥갈비사이근, 속갈비사이근이 수축하여 갈비뼈를 당겨 올린다. 가로막과 속갈비사이근과 바깥갈비사이근이 이완하여 원래의 위치로 되돌아올 때 **안정날숨(quiet expiration)**이 발생한다. **강제들숨(forced inspiration)**에서는 폐가 더욱 확장하는 공간을 확보하기 위해 흉곽에 부착부를 갖고, 그것을 확장

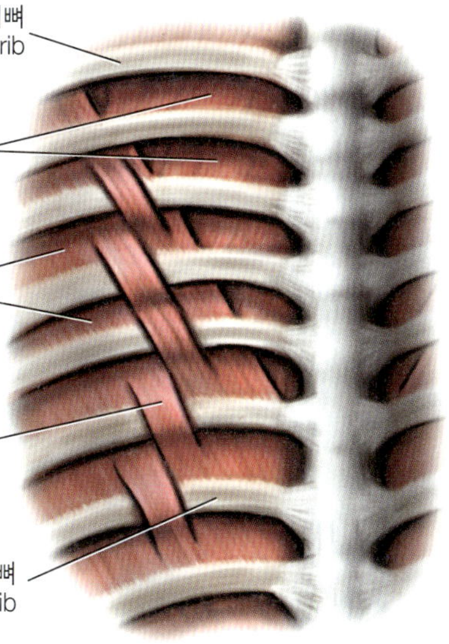

그림 8.12 갈비밑근

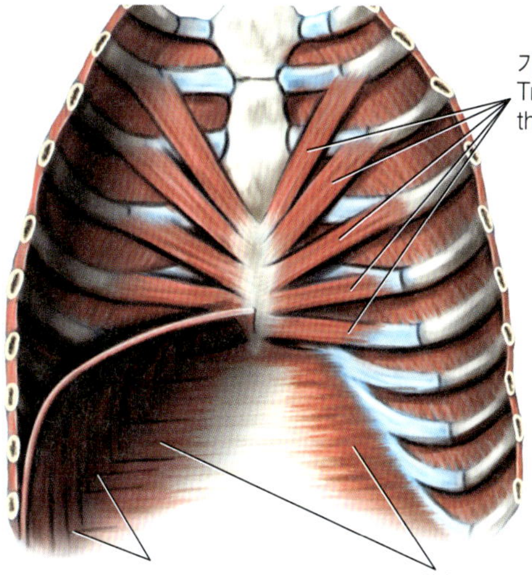

그림 8.14 가슴가로근

할 수 있는 근육이 작동하기 시작한다. 또한 **강제날숨(forced expiration)**에서는 폐에서부터 가능한 한 공기를 내뱉기 위해 흉강을 가능한 한 작게 압착하는 근육이 움직이기 시작한다.

표 8.1 호흡에 관여하는 근육

	안정호흡		강제호흡	
근육	안정들숨	안정날숨	강제들숨	강제날숨
가로막	+	수동(Passive)	+	
바깥갈비사이근	+	수동(Passive)	+	+
속갈비사이근	+	수동(Passive)	+	+
넓은등근			+	
갈비올림근			+	
큰가슴근, 작은가슴근			+	
큰마름근, 작은마름근			+	
앞, 중간, 뒤목갈비근			+	
앞톱니근			+	
위뒤톱니근			+	
목빗근			+	
갈비밑근			+	
등세모근			+	
배바깥빗근, 배속빗근			+	
배곧은근				+
아래뒤톱니근				+
배가로근				+
가슴가로근				+

용어의 복습

이 단원에서 나온 다음의 용어를 정의하고 설명하시오. 그리고 인체나 일러스트를 사용하여 각 용어에 관한 구조적 특징이나 위치를 나타내시오.

복장뼈몸통(body of the sternum)
힘줄중심(central tendon)
복장갈비관절
빗장패임(clavicular notches)
갈비뼈머리관절
관절주머니인대
갈비연골관절(costochondral joint)
갈비복장인대
갈비가로관절
갈비가로인대
부채꼴갈비뼈머리인대
가로막(diaphragm)
제1갈비패임
강제날숨(forced expiration)
강제들숨(forced inspiration)
갈비뼈머리(head of a rib)
연골사이관절
속 · 바깥갈비사이근
갈비올림근(levatores costarum)
복장뼈자루(manubrium)
갈비뼈목(neck of a rib)
안정날숨(quiet expiration)
안정들숨(quiet inspiration)
갈비뼈(ribs)
뒤톱니근(serratus posterior)
복장뼈(sternum)
갈비밑근(subcostal muscles)
목아래패임(suprasternal notch)
가슴가로근
칼돌기(xiphoid process)

운동학습의 힌트

1. 당신의 신체 또는 파트너의 신체에서 당신 손가락으로 빗장뼈를 그 가장 가쪽끝에서부터 안쪽끝으로 더듬어 가시오.
   a. 양 빗장뼈의 안쪽끝에서 무엇을 느끼는가?
   b. 당신이 촉진하고 있는 영역의 이름은 무엇인가?

2. 당신 또는 파트너의 손과 팔을 머리 위 가쪽으로 올리시오. 빗장뼈를 찾고 갈비뼈 12개를 모두 촉진하시오.
   a. 어느 갈비뼈가 촉진이 어렵거나 불가능하였는가?
   b. 그 이유는?

3. 천으로 만든 줄자로 파트너의 가슴둘레를 측정하시오.
   a. 안정 시 가슴둘레를 측정한 후에 파트너가 최대한도로 숨을 들이마시게 하고 그 둘레를 다시 측정하시오. 다음으로 파트너가 강제로 가능한 모든 공기를 폐에서부터 내뱉도록 하고 다시 가슴둘레를 측정하시오. (주 : 측정할 때마다 가슴의 같은 높이에서 측정하는 것에 유의할 것).
   b. 어느 근육이 가슴을 확장하게 하였는가?
   c. 어느 근육이 가슴을 수축하게 하였는가?

4. 심폐소생술(CPR)에서 가슴 압박을 적용하는 위치를 추정하시오. ***실제로 이 기법을 적용하지 마시오!***
   a. 손바닥 밑 부분을 파트너의 복장뼈에 놓으시오. 복장뼈자루, 복장뼈몸통, 칼돌기를 확인하시오.
   b. 갈비뼈의 골절을 일으키지 않고 가슴을 압박할 수 있는 가슴의 관절을 확인하시오.

가장 적합한 답을 하나 고르시오.

1. 몇 쌍의 갈비뼈가 거짓갈비뼈라 불리는가?
   a. 2쌍
   b. 5쌍
   c. 7쌍
   d. 12쌍

2. 갈비뼈의 뼈몸통과 갈비연골을 연결하는 인대는 _______ 인대이다.
   a. 갈비복장뼈
   b. 갈비뼈갈비연골
   c. 갈비빗장
   d. 갈비등뼈

3. 안정날숨에는 아래에 열거하는 어느 근육의 기능이 필요한가?
   a. 어느 것도 아니다.
   b. 가로막
   c. 갈비사이근육
   d. 목갈비근육

밑줄부분에 적절한 용어를 넣어 문장을 완성시키시오.

1. 흉곽은 등뼈, 갈비뼈, 갈비연골, ________ 로 구성된다.
2. 복장뼈 상부는 ________ 라 불린다.
3. 호흡에 관여하는 주된 근육은 ________ 이라 불린다.

제 9 장

척주와 흉곽의 신경과 혈관
(Nerves and Blood Vessels of the Spinal Column and Thorax)

이 단원의 개요

상지나 하지와 마찬가지로 흉곽과 몸통을 지배하는 신경은 척수신경에서부터 이는 신경얼기(신경의 네트워크)로부터 분지한 것이다. 특히 폐를 지배하는 신경을 포함하는 신경얼기는 호흡과 생명유지에 반드시 필요하다. 또한 하지 전체에 관계하는 주요 신경은 척주 하부로부터 나온다(허리엉치신경얼기).

흉곽과 몸통에 혈액을 공급하는 혈관(동맥과 정맥)은 흉강과 복강 내에 수납되어 있다. 이 단원은 흉곽, 몸통, 호흡에 필요한 근육을 지배하는 신경과 혈액을 공급하고 있는 혈관에 대해서 해설한다. 또한 단원끝의 요약 표에서는 이들을 일람으로 하여 나타냈다.

흉곽과 몸통의 신경

근육을 지배하고 있는 척주의 신경은 신경의 얼기 즉, 신경의 네트워크를 형성한다. 머리와 목뼈를 지배하는 신경은 **목신경얼기(cervical plexus)**에서부터 인다(그림 9-1). 목신경얼기의 감각성신경은 얕은층에 위치하고 한편, 그 운동성신경은 깊은층에 위치한다. 이 깊은층의 운동성신경은 머리피부(두피)나 얼굴의 근육, 목빗근, 등세모근, 어깨올림근 등의 목의 근육을 지배한다. 또한 제XI뇌신경인 **더부신경(spinal accessory)**은 제2, 제3, 제4목신경(C2, C3, C4)과 하나가 되어 목빗근과 등세모근을 지배한다. 목신경얼기의 신경은 이 밖에 앞머리곧은근, 가쪽머리곧은근, 긴머리근, 긴목근, 어깨올림근, 중간목갈비근, 목빗근, 등세모근을 지배한다. 호흡에 관여하는 가장 주요한 목신경얼기의 신경은 **가로막(diaphragm)**을 지배하는 **가로신경(phrenic nerve) (C3, C4, C5)**이다. 기타의 목뼈와 흉곽 가쪽면의 근육을 지배하는 위팔신경얼기의 신경은 제6장에서 이미 해설하였다.

12개의 **갈비사이신경(늑간신경, intercostals nerve)**은 척주의 가슴부분(제1등뼈~제12등뼈)에서부터 나오는 12쌍의 **가슴신경(thoracic nerve)**에 의해서 구

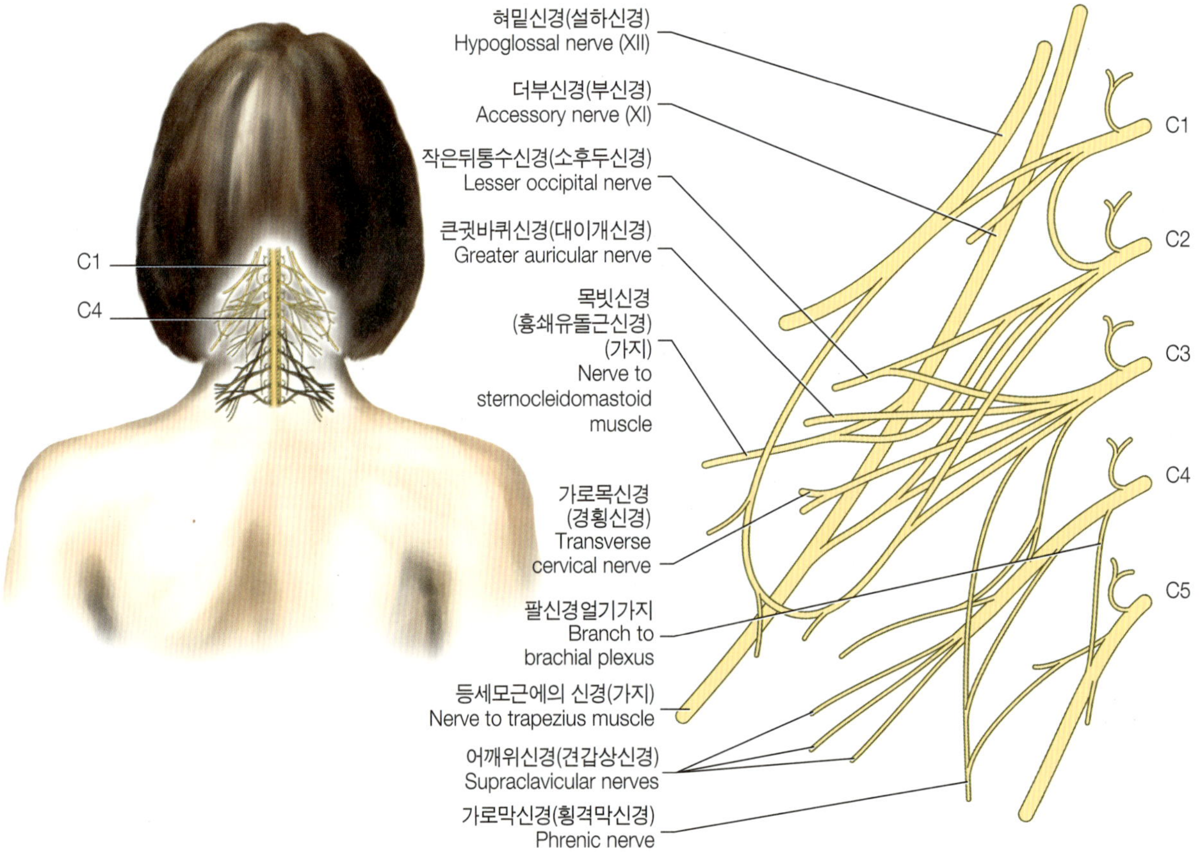

그림 9.1 목신경얼기(C1 - C5)

Focus on... **목뼈 손상(Cervical Spine Injury)**

목뼈를 손상하였을 때 호흡 등의 생명징후를 평가하는 것은 매우 중요하다. 가로막신경의 손상은 호흡을 방해하기 때문에 인공호흡의 응급처치를 필요로 한다. 호흡이 정지하고 맥의 박동을 확인할 수 없는 경우는 심폐소생술(CPR)을 시작한다.

성되고, 특히 제12갈비사이신경은 **갈비밑신경(늑하신경, subcostal nerve)**이라고도 불린다.

제1갈비사이신경은 갈비올림근(늑골거근), 갈비사이근, 뒤톱니근 상부를 지배한다.

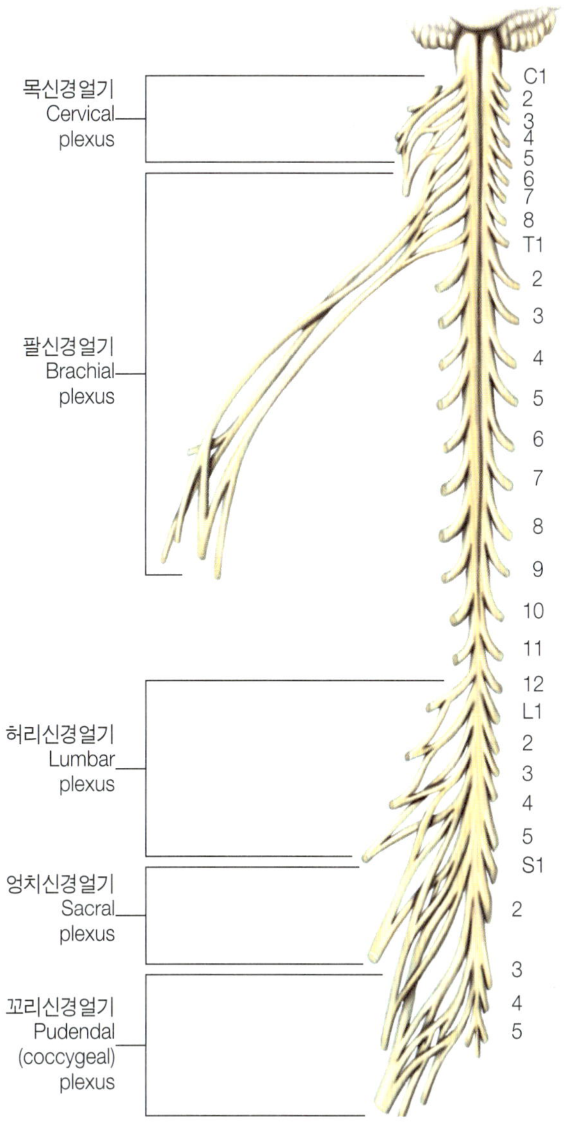

그림 9.2 척수신경 및 주된 신경얼기

제2갈비사이신경은 갈비사이근, 갈비올림근, 갈비밑근을 지배한다.

제3갈비사이신경은 갈비올림근, 갈비사이근, 갈비밑근을 지배하고 제4갈비사이신경은 갈비올림근, 갈비사이근, 갈비밑근, 가슴가로근을 지배한다.

또한 제5, 제6갈비사이신경은 갈비사이근, 갈비밑근, 가슴가로근을 지배한다.

제7, 제8갈비사이신경은 갈비사이근을 지배한다.

제9, 제10, 제11갈비사이신경은 갈비사이근, 뒤톱니근 하부, 배근육을 지배한다.

허리엉치신경얼기(요천골신경총, lumboacral plexus)는 **허리신경얼기(요신경총, lumbar plexus)**, **엉치신경얼기(천골신경총, sacral plexus)**, **꼬리신경얼기(미골신경총, coccygeal plexus)**의 신경 앞가지에 의해서 형성된다(그림 9-2). 이들 신경의 대부분은 엉덩관절, 볼기부분, 샅굴부분, 골반의 장기를 포함하는 하지의 운동이나 감각을 지배한다(제13장 참조).

흉곽과 몸통의 동맥

오름대동맥(상행대동맥, ascending aorta)은 심장에서부터 시작하고, 그 근원으로부터 좌우의 **심장동맥(관상동맥, coronary artery)**이 분지하여 있다. 오름대동맥과 **내림대동맥(하행대동맥, descending aorta)**의 사이는 **대동맥활(대동맥궁, aortic arch)**이라 불리는 부분이고(그림 9-3), 대동맥활은 처음에 **팔머리동맥(완두동맥, brachiocephalic artery)**으로 분지하여 오른쪽 사지, 흉곽 및 머리 목 부위에 혈액을 공급한다. 팔머리동맥에서부터 나오는 처음의 분지(branch)는 **오른빗장밑동맥(우쇄골하동맥, subclavian artery)**과 **오른온목동맥(우총경동맥, right common carotid artery)**이다. 빗장밑동맥에 대해서는 제6

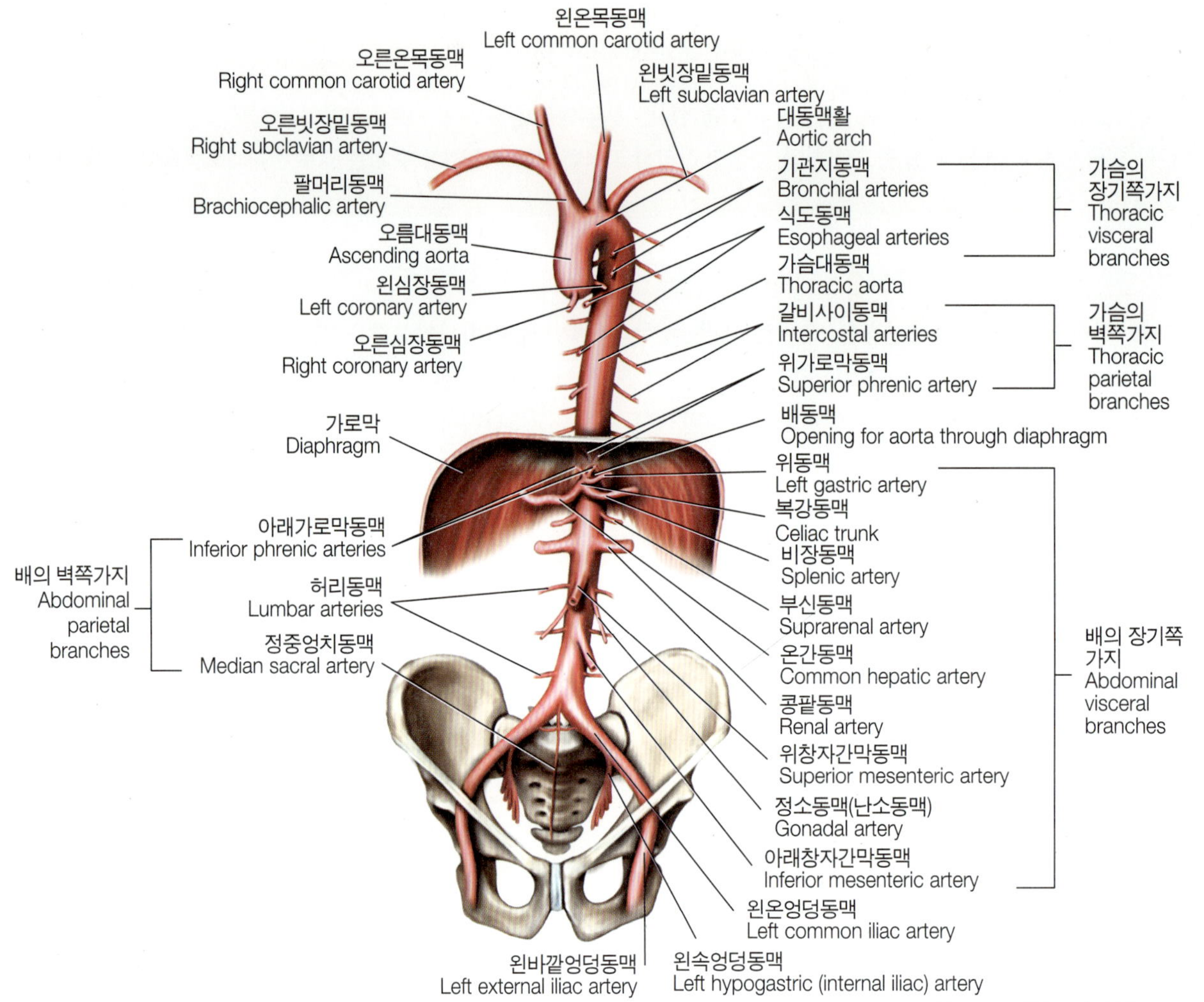

그림 9.3 몸통, 흉곽 및 복부의 주된 동맥

장에서 해설하였다. 오른온목동맥은 턱의 바로 아래에서 **바깥목동맥(외경동맥, external carotid artery)**과 **속목동맥(내경동맥, internal carotid artery)**으로 갈린다.

Hands on . . . 온목동맥의 박동을 촉진하기 위해 집게손가락과 가운데손가락을 후두융기(Adam' s apple)에 대시오. 그리고 두 손가락을 후두융기와 목 앞면의 근육 사이로 이동시키시오(그림 9-4).

바깥목동맥과 그 분지는 머리와 목의 위 절반의 근육에 혈액을 공급한다. 한편 속목동맥과 그 분지는 뇌, 이마(전두), 눈확(안와)에 혈액을 공급한다. 이에 더해서 빗장밑동맥에서부터 분지하는 **척추동맥(vertebral artery, 추골동맥)**은 뇌, 척수 근위부분, 목뼈, 목의 깊은층의 근육에 혈액을 공급한다. 좌우의 척추동맥은 숨뇌(연수)의 위쪽에서 접합하여 **뇌바닥동맥(뇌저동맥, basilar artery)**이 된다. 뇌바닥동맥의 최종 분지인 **뒤대뇌동맥(후대뇌동맥, posterior cerebral artery)**은 머리뼈 안의 구조부분에 혈액을 공급한다.

내림대동맥(하행대동맥)의 근위부분(가슴부분)은 **가슴대동맥(흉대동맥, thoracic aorta)**이지만 가슴대동맥은 크게 가슴의 내장쪽 옆가지와 가슴의 벽쪽옆가지의 2개의 그룹으로 나뉜다(그림 9-3). 가슴 내장쪽 가지의 대표적인 동맥에는 기관지동맥과 식도동맥이 있고 흉강의 구조물에 혈액을 공급한다. 가슴벽쪽의 가지인 갈비사이동맥이나 위가로막동맥은 갈비사이근, 척추와 그 주위의 근육군 및 가로막 등에 퍼져 있다. 가슴대동맥은 가로막의 아래쪽이고 **배대동맥(복대동**

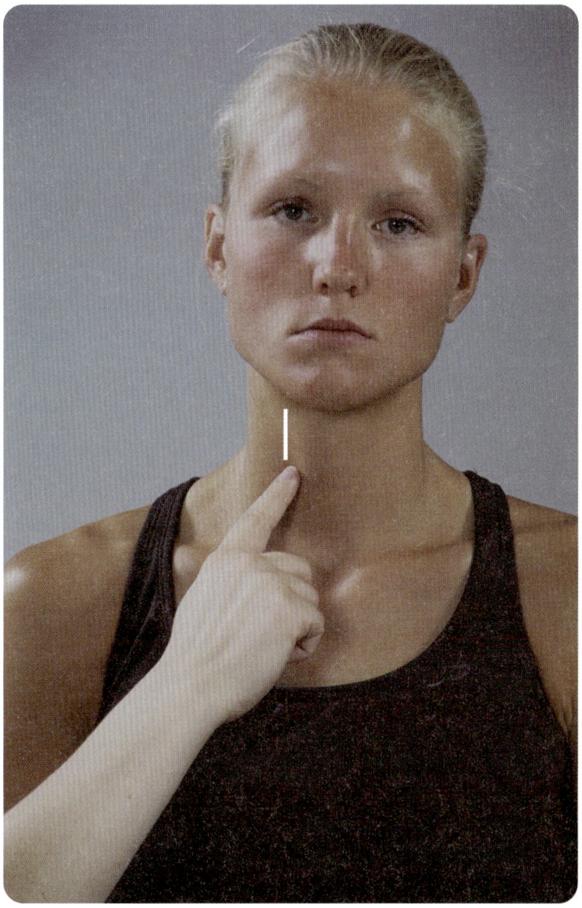

그림 9.4 온목동맥(총경동맥)의 촉진

맥, abdominal aorta)이 된다(그림 9-3).

배대동맥도 배의 장기쪽가지와 배의 벽쪽가지의 2개의 그룹으로 나뉜다. 배의 장기쪽가지의 동맥에는 위동맥, 복강동맥, 비장동맥, 부신동맥, 온간동맥(총간동맥), 콩팥동맥, 위창자간막동맥(상장간막동맥), 정소동맥(여성에서는 난소동맥), 아래창자간막동맥(하장간막동맥) 등이 있고 간, 지라(비장), 위, 부신, 지라(췌장), 창자, 생식기 등의 복강 내의 장기에 혈액을 공급한다. 한편 배의 벽쪽가지에는 아래횡격막동맥, 허리동맥, 정중엉치동맥 등이 있고, 가로막(횡격막)과 배, 허리, 엉치엉덩 부분의 근육에 혈액을 보낸다.

대략 제4허리뼈 수준에서 배대동맥(복대동맥)은 좌우의 **온엉덩동맥(총장골동맥, common iliac artery)**으로 분지하고, 다시 각각 **바깥엉덩동맥(외장골동맥, external iliac artery)**과 **속엉덩동맥(내장골동맥, internal iliac artery)**으로 분지한다(그림 9-3). 이들의 분지는 엉치뼈, 꼬리뼈 그리고 엉덩뼈(장골) 부근의 근육이나 장기에 혈액을 공급한다.

복강 하부와 골반부분의 동맥은 앞에서 언급한 온엉덩동맥(바깥엉덩동맥 · 속엉덩동맥)의 분지이다. 바깥엉덩동맥은 몸통의 근육군, 어덩근, 넙다리빗근(봉공근), 넙다리근막긴장근(대퇴근막장근)에 혈액을 공급하고 있다. 또한 바깥엉덩동맥은 샅고랑인대(서혜인대)의 위치에서 **넙다리동맥(대퇴동맥, femoral artery)**으로 명칭이 바뀐다. 속엉덩동맥은 다리이음뼈(골반대)와 엉덩관절의 근육에 혈액을 보낸다.

흉곽과 몸통의 정맥

흉곽과 몸통의 정맥(그림 9-5)은 몇 가지의 예외를 제외하고 동맥과 나란히 뻗고 같은 이름 또는 유사한 이름이 붙여져 있다. **위대정맥(상대정맥, superior vena cava)**은 머리, 목, 양 어깨, 상지, 가슴부위와 배부위의 일부에서부터 심장으로 혈액을 환류시키는 주요 정맥이다. **팔머리정맥(완두정맥, brachiocephalic vein)**은 빗장밑정맥(제6장 참조)에서부터 혈액을 받아 위대정맥으로 환류시킨다.

머리와 목 부위의 정맥에는 **속목정맥(내경정맥, internal jugular vein)**, **척추정맥(추골정맥, vertebral vein)**, **바깥목정맥(외경정맥, external jugular vein)** 그리고 이들의 분지가 포함된다. 속목정맥은 얼굴과 목구멍의 부위에서부터 빗장밑정맥에 혈액을 환류시킨다. 척추정맥은 머리뼈, 목 뒷부분의 근육, 제1갈비사이 부분에서부터 팔머리정맥에 혈액을 환류시킨다. 바깥목정맥과 그 얕은층의 분지는 머리와 목 부위의 얕은층의 근육에서부터 빗장밑정맥에 혈액을 환류시킨다.

좌우의 온엉덩정맥은 접합하여 **아래대정맥(inferior vena cava)**이 되고 심장으로 혈액을 환류시킨다. 아래대정맥은 하지, 골반, 배에서부터의 혈액을 환류시킨다. 바깥엉덩정맥과 속엉덩정맥은 접합하여 온엉덩정맥이 된다. 넙다리정맥(제13장 참조)에서부터 이어지는 바깥엉덩정맥은 하지에서부터 혈액을 환류시키고, 속엉덩정맥과 그 분지는 하복부와 골반의 구조부분에서부터 혈액을 환류시킨다.

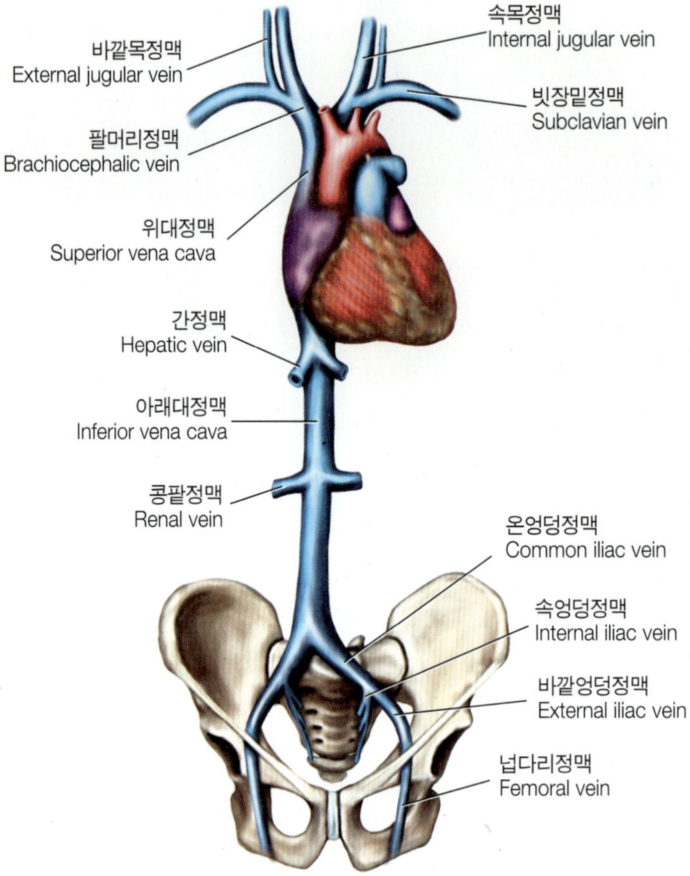

그림 9.5 몸통, 흉곽 및 복부의 주된 정맥

용어의 복습

이 단원에서 나온 다음의 용어를 정의하고 설명하시오. 그리고 인체나 일러스트를 사용하여 각 용어에 관한 구조적 특징이나 위치를 나타내시오.

배대동맥(abdominal aorta)
배의 장기쪽가지
대동맥활(aortic arch)
오름대동맥(ascending aorta)
뇌바닥동맥(basilar artery)
팔머리동맥(brachiocephalic artery)
팔머리정맥
허리신경얼기(lumbar plexus)
허리엉치신경얼기
가로막신경(phrenic nerve)
뒤대뇌동맥
음부신경얼기
목신경얼기(cervical plexus)
온목동맥
온엉덩동맥
심장동맥(coronary artery)
내림대동맥
가로막
바깥심장동맥
엉치신경얼기(sacral plexus)
더부신경(accessory nerve)
빗장밑동맥
갈비밑신경
오름대정맥
가슴대동맥(thoracic aorta)
바깥엉덩동맥
바깥목정액
넙다리동맥(femoral artery)
내림대정맥
갈비사이신경(intercostals nerve)
속심장동맥
속엉덩동맥
가슴신경(thoracic nerve)
가슴의 장기쪽가지
척추동맥(vertebral arteries)
척추정맥(vertebral vein)

운동학습의 힌트

1. 집게손가락과 가운데손가락으로 당신의 후두융기를 찾으시오. 근섬유 띠에 닿을 때까지 손가락을 가쪽으로 이동하시오. 손가락끝으로 부드럽게 압력을 가하시오.
   a. 맥박을 느끼는가?
   b. 맥박을 느끼기 위해 무슨 혈관을 촉진하고 있는가?
   c. 이 맥박을 찾기 위해 어떤 근육을 촉진하고 있는가?

가장 적합한 답을 하나 고르시오.

1. 아래에 열거하는 동맥 중에서 같은 그룹에 속하지 않는 것은 어느 것인가?
   a. 오름대동맥
   b. 내림대동맥
   c. 배대동맥
   d. 가슴대동맥
2. 아래에 열거하는 정맥 중에서 내림대정맥에 혈액을 보내지 않는 것은 어느 것인가?
   a. 속엉덩정맥
   b. 목정맥
   c. 온엉덩정맥
   d. 넙다리정맥

밑줄부분에 적절한 용어를 넣어 문장을 완성시키시오.

1. 가로막은 __________ 신경에 의해서 지배된다.
2. 속엉덩동맥은 __________ 동맥으로부터 갈린다.

제3부의 요약표 척주, 골반, 흉곽의 관절

근육	이는곳	닿는곳	기능	신경
		흉곽		
고리뒤통수관절	융기관절	뒤통수뼈와 고리뼈	• 관절주머니 • 앞고리뒤통수인대 • 뒤고리뒤통수인대 • 가쪽고리뒤통수인대	굽힘, 폄, 벌림 모음
뒤통수중쇠관절	없음	중쇠뼈 및 뒤통수뼈	덮개막, 끝인대, 날개인대	없음
고리중쇠관절	중쇠관절	고리뼈와 중쇠뼈	• 관절주머니 • 앞고리중쇠인대 • 뒤고리중쇠인대 • 고리가로인대	회전
돌기사이관절	섬유연골결합	척추몸통	• 앞세로인대 (뒤통수뼈에서부터 엉치뼈) • 뒤세로인대 (두통수뼈에서부터 꼬리뼈) • 척추원반	약간의 활주(제한된 굽힘, 폄, 회전)
돌기사이관절	평면관절	상하의 척추뼈의 관절돌기	• 관절주머니 • 황색인대 (중쇠뼈에서부터 엉치뼈) • 목덜미인대 (뒤통수뼈에서부터 제7목뼈) • 가시끝인대 (등뼈에서부터 허리뼈) • 가시사이인대(허리뼈) • 가로사이인대(허리뼈)	활주
		흉곽		
갈비뼈머리관절	평면관절	척추몸통과 갈비뼈머리	• 관절주머니 • 부채꼴갈비뼈머리인대 • 갈비가로인대	활주
갈비가로관절	평면관절	척추뼈 가로돌기와 갈비뼈목과 결절	• 관절주머니 • 위갈비가로인대 • 가쪽갈비가로인대	활주
복장갈비관절	연골성 연결	복장뼈자루와 제1 갈비뼈	• 관절원반	없음
복장갈비관절	평면관절	복장뼈와 제2~제7 갈비뼈	• 관절주머니 • 부채꼴복장갈비인대 • 관절사이인대 • 갈비칼인대	활주
갈비연골관절	연골성 결합	갈비뼈와 갈비연골	• 관절주머니 • 뼈막	없음
연골사이관절	연골성 결합	제6, 제7, 제8, 제9 갈비뼈와 갈비연골	• 관절주머니 • 연골사이인대	없음

근육	이는곳	닿는곳	기능	신경
		골반		
엉치엉덩관절	섬유연골결합	엉치뼈와 엉덩뼈	• 앞엉치엉덩인대 • 뒤엉치엉덩인대(3개 : 긴, 짧은, 뼈사이) • 엉덩허리인대	거의 없다(임신 중에 약간의 움직임이 있다)
두덩결합	섬유연골결합	좌우의 두덩뼈	• 두덩뼈사이원반 • 앞두덩인대 • 뒤두덩인대 • 위두덩인대 • 아래두덩인대(활꼴인대)	거의 없다(임신 중에 약간의 움직임이 있다)
		골반의 기타의 인대		
		엉치뼈, 꼬리뼈, 엉덩뼈	• 엉치결절인대 • 엉치가시인대	(엉치뼈와 꼬리뼈를 안정시킨다)
		위앞엉덩뼈가시에서부터 두덩결절	샅고랑인대	샅고랑 부분에서배의 벽 앞부분과 넓적다리부분을 나누는 경계표

제3부의 요약표 척주와 흉곽의 근육, 신경, 혈관

근육	이는곳	닿는곳	기능	신경	동맥
흉곽					
가로막	복장뼈(칼돌기), 하부 7쌍의 갈비뼈, 상부 4개의 허리뼈	힘줄중심	힘줄중심을 끌어내린다.	가로막신경	위, 아래가로막동맥
속갈비사이근	갈비뼈고랑 상부	하위의 갈비연골 위모서리	갈비뼈의 올림	T2~T6	갈비사이동맥
바깥갈비사이근	갈비연골 아래모서리	하위의 갈비뼈 위모서리	갈비뼈의 올림	T2~T6	갈비사이동맥
갈비올림근	C7과 T1~T11의 가로돌기	하위의 갈비뼈각	갈비뼈의 올림	T2~T6	갈비사이동맥
갈비밑근	갈비뼈 안쪽면의 갈비뼈각	하위의 제2 · 제3갈비뼈 안쪽면	갈비뼈의 올림	T2~T6	갈비사이동맥
위뒤톱니근	C7과 T1~T3의 가시돌기	제2~제5갈비뼈의 갈비뼈각	갈비뼈의 올림	제1~제3갈비사이신경	갈비사이동맥과 가로목동맥
아래뒤톱니근	T11~T12와 L1~L3의 가시돌기	하부 4쌍의 갈비뼈 아래모서리	갈비뼈의 내림	제10 · 제11갈비사이신경	갈비사이동맥과 가로목동맥
가슴가로근	복장뼈 뒷면 원위 1/3과 제4~제7갈비연골	제2~제6갈비연골의 뒷면	갈비뼈의 올림	제2~제6가슴신경	갈비사이동맥
척주 : 목뼈(앞부분)					
목빗근	빗장뼈 중부 1/3과 복장뼈	꼭지돌기	목뼈의 굽힘, 옆굽힘, 회전	더부신경, 제2 · 제3목신경	가로목신경
척추앞근육					
앞머리곧은근	고리뼈 가쪽면	뒤통수뼈	목뼈의 굽힘, 옆굽힘	C1, C2	인두동맥, 아래갑상샘동맥
가쪽머리곧은근	고리뼈 가로돌기	뒤통수뼈 아랫면	목뼈의 굽힘, 옆굽힘	C1, C2	인두동맥, 뒤통수동맥
긴목근					
수직부분	C5~C7과 T1~T3의 척추몸통	C2~C5의 척추몸통	목뼈의 굽힘	C2~C8	아래, 위갑상샘동맥
위빗부분	C3~C5의 가로돌기 앞면	고리뼈 앞면	목뼈의 굽힘	C2~C8	아래, 위갑상샘동맥
아래빗부분	T1~T3의 척추몸통	C5 · C6 가로돌기	목뼈의 굽힘	C2~C8	아래, 위갑상샘동맥

제3부의 요약표 척주와 흉곽의 근육, 신경, 혈관

(계속)

근육	이는곳	닿은곳	기능	신경	동맥
척주 : 목뼈(앞부분)(계속)					
목갈비근육					
앞목갈비근	C3~C7의 가로돌기	제1갈비뼈	목뼈의 옆굽힘, 제1갈비뼈의 올림	C4~C8	가로목동맥, 아래갑상샘동맥
중간목갈비근	C2~C7의 가로돌기	제1갈비뼈	목뼈의 옆굽힘, 제1갈비뼈의 올림	C4~C8	목동맥, 아래갑상샘동맥
뒤목갈비근	C4~C6의 가로돌기	제2갈비뼈	제2갈비뼈의 올림	C4~C8	목동맥, 아래갑상샘동맥
척주 : 목뼈(뒷부분)					
큰뒤머리곧은근	C2의 가시돌기	뒤통수뼈	목뼈의 폄, 옆굽힘, 회전	C1	척추동맥
작은뒤머리곧은근	고리뼈 뒷부분	뒤통수뼈	목뼈의 폄, 옆굽힘, 회전	C1	척추동맥
위머리빗근	고리뼈의 가로돌기	뒤통수뼈	목뼈의 폄	C1	척추동맥, 뒤통수동맥
아래머리빗근	중쇠뼈의 가시돌기	C1의 가로돌기	목뼈의 회전	C1	척추동맥
머리널판근	C7~T6의 가시돌기	꼭지돌기	목뼈의 폄, 옆굽힘, 회전	C2~C4	뒤통수동맥, 가로목동맥
목널판근	T4~T6의 가시돌기	C1~C4의 가로돌기	목뼈의 폄, 옆굽힘, 회전	C2~C4	뒤통수동맥, 가로목동맥
척주 : 등뼈, 허리뼈(앞부분)					
배곧은근	두덩결합	제5~제7갈비연골, 복장뼈	몸통의 굽힘, 골반의 굽힘	하부 6쌍의 갈비사이신경	아래갈비사이동맥, 배벽동맥
배속빗근	샅고랑인대 가쪽, 엉덩뼈능선 중간부분	두덩뼈에서부터 제7, 제8, 제9 갈비뼈	몸통의 굽힘, 회전	하부 3쌍의 갈비사이신경, 엉덩아랫배신경, 엉덩샅굴신경	바깥엉덩동맥으로부터의 아래배벽동맥
배바깥빗근	하부 8쌍의 갈비뼈 아래모서리	엉덩뼈능선 중간부분 1/2의 바깥모서리	몸통의 굽힘, 회전, 골반의 굽힘	하부 7쌍의 갈비사이신경, 엉덩아랫배신경	아래갈비사이동맥, 바깥엉덩동맥으로부터의 아래배벽동맥
배가로근	하부 6쌍의 갈비뼈 아랫면, 엉덩뼈능선 중간부분 1/2의 안쪽면, 샅고랑인대 가쪽 1/3	두덩뼈, 백색선	몸통의 굽힘, 회전	하부 6쌍의 갈비사이신경, 엉덩아랫배신경, 엉덩샅굴신경 음부넙다리신경	바깥엉덩동맥으로부터의 아래배벽동맥
척주 : 등뼈, 허리뼈(뒷부분)					
가시근					
머리가시근	C7과 T1~T7의 가로돌기	뒤통수뼈	목뼈의 폄	T6~T9	뒤통수동맥
목가시근	T4~T6의 가시돌기	중쇠뼈와 C2, C3의 가시돌기	목뼈의 폄	T6~T9	목동맥, 가로목동맥
등가시근	T11, T12, L1, L2의 가시돌기	T4~T8의 가시돌기	척주의 폄	T6~T9	갈비사이동맥

제3부의 요약표 척주와 흉곽의 근육, 신경, 혈관 *(계속)*

근육	이는곳	닿은곳	기능	신경	동맥
척주 : 등뼈, 허리뼈 (뒷부분)의 계속					
반가시근					
머리반가시근	C4～C7의 가로돌기, T1～T6의 가로돌기	뒤통수뼈	목뼈의 폄, 옆굽힘, 회전	C1～C5	뒤통수동맥, 가로목동맥, 목동맥, 깊은목동맥
목반가시근	T1～T6의 가로돌기	C2～C5의 가시돌기	목뼈의 폄, 옆굽힘	T3～T6	뒤통수동맥, 목동맥, 깊은목동맥
등반가시근	T6～T10의 가로돌기	C6, C7과 T1～T4의 가시돌기	목뼈의 폄	T3～T6	갈비사이동맥
엉덩갈비근					
목엉덩갈비근	제3, 제4, 제5, 제6갈비뼈의 갈비뼈각	C4～C6의 가로돌기	목뼈의 옆굽힘, 회전	목신경	갑상목동맥
등엉덩갈비근	하부 6쌍의 갈비뼈각	상부 6쌍의 갈비뼈 위모서리, C7의 가로돌기	척추의 옆굽힘, 회전, 갈비뼈의 내림	등신경	갈비사이동맥
허리엉덩갈비근	엉덩뼈능선 뒷면	하부 7쌍의 갈비뼈각	척추의 폄, 회전	허리신경	허리동맥
가장긴근					
머리가장긴근	C4～C7의 가로돌기, T1～T5의 가로돌기	꼭지돌기	목뼈의 폄, 옆굽힘, 회전	C1～L5	가로목동맥, 바깥목동맥, 목동맥
목가장긴근	T1～T5의 가로돌기	C2～C6의 가로돌기	목뼈의 폄, 옆굽힘, 회전	C1～L5	가로목동맥, 바깥목동맥, 목동맥
등가장긴근	L1～L5의 가로돌기와 엉덩뼈능선의 뒷부분	제3～제12갈비뼈, T1～T12의 가로돌기	목뼈의 폄, 옆굽힘, 회전, 갈비뼈의 내림	C1～L5	갈비사이동맥, 허리동맥
엉치가시근(천극근)[척주세움근(척주기립근)]	허리뼈와 엉치뼈의 가시돌기(극돌기)	허리엉덩갈비근(요장늑근), 등쪽가장긴근(배측최장근) 및 등쪽가시근(배측극근)을 참조할 것	폄(신전), 옆쪽굽힘(측굴) 및 척추의 회전	등뼈(흉추), 허리뼈(요추), 엉치뼈(천추)	허리동맥(요동맥), 갈비사이동맥(늑간동맥)
허리네모근	하부 허리뼈의 가로돌기, 엉덩뼈능선의 뒷부분	제12갈비뼈 아래모서리, L1～L4의 가로돌기	척추의 폄, 옆굽힘, 제12갈비뼈의 내림	L1～L4	허리신경, 아래갈비사이동맥
뭇갈래근	C4～C7의 관절돌기, T1～T12와 L1～L5의 가로돌기, 위뒤엉덩뼈가시, 엉치뼈의 뒷부분	S5～C4의 가시돌기	척추의 폄, 회전	C4～S5	허리동맥

제 4 부

다리
(Lower Extremity)

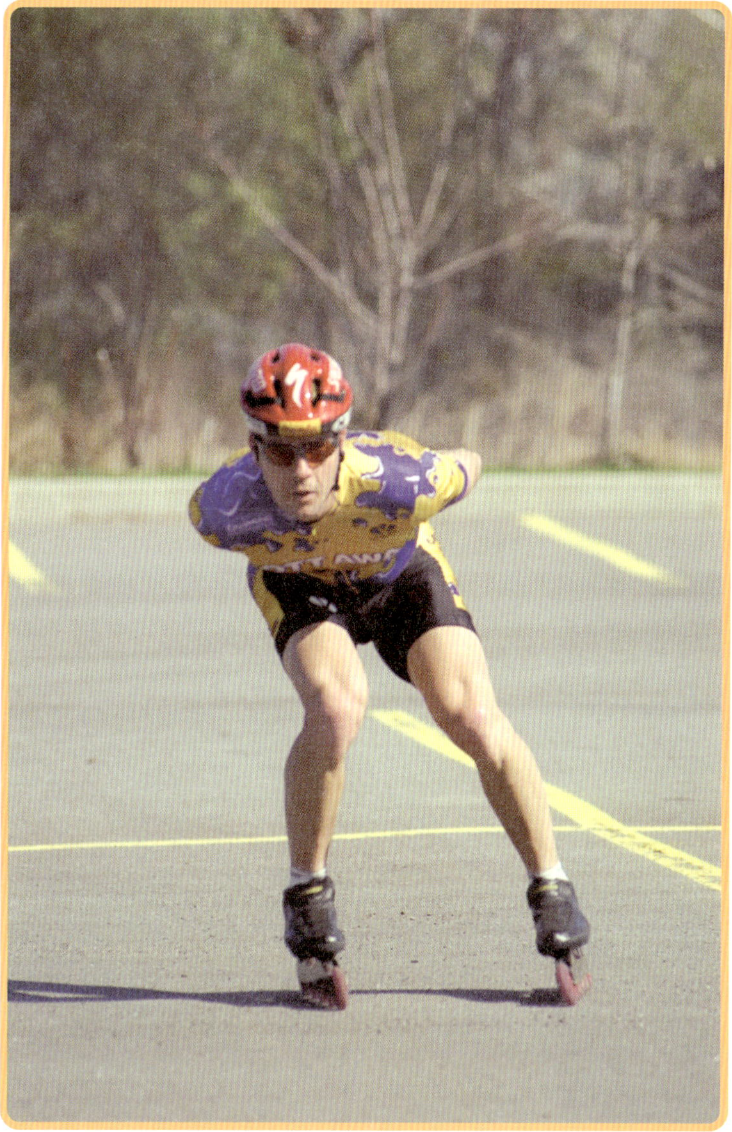

제 10 장

엉덩관절과 넓적다리부위
(The Hip and Thigh)

이 단원의 개요

엉덩관절을 해설하기 위해서는 골반과 넓적다리부위의 뼈, 엉덩관절의 인대와 근육 및 넓적다리부위의 근육에 대한 설명이 반드시 필요하다. 엉덩관절에 관여하는 근육 중에는 무릎관절에 관여하는 근육도 포함되어 있으므로 엉덩관절을 다루는 이 단원에서는 이들의 근육에 대한 해설은 어느 정도 제한이 있다. 따라서 이러한 근육에 대해서는 무릎관절의 단원(제11장)에서 상세하게 설명한다.

엉덩관절과 넓적다리부위의 뼈

엉덩관절은 골반과 **넙다리뼈(넙다리뼈, femur)**로 구성되는 관절이다. 골반에 대해서는 제7장에서 해설하고 있으나 엉덩관절의 기타의 구조로서는 **볼기뼈절구(관골구, acetabulum)**가 있다(그림 10-1, 그림 7-31 참조). 볼기뼈절구는 **볼기뼈(관골, innominate bone)**를 구성하는 3개의 뼈(엉덩뼈, 궁둥뼈, 두덩뼈)가 집합하여 만들어지는 관절의 오목이다. 엉덩관절은 절구관절(구관절)로 분류되고 한편 3축관절로도 분류된다. 볼기뼈절구는 엉덩관절의 받침접시로서의 역할을 갖고 여기에 넙다리뼈의 구모양의 뼈머리인 **넙다리뼈머리(대퇴골두, head of femur)**가 접합하여 엉덩관절을 구성한다(그림 10-2). 엉덩관절은 어깨관절과 같은 절구관절이며 또한 3축관절이기도 하지만 어깨관절의 받침접시인 **관절오목(관절와, glenoid fossa)**이 매우 얕은 것에 반해서 엉덩관절의 받침접시인 볼기뼈절구는 깊어 관절이 안정하여 있는 것이 특징이다. 몸통과 팔의 체중 전체가 이 엉덩관절을 통과하여 다리에 전달된다.

넙다리뼈는 인체에서 가장 크고 동시에 가장 긴 뼈이

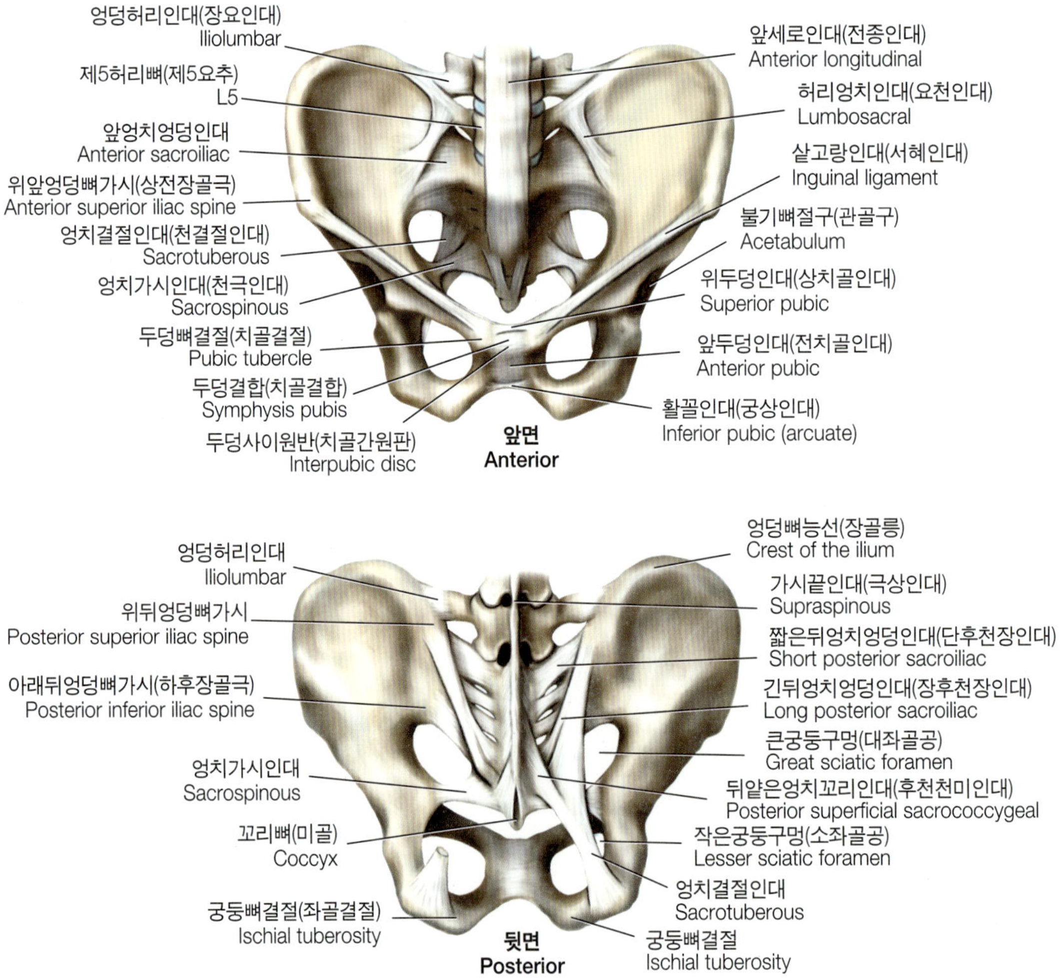

그림 10.1 골반의 인대

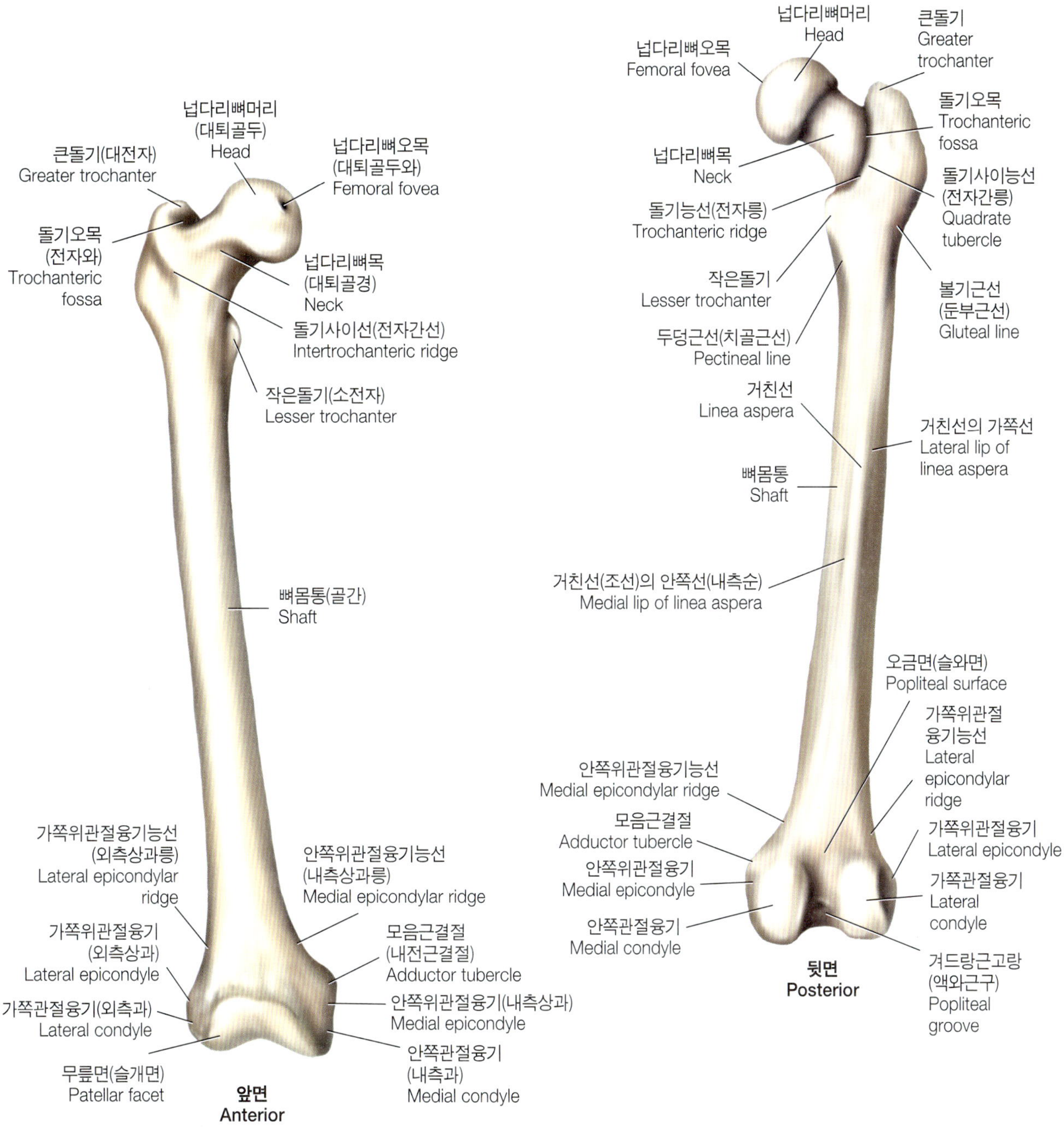

그림 10.2 넙다리뼈

다. 이 단원에서는 엉덩관절에 관계되는 부분(근위 뼈머리)에 대해서만 소개하고, 원위부에 대해서는 무릎관절의 단원(제11장)에서 해설한다.

넙다리뼈 근위부의 둥근 뼈머리는 **넙다리뼈목(대퇴골경, neck of femur)**을 경계로 하여 뼈몸통부분과 구별된다. 넙다리뼈 뼈몸통의 원위끝(뼈목의 근위끝)에는 **큰돌기(대전자, greater trochanter)**, **작은돌기(소전자, lesser trochanter)**라 불리는 2개의 큰 융기부분이 있다.

Hands on . . . 엉덩관절의 내측회전을 시키면서 큰돌기의 위치와 움직임을 확인하시오(그림 10-3).

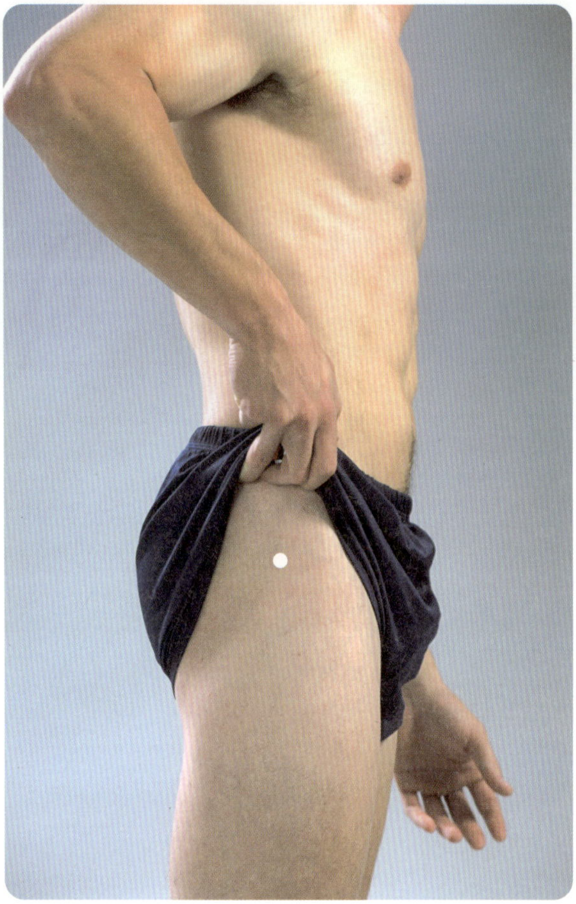

그림 10.3 넙다리뼈의 큰돌기의 촉진

작은돌기는 큰돌기의 원위 · 안쪽 · 약간 뒤쪽에 위치하고 넙다리뼈를 뒤쪽에서부터 관찰하면 용이하게 발견할 수 있다. 큰돌기와 작은돌기의 사이에 있는 융기선은 **돌기사이선(전자간선, intertrochanteric ridge)** 이라 불린다(그림 10-2) 넙다리뼈의 뒷면을 뻗는 큰 융기선은 **거친선(조선, linea aspera)** 이다(그림 10-2). 이 거친선은 엉덩관절과 무릎관절에 관계되는 많은 근육의 부착부로 되어 있다.

엉덩관절의 인대

엉덩관절(그림 10-4)의 높은 안정성은 관절의 뼈 구조에 의존하는 바가 크지만, 강인한 인대에 의해서도 그 안정성이 높여져 있다. 엉덩관절에는 7개의 인대가 있다. 다른 모든 윤활관절(활막성관절)과 마찬가지로 엉덩관절에도 볼기뼈절구와 넙다리뼈목을 싸는 **관절주머니인대(capsular ligament)** 가 있다. 어깨관절과 마찬가지로 엉덩관절에도 **관절테두리(관절순, glenoid lip : acetabular labrum)** 라는 섬유성 연골이 볼기뼈절구의 모서리에 부착하여 있고 볼기뼈절구의 깊이를 한층 더 깊은 것으로 하고 있다. **엉덩넙다리인대(장골대퇴인대, iliofemoral ligament)**, **궁둥넙다리인대(좌골대퇴인대, ischiofemoral ligament)**, **두덩넙다리인대(치골대퇴인대, pubofemoral ligament)** 의 3개의 인대가 있다(그림 10-5, 그림 10-6). 엉덩넙다리인대는 Y자를 거꾸로 한 것 같은 형상을 하고 있고 흔히 Y인대라고도 불린다. 엉덩뼈와 넙다리뼈, 또는 두덩뼈와 넙다리뼈의 위치관계 때문에 엉덩넙다리인대와 두덩넙다리인대는 엉덩관절의 앞면을 넘으면서 넙다리뼈목에 부착한다. 또한 궁둥뼈는 엉덩관절의 뒤쪽에 위치하므로 궁둥넙다리인대는 엉덩관절의 뒤쪽을 지나서 넙다리뼈목에 부착한다. **절구가로인대(관골구횡인대, transverse acetabular ligament)** 는 볼기뼈절구 아래쪽의 패임(절흔)을 횡단하여 엉덩관절로 출입하는 혈관이 통과하는 구멍을 형성하고 있다(그림 10-7). **넙다리뼈머리인대(대퇴골두인대, ligamentum capitis femoris)** 는 절구가로인대와 넙다리뼈머리의 **넙다리뼈오목(대퇴골두와, femoral fovea)** 을 연결하는 인대

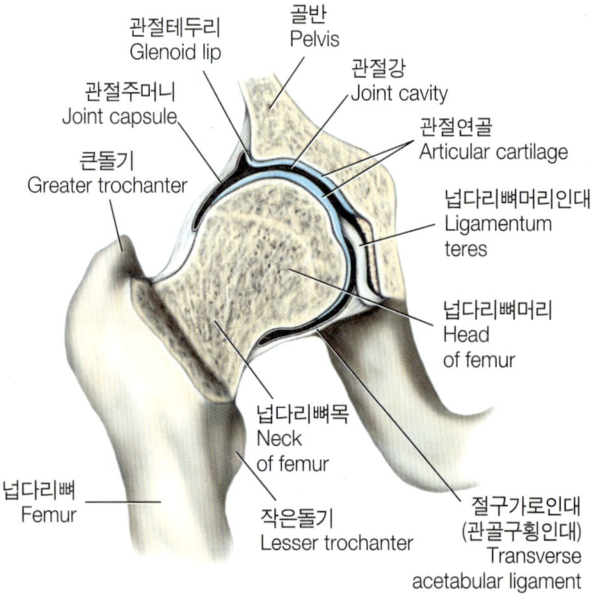

그림 10.4 엉덩관절의 세로단면(앞면)

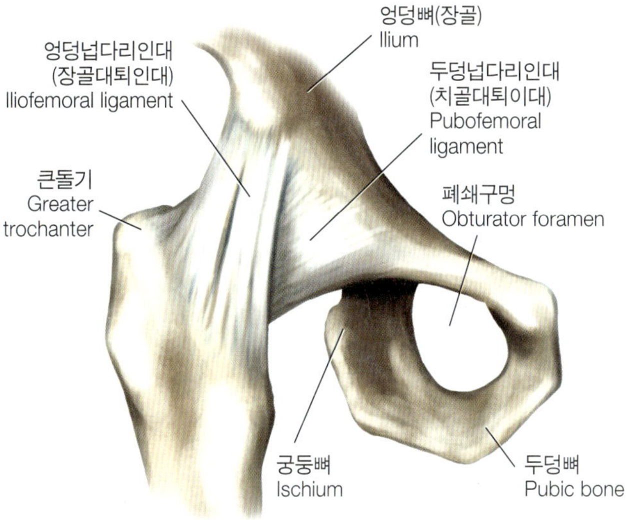

그림 10.5 엉덩넙다리인대와 두덩넙다리인대(앞면)

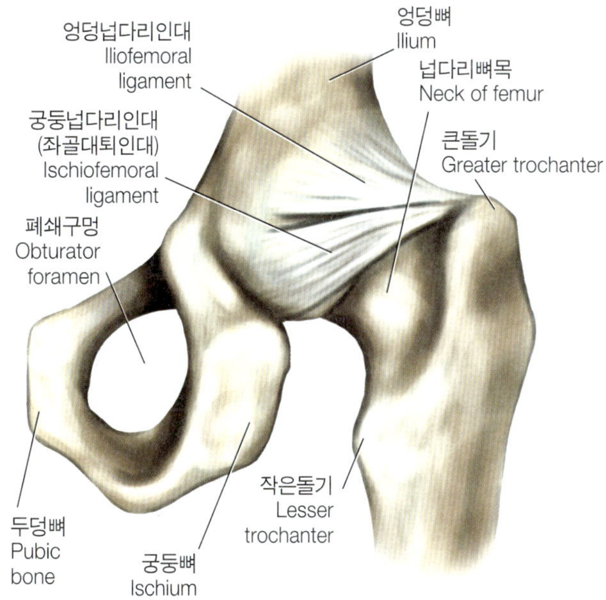

그림 10.6 궁둥넙다리인대(뒷면)

이지만 엉덩관절의 안정성에는 별로 관여하지 않는다(그림 10-2, 그림 10-7).

엉덩관절의 움직임

엉덩관절은 전형적인 **3축관절(triaxial joint)**이다. 엉덩관절이 시상면 위를 관상축으로 움직이면 굽힘과

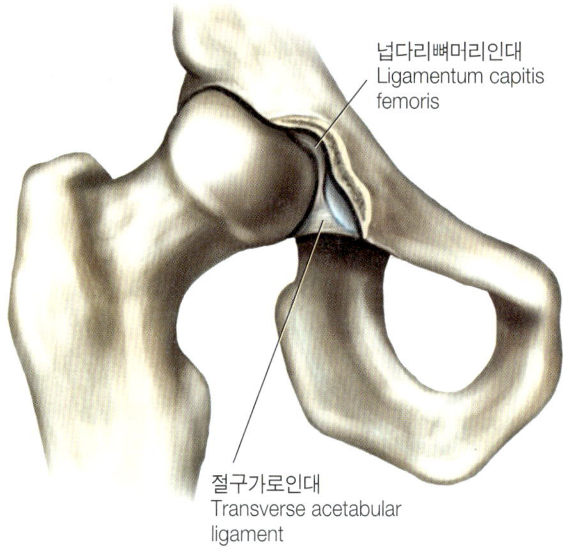

그림 10.7 절구가로인대와 넙다리뼈머리인대(앞면)

폄이 일어나고, 관상면 위를 시상축으로 움직이면 벌림과 모음이 일어난다. 또한 수직축으로 수평면 위를 움직이면 내측회전과 외측회전이 일어난다. 이들 6개의 기본적인 움직임에 관여하는 것은 엉덩관절의 굽힘근, 폄근, 벌림근, 모음근 및 회전근이다. 또한 이들의 근육은 엉덩관절의 앞면, 뒷면, 안쪽, 가쪽에 위치하는 근육으로서도 분류할 수 있다.

Hands on . . . 해부학적 자세로 서서 엉덩관절을 굽히시오. 이 때 주로 작용하는 근육은 엉덩관절의 어느 위치(앞면, 뒷면, 가쪽, 안쪽)에 있는지를 생각하시오(답 : 앞면). 다음으로 엉덩관절을 펴시오. 이 때에 작용하는 근육은 엉덩관절의 어느 위치에 있는가(답 : 뒷면). 다시 같은 것을 벌림, 모음에서도 시행하시오. 이번에는 엎드려 누운 자세에서 무릎을 굽히고 엉덩관절을 내측회전, 외측회전을 시키시오. 이 때 볼기부위를 촉진하고, 내측회전, 외측회전에서 사용되는 근육의 위치를 확인하시오. 이상의 것을 실시하면 엉덩관절의 움직임에 관여하는 근육이 대략 어느 위치에 있는지를 이해할 수 있다.

엉덩관절과 넓적다리부분의 근육

앞에서 언급한 대로 엉덩관절의 움직임에 관여하는 근육은 엉덩관절의 앞면, 뒷면, 안쪽, 가쪽에 위치하는

근육으로 나뉜다.

앞면의 근육

엉덩관절을 굽히게 하는 근육은 엉덩관절의 앞쪽을 통과하고 있다. 흥미가 있는 것은 이들의 근육 중에는 무릎관절에 관여하고 있는 것도 있다(이 단원에서는 엉덩관절에 관계하는 기술에 그친다). 엉덩관절과 넓적다리부분 앞면의 근육을 그림 10-8에 나타냈다.

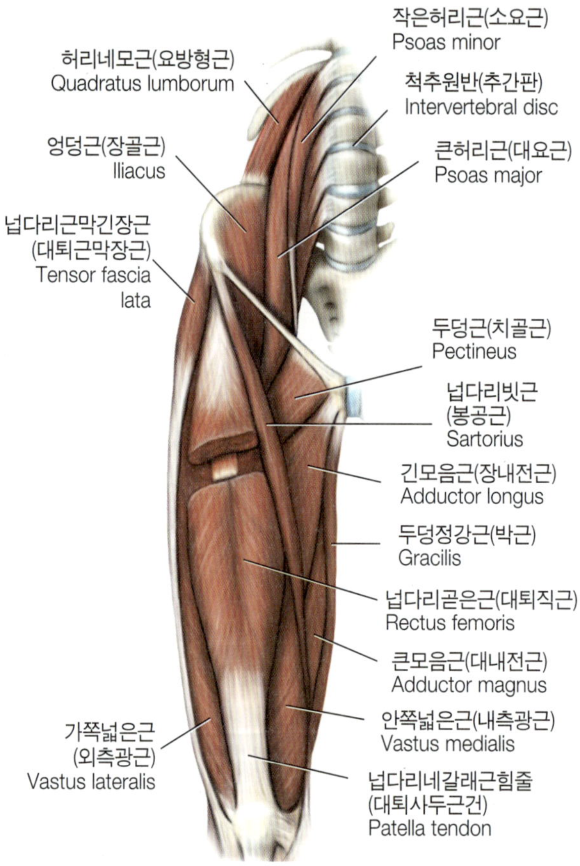

그림 10.8 엉덩관절과 넓적다리부분 앞면의 근육

> 엉덩허리근(장요근, iliopsoas)

엉덩허리근은 엉덩근과 큰허리근이 조합된 근육이다. 작은허리근과 하나로 합쳐 엉덩허리근을 "참의 샅고랑부분 근육(엉덩관절 굽힘근군)"이라 부르는 일도 있다. 샅고랑부분은 엉덩관절의 앞부분을 나타내는 용어이다. 엉덩허리근의 주된 작용은 엉덩관절의 굽힘이지만 넙다리뼈가 고정되어 있다면, 엉덩허리근은 허리뼈의 전만을 시킨다. 엉덩관절의 안쪽에 있는 근육은 온샅고랑부분 근육(엉덩관절 모음근군)이라 불리고, 이 단원에서 후술한다.

> 큰허리근(대요근, psoas major)

큰허리근은 5개의 허리뼈의 가로돌기와 척추몸통, 제12등뼈의 척추몸통 및 이들의 척추몸통 사이의 척추원반에 일고 넙다리뼈의 작은돌기에 닿는다(그림 10-9). 이 근육이 엉덩근과 뒤섞여 엉덩관절을 굽히게 함과 동시에 엉덩관절의 모음과 외측회전을 보조한다. 또한 큰허리근은 허리뼈의 굽힘과 회전도 보조한다.

> 엉덩근(장골근, iliacus)

엉덩근은 엉덩뼈오목(장골와)에 일고 큰허리근의 힘줄과 접합하여 작은돌기의 바로 원위에 닿는다. 이 근육은 큰허리근과 일체가 되어 엉덩관절을 굽히게 한다. 또한 엉덩관절의 모음과 외측회전을 보조한다. 그리고 넙다리뼈가 고정되어 있는 경우는 허리뼈의 굽힘을 보조한다.

> 작은허리근(소요근, psoas minor)

약 50%의 사람에게는 한쪽이나 양쪽의 작은허리근

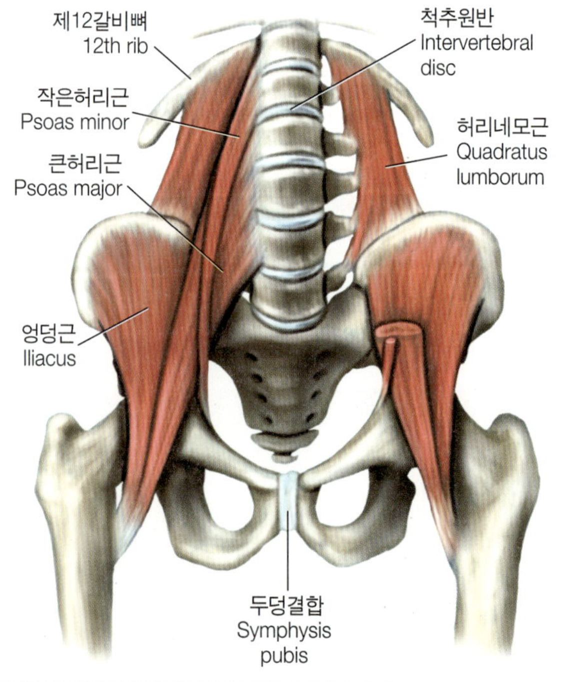

그림 10.9 큰허리근, 작은허리근 및 엉덩근

이 없다. 작은허리근이 이는곳은 제12등뼈와 제1허리뼈 및 이 2개의 척추뼈 사이의 척추원반이며 닿는곳은 두덩뼈이다. 따라서 작은허리근의 기능은 엉덩관절의 굽힘이 아니라, 오히려 큰허리근의 허리뼈 굽힘을 보조하는 것이다(그림 10-9).

> 넙다리빗근(봉공근, sartorius)

넙다리빗근은 인체에서 가장 긴 근육이고 엉덩뼈의 위앞엉덩뼈가시에 일고 종아리 안쪽의 뼈인 정강뼈(경골)의 안쪽관절융기 앞 아래쪽(거위발)에 닿는다(그림 11-5 참조). 엉덩관절과 무릎관절을 통과하고 있는 것이 이 근육의 특징이다. 엉덩관절에서의 넙다리빗근의 기능은 엉덩관절의 굽힘, 벌림 및 외측회전이다.

Hands on . . . 바닥에 책상다리를 하고 앉으면, 위앞엉덩뼈가시 부근에 넙다리빗근(봉공근)을 촉진할 수 있다(그림 10-10). sartorius의 어원은 라틴어의 "재봉사"이고 옛날에는 재봉 일을 할 때에 장시간 책상다리를 하고 앉아 하루 일이 끝날 무렵, 이 근육이 아팠다는 것으로부터 이름이 붙여졌다.

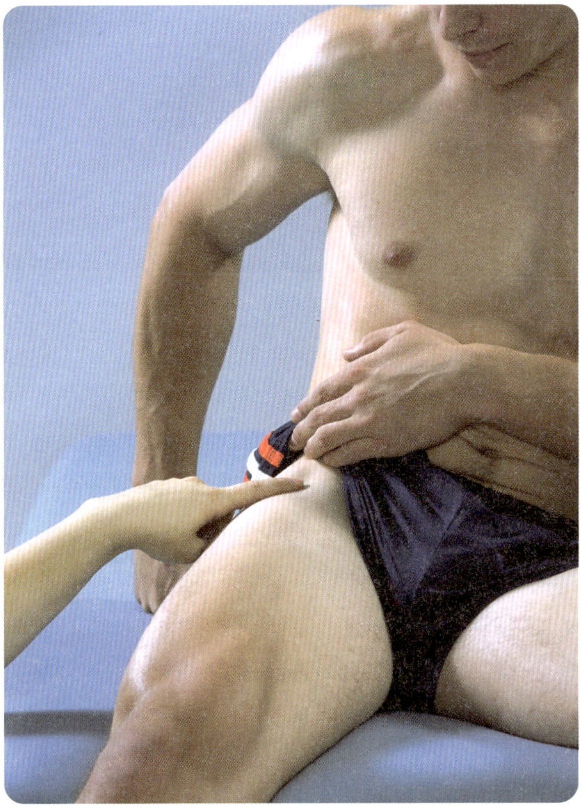

그림 10.10 넙다리빗근의 촉진

> 넙다리곧은근(대퇴직근, rectus femoris)

넙다리곧은근은 **넙다리네갈래근(quadriceps femoris)**의 일부이다. 넙다리네갈래근의 4개의 근육 중 넙다리곧은근만이 엉덩관절과 무릎관절을 통과하는 것에 반해서 다른 안쪽넓은근, 가쪽넓은근 및 중간넓은근은 무릎관절에만 관여한다. 넙다리곧은근은 아래앞엉덩뼈가시에 일고 무릎뼈를 통해서 정강뼈거친면(경골조면)에 닿는다. 이 근육은 엉덩관절을 굽히게 하고 약하지만, 엉덩관절의 벌림(외전)을 시킨다.

Hands on . . . 테이블 위에 반듯이 누워 무릎에서부터 아래를 테이블에서 아래로 늘어뜨리시오. 이 자세에서 파트너에게 저항을 걸도록 시키면서 무릎을 펴게 하면 넓적다리부분의 앞면에 넙다리네갈래근이 부풀어 오른다(그림 10-11).

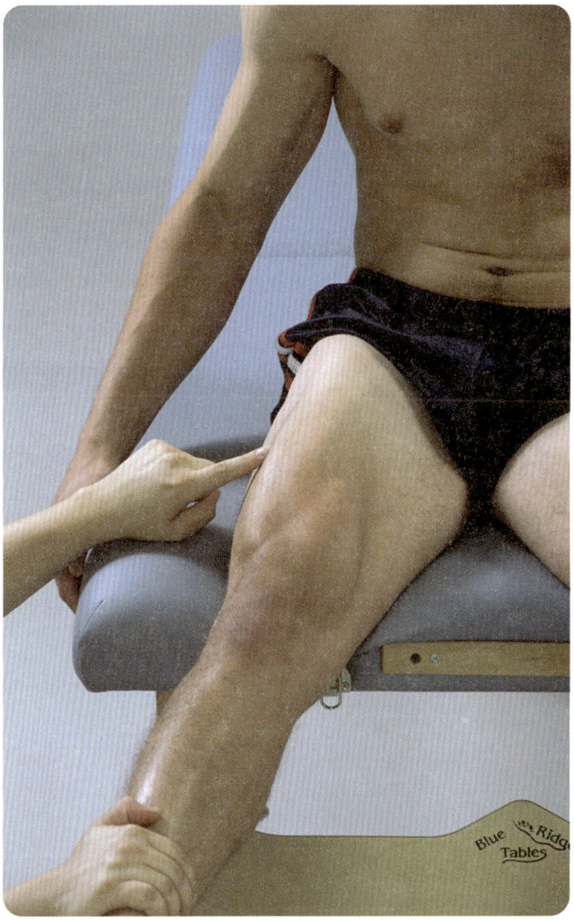

그림 10.11 넙다리네갈래근의 촉진

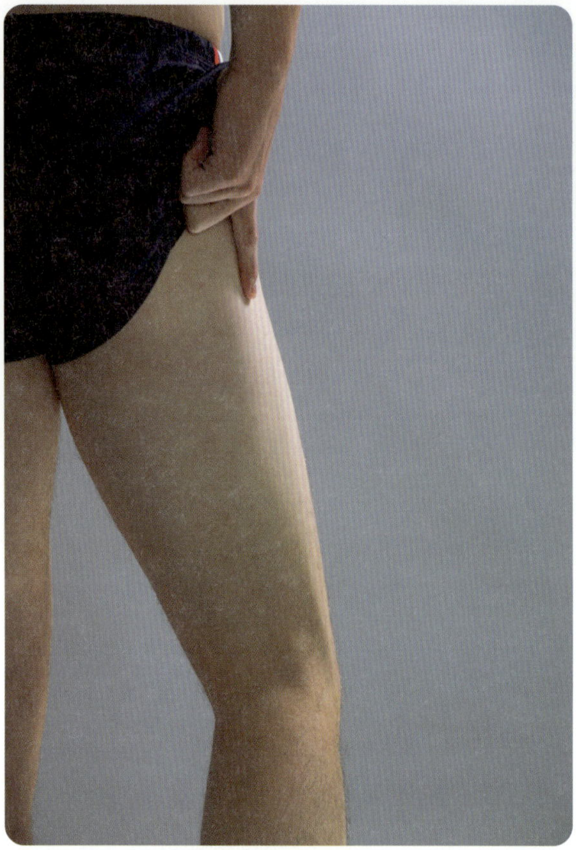

그림 10.12 넙다리근막긴장근과 엉덩정강근막띠(장경인대)의 촉진

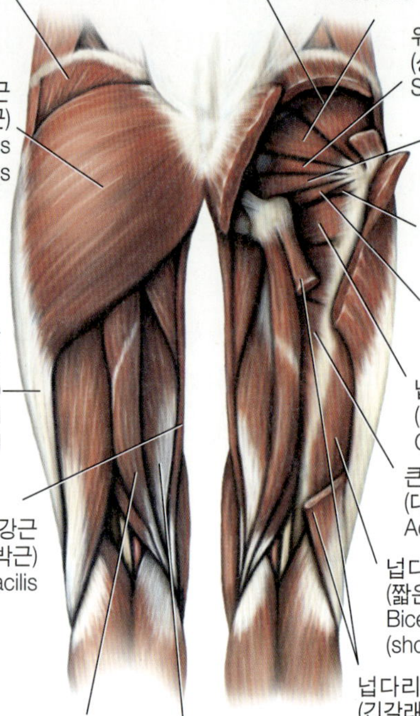

그림 10.13 엉덩관절 뒷면의 근육

> 넙다리근막긴장근(대퇴근막장근, tensor fascia lata)

넙다리근막긴장근은 엉덩뼈능선의 가쪽모서리에 이는곳을 가지며 큰볼기근과 연합하여 **엉덩정강근막띠(iliotibial band)**로 이어지고 최종적으로는 정강뼈 가쪽관절융기 앞 아래쪽(가디결절)에 닿는다(그림 10-8, 그림 10-12, 그림 11-7 참조). 이 근육의 기능은 엉덩관절의 굽힘과 벌림이다. 영어의 lata란 가쪽을 의미하는 단어이므로 이 근육은 자칫 엉덩관절의 가쪽 근육으로서 파악되기 쉽다. 확실히 가쪽으로 치우쳤다고는 하지만, 넙다리근막긴장근은 앞쪽의 근육으로서 분류된다.

> 두덩근(치골근, pectineus)

두덩근의 이는곳은 두덩뼈위가지(치골상지)이고 닿는곳은 작은돌기의 바로 원위 부분이다(그림 10-8). 이 근육은 엉덩관절보다 앞쪽에 있으므로 엉덩관절을 굽히게 하지만, 근섬유가 뻗는 방향의 특징 때문에 엉덩관절의 강력한 모음 및 외측회전을 시킬 수도 있다.

뒷면의 근육

엉덩관절의 뒤쪽에는 10개의 근육이 통과하는데(그림 10-13) 그 중에는 **뒤넙다리근(hamstrings)**과 깊은 층 **외측회전근군(deep external rotators)**이 포함된다. 넙다리두갈래근, 반힘줄모양근, 반막모양근의 총칭인 뒤넙다리근은 2관절근이기 때문에 이 단원에서는 엉덩관절과의 관계에 대해서만 해설한다. 뒤넙다리근의 무릎관절에 대한 관여에 대해서는 제11장에서 언급한다.

> 넙다리두갈래근(biceps femoris)

넙다리두갈래근의 이는곳은 뒤넙다리근의 다른 근육 즉, 반힘줄모양근 및 반막모양근과 마찬가지로 **궁둥뼈**

결절(좌골결절, ischial tuberosity)이다. 또한 이 근육의 기능도 다른 뒤넙다리근의 2개의 근육과 마찬가지로 엉덩관절의 폄과 무릎관절의 굽힘이다. 다만 넙다리두갈래근은 뒤넙다리근의 다른 근육과 달리 2개의 "갈래"를 갖고 있다. 긴갈래는 궁둥뼈결절에 일지만 짧은 갈래는 넙다리뼈의 거친선에 일고 있다. 긴갈래와 짧은 갈래는 원위에서 힘살(근복)을 공유하고, 종아리 가쪽의 뼈인 종아리뼈의 근위 머리인 종아리뼈머리(비골두)(제11장, 제12장을 참조) 및 정강뼈 가쪽관절융기에 닿는다(그림 11-5). 넙다리두갈래근은 엉덩관절의 폄근이지만, 엉덩관절의 모음과 외측회전도 보조한다.

Hands on . . . 그림 10-14와 같이 배를 깔고 엎드려서(엎드려 누운 자세) 무릎관절을 가볍게 굽히게 하고, 넙다리두갈래근이 닿는곳의 힘줄을 관찰 · 촉진하시오.

> 반힘줄모양근(semitendinousus)

반힘줄모양근도 뒤넙다리근의 하나이며 다른 2개의 근육과 마찬가지로 궁둥뼈결절에 일고 있다. 닿는곳은

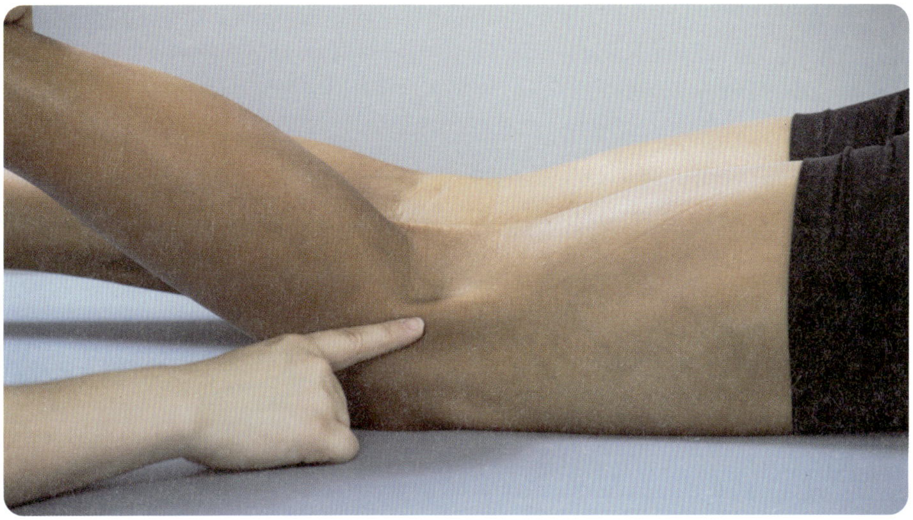

그림 10.14 넙다리두갈래근의 촉진

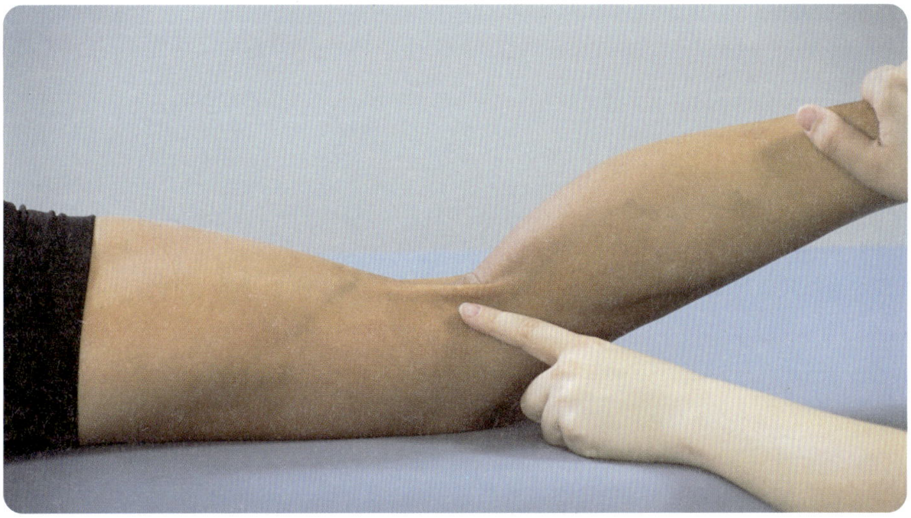

그림 10.15 반힘줄모양근의 촉진

정강뼈 안쪽관절융기의 앞 아래쪽(거위발)이다(그림 11-5 참조). 이 근육의 주된 기능은 엉덩관절의 폄이고 내측회전도 보조한다.

Hands on . . . 반힘줄모양근의 닿는곳의 힘줄은 매우 두드러진다(그림 10-15). 엎드려 누운 자세에서 무릎관절을 가볍게 굽히게 하면 무릎의 뒤 안쪽에 이 근육이 닿는곳의 힘줄을 관찰 · 촉진할 수 있다.

> 반막모양근(semimembranosus)

뒤넙다리근의 세 번째 근육은 반막모양근인다. 이 근육의 이는곳도 다른 2개의 근육과 마찬가지의 궁둥뼈 결절이고, 닿는곳은 정강뼈 안쪽관절융기의 뒤 안쪽이다(그림 11-5 참조). 반막모양근의 기능은 엉덩관절의 폄 및 내측회전의 보조이다.

Hands on . . . 반막모양근이 닿는곳의 힘줄은 반힘줄모양근이 닿는곳의 힘줄만큼 알기 쉽지는 않지만, 반힘줄모양근의 닿는곳의 힘줄 바로 안쪽에 관찰 · 촉진할 수 있다(그림 10-16). 파트너에게 엎드려 누운 자세를 취하게 하여 실제로 관찰 · 촉진을 하시오.

> 큰볼기근(gluteus maximus)

큰볼기근은 문자 그대로 볼기부분에 있는 큰 근육이다. 이 근육의 이는곳은 엉덩뼈, 엉치뼈 및 꼬리뼈의 뒷면이다. 큰볼기근의 닿는곳은 큰돌기이다. 넙다리근막긴장근에서부터 뻗는 엉덩정강근막띠로도 이어진다(그림 10-13). 큰볼기근의 기능은 엉덩관절의 폄과 외측회

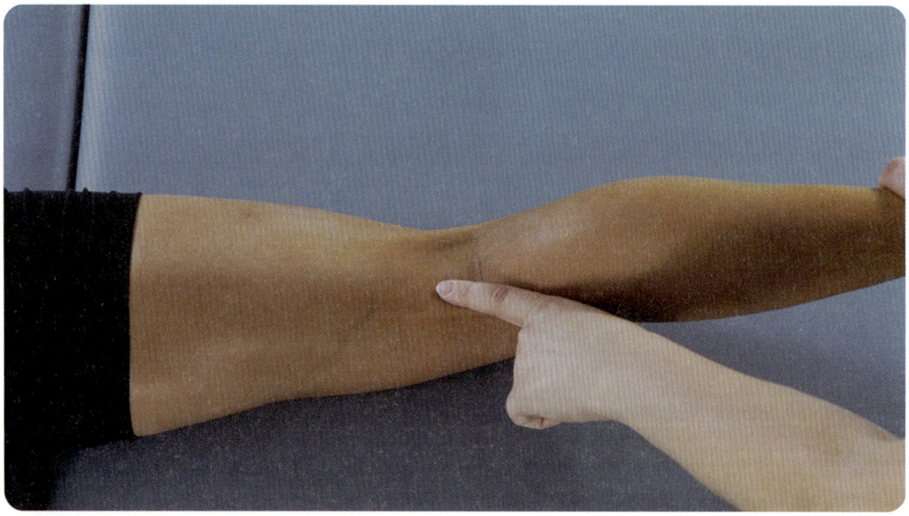

그림 10.16 반막모양근의 촉진

Focus on . . . 뒤넙다리근의 근섬유의 파열(좌상)(Hamstring Strain)

뒤넙다리근의 근섬유의 파열은 흔히 듣게 되는 일이지만, 별로 이해가 되어 있지 않은 스포츠 손상의 하나이다. 엉덩관절의 과다굽힘이나 무릎의 과다젖힘에 의해서 부상하는데 엉덩관절 굽힘과 무릎관절 폄이 조합되면 보다 부상의 가능성이 높아진다. 뒤넙다리근에 있는 3개의 근육의 어느 근육이 부상하였는지를 구별하는 것은 일반적으로 그다지 중요하지 않지만, 해부학을 공부한 사람에게는 중요하기 때문에 뒤넙다리근의 근섬유의 파열이라는 표현은 애매하게 들린다. 이 부상을 예방하기 위해서는 뒤넙다리근의 유연성이 중요하다. 이것은 많은 스포츠에서 뒤넙다리근을 최대 한도로 잡아늘이는 것 같은 움직임인 엉덩관절 굽힘과 무릎관절의 폄을 동시에 시행하는 것(허들경기에서 허들을 넘을 때의 앞다리의 이미지)이 요구되기 때문이다.

전이다. 이에 더해서 이 근육의 힘살은 엉덩관절의 위쪽과 아래쪽의 양쪽을 통과하므로 엉덩관절의 벌림과 모음을 시킬 수 있다. 그림 10-13에 나타낸 큰볼기근의 일러스트를 관찰하면 상부섬유가 벌림에 관여하고, 하부섬유가 모음에 관여하는 것을 상상할 수 있을 것이다.

Hands on . . . 볼기근군의 깊은층에는 엉덩관절의 외측회전을 시키는 깊은층 외측회전 6개 근육(궁둥구멍근, 바깥폐쇄근, 속폐쇄근, 위쌍둥이근, 아래쌍둥이근, 넙다리네모근)이 있다. 무릎 폄 위치에서 반듯이 누운 자세가 되고 중간위치로 유지한 발을 파트너가 고정시켜 저항 하에서 다리 전체를 가쪽으로 회전(엉덩관절 외측회전)시키시오. 그런 다음에 회전시키고 있는 쪽의 큰볼기근의 힘살을 강하고 깊게 누르면 근육수축이 느껴진다. 이것이 깊은층의 6개 근육이며 특히 궁둥구멍근을 촉진하기 쉽다(그림 10-13).

> 궁둥구멍근(piriformis)

궁둥구멍근은 엉치뼈의 앞 윗면에 일고 **큰궁둥패임(greater sciatic notch)**을 통과하여 골반 밖으로 나와 큰돌기에 닿는다. 이 근육은 엉덩관절의 외측회전을 시킨다. 좌상이나 타박에 의해서 이 근육에 경련(국부적인 불수의 수축)이 일어나면, 골반의 **궁둥패임(sciatic notch)**을 통과하는 궁둥신경을 압박하므로 궁둥신경이나 그 분지의 통과경로인 하지의 뒷면에 통증이 방사한다.

> 위쌍둥이근(superior gemellus)

위쌍둥이근은 **궁둥뼈가시(spine of the ischium)**를 이는곳으로 하고 큰돌기에 닿는다. 이 근육도 엉덩관절의 외측회전을 시킨다.

> 속폐쇄근(obturator internus)

속폐쇄근의 이는곳은 골반에 있는 **폐쇄구멍(obturator foramen)**의 내면이고 닿는곳은 큰돌기이다. 속폐쇄근은 엉덩관절의 외측회전에 관여한다.

> 아래쌍둥이근(inferior gemellus)

아래쌍둥이근은 궁둥뼈결절을 이는곳으로 하고 큰돌기에 닿는다. 아래쌍둥이근은 엉덩관절의 외측회전을 시킨다.

> 바깥폐쇄근(obturator externus)

바깥폐쇄근의 이는곳은 두덩뼈의 바깥면과 폐쇄구멍

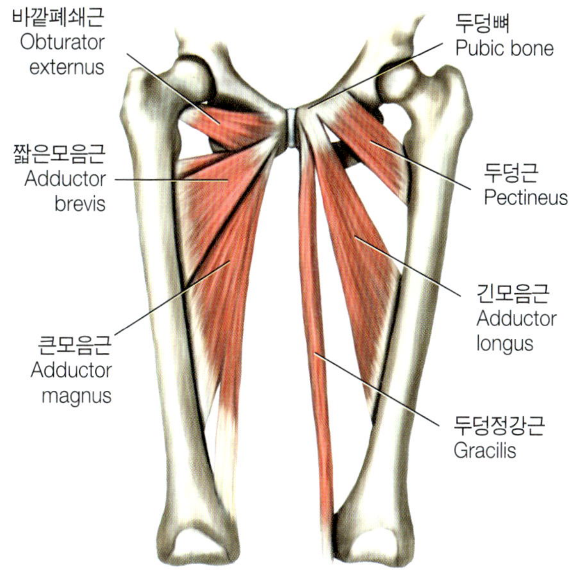

그림 10.17 엉덩관절의 모음근군

주위의 궁둥뼈이고, 닿는곳은 **돌기오목(전자와, trochanteric fossa)**이다. 이 근육은 엉덩관절의 외측회전을 시킨다.

> 넙다리네모근(quadratus femoris)

넙다리네모근은 궁둥뼈결절에 일고 돌기사이능선(전자간릉)에 닿는다. 기능은 엉덩관절의 폄이다.

안쪽의 근육

안쪽에 있는 4개의 근육 중 3개는 그 기능이 그대로 이름에 내포되어 있다. 이름이 내포되어 있지 않은 근육인 두덩정강근은 4개의 근육 중 유일하게 무릎관절의 움직임에도 관여한다. 앞에서 언급한 것처럼 이들의 근육군은 온샅고랑부분 근육(엉덩관절 모음근군)이라고도 불리고 참의 샅고랑부분 근육(엉덩관절 굽힘근군)과 비교하여 보다 빈번하게 근육좌상을 입는다(그림 10-17).

> 긴모음근(adductor longus)

긴모음근의 이는곳은 두덩뼈이고 닿는곳은 넙다리뼈 거친선 중앙 1/3이다. 이 근육의 기능은 엉덩관절의 모음에 더하여 엉덩관절의 굽힘과 외측회전을 보조한다.

> 짧은모음근(adductor brevis)

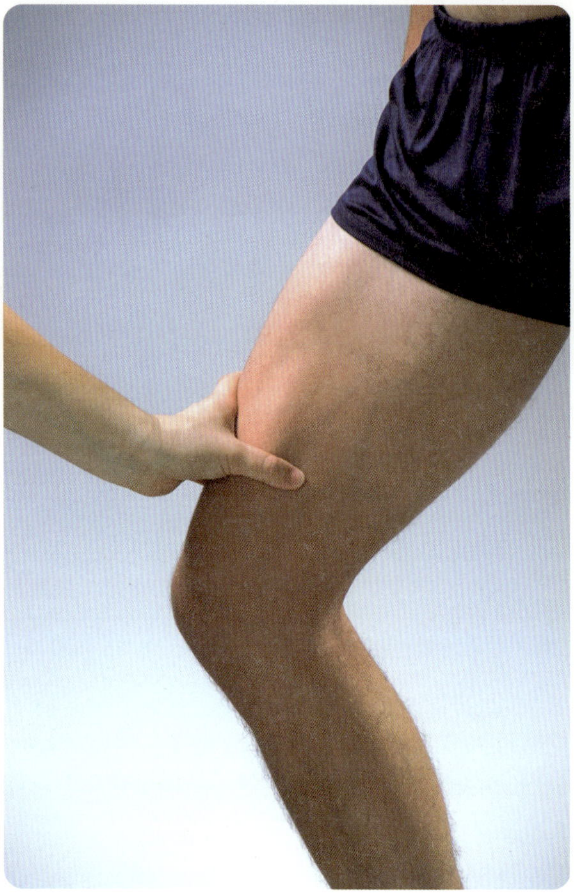

그림 10.18 큰모음근의 촉진

짧은모음근의 이는곳은 두덩뼈에 있는 긴모음근이 이는곳의 바로 아래에 있고, 닿는곳은 넙다리뼈 거친선 근위 1/3이다. 짧은모음근의 주된 기능은 엉덩관절의 모음이며 보조기능으로서 엉덩관절의 굽힘과 외측회전이 있다.

> 큰모음근(adductor magnus)

큰모음근은 두덩뼈 아랫면, 궁둥뼈 및 궁둥뼈결절에 일고(그림 10-17, 그림 10-18) 넙다리뼈의 거친선 전체와 **모음근결절(adductor tubercle)**(그림 11-4 참조)에 닿는다. 이 근육의 전방섬유는 엉덩관절의 모음, 굽힘, 외측회전을 시키고, 후방섬유는 엉덩관절의 모음, 폄, 내측회전을 시킨다.

> 두덩정강근(gracilis)

이 근육의 이는곳은 **두덩결합(pubic symphysis)**과 두덩뼈의 아래모서리에 있고, 닿는곳은 정강뼈의 안쪽 관절융기 앞 아래쪽(거위발)에 있다. 두덩정강근의 기능은 엉덩관절의 모음과 굽힘이다.

Hands on . . . 엎드려 누운 자세에서 무릎을 굽혀서 좌우의 발바닥을 합치면(엉덩관절 외측회전위치) 살고랑 부근에서 긴모음근과 두덩정강근을 쉽게 촉진할 수 있다. 두덩정강근의 힘줄은 긴모음근보다 가쪽에 위치한다. 또한 무릎관절 뒷면 안쪽에 있는 힘줄모양근이 닿는곳의 힘줄의 안쪽에서 두덩정강근이 정지하는 힘줄을 촉진할 수 있다(그림 10-19).

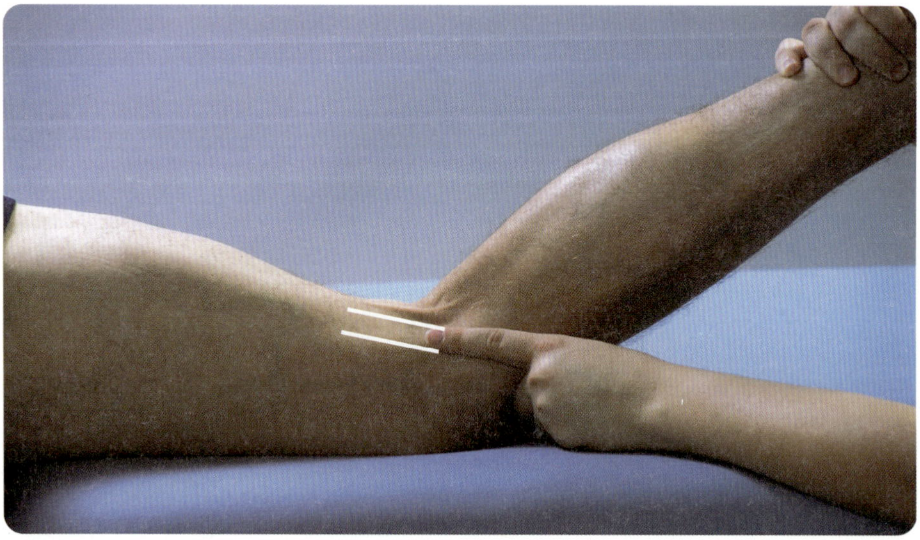

그림 10.19 두덩정강근의 촉진

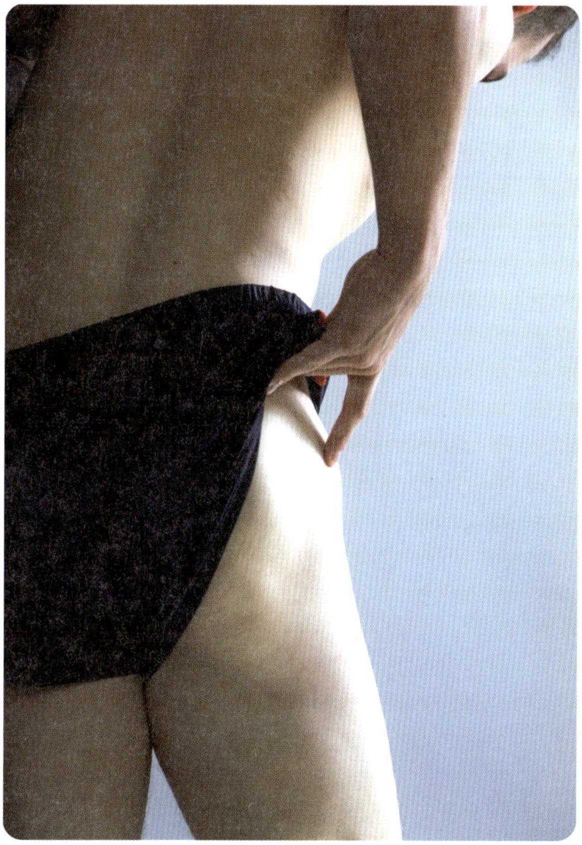

그림 10.20 중간볼기근의 촉진

가쪽의 근육

엉덩관절에 관여하는 가쪽의 근육으로 분류되는 것은 2개뿐이다. 넙다리근막긴장근은 가쪽에 있을 것 같지만, 실제는 앞면의 근육이다. 또한 큰볼기근은 볼기근이지만, 뒷면의 근육으로 분류된다. 따라서 가쪽의 근육으로 분류되는 것은 중간볼기근과 작은볼기근이 된다(그림 10-13).

> 중간볼기근(gluteus medius)

중간볼기근은 엉덩뼈 가쪽의 중앙부분에서부터 엉덩뼈능선에 걸쳐서 일고 큰돌기의 뒤 가쪽에 닿는다(그림 10-13, 그림 10-20). 이 근육의 주된 기능은 엉덩관절의 벌림이다. 중간볼기근의 전방섬유는 엉덩관절의 굽힘과 내측회전을 보조하고, 후방섬유는 엉덩관절의 폄과 외측회전을 보조한다.

> 작은볼기근(gluteus minimus)

엉덩뼈 가쪽의 중앙부분에서 중간볼기근의 이는곳의 아래쪽에 작은볼기근의 이는곳이 있으며 큰돌기의 앞면에 닿는곳이 있다. 작은볼기근의 기능은 엉덩관절의 벌림과 내측회전이다. 작은볼기근의 전방섬유 및 후방섬유는 각각 엉덩관절의 굽힘과 외측회전을 보조한다.

엉덩정강근막띠

엉덩정강근막띠의 근위부분은 엉덩관절에 관여하는 넙다리근막긴장근과 큰볼기근으로 이어져 있다(그림 10-13). 엉덩정강근막띠는 엉덩관절의 굽힘과 폄에 수반해서 큰돌기 위를 통과한다. 엉덩정강근막띠가 반복해서 큰돌기 위를 통과하면 큰돌기와의 사이에서 마찰을 일으키므로 이것을 경감하기 위해 엉덩정강근막띠와 큰돌기 사이에는 **넙다리주머니(전자낭, trochanteric bursa)**라 불리는 윤활주머니가 존재한다. **넙다리돌기 윤활낭염(trochanteric bursitis)**이란 마찰이나 직접적인 타격에 의해서 넙다리주머니에 일어난 염증을 말한다.

Focus on... 샅고랑부분의 좌상(Groin Strain)

샅고랑부분의 좌상은 자주 듣는 스포츠 손상이지만, 도대체 어느 근육이 좌상을 입는가? 이 단원에서는 2개의 근육군을 "샅고랑부분의 근육군"으로서 설명하였다. 즉, "참의 샅고랑부분 근육"인 엉덩관절 굽힘근군(엉덩허리근 : 엉덩근과 큰허리근)과 "온샅고랑부분 근육"인 엉덩관절 모음근군(긴모음근, 짧은모음근, 큰모음근, 두덩정강근)이다. 일반적으로 엉덩허리근은 엉덩관절의 과다젖힘에 의해서 좌상을 입고, 모음근군은 과신장(over stretching)에 의해서 좌상을 입는다. 스포츠에서는 모음근군의 좌상이 보다 일반적이다.

용어의 복습

이 단원에서 나온 다음의 용어를 정의하고 설명하시오. 그리고 인체나 일러스트를 사용하여 각 용어에 관한 구조적 특징이나 위치를 나타내시오.

볼기뼈절구(acetabulum)
짧은모음근(adductor brevis)
긴모음근(adductor longus)
큰모음근(adductor magnus)
모음근결절(adductor tubercle)
관절주머니인대
꼬리뼈(coccyx)
깊은층 외측회전근
바깥폐쇄근
넙다리뼈오목(femoral fovea)
넙다리뼈(femur)
종아리뼈(fibula)
관절오목(glenoid fossa)
관절테두리(glenoid lip)
큰볼기근(gluteus maximus)
중간볼기근(gluteus medius)
작은볼기근(gluteus minimus)
두덩정강근(gracilis)
큰궁둥패임(greater sciatic notch)
큰돌기(greater trochanter)
뒤넙다리근(hamstrings)
넙다리뼈머리(head of the femur)
엉덩근(iliacus)
엉덩넙다리인대
엉덩허리근(iliopsoas)
엉덩정강근막띠(iliotibial band)
엉덩뼈(ilium)
아래쌍둥이근
볼기뼈(innominate bone)
속폐쇄근
돌기사이능선
척추원반(intervertebral disc)
궁둥뼈
궁둥뼈결절(ischial tuberosity)
궁둥넙다리인대
작은돌기(lesser trochanter)
넙다리뼈머리인대
거친선
넙다리두갈래근
넙다리두갈래근긴갈래
넙다리두갈래근짧은갈래
허리뼈
넙다리뼈목(neck of femur)
폐쇄구멍(obturator foramen)
두덩근(pectineus)
궁둥구멍근(piriformis)
큰허리근(psoas major)
작은허리근(psoas minor)
두덩뼈(pubic bone)
두덩결합(pubic symphysis)
두덩넙다리인대
넙다리네모근
넙다리네갈래근
넙다리곧은근(rectus femoris)
엉치뼈(sacrum)
넙다리빗근(sartorius)
궁둥패임(greater sciatic notch)
반막모양근(semimembranosus)
반힘줄모양근(semitendinosus)
궁둥뼈가시(spine of the ischium)
살고랑부위 좌상
위쌍둥이근(superior gemellus)
넙다리근막긴장근
등뼈(thoracic vertebrae)
절구가로인대
3축관절(triaxial joint)
돌기오목(trochanteric fossa)

운동학습의 힌트

1. 단거리경기용 출발선에서 달리기 자세를 취하시오. 한쪽 발을 앞쪽으로 하고, 또 한쪽 발은 뒤쪽으로 하여 양손을 출발선에 놓으시오.
   a. 앞쪽 다리의 엉덩관절은 어떤 자세인가(굽힘, 폄)?
   b. 뒤쪽 다리의 엉덩관절은 어떤 자세인가(굽힘, 폄)?
   c. 자, 출발신호 총소리가 났다고 상상하자. 앞쪽 다리의 엉덩관절은 어떤 위치로 움직였는가? 그리고 어떤 근육이 움직임을 일으켰는가?
   d. 뒤쪽 다리의 엉덩관절은 어떤 위치로 움직였는가? 그리고 어떤 근육이 움직임을 일으켰는가?
2. 전통적 거수 도약운동(jumping jack exercise)을 몇 회 시행하고, 하나 둘을 세는 동안 엉덩관절의 움직임을 관찰하시오.
   a. 하나를 셀 때에 양 엉덩관절의 위치와 그 위치가 되게 하는 데에 사용된 근육을 기술하시오.
   b. 둘을 셀 때에 양 엉덩관절의 위치와 그 위치가 되게 하는 데 사용된 근육을 기술하시오.
3. 오른쪽 다리를 한걸음 앞으로 내시오. 왼쪽 다리가 오른쪽 다리에 수직이 되도록 왼쪽 다리를 오른쪽 다리 위에 교차시키시오. 이 때 당신의 왼쪽 발꿈치는 오른발 가쪽모서리의 부근에 있어야 할 것이다.
   a. 왼쪽 엉덩이의 위치를 기술하시오.
   b. 오른쪽 엉덩이의 위치를 기술하시오.

가장 적합한 답을 하나 고르시오.

1. 다음의 골반의 뼈에서 볼기뼈절구와 관계가 없는 것은 어느 것인가?
   a. 엉덩뼈
   b. 궁둥뼈
   c. 엉치뼈
   d. 두덩뼈

2. 넙다리뼈의 큰돌기는 엉덩관절의 어디에 위치하는가?
   a. 가쪽
   b. 안쪽
   c. 앞쪽
   d. 뒤쪽

3. 다음 중 엉덩관절의 기본적인 움직임이 아닌 것은 어느 것인가?
   a. 굽힘
   b. 휘돌림
   c. 폄
   d. 모음

4. 다음에 열거하는 인대 중 엉덩관절에 관계되는 인대가 아닌 것은 어느 것인가?
   a. 엉덩넙다리인대
   b. 두덩넙다리인대
   c. 궁둥넙다리인대
   d. 엉치엉덩인대

5. 약 절반의 사람에 없는 근육은 어느 것인가?
   a. 큰허리근
   b. 작은허리근
   c. 엉덩근
   d. 엉덩허리근

6. 엉덩허리근의 일부가 아닌 근육은 어느 것인가?
   a. 엉덩근
   b. 엉치어덩근
   c. 큰허리근
   d. 작은허리근

7. 엉덩관절 앞면의 근육이 아닌 것은 어느 것인가?
   a. 넙다리곧은근
   b. 넙다리두갈래근
   c. 넙다리빗근
   d. 넙다리근막긴장근

8. 엉덩관절 모음근이 아닌 것은 어느 것인가?
   a. 두덩정강근
   b. 큰볼기근
   c. 두덩근
   d. 중간볼기근

9. 다음의 근육 중에서 두덩뼈에 부착하여 있지 않은 것은 어느 것인가?
   a. 두덩근
   b. 짧은모음근
   c. 두덩정강근
   d. 엉덩근

10. 깊은층 외측회전 6개 근육이 아닌 것은 어느 것인가?
    a. 넙다리네모근
    b. 넙다리곧은근
    c. 궁둥구멍근
    d. 속폐쇄근

밑줄부분에 적절한 용어를 넣어 문장을 완성시키시오.

1. 하지에서 3축관절 즉, 절구관절로 분류되는 것은 ________ 관절이다.

2. 엉덩관절에 관여하는 인대 중 Y인대라고도 불리는 것은 ________ 인대이다.

3. 넙다리근막긴장근은 그 근위부에서 넙다리근막긴장근과 ________ 근을 연결하고 있다.

4. 뒤넙다리근(군)이 부착하는 큰결절은 ________뼈의 일부이다.

5. 큰허리근과 작은허리근은 ____________ 위에 인다(기시한다).

6. 깊은층 외측회전 6개 근육은 엉덩관절의 ________부분에 위치한다.

제 11 장

무릎관절
(The Knee)

이 단원의 개요

인체에서도 비교적 큰 관절인 무릎관절은 일축성 관절이며 또한 활막성 관절이고 경첩관절이기도 하다. 엄밀하게는 무릎관절은 경첩관절은 아니지만, 매우 경첩에 가까운 특수경첩관절이라 할 수 있다. 참의 경첩관절이라면 도어의 경첩처럼 열고 닫을 때에 완전히 하나의 축만을 중심으로 회전한다. 그러나 무릎관절에서는 정강뼈는 넙다리뼈의 원위 관절면의 주위를 회전의 축(관상축)을 항상 이동시키면서 활주한다. 더욱이 관상축의 이동에 수반하여 수직축도 시시각각 변화하고 수평면상에서의 회전도 동시에 일어난다. 따라서 무릎관절은 경첩관절이라기보다는 특수경첩관절이라 표현하는 편이 적절하다.

무릎관절은 구조적으로 매우 안정하여 있는 것처럼 보이지만, 스포츠 활동에서는 많은 스트레스에 노출되어 있다. 무릎관절의 정상적인 구조와 기능에 더하여 스트레스에 의해서 초래되는 구조적 파탄이나 기능장애에 대해서도 학습할 필요가 있다.

무릎관절의 뼈

넙다리뼈(femur)의 엉덩관절에서의 역할은 제10장에서 설명하였으므로 여기서는 넙다리뼈의 무릎관절과

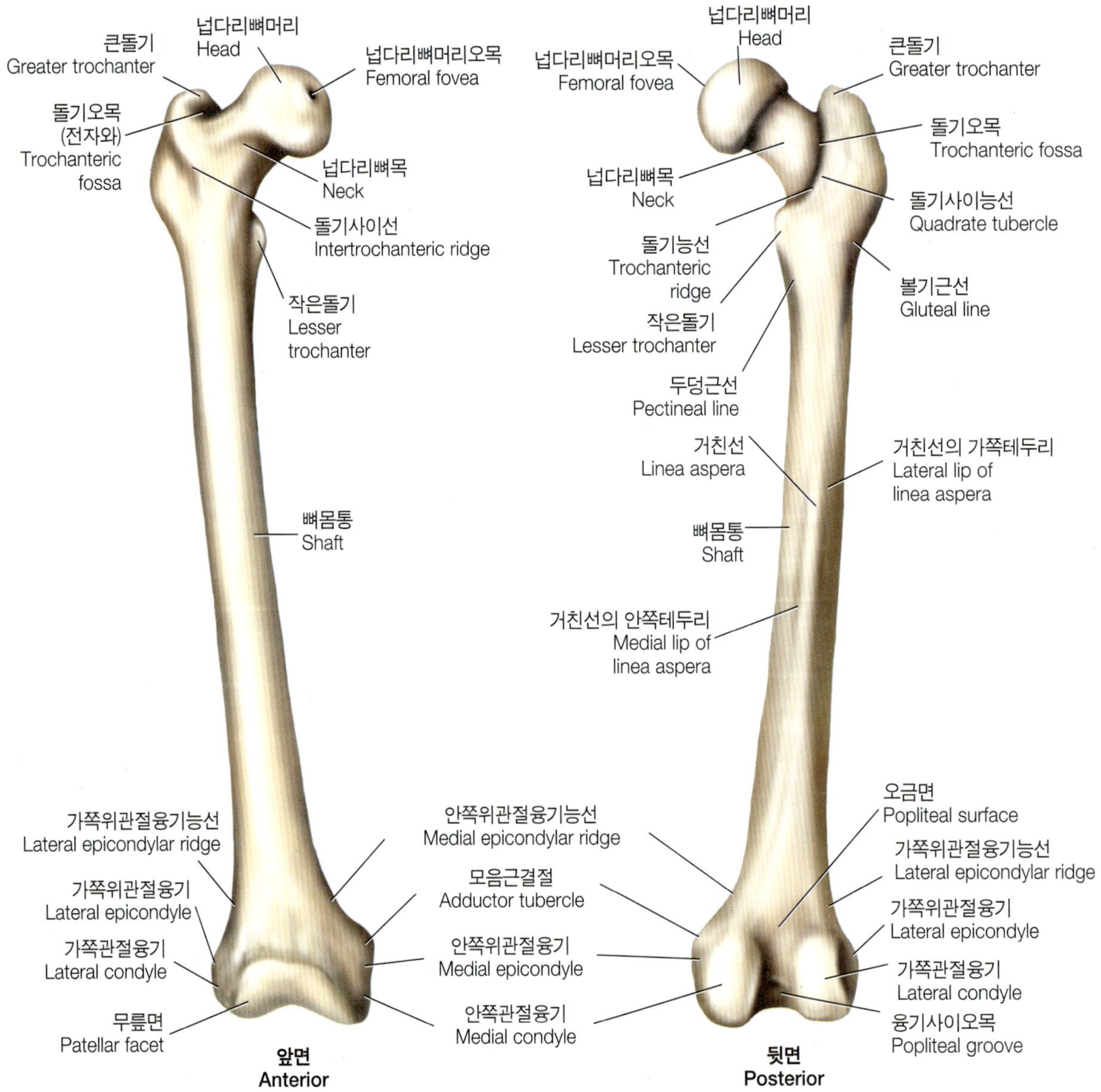

그림 11.1 넙다리뼈

의 관계에 대해서 해설한다(그림 11-1). 위팔뼈의 원위부분과 마찬가지로 넙다리뼈의 중앙에서부터 원위에 걸쳐서는 **안쪽위관절융기선(medial epicondylar ridge)**과 **가쪽위관절융기선(lateral epicondylar ridge)**이 퍼지고, 더 원위에는 **안쪽위관절융기(medial epicondyle)** · **가쪽위관절융기(lateral epicondyle)**가 있다(그림 11-2). 넙다리뼈의 안쪽 및 가쪽의 원위끝에서 만져지는 큰 융기부분은 각각 넙다리뼈의 **안쪽관절융기(medial condyle)** 및 **가쪽관절융기(lateral condyle)**라 불린다(그림 11-3). 이들 2개의 관절융기가 정강뼈의 관절면과 관절을 구성하여 체중부하를 종아리로 전달한다. 안쪽관절융기는 가쪽관절융기에 비하여 약간 원위까지 뻗어 있다.

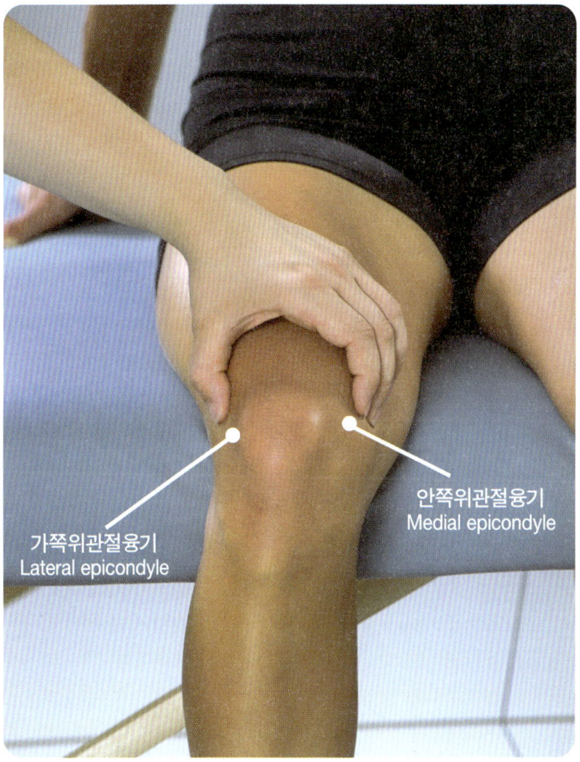

그림 11.2 넙다리뼈 안쪽위관절융기 및 가쪽위관절융기의 촉진

Hands on . . . 그림 11-3과 같은 자세에서 넙다리뼈의 안쪽관절융기와 가쪽관절융기를 촉진하시오. 다음으로 촉진하고 있는 손가락을 아래쪽으로 이동시키면, 넙다리뼈의 원위끝과 정강뼈의 근위끝 사이의 오목한 공간에 손가락이 들어가는 것을 알 수 있다. 이 공간이 관절틈새(joint line이라고

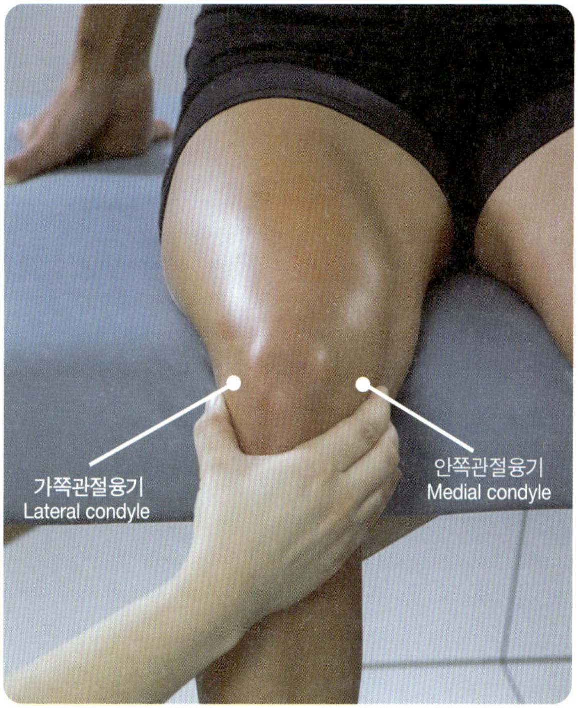

그림 11.3 넙다리뼈 안쪽관절융기 및 가쪽관절융기의 촉진

도 불린다)이다. 또한 관절틈새의 위치에는 안쪽반달 · 가쪽반달의 앞뿔(anterior horn)이 만져진다.

안쪽위관절융기의 바로 근위에는 **모음근결절(adductor tubercle)**을 촉진할 수 있다(그림 11-4). 넙다리뼈 원위 앞쪽의 매끄러운 면은 **무릎면(슬개면, patellar**

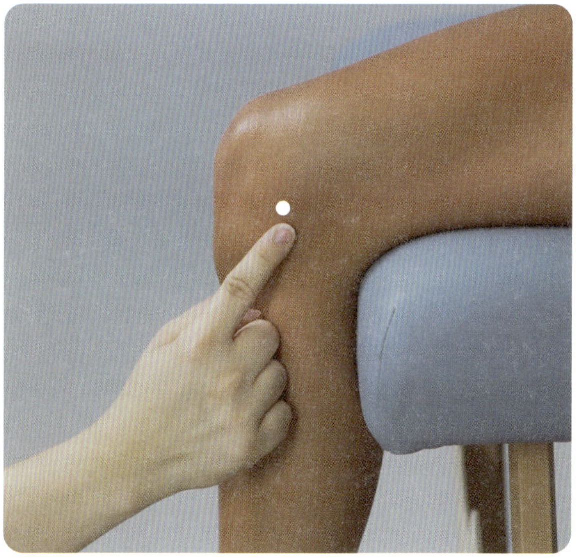

그림 11.4 모음근결절의 촉진

facet)이라 불리고 관절연골로 덮여 있다. 이 무릎면과 무릎뼈(무릎의 접시)의 뒷면으로 구성되는 관절이 **무릎넙다리관절(슬개대퇴관절, patellofemoral joint)**이다. 넙다리뼈 원위의 뒷면에서 안쪽관절융기와 가쪽관절융기 사이의 고랑은 **오금근고랑(슬와근구, popliteal groove)**이라 불리고, 이 고랑의 바로 원위부분은 **오금면(슬와면, popliteal surface)**이라 불린다. "오금"이란 무릎관절의 뒷면을 나타내는 말이고, 이 부분의 뼈, 인대, 근육, 신경, 혈관에는 이 용어가 사용된다. 안쪽관절융기와 가쪽관절융기 사이의 깊이 팬 곳은 **융기사이오목(intercondylar notch : 넙다리뼈오목 : femoral notch**라고도 한다)이다.

종아리(하퇴)에 있는 2개의 뼈는 **종아리뼈(비골, fibula)**와 **정강뼈(경골, tibia)**이다(그림 11-5). 이 단원에서는 이들 뼈의 근위부분을 다루지만, 제12장에서는 원위부분을 다룬다.

종아리뼈는 정강뼈에 비하여 가늘고 가쪽에 있다. 이 뼈는 기본적으로는 체중을 지지하는 뼈가 아니라 오히려 근위와 원위의 부분에서 연골조직의 부착부위를 제공하고 있다. 종아리뼈의 근위부에는 몸의 기준점(landmark)이 되는 **종아리뼈머리끝(비골두첨, apex of fibula)**, **종아리뼈머리(비골두, head of fibula)**, 및 종아리뼈목(비골경, neck of fibula)이 있다.

종아리 안쪽에 이는 정강뼈는 종아리뼈에 비하여 굵고 넙다리뼈와 관절을 구성하며 체중부하를 종아리에서부터 발로 전달한다. 정강뼈의 안쪽과 가쪽의 근위끝은 각각 **안쪽관절융기(medial condyle)** · **가쪽관절융기(lateral condyle)**라 불리고, 근위 앞쪽의 큰 융기는 **정강뼈거친면(경골조면, tibial tuberosity)**이다.

Hands on . . . 무릎의 아래쪽(원위)에 있는 큰 융기부분인 정강뼈거친면은 용이하게 촉진할 수 있다(그림 11-6).

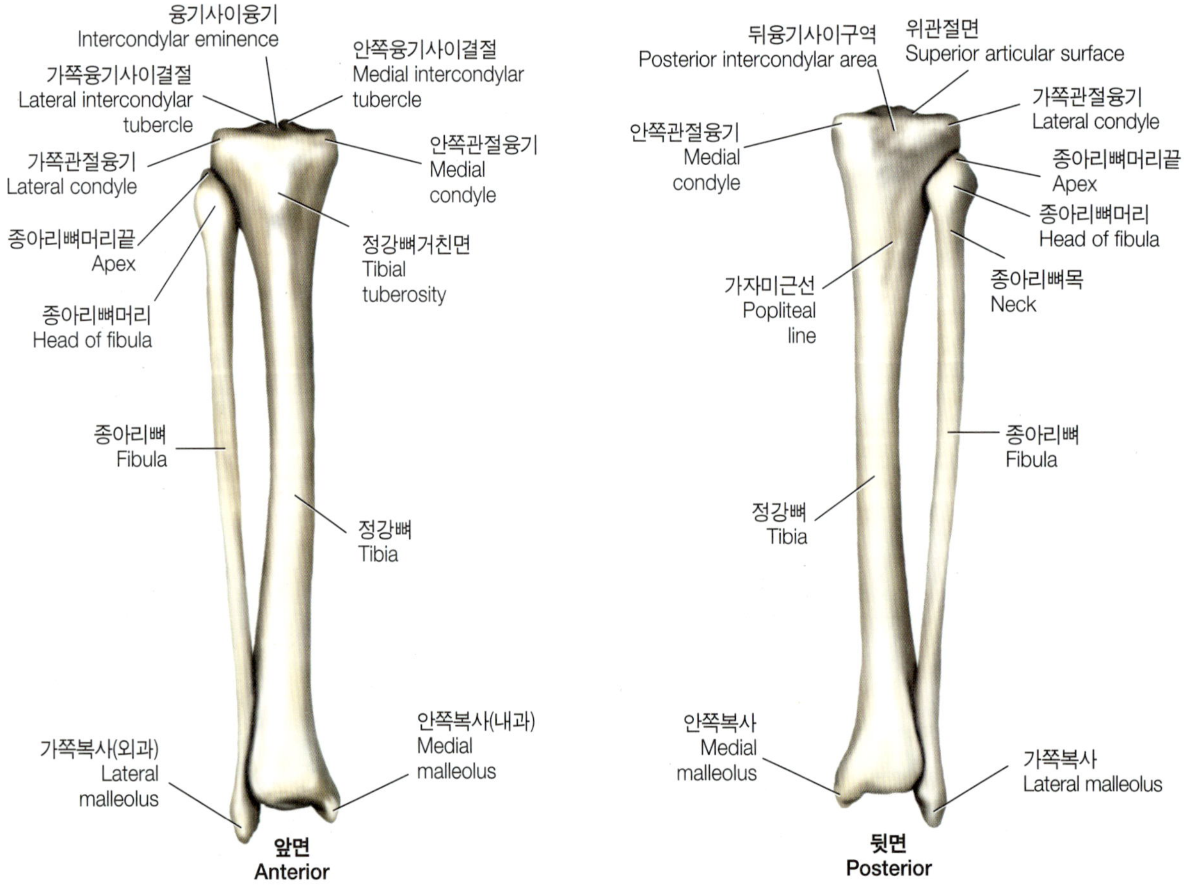

그림 11.5 정강뼈와 종아리뼈

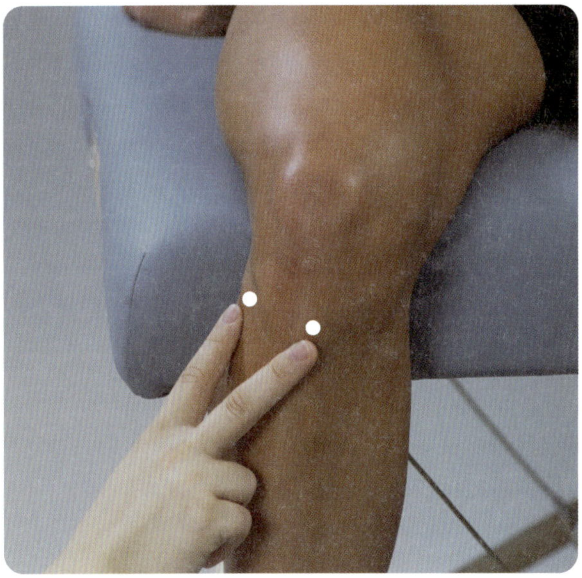

그림 11.6 종아리뼈머리와 정강뼈거친면의 촉진

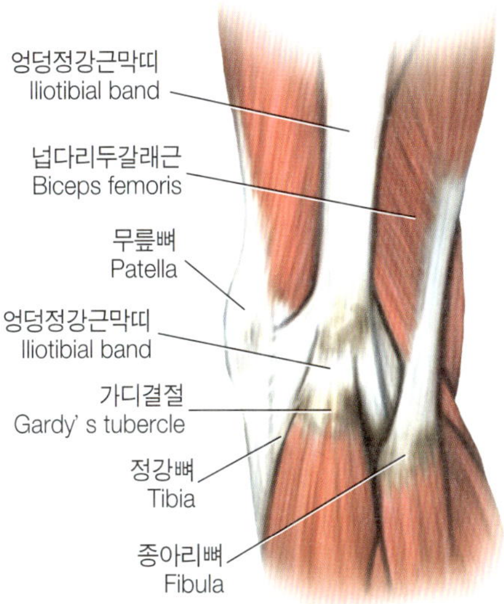

그림 11.7 가디결절(Gardy' s tubercle) 주변

정강뼈 가쪽관절융기의 앞쪽에 있는 작은 융기는 **가디결절(Gardy' s tubercle)**이라 불리고, 여기에는 엉덩정강근막띠가 부착하여 있다(그림 11-7). 정강뼈 안쪽관절융기와 가쪽관절융기의 근위 뒷면은 오금면이고 이 면의 아랫부분에는 **가자미근선(soleal line)**을 촉진할 수 있다(그림 11-5). 정강뼈 근위의 관절면을 위쪽에서부터 관찰하면, **안쪽관절융기관절면(medial condylar surface)** · **가쪽관절융기관절면(lateral condylar surface)**이 넓어지고 각각에 넙다리뼈의 안쪽관절융기와 가쪽관절융기의 관절면이 접하여 정강넙다리관절(경골대퇴관절)을 구성한다(그림 11-8). 안쪽

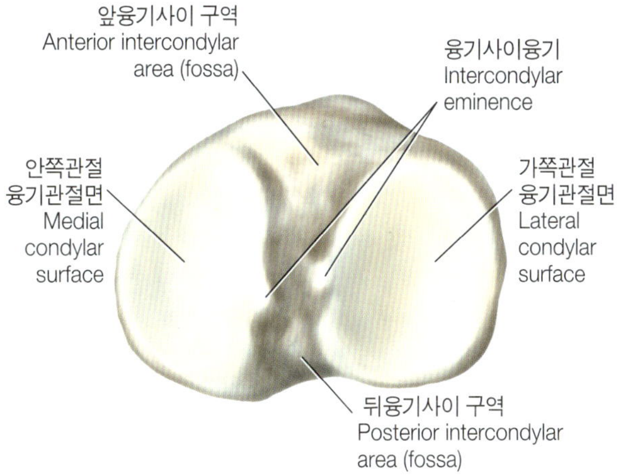

그림 11.8 정강뼈(윗면)

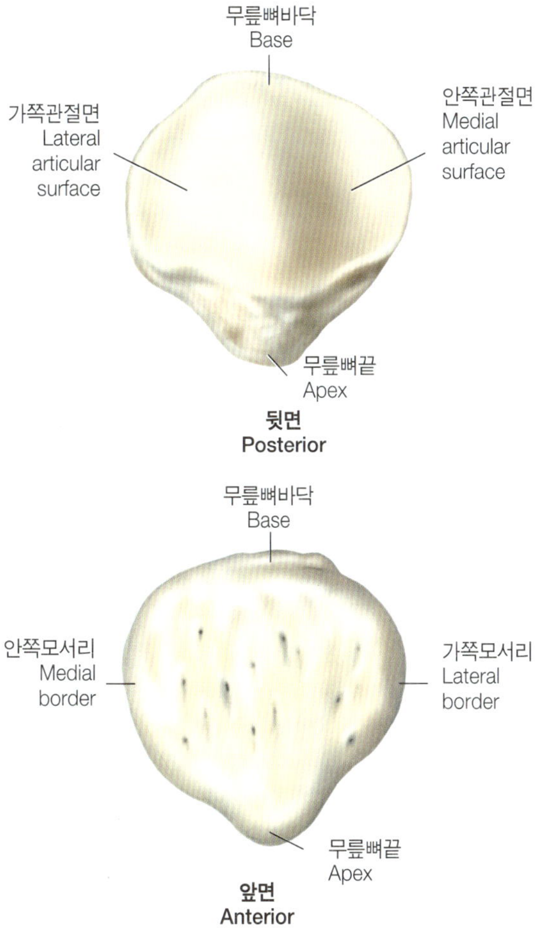

그림 11.9 무릎뼈

과 가쪽의 관절면의 사이에 2개의 큰 융기가 있는데 이것은 **융기사이융기(과간융기, intercondylar eminence)**라 불리며 그 끝에는 **안쪽융기사이결절(내측과간결절, medial intercondylar tubercle)** · **가쪽융기사이결절(외측과간결절, lateral intercondylar tubercle)**이라 불리는 작은 돌기가 있다(그림 11-5).

무릎관절의 또 하나의 뼈는 **무릎뼈(patella)**이고, 무릎관절의 올바른 움직임을 위해 반드시 필요하다. 무릎뼈는 인체에서 가장 큰 종자뼈이다(그림 11-9). 무릎뼈는 넙다리네갈래근에서부터 뻗는 힘줄에 파묻혀 있으며 넙다리네갈래근의 힘은 무릎뼈를 통해서 무릎인대로 전달되고 최종적으로 정강뼈거친면에 부착한다. 무릎뼈는 뒤쪽에 위치하는 관절구조를 보호하는 것만이 아니라 넙다리네갈래근의 견인각도를 변화시켜서 무릎의 굽힘이나 폄을 일으키는 회전력을 만들어낸다.

무릎뼈의 위끝은 **무릎뼈바닥(base of patella)**이라 불리고 아래끝은 **무릎뼈꼭지(apex of patella)**라 불린다. 또한 뒷면에는 관절연골로 덮여 있는 **안쪽관절면(medial articular surface)** · **가쪽관절면(lateral articular surface)**이 있고, 이 관절면과 넙다리뼈 안쪽관절융기 · 가쪽관절융기의 관절면으로 무릎넙다리관절이 구성된다.

무릎관절의 인대

다른 윤활관절(활막성관절)과 마찬가지로 무릎관절도 **관절주머니인대(capsular ligament)**를 갖고 있다. 다만 무릎관절의 관절주머니인대는 다른 것과는 달리 무릎을 통과하는 다른 섬유성 결합조직이나 인대도 하나가 되어 이 관절주머니인대를 구성하고 있다(그림 11-10, 그림 11-11). 관절주머니인대에는 **안쪽곁인대(MCL : medial collateral ligament)**, **가쪽곁인대(LCL : lateral collateral ligament)** 및 넙다리네갈

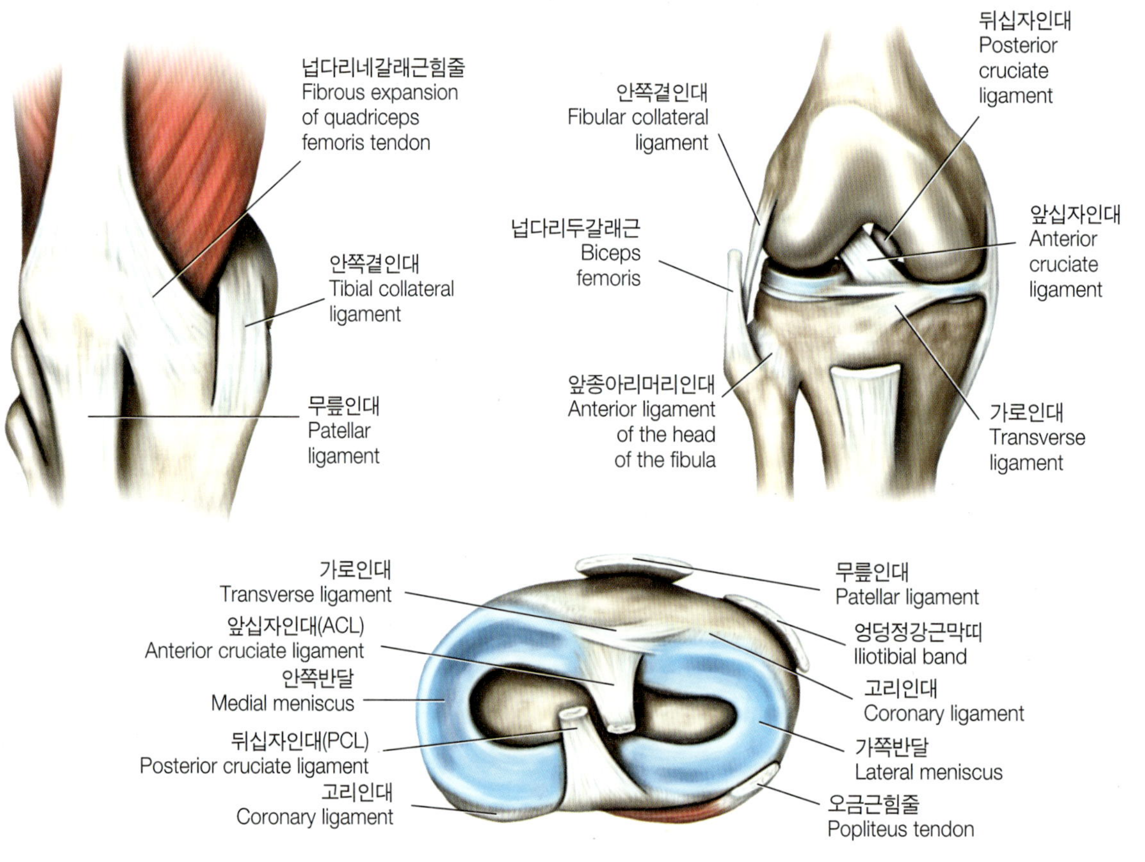

그림 11.10 무릎의 인대

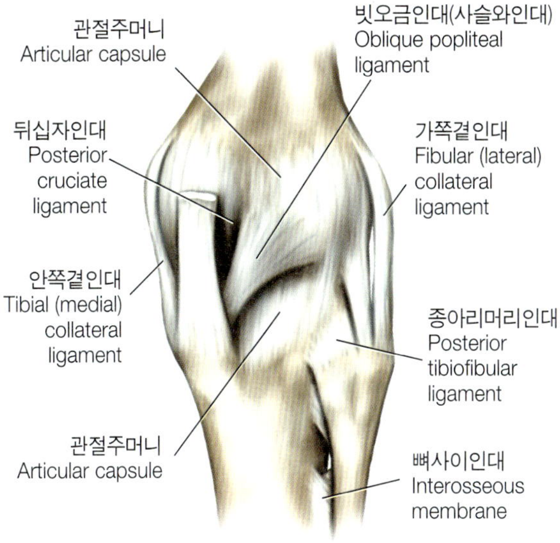

그림 11.11 무릎의 인대(뒷면)

래근, 엉덩정강근막띠, 넙다리빗근, 반막양근으로부터의 섬유성 결합조직 등이 깊숙이 들어가 있다. 아마도 무릎관절 뒷면의 **오금(슬와, popliteal space)**에서부터 본 관절주머니인대만이 순수한 관절주머니인대라 할 수 있을 것이다.

안쪽곁인대와 가쪽곁인대는 각각 관절이 외반 및 내반을 하는 것을 방지함과 동시에 무릎관절이 굽힘·폄에서 시상면에서 바르게 움직이도록 방향부여를 하고 있다. 안쪽곁인대는 넙다리뼈 안쪽관절융기와 정강뼈 안쪽관절융기를 연결하고, 깊은층 섬유는 안쪽반달에도 부착하여 있다. 한편 가쪽곁인대는 넙다리뼈 가쪽관절융기와 종아리뼈머리를 연결하고 있다. 다만 가쪽곁인대는 안쪽곁인대와는 달리 가쪽반달에는 부착하여 있지 않다.

Hands on . . . 의자에 앉아 한쪽의 발을 다른 쪽 무릎에 올려놓으시오. 올려놓은 쪽의 무릎의 가쪽을 촉진하면서 넙다리뼈 가쪽관절융기와 종아리뼈머리를 찾으시오. 다음으로 이들 사이의 관절틈새에서 손가락을 움직이면, 코드(성냥개비)와 같은 딱딱한 조직에 접촉할 것이다. 이것이 가쪽곁인대이다. 무릎에 내반 스트레스(무릎이 안쪽으로 들어가고 종아리가 가쪽으로 나온다)가 가해지면, 어느 인대에 부하가 걸리는가?(답 : 안쪽곁인대), 또한 반대로 외반 스트레스가 가해지면 어느 인대에 부하가 걸리는가?(답 : 가쪽곁인대)를 생각하시오(그림 11-12a, 그림 11-12b). 이들의 스트레스는 무릎의 안쪽곁인대 및 가쪽곁인대가 손상을 받을 때의 전형적인 기전이다.

무릎관절 안에는 **앞십자인대(ACL : anterior cruciate ligament)**와 **뒤십자인대(PCL : posterior cruciate ligament)**의 2개의 인대가 있다(그림 11-10). 십자란 이들 2개의 인대가 중앙부분에서 서로 십자로 교차하여 있다는 것으로부터 이름이 붙여진 것이다. 앞십자인대는 정강뼈 융기사이융기의 앞쪽과 넙다리뼈 가

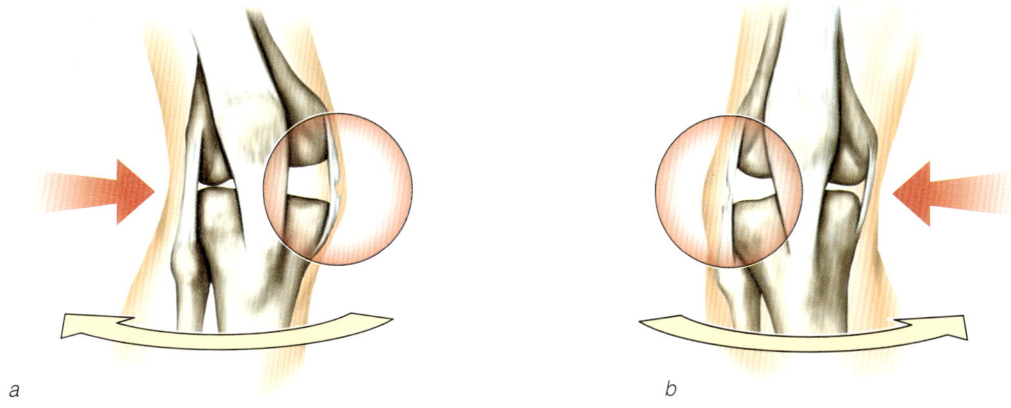

그림 11.12 (a) 안쪽곁인대에 외반 스트레스가 가해질 때의 오른쪽 무릎에 걸리는 외력(정면에서 본 그림) (b) 가쪽곁인대에 내반 스트레스가 가해질 때의 오른쪽 무릎에 걸리는 외력(정면에서 본 그림)

Focus on... 앞십자인대(Anterior Cruciate Ligament)

최근에 ACL은 스포츠 현장에서 주목되고 있다. 왜냐하면 많은 스포츠 활동이 ACL을 포함하는 무릎관절의 구조 내외에 큰 스트레스를 가하기 때문이다. 또한 ACL 손상률의 남녀차이 등 흥미로운 의문이 산적해 있기 때문이기도 하다. 예컨대, ACL 손상률은 여성에서 높은데 그 이유로서 하지의 정렬불량(골반이 넓기 때문에 Q-각이 커진다), 인대의 이완성, 넙다리네갈래근과 뒤넙다리근의 근력비율의 불균형, 좁은 넙다리뼈 융기사이 패임과 작은 넙다리뼈 관절융기, 난포호르몬의 영향, 발육이나 착지동작(무릎 폄 위치에서의 착지나 발을 바꿔서 하는 착지), 무릎에 스트레스가 걸리는 ankle brace의 착용, 신발과 착지표면(마루바닥면 · 지면)의 관계 등을 열거할 수 있다. 이들은 최근에 고려되고 있는 해부학적인 남녀차이이며 이 밖에도 운동의 강도나 종류, 코치 방법 등 많은 요인을 생각할 수 있다. 아무튼 의사, 생체역학자, 물리치료사, 애슬레틱 트레이너 등이 ACL 손상의 남녀차이에 관해서 연구를 계속하고 있다.

쪽관절융기의 뒤 내면에 부착하여 있다. 넙다리뼈에 대해서 정강뼈가 앞쪽으로 이동하는 것을 방지하는 것이 이 인대의 주된 기능이다. 또한 무릎관절 뒷면을 통과하는 근육군과 협력하여 무릎이 과다젖힘을 하는 것을 방지하고 있다. 뒤십자인대는 정강뼈 융기사이융기의 뒤쪽과 넙다리뼈 안쪽관절융기의 안쪽면을 연결하고 있다. 뒤십자인대의 주된 기능은 앞십자인대와는 반대이고, 넙다리뼈에 대해서 정강뼈가 후방으로 이동하는 것을 방지하고 있다. 과도하게 웅크리는 것 같은 스쿼트(squat)에서는 정강뼈가 뒤쪽으로 이동할 정도의 가동범위에 도달하므로 뒤십자인대에 스트레스가 걸린다.

무릎관절의 뒷면에는 **빗오금인대(사슬와인대, oblique popliteal ligament)**, **활꼴오금인대(궁상슬와인대, arcuate ligament)** 및 **뒤반달넙다리인대(리스버그인대 : ligament of Wrisberg)**의 3개의 인대가 있다(그림 11-13). 빗오금인대는 넙다리뼈 가쪽관절융기의 뒷면에서부터 정강뼈 안쪽관절융기의 뒤쪽끝으로 뻗고 있다. 또한 활꼴오금인대는 넙다리뼈 가쪽관절융기의 뒷면과 관절주머니인대의 뒷면을 연결하고

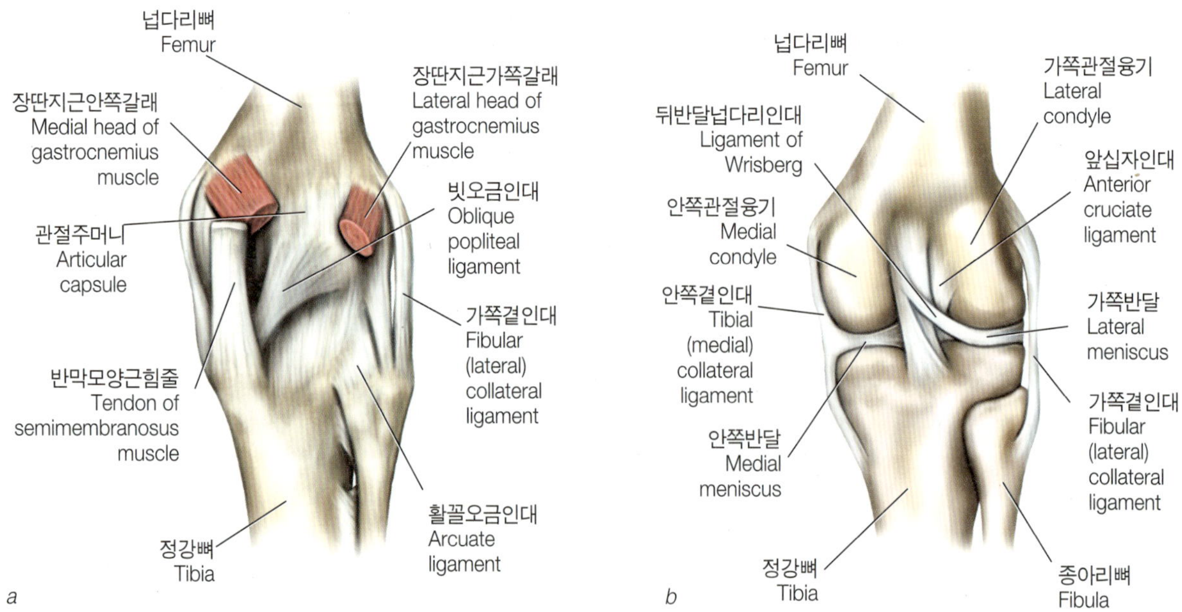

그림 11.13 (a) 빗오금인대와 활꼴오금인대 (뒷면), (b) 뒤반달넙다리인대(뒷면)

있다. 그리고 뒤반달넙다리인대는 가쪽반달의 뒷뿔과 넙다리뼈 안쪽관절융기의 뒷면을 연결하고 있다.

무릎관절의 앞면을 관찰하면 무릎뼈끝과 정강뼈거친면을 **무릎인대(patellar ligament)**가 연결하고 있다(그림 11-10). 넙다리네갈래근의 힘줄이 그대로 무릎뼈를 덮고 무릎인대로 옮겨가서 정강뼈거친면에 부착하므로 무릎인대는 넙다리네갈래근힘줄의 연장이라 하여 "무릎힘줄"이라 부르는 학자도 있다. 한편 이 조직은 무릎뼈끝과 정강뼈거친면의 어느 것도 뼈끼리를 연결하므로 "무릎인대"라 하는 학자도 있다. 이 책에서는 이 조직은 무릎인대로서 다룬다. 앞에서 언급한 것처럼 넙다리네갈래근힘줄이 그대로 정강뼈거친면까지 뻗어 있다고 파악하기보다 여기서는 넙다리네갈래근은 넙다리네갈래근힘줄을 통해서 무릎뼈에 부착하고, 무릎뼈는 무릎인대를 통해서 정강뼈거친면에 부착한다고 하였으면 한다.

무릎관절에는 다시 2개의 인대가 있으나, 어느 것도 뼈끼리를 연결한다는 인대 본래의 역할을 갖지 않는다. **관상인대(coronary ligament)**는 관절주머니인대의 일부이며 반달의 가쪽모서리와 정강뼈의 근위끝을 연결하고 있다(그림 11-10). 또한 **가로인대(transverse ligament)**는 안쪽반달과 가쪽반달의 앞뿔(anterior horn)끼리를 연결하고 있다(그림 11-4). 이것에 의해서 무릎관절이 펴지고 넙다리뼈와 정강뼈 사이에서 반달에 압력이 가해질 때, 반달의 앞뿔이 앞쪽으로 이동하는 것을 방지한다.

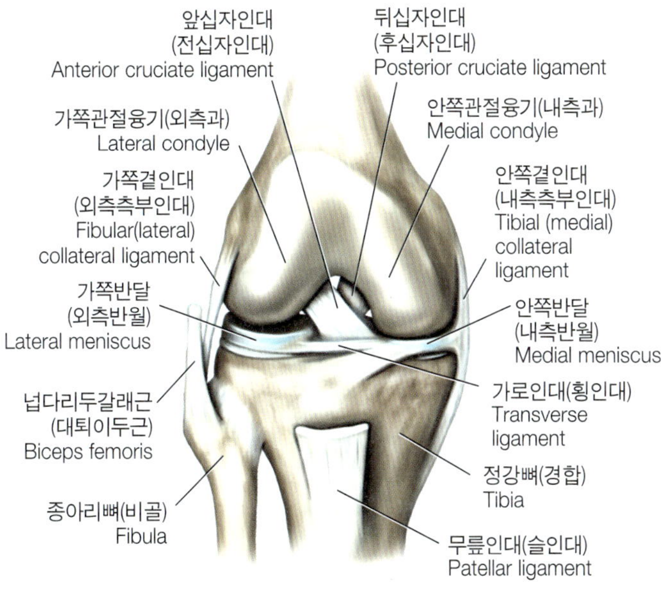

그림 11.14 무릎의 인대(앞에서 본 그림)

Focus on... 반달 손상(Disruption of the Meniscus)

스포츠에 의한 반달 손상은 가쪽보다도 안쪽에 많이 발생한다. 안쪽곁인대(MCL)의 깊은층 섬유는 안쪽반달의 가쪽모서리와 연결하여 있으므로 MCL에 큰 스트레스가 가해질 때에는 안쪽반달도 손상될 가능성이 있다. 또한 지면에 고정된 종아리(정강뼈) 위에서 넙다리뼈가 과도하게 회전할 때에도 반달판에 과잉의 스트레스가 가해진다. 흔히 있는 반달 손상의 호칭에는 "가로 파열(앵무새 부리모양 파열)"과 "세로 파열(양동이자루 모양 파열)"의 두 가지가 있다(그림 11-15). 가장 일반적인 손상형태인 양동이자루모양 파열에서는 반달의 중앙부분이 앞뒤방향으로 찢어진 결과 양동이의 자루와 같은 형태가 된다는 것으로부터 이 이름이 붙었다. 물론 이 밖에도 다양한 형태의 반달 손상이 있으나, 스포츠용구의 디자인, 표면, 신발, 보강운동 등의 발전에 의한 발생률의 저하를 기대할 수 있다.

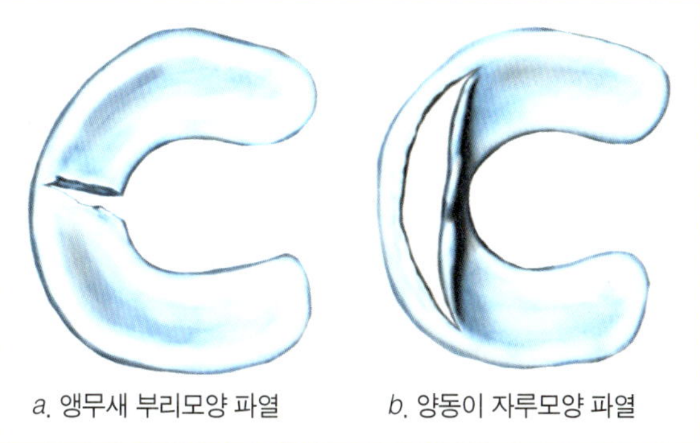

그림 11.15 무릎의 반달 손상의 예

무릎관절의 반달

정강뼈 안쪽관절융기와 가쪽관절융기의 윗관절면에는 각각 반달 형태를 한 섬유성 연골조직이 있다. 이것은 반달(meniscus)이라 불리고, 안쪽반달은 가쪽반달에 비하여 약간 둥그스레한 형태를 하고 있다. 반달은 약간 평탄한 정강뼈의 위관절면에 깊이를 주고 무릎관절을 구성하는 넙다리뼈의 안쪽관절융기·가쪽관절융기를 위관절면 위에서 안정시키고 있다. 반달은 가쪽모서리가 두툼하고 중심으로 향함에 따라서(안쪽모서리는) 얇아지며 안쪽·가쪽반달 전체로는 오목한 형태를 하고 있다. 또한 관상인대에 의해서 반달의 가쪽모서리는 정강뼈와 연결하고 있다. 한편 얇은 안쪽모서리는 어디와도 연결되지 않고 위관절면 위에서 떠돌아다니고 있다. 안쪽·가쪽반달의 앞쪽과 뒤쪽은 특히, 각각 **앞뿔(anterior horn)** 및 **뒷뿔(posterior horn)**이라 불린다.

무릎관절의 움직임

무릎관절은 시시각각 변화하는 관상축을 중심으로 하여 시상면 위를 움직이는 1축관절이며 그 움직임은 굽힘과 폄의 2방향이다. 그러나 넙다리뼈 관절융기의 형태와 크기 그리고 연부조직의 위치관계에 따라서 굽힘·폄에 수반하여 무릎관절에도 회전운동이 일어난다. 무릎관절의 폄과 굽힘 때에는 관절은 각각 외측회전 및 내측회전을 한다. 체중이 부하되어 있지 않은 상태에서는 무릎관절의 폄·굽힘을 시켜도 회전의 움직임은 두드러지지 않는다. 이 관절은 완전히 펴지면 locking이 되는데(굳어짐) 이 움직임을 "screw home"이라 호칭한다.

Hands on . . . 무릎을 90°로 굽히고 딱딱한 마루바닥면에 발을 놓고 앉으시오. 다음으로 오른손으로 주먹을 만들고, 양 무릎 사이에 넣어 무릎(종아리)의 내측회전을 시켜 양 발의 제1발허리관절(제12장 참조) 끼리로 발을 서로 미시오. 그 상태에서 왼손으로 무릎관절의 안쪽 후방 근위부분을 촉진하면, 반막모양근의 힘줄이 만져지므로 이 근육이 무릎관절의 내측회전에 관여하고 있는 것을 확인할 수 있다. 그리고 자세는 그대로 하여 무릎을 굽힘 방향으로 움직이려고 힘을 가하면, 이번에는 반막모양근의 가쪽에 반힘줄모양근의 힘줄을 분명히 만질 수 있다.

다음으로 마찬가지의 자세에서 파트너에게 발의 가쪽을 고정하도록 시키고 무릎관절의 외측회전을 시키면, 관절의 가쪽 후방 근위에 넙다리두갈래근의 힘줄을 분명히 만질 수 있다. 이와 같이 하여 관절에 힘을 가하여 움직임을 만들어 내려고 하면, 그 움직임에 관여하는 근육의 힘줄을 용이하게 촉진할 수 있다. 또한 힘줄만이 아니라 경우에 따라서는 근육이나 그 닿는곳을 확인할 수 있다.

무릎관절의 근육

무릎관절을 통과하는 근육은 앞쪽을 통과하는 근육과 뒤쪽을 통과하는 근육으로 대별할 수 있다. 우선은 앞쪽을 통과하는 앞면의 근육부터 해설한다.

앞면의 근육

이들의 근육은 무릎관절의 앞쪽을 통과하므로 무릎관절을 펴지게 하는 것이 명백하다(그림 11-16). 다만 이들의 근육에는 폄 이외의 기능이 있다는 것에도 주목

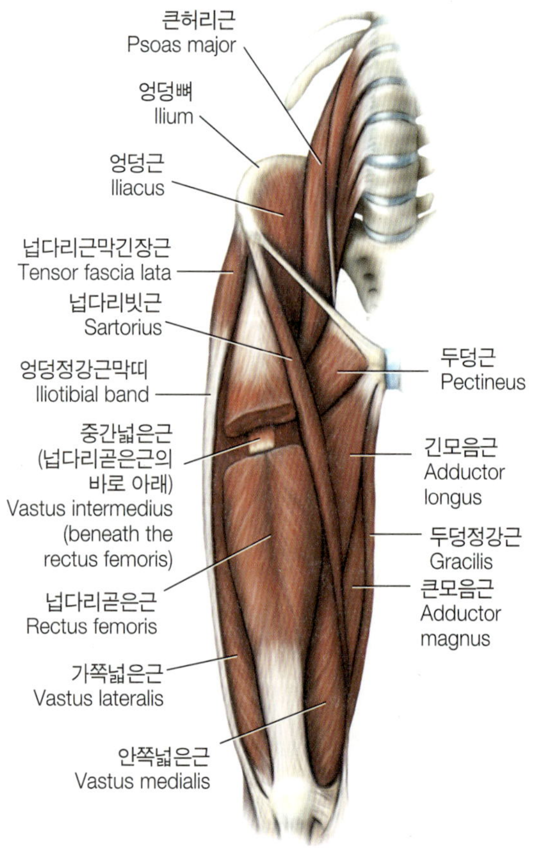

그림 11.16 무릎의 근육(앞면)

하기 바란다.

> 넙다리빗근(sartorius)

인체에서 가장 긴 이 근육이 엉덩관절 굽힘근이라는 것은 이미 언급하였다(제10장 참조). 넙다리빗근은 위앞엉덩뼈가시(ASIS)에 일며 엉덩관절을 통과하여 넙다리뼈 안쪽관절융기의 뒤쪽을 지나고, 정강뼈 안쪽관절융기의 앞 아래쪽에 있는 거위발에 닿는다(그림 11-16). 이 근육은 무릎관절을 굽히게 하고 내측회전을 시킨다.

> 넙다리네갈래근(quadriceps femoris)

넙다리네갈래근의 "quad"는 "4"를 나타내는 용어이고, 보통 넓적다리 앞면에 있는 4개의 근육의 총칭에 사용되고 있다(그림 11-16, 그림 11-17). 넙다리네갈래근의 하나인 넙다리곧은근은 엉덩관절과 무릎관절을 통과하여 엉덩관절에 관해서는 굽힘근으로서 작용하고 무릎관절에 관해서는 폄근으로서 기능을 한다. 다른 3개의 근육(안쪽넓은근, 가쪽넓은근, 중간넓은근)은 무릎관절만을 통과하므로 그 기능은 무릎관절의 폄뿐이다.

Hands on . . . 저항 하에서 무릎을 펴게 하여(그림 11-18) 넙다리네갈래근의 각 근육의 위치를 확인하시오.

> 넙다리곧은근(rectus femoris)

넙다리네갈래근 중에서 이 근육만이 관절근육이다. 또한 이 근육은 넓적다리의 정면에 만져진다. 넙다리곧은근의 이는곳은 아래앞엉덩뼈가시이지만, 일부는 그 바로 아래의 볼기뼈절구 위모서리이며 넙다리네갈래근 힘줄을 통해서 무릎뼈의 뼈바닥에 닿는다. 이 근육의 무릎관절에서의 기능은 폄이다.

> 가쪽넓은근(vastus lateralis)

3개의 넓은근군에서 가장 큰 가쪽넓은근은 넙다리뼈 거친선의 근위 1/2, **돌기사이선(intertrochanteric line)** 및 큰돌기에 이는곳을 가지며 넙다리네갈래근힘

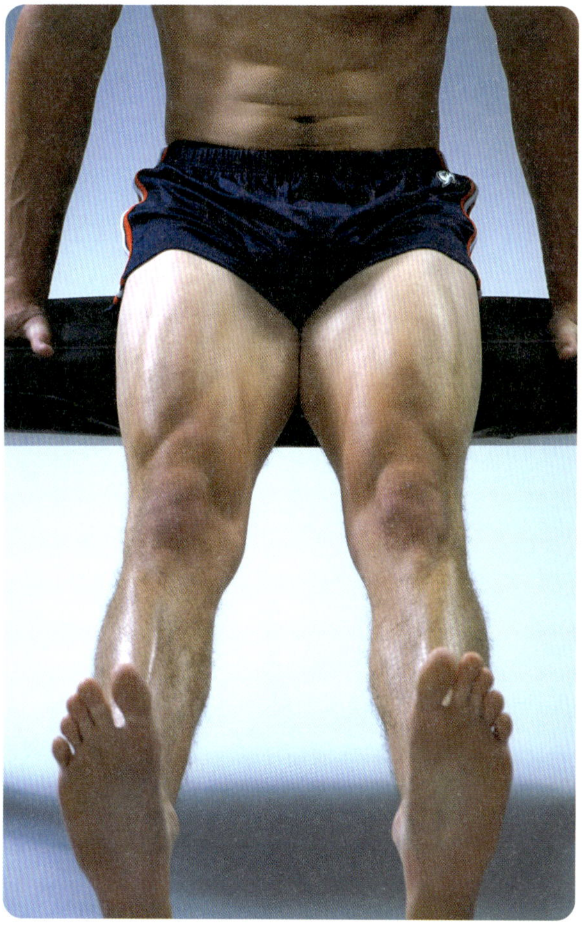

그림 11.17 넙다리네갈래근의 확인

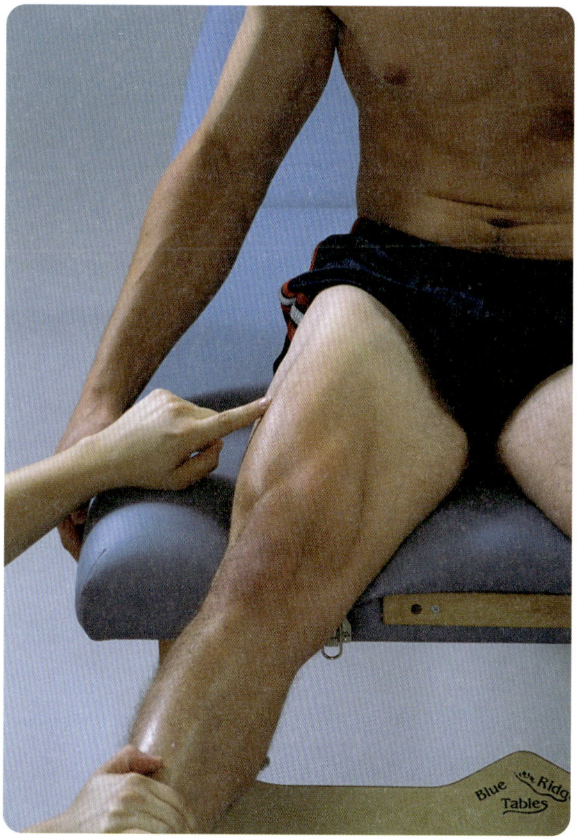

그림 11.18 넙다리네갈래근의 촉진

Focus on... Q-각(angle)과 PFS

제7장에서 골반 형상의 남녀차이에 대해서 설명하였으나 여기서는 Q-각에 대해서 해설한다. 우선 정강뼈거친면과 무릎뼈 중앙을 연결하는 직선을 그으시오(가상의 선). 다음으로 위앞엉덩뼈가시와 무릎뼈 중앙을 연결하는 별개의 선을 그으시오. 이들 2개의 선이 이루는 각도가 Q-각이다(그림 11-19). Q-각은 넙다리네갈래근이 무릎뼈를 견인하는 방향과 실제로 종아리가 견인되는 방향의 갭을 나타내고 있으며 여성에서는 대략 15°에서부터 20°의 범위, 남성에서는 10°에서부터 15°의 범위이다.

Q-각이 20°를 넘으면, 무릎넙다리관절의 내부나 주위에 통증이 출현할 가능성이 있다. 이러한 막연한 통증은 "무릎넙다리증후군(PFS)"이라 불린다. 무릎 앞면의 통증의 원인은 다수 있지만, Q-각이 큰 것도 원인의 하나이다. 입문서인 이 책에서는 이 증후군에 대해서는 상술하지 않지만, PFS의 선수는 계단의 오르내리기에서 통증이 유발되는 일이 많다.

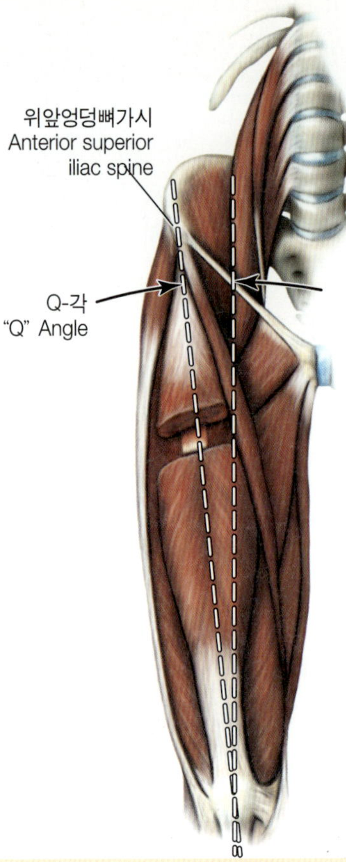

그림 11.19 Q-각

줄을 통해서 무릎뼈의 가쪽모서리에 닿는다. 이 근육은 무릎관절의 폄을 시킨다.

> 안쪽넓은근(vastus medialis)

이 근육의 이는곳은 거친선의 안쪽테두리 및 돌기사이선 원위에 있고 넙다리네갈래근힘줄을 통해서 무릎뼈의 안쪽모서리에 닿는다. 이 근육의 기능은 무릎관절의 폄이다.

> 중간넓은근(vastus intermedius)

넙다리곧은근의 후방에 위치하는 중간넓은근은 넙다리뼈 앞면 근위 2/3에 일고, 넙다리네갈래근힘줄을 통해서 무릎뼈바닥에 닿는다. 이 근육은 무릎관절의 폄을 시킨다.

또한 중간넓은근의 더 깊은층에는 또 하나의 무릎 앞면의 근육인 무릎관절근이 있다.

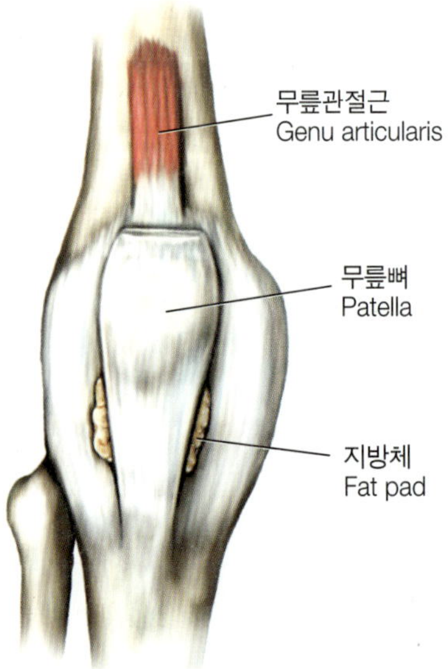

그림 11.20 무릎관절근

> 무릎관절근(genu articularis)

이 근육은 중간넓은근의 더 깊은층에 있고 이는곳은 넙다리뼈 뼈몸통의 원위에서 넙다리뼈 안쪽관절융기·가쪽관절융기의 중간 근위부분이다. 이 근육은 뼈에 닿는 것이 아니라, 무릎의 관절주머니에 닿는다. 무릎관절이 펴질 때는 무릎관절근이 수축하고 관절주머니의 앞면을 근위방향으로 당겨 올리는데 이것에 의해서 **윤활막(synovial membrane)**이 넙다리뼈·정강뼈·무릎뼈의 사이에 끼이는 것을 방지한다(그림 11-20).

뒷면의 근육

무릎관절 뒷면의 근육(그림 11-21)에는 제10장에서 해설한 엉덩관절에 관여하는 뒤넙다리근이나 두덩정강근도 포함된다. 여기서는 무릎관절 후방을 통과하고 무릎관절의 움직임에 관여하는 근육에 대해서 해설한다.

> 넙다리두갈래근(biceps femoris)

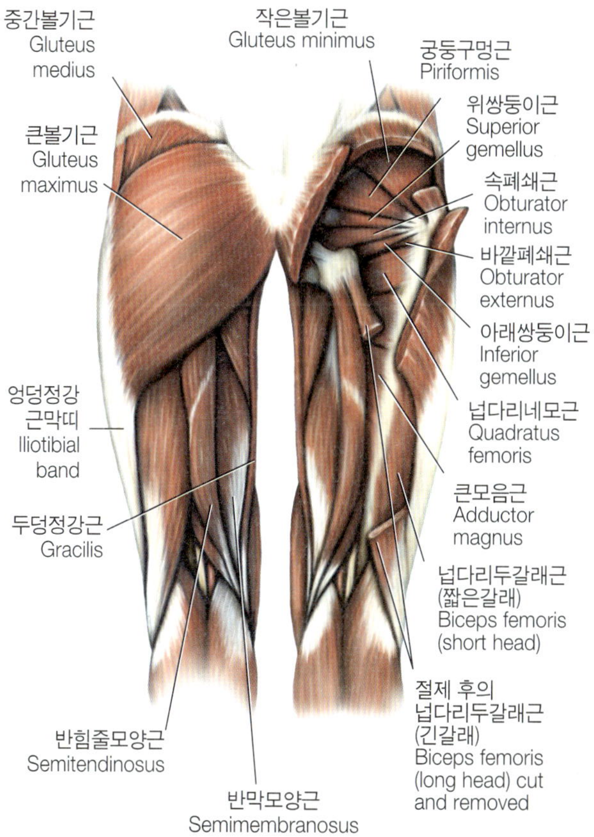

그림 11.21 무릎 뒷면의 근육

뒤넙다리근(넙다리두갈래근, 반힘줄모양근, 반막모양근)의 근육인 넙다리두갈래근은 2개의 근육갈래를 가지고 있다. 긴갈래는 궁둥뼈결절에 이는곳을 갖고 짧은갈래는 넙다리뼈의 거친선에 이느곳을 갖고 있으며 어느 것도 종아리뼈머리에 닿는다(그림 11-21). 이 근육은 무릎관절의 굽힘·외측회전을 시킨다.

> 반힘줄모양근(semitendinosus)

반힘줄모양근은 궁둥뼈결절에 일고 정강뼈 안쪽관절융기의 앞 아래쪽(거위발)에 닿는다(그림 11-22). 반힘줄모양근의 무릎관절에서의 기능은 굽힘과 내측회전이다.

> 반막모양근(semimembranosus)

다른 2개의 뒤넙다리근의 근육과 마찬가지로 반막모양근의 이는곳도 궁둥뼈결절에 있고 닿는곳은 정강뼈 안쪽관절융기의 뒤 안쪽이다(그림 11-21). 반막모양근의 기능은 무릎관절의 굽힘과 내측회전이다.

> 두덩정강근(gracilis)

두덩정강근은 무릎관절을 통과하는 유일한 엉덩관절 모음근이다. 이 근육은 두덩결합과 두덩뼈의 아래모서리에 일고 정강뼈의 안쪽관절융기의 앞 아래쪽에 닿는다(그림 11-22). 두덩정강근은 무릎관절을 굽히게 하고 내측회전을 시킨다.

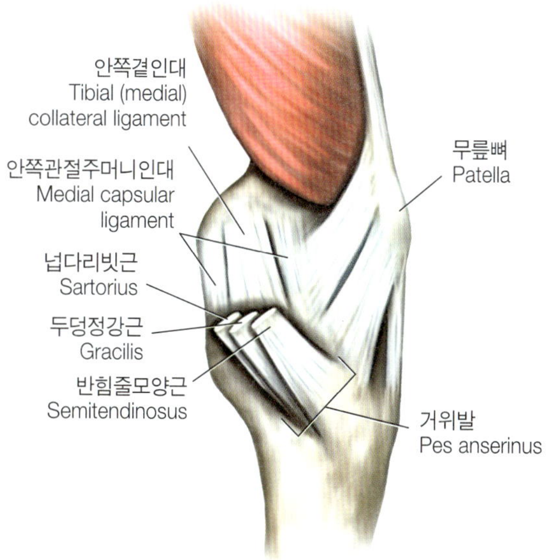

그림 11.22 거위발(안쪽)

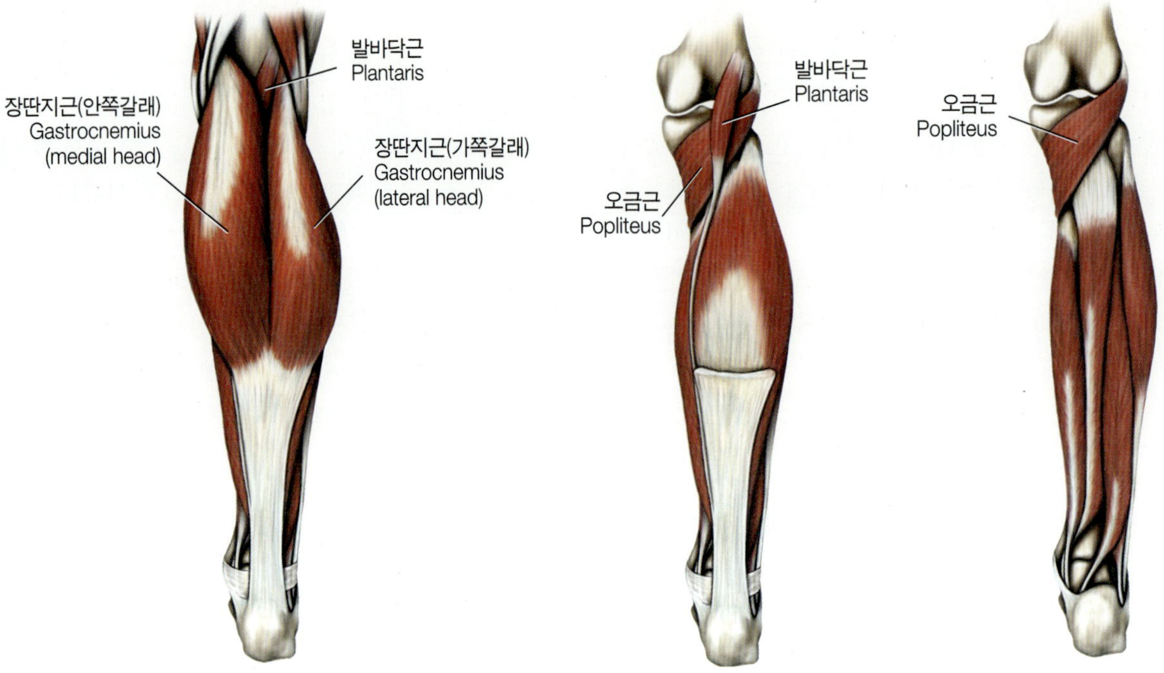

그림 11.23 무릎 및 종아리 뒷면의 근육

두덩정강근, 반힘줄모양근 및 넙다리빗근은 어느 것도 정강뼈 안쪽관절융기의 앞 아래쪽으로 다가붙는 것처럼 닿는다. 이 닿는곳을 특히, **거위발(pes anserinus)** 이라 부른다(그림 11-22). 거위발에 닿는 근육은 어느 것도 무릎관절의 굽힘 · 내측회전을 시킨다.

> 오금근(popliteus)

오금을 비스듬히 횡단하고 있는 오금근은 넙다리뼈 가쪽관절융기 가쪽에 일고 정강뼈 근위 뒷면에 닿는다(그림 11-23). 이 근육의 근섬유가 뻗는 방향에 주목하면, 오금근이 무릎관절의 굽힘 이외에 어떠한 기능을 갖고 있는지 추측할 수 있을 것이다(답 : 내측회전).

> 엉덩정강근막띠(iliotibial band)

엉덩정강근막띠가 넙다리근막긴장근과 큰볼기근의 공통힘줄로 되어 있는 것은 제10장에서 해설하였다(그림 11-21, 그림 11-24a). 엉덩정강근막띠는 넙다리뼈 가쪽관절융기 부근을 통과하여 Gardy결절로서 알려진

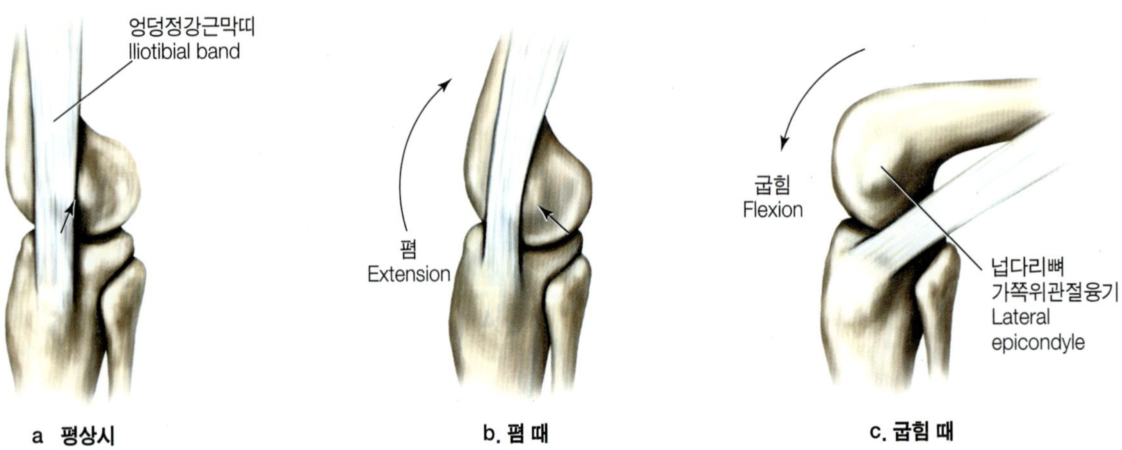

그림 11.24 엉덩정강근막띠의 움직임

정강뼈 가쪽관절융기 앞 아래쪽의 작은뼈 융기에 닿는다(그림 11-7). 엉덩정강근막띠는 무릎관절의 각도에 따라서 무릎관절을 굽히게 하거나 펴지게 한다. 무릎관절이 완전 폄 위치에서부터 10°~15° 정도의 굽힌 위치인 경우 엉덩정강근막띠는 넙다리뼈 가쪽관절융기의 앞면에 있으므로 무릎관절을 펴지게 한다(그림 11-24b). 한편 10°~15°를 넘어서 무릎이 굽힘 위치에 있는 경우 엉덩정강근막띠는 넙다리뼈 가쪽관절융기의 후방으로 오기 때문에 무릎관절은 굽혀진다(그림 11-24c).

Hands on . . . 무릎관절의 굽힘 · 폄을 시키면서 넙다리뼈 가쪽관절융기의 약간 근위부분을 촉진하여 엉덩정강근막띠가 가쪽관절융기의 앞쪽 · 뒤쪽으로 왔다 갔다 하는 것을 확인하시오.

장딴지근과 발바닥근은 무릎관절의 근위(넙다리뼈)에 이는곳이 있고 무릎관절을 통과하여 주로 발목관절의 움직임에 관여하지만, 무릎관절의 움직임에 관여하고 있으므로 소개한다.

> 장딴지근(gastrocnemius)

장딴지근은 안쪽갈래와 가쪽갈래의 두 갈래를 갖고 있다. 안쪽갈래는 넙다리뼈 안쪽관절융기의 뒷면에 이는곳을 갖고 한편 가쪽갈래는 가쪽관절융기의 뒷면에 이는곳을 갖는다(그림 11-23). 두 갈래는 큰 공통의 힘살을 갖고 아킬레스힘줄을 통해서 발꿈치뼈에 닿는다. 장딴지근은 무릎관절에서는 굽힘근으로서 기능하고 발목관절에서는 발바닥굽힘근으로서 작용한다.

> 발바닥근(plantaris)

발바닥근은 넙다리뼈 가쪽관절융기 윗선의 원위끝 및 빗오금인대에 이는곳을 갖고 발꿈치뼈에 닿는 힘살이 짧고 힘줄이 긴 근육이다(그림 11-23). 발바닥근의 기능은 무릎관절 굽힘의 보조이지만, 다른 마찬가지의 기능을 갖는 근육만큼 중요하지는 않다.

용어의 복습

이 단원에서 나온 다음의 용어를 정의하고 설명하시오. 그리고 인체나 일러스트를 사용하여 각 용어에 관한 구조적 특징이나 위치를 나타내시오.

모음근결절(adductor tubercle)
앞십자인대(ACL)
앞뿔(anterior horn)
종아리뼈머리끝(apex of the fibula)
무릎뼈끝(apex of the petella)
활꼴오금인대(arcuate ligament)
무릎뼈바닥(base of the patella)
넙다리두갈래근(biceps femoris)
발꿈치뼈(calcaneus)
관절주머니인대(capsular ligment)
관상인대(coronary ligament)
넙다리뼈오목(femoral notch)
넙다리뼈(femur)
종아리뼈(fibula)
장딴지근(gastrocnemius)
무릎관절근(genu articularis)
가디결절(Gardy's tubercle)
큰볼기근(gluteus maximus)
두덩정강근(gracilis)
종아리뼈머리(head of the fibula)
엉덩정강근막띠(iliotibial band)
융기사이융기
융기사이오목
돌기사이선
무릎뼈의 가쪽관절면
가쪽곁인대
정강뼈 가쪽위관절면
넙다리뼈 가쪽관절융기
정강뼈 가쪽관절융기
넙다리뼈 가쪽위관절융기능선
넙다리뼈 가쪽위관절융기
가쪽융기사이결절
뒤반달넙다리인대
무릎뼈의 안쪽관절면
안쪽곁인대
정강뼈 안쪽위관절면
넙다리뼈 안쪽관절융기
정강뼈 안쪽관절융기
넙다리뼈 안쪽위관절융기능선
넙다리뼈 안쪽위관절융기
안쪽융기사이결절
반달(meniscus)
종아리뼈목(neck of the fibula)
빗오금인대
무릎뼈(patella)
넙다리뼈 무릎면(patellar facet)
무릎인대(patellar ligament)
무릎넙다리인대
거위발(pes anserinus)
발바닥근(plantaris)
오금근고랑(popliteal groove)
가자미근선(soleal line)
오금(popliteal space)
넙다리뼈의 오금면
정강뼈의 오금면
오금근(popliteus)
뒤십자인대(PCL)

운동학습의 힌트

1. 테이블 위에 반듯이 누워서 종아리를 테이블끝에서부터 떼고 양쪽 무릎관절을 완전히 펴시오.
   a. 어떤 근육이 이 운동을 하였는가?
   b. 이들 근육의 어느 것이 무릎운동에 가장 두드러진 역할을 하였는가?
   c. 무릎관절을 완전히 펴는 데에 어려움이 있었는가? 있었다면 그 이유는?
2. 테이블 위에 앉아서 종아리를 테이블끝에서부터 떼고 양쪽 무릎관절을 완전히 펴시오.
   a. 어떤 근육이 이 운동을 하였는가?
   b. 이들 근육의 어느 것이 무릎운동에 가장 두드러진 역할을 하였는가?
   c. 무릎관절을 완전히 펴는 데에 어려움이 있었는가? 있었다면 그 이유는?
3. 테이블 위에 앉아서 종아리를 테이블끝에서부터 떼어서 두 발을 서로 대고 두 무릎관절을 완전히 펴시오. 무릎이 완전히 펴짐에 따라 종아리(그리고 발 상호간의 관계)는 어떤 운동을 하였는가?
4. 몸 전체를 테이블 위에 엎드려서 눕고 발꿈치를 엉덩이로 가져가시오.
   a. 어떤 근육이 이 무릎관절의 운동을 실행하였는가?
   b. 이 운동을 할 때에 골반이 테이블에서 떨어져 올라갔는가? 그렇다면 그 이유는?

가장 적합한 답을 하나 고르시오.

1. 다음의 인대 중 깊은층의 섬유가 반달과 연결하고 있는 것은 어느 것인가?
   a. 안쪽곁인대
   b. 가쪽곁인대
   c. 앞십자인대
   d. 뒤십자인대
2. 다음의 어느 것이 정강뼈 가쪽관절융기의 앞 가쪽에 있는 가디결절에 부착하여 있는가?
   a. 넙다리네갈래근힘줄
   b. 가쪽곁인대
   c. 가쪽반달
   d. 엉덩정강근막띠
3. 오금은 무릎관절의 어느 위치에 해당하는가?
   a. 앞면
   b. 뒷면
   c. 가쪽
   d. 안쪽
4. 다음에 열거하는 인대 중 어느 것이 넙다리뼈에 대해서 정강뼈가 뒤쪽으로 이동하는 것을 방지하고 있는가?
   a. 앞십자인대
   b. 뒤십자인대
   c. 안쪽곁인대
   d. 가쪽곁인대
5. 무릎관절이 펴질 때에 종아리를 외측회전시키는 것은 다음의 어느 근육인가?
   a. 발바닥근
   b. 오금근
   c. 넙다리두갈래근
   d. 넙다리곧은근
6. 뒤넙다리근을 구성하는 근육 중 거위발에 부착하는 것은 어느 것인가?
   a. 반힘줄모양근
   b. 반막모양근
   c. 넙다리곧은근
   d. 넙다리두갈래근
7. 무릎관절에만 관여하는 근육은 다음 중 어느 것인가?
   a. 넙다리빗근
   b. 넙다리두갈래근
   c. 넙다리곧은근
   d. 오금근
8. 인체에서는 그다지 중요하지 않고 약하면서도 무릎관절의 굽힘을 보조하는 근육은 어느 것인가?
   a. 오금근
   b. 발바닥근
   c. 넙다리두갈래근
   d. 넙다리빗근

9. 다음의 엉덩관절의 모음근 중 무릎관절에도 관여하는 근육은 어느 것인가?
 a. 두덩근
 b. 큰모음근
 c. 두덩정강근
 d. 긴모음근

10. 다음의 근육 중 무릎관절의 주요 굽힘근이 아닌 것은 어느 것인가?
 a. 반힘줄모양근
 b. 반막모양근
 c. 넙다리두갈래근
 d. 넙다리곧은근

11. 인체에서 가장 긴 근육은 어느 것인가?
 a. 넙다리빗근
 b. 넙다리곧은근
 c. 반힘줄모양근
 d. 넙다리근막긴장근

12. 닿는곳의 힘줄이 가장 큰 종자뼈를 덮고 있는 근육은 어느 것인가?
 a. 엉덩허리근
 b. 넙다리네갈래근
 c. 뒤넙다리근
 d. 모음근군

13. 다음 중 가쪽의 뒤넙다리근인 것은 어느 근육인가?
 a. 반힘줄모양근
 b. 반막모양근
 c. 넙다리두갈래근
 d. 넙다리곧은근

14. 넙다리곧은근의 깊은 층에 있는 근육은 다음 중 어느 것인가?
 a. 가쪽넓은근
 b. 중간넓은근
 c. 안쪽넓은근
 d. 넙다리넓은근

밑줄부분에 적절한 용어를 넣어 문장을 완성시키시오.

1. 넙다리뼈의 가장 원위부위는 ——— 이다.

2. 안쪽 · 가쪽반달은 ——— 에 부착하여 있다.

3. 안쪽 · 가쪽반달의 앞뿔에 부착하고 무릎관절을 펼 때에 반달이 이동하지 않도록 방지하고 있는 인대는 ——— 인대이다.

4. 장딴지근의 이는곳은 ——— 이다.

5. 넙다리뼈에 대해서 정강뼈가 앞쪽으로 이동하지 않도록 하고 있는 것은 ——— 인대이다.

6. 다리(하지)에서 특수경첩관절이라 생각되는 것은 ——— 관절이다.

7. 엉덩정강근막띠는 넙다리근막긴장근과 ——— 근의 공통 힘줄로 되어 있다.

제 12 장

종아리, 발목관절, 발
(The Lower Leg, Ankle, and Foot)

이 단원의 개요

이 단원에서 다루는 종아리, 발목관절 및 발의 뼈, 인대, 근육의 명칭은 아래팔, 손목관절 및 손의 명칭과는 다르지만, 양자의 구조는 아주 유사하다. 그러나 다리(하지)는 팔(상지)과는 달리 체중을 지지함과 동시에 그 때의 충격을 흡수하는 것 같은 구조로 되어 있다.

종아리의 뼈

종아리의 안쪽에는 **정강뼈(tibia)**, 가쪽에는 **종아리뼈(fibula)**가 있다. 이 2개의 뼈가 어떻게 체중을 지지하고 있는가에 대해서는 여러 설이 있으나 이 책에서는 정강뼈가 체중을 지지하고 종아리뼈는 체중을 거의 지지하지 않거나 전혀 지지하지 않는 뼈로서 다룬다.

정강뼈 · 종아리뼈의 근위부위의 기준점(landmark)에 대해서는 제11장에서 상세하게 해설하고 있으므로 여기서는 원위부위의 기준점에 대해서 해설한다. 정강뼈 · 종아리뼈의 원위끝에는 **복사뼈(malleoulus)**라 불리는 분명한 볼록 부분이 있고, 정강뼈의 원위끝을 **안쪽복사(내과, medial malleolus)**라 하고, 종아리뼈의 원위끝을 **가쪽복사(외과, lateral malleolus)**라 한다(그림 12-1, 그림 12-2). 안쪽복사와 가쪽복사를 실제로 촉진하여 안쪽복사에 비하여 가쪽복사쪽이 보다 원위에 있다는 것을 확인하기 바란다. 이 부위의 해부학적인 특징은 발목관절의 움직임에 관계하고 있으므로 중요하다.

정강뼈 원위끝의 가쪽에는 정강뼈의 **종아리패임(비골절흔, fibular notch of the tibia)**이 있고, 여기서 정강뼈와 종아리뼈가 접하여 **정강종아리관절(경비관절, tibiofibular joint)**을 구성하고 있다.

정강뼈와 종아리뼈의 원위 아래쪽면은 관절면으로 되어 있고 이 관절면과 발의 뼈인 목말뼈(거골)가 접하

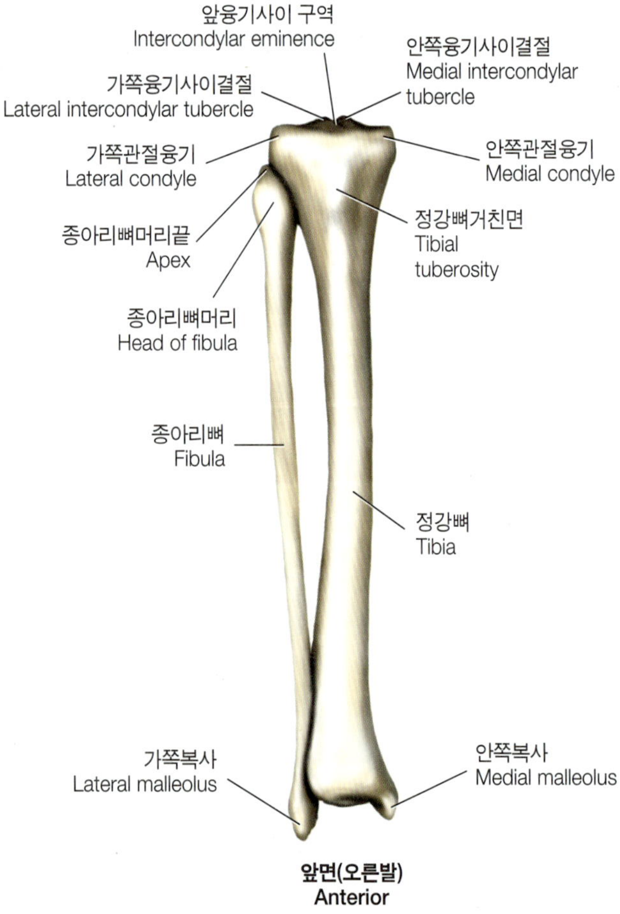

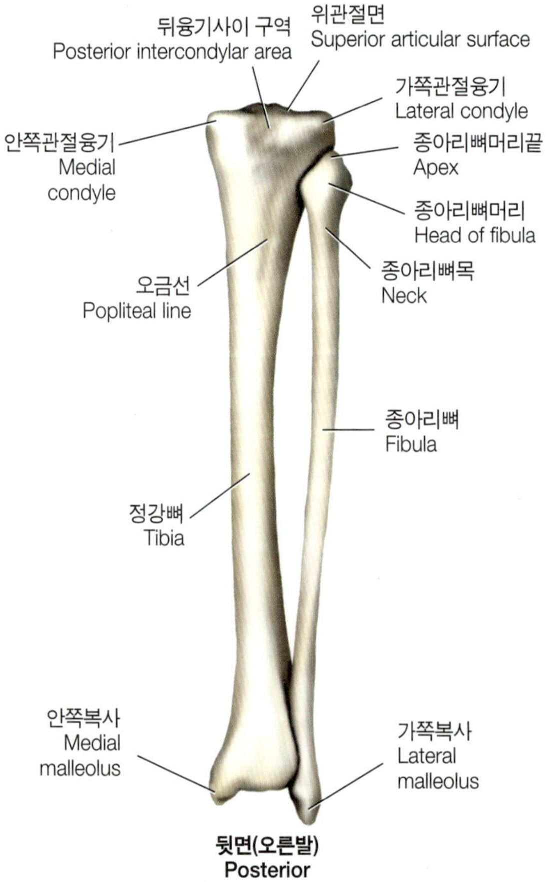

그림 12.1 정강뼈와 종아리뼈

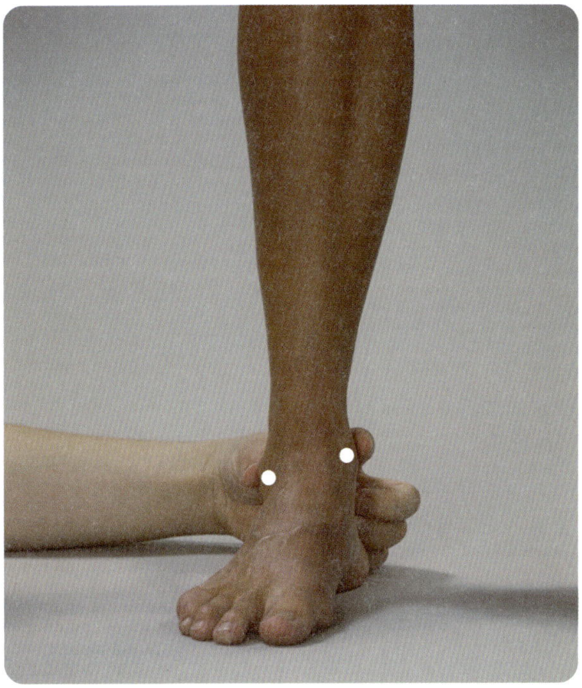

그림 12.2 가쪽복사와 안쪽복사의 촉진

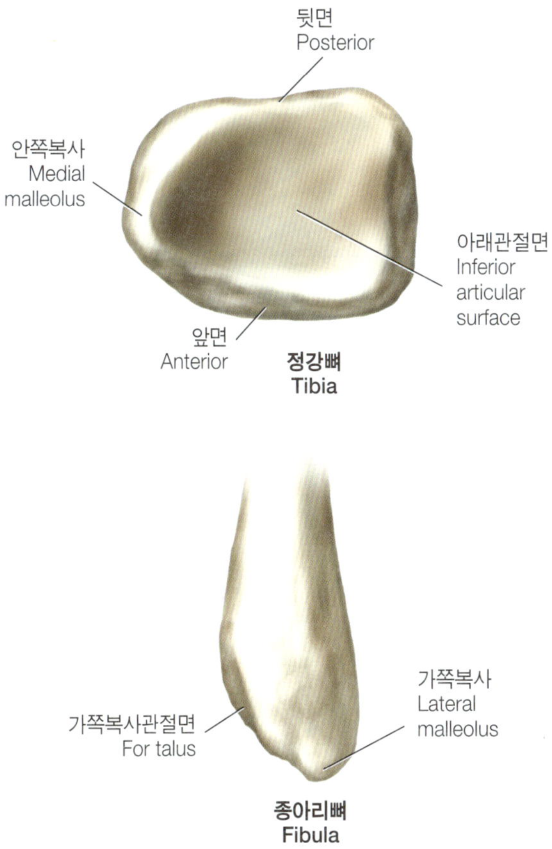

그림 12.3 정강뼈와 종아리뼈의 원위끝

여 발목관절을 구성한다(그림 12-3).

발의 뼈

발은 26개의 뼈로 구성되고(그림 12-4) 그 기능에 따라서 **앞발부분(forefoot)**(19개의 뼈), **발허리부분(midfoot)**(5개의 뼈), **뒷발부분(hindfoot)**(2개의 뼈)의 3개 부분으로 나눌 수 있다.

앞발부분인 발가락부분에는 14개의 발가락뼈(phalanx)가 있다. 제2발가락에서부터 제5발가락의 발가락뼈는 근위에서부터 원위에 걸쳐서 첫마디뼈, 중간마디뼈, 끝마디뼈라 불리고 합계 12개의 발가락뼈가 있다. 제1발가락(엄지발가락)에는 중간마디뼈가 없고 첫마디뼈와 끝마디뼈의 2개만이 있다. 이러한 배열이 손가락(손가락뼈)의 배열과 같다는 것은 흥미롭다. 제1발가락의 발가락뼈나 발허리뼈는 손의 제1손가락의 손가락뼈나 손허리뼈와 마찬가지로 다른 발가락(손가락)에 비해서 크고 굵다. 이것은 보행할 때에 체중을 최대로 지지하는 역할을 이 부위의 뼈가 담당하고 있는 것에 의한다.

발가락뼈에서부터 근위의 앞발부분에는 5개의 **발허리뼈(metatarsal bone)**가 있는데 이것도 손에서의 손허리뼈와 같다. 발허리뼈는 원위끝의 **뼈머리(head)**, **뼈몸통(shaft)** 및 근위끝의 **뼈바닥(base)**으로 나뉜다. 이들의 부위에서 가장 명확한 기준점으로 되어 있는 것이 제5발허리뼈의 뼈바닥(붓돌기)이다.

발허리부분과 뒷발부분에는 나머지의 7개의 뼈가 있으나, 이들은 **발목뼈(tarsal bone)**라 불린다. 입방뼈, 발배뼈, 안쪽 · 중간 · 가쪽쐐기뼈의 뼈가 발허리부분의 발목뼈이고 목말뼈, 발꿈치뼈의 2개가 뒷발부분의 발목뼈이다.

Hands on... 발의 가쪽모서리를 뒤쪽에서부터 앞쪽에 걸쳐서 만지시오. 앞쪽 1/3 부근에서 가쪽으로 크게 튀어나온 뼈가 만져진다. 이것이 제5발허리뼈의 뼈바닥(붓돌기)이다(그림 12-4).

쐐기뼈(cuneiform)는 안쪽의 3개의 발허리뼈에 대응하는 위치에 있고 안쪽에서부터 차례로 안쪽쐐기뼈, 중간쐐기뼈, 가쪽쐐기뼈가 배열하여 있다(그림 12-4,

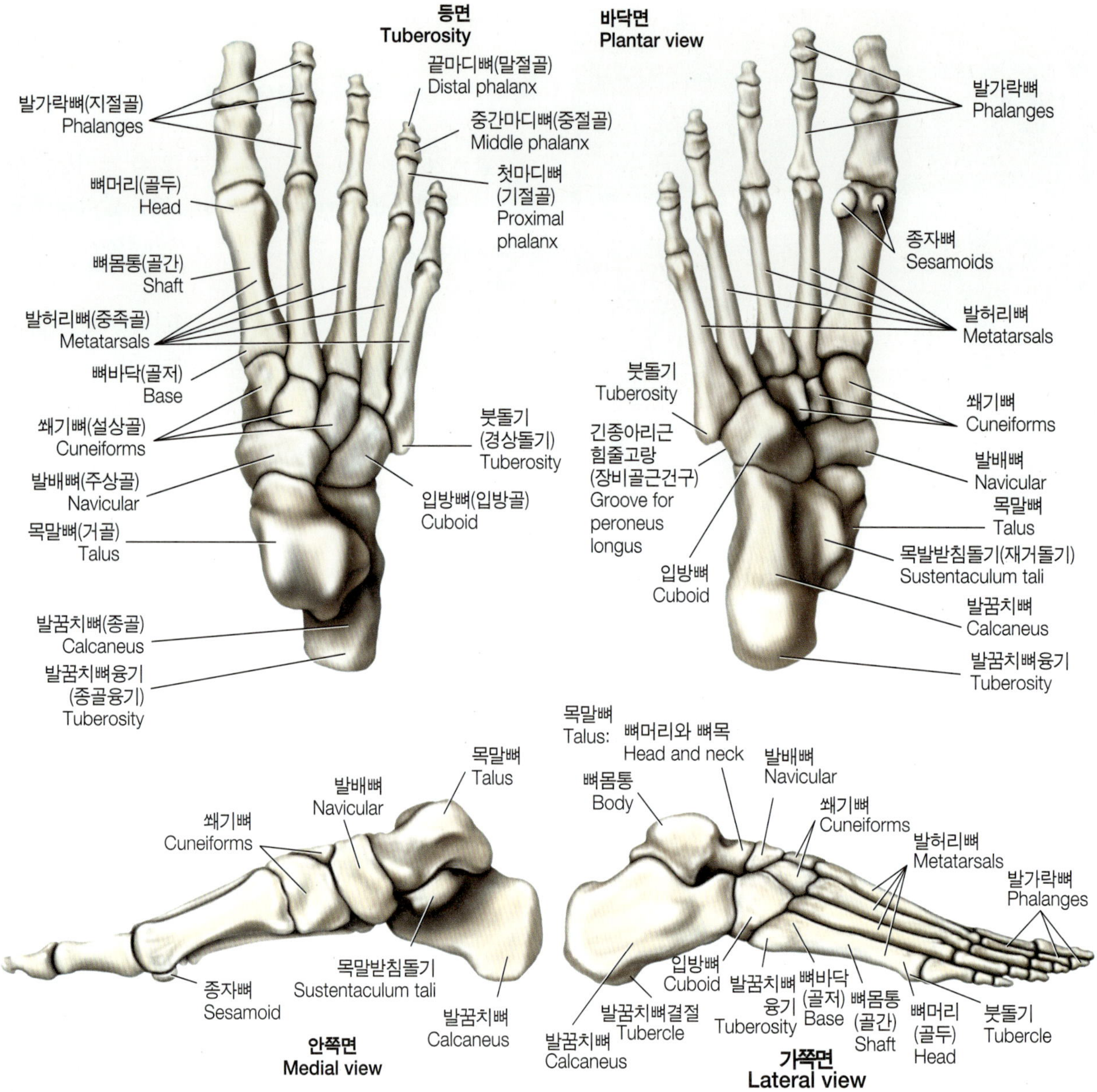

그림 12.4 발의 뼈

그림 12-5). 3개의 쐐기뼈의 근위에는 **발배뼈(navicular)**가 있다. 가쪽쐐기뼈와 발배뼈의 더 가쪽에는 **입방뼈(cuboid)**가 있다. 입방뼈는 제5발허리뼈 바닥의 바로 근위의 오목한 부분에서 촉진할 수 있다. 이 오목한 부분의 고랑에는 발이나 발목관절에 관여하는 긴종아리근의 힘줄이 통과하고 있다.

목말뼈(talus)는 발목뼈 중에서 가장 큰 **발꿈치뼈(calcaneus)**의 위에 올라타 있다(그림 12-4, 그림 12-6, 그림 12-7). 발의 골격을 뒤쪽에서부터 관찰하면 발꿈치뼈의 안쪽 상방에 있는 돌기가 눈에 띈다. 이것은 **목발받침돌기(sustentaculum tali)**라 불리는 돌기이고, 여기에 목말뼈가 올라타는 구조로 되어 있다(그림 12-8).

목말뼈와 발꿈치뼈는 종아리의 뼈(정강뼈 · 종아리뼈)와 함께 목말종아리관절(정강뼈 · 종아리뼈와 목말뼈로 구성되는 관절)과 목말밑관절(목말뼈와 발꿈치뼈로 구성되는 관절)을 구성한다. 이들 2개의 관절(목말종아리관절과 목말밑관절)을 총칭하여 **발목관절(ankle**

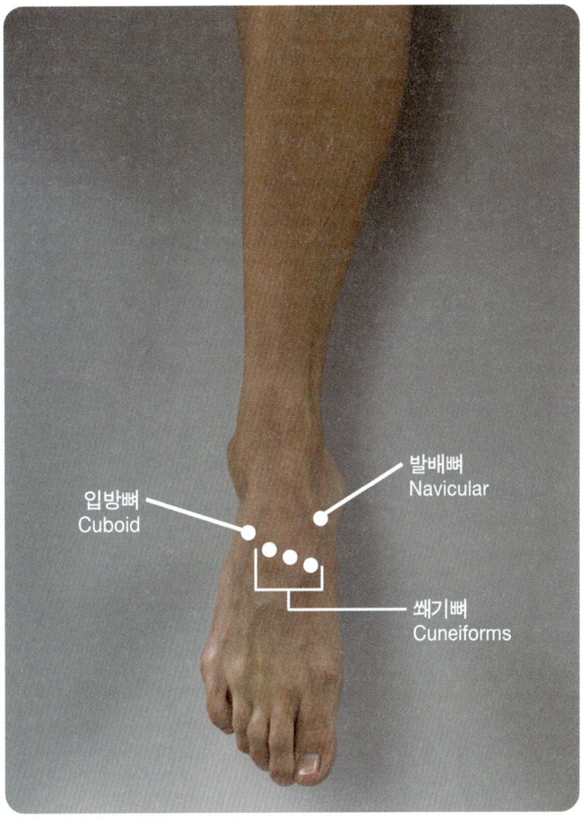

그림 12.5 발배뼈, 쐐기뼈 및 입방뼈의 촉진

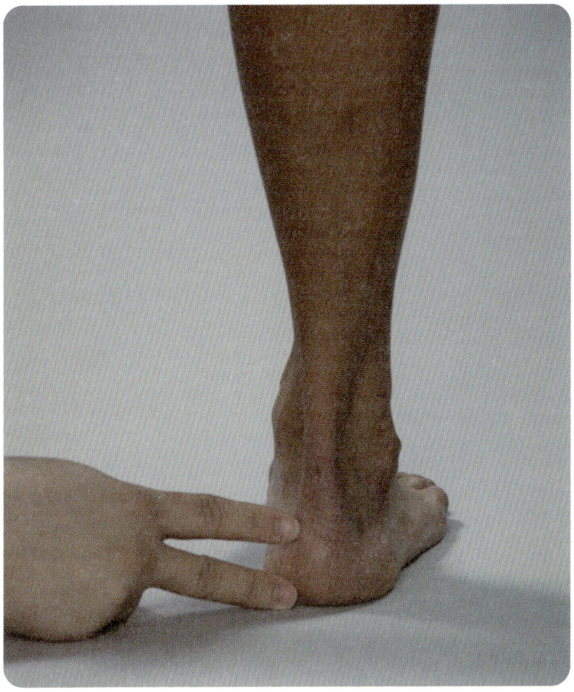

그림 12.7 발꿈치뼈의 촉진

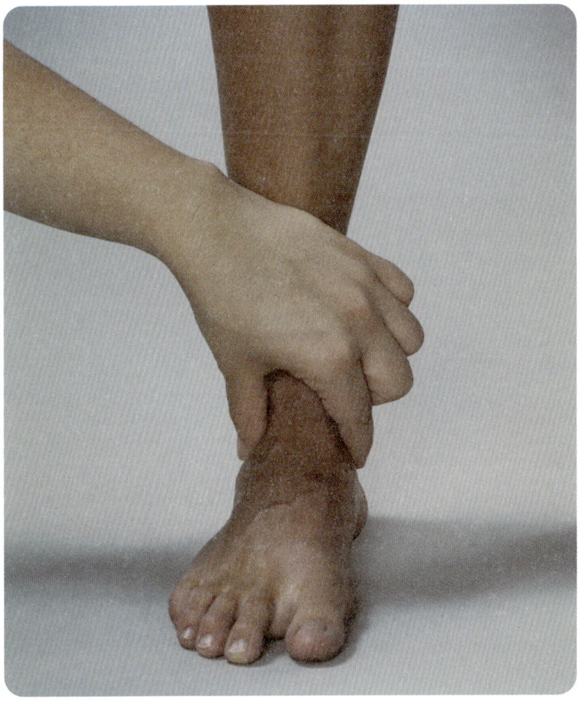

그림 12.6 목말뼈의 촉진

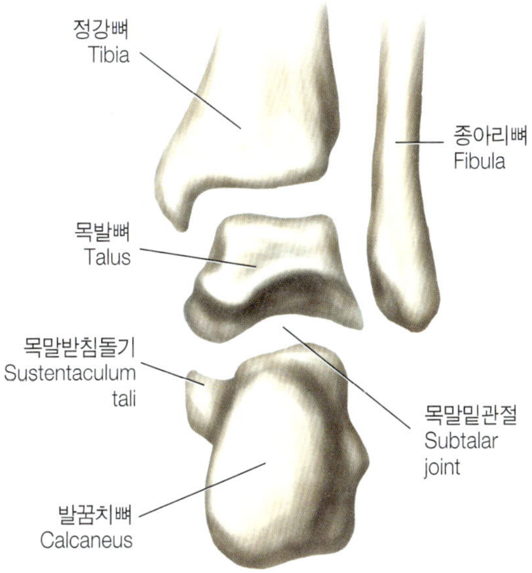

그림 12.8 목말밑관절과 발꿈치뼈의 목말받침돌기(뒷면)

joint)이라 부른다. 각 관절에는 각각 2개의 움직임이 있으므로 발목관절로서는 합계 4개의 움직임이 있다. 이들의 움직임에 대해서는 후술한다.

제1발허리뼈머리의 발바닥부분에는 2개의 **종자뼈(sesamoid bone)**가 있으나(그림 12-4), 이 뼈는 일반적으로는 26개의 발의 뼈에는 들어가지 않는다. 무릎의 종자뼈인 무릎뼈와 마찬가지로 발의 종자뼈도 힘줄 안에 파묻혀 있고 떠돌아다니고 있다. 종자뼈는 그들의 위쪽의 구조를 보호할 뿐만 아니라, 파묻힌 힘줄의 근육의 역학적 효율을 높이고 있다.

발목관절과 발의 관절과 인대

여기서는 우선 발목관절의 인대를 설명하고 다음으로 발의 인대를 설명한다. 마지막으로 발바닥의 아치에 대해서 설명한다.

발목관절

앞에서 언급한 것처럼 발목관절은 단순한 단일의 관절이 아니라, 목말종아리관절과 목말밑관절로 구성된다. 따라서 발목관절에 일어나는 움직임은 이 2개의 관절에서 일어나는 각각의 움직임의 총합으로서 파악할 수 있다.

정강뼈와 종아리뼈는 근위끝 - 뼈몸통부분 - 원위끝에 걸쳐서 뼈 사이에 깔려 있는 **뼈사이막(interosseous membrane)**(그림 12-9, 그림 11-11 참조 ; 아래팔의 뼈 사이에 있는 뼈사이막과 같다) 및 원위끝 앞쪽과 뒤쪽에 있는 **앞정강종아리인대(anterior tibiofibular ligament)**와 **뒤정강종아리인대(posterior tibiofibular ligament)**에 의해서 고정되어 있다(그림 12-10). 뼈사이막은 뼈끼리를 연결할 뿐만 아니라, 종아리의 앞뒤에 있는 근육의 부착부로도 되어 있다.

발목관절의 2개의 관절 중 목말종아리관절은 경첩관절이고, 시상면에서의 움직임인 발바닥굽힘과 발등굽힘이 가능하다. 해부학적으로는 목말종아리관절은 종아리뼈의 가쪽복사 안쪽면과 정강뼈의 안쪽복사 가쪽면으로 구성되는 관절면(정강종아리덮개 ; 그림 12-11에서의 "장부구멍"에 대응)에 목말뼈의 상부(목말뼈도르래 ; 그림 12-11에서의 "장부"에 대응)가 접하여 있는 관절이다.

모든 윤활관절과 마찬가지로 발목관절도 관절주머니인대로 싸여 있고 관절주머니인대의 다른 4개의 주요 인대가 발목관절의 안정성을 가져오고 있다(그림 12-10). 각 인대의 이름은 그 인대가 연결되고 있는 뼈의 이름이나 인대의 위치에 따라서 명명되는 일이 많다.

발목관절의 안쪽에는 3개의 표층인대와 1개의 깊은

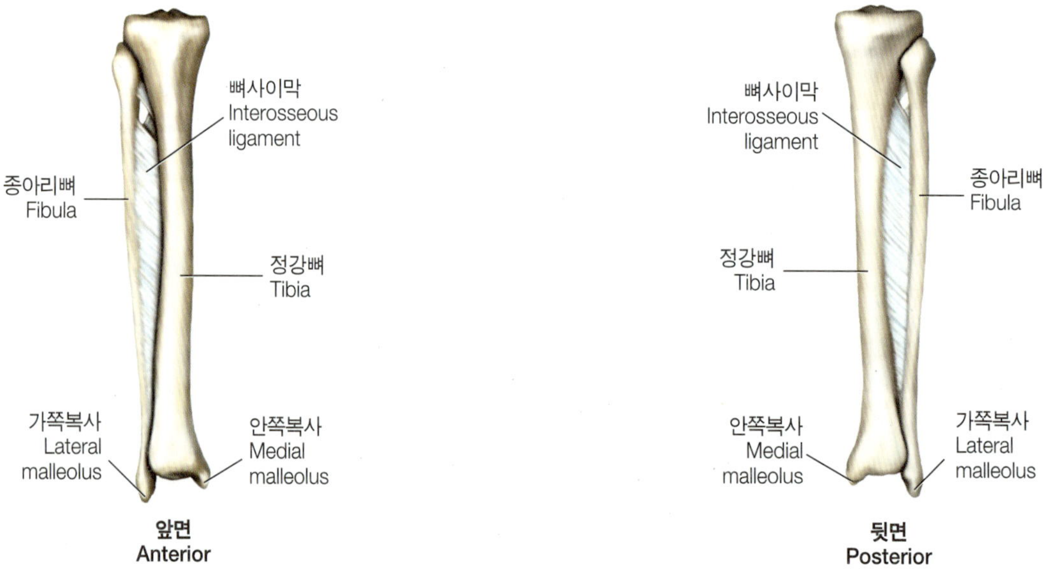

그림 12.9 정강종아리관절의 뼈사이인대

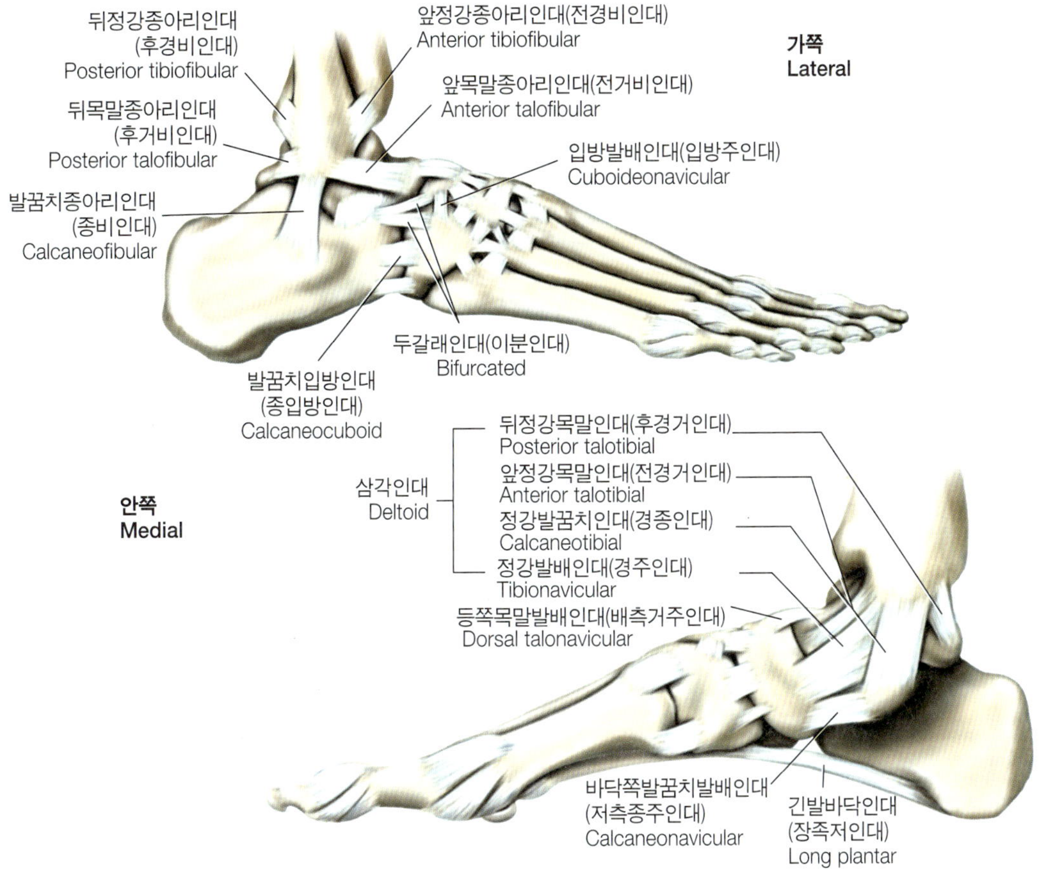

그림 12.10 발과 발목관절의 인대

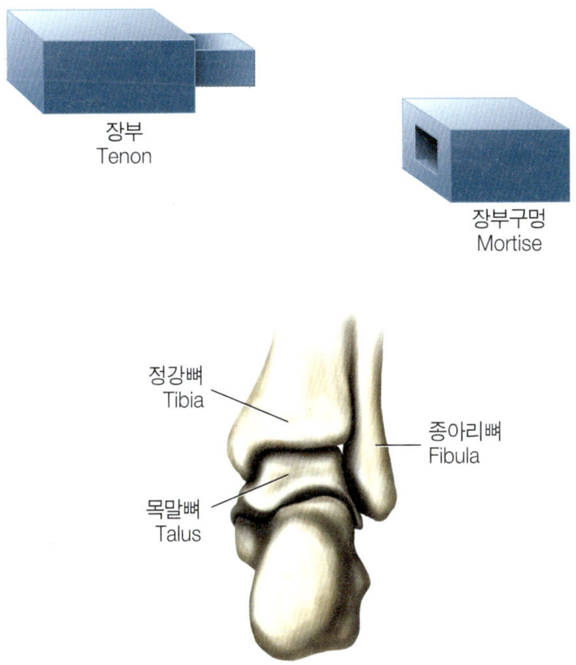

그림 12.11 장부 - 장부구멍관절(목말종아리관절)

층 인대의 합계 4개의 인대로 구성되는 **삼각인대(deltoid ligament)**가 있다. 삼각인대의 표층은 앞쪽에서부터 뒤쪽에 걸쳐서 정강발배인대(tibionavicular ligament), **정강발꿈치인대(calcaneotibial ligament)**, **뒤정강목말인대(posterior talotibial ligament)**로 성립되어 있으며 깊은층은 **앞정강목말인대(anterior talotibial ligament)**로 구성되어 있다.

발목관절의 가쪽에는 3개의 주된 인대가 있다. **앞목말종아리인대(ATF인대 : anterior talofibular ligament)**는 이 중에서 가장 짧은 인대이고 가쪽복사의 앞쪽과 목말뼈를 연결하고 있다. ATF인대는 발목관절에서 가장 염좌를 일으키기 쉬운 인대이다.

Hands on . . . 발목관절의 가쪽복사 원위의 약간 앞쪽을 촉진하면 부드러운 오목한 부분이 만져진다. 이 곳은 **발목뼈굴(족근동, sinus tarsi)**(목발뼈의 굴)이라 불리고, 앞목말종아리인대가 가로지르고 있다.

Focus on... 발목관절의 염좌(Ankle Joint Problems)

부상의 기전에 따라서는 발목관절에 있는 모든 인대가 손상을 받을 가능성이 있으나, 그 중에서도 앞목말종아리인대의 부상의 위험성이 특히 높다. 발바닥이 안쪽으로 향하도록 발목이 비틀려지면, 발목관절 가쪽의 인대 모두에 부상의 가능성이 있으며 흔히 일어나는 발목의 비틀림에서는 앞목말종아리인대에 특히 과도한 스트레스가 가해진다. 내반염좌는 이러한 형태의 염좌를 나타내는 용어이다.

내반염좌와 같은 기전으로 발생하고 내반염좌에 비하면 그 발생률이 훨씬 낮은 것이 고위 발목염좌(high ankle sprain)이다. 이 형태의 염좌는 해부학적인 용어를 사용한다면 오히려 인대결합 손상이라 부르는 것이 적절할 것이다. 인대결합이란 뼈끼리가 인대에 의해서 강하게 연결되어 구성되는 것을 나타낸다. 발목관절이 과도하게 내반하면 목말뼈에 의해서 종아리뼈가 가쪽으로 밀려 정강뼈와 종아리뼈로 구성되는 관절(정강종아리인대결합관절)이 벌어져버린다. 이러한 외력이 가해지면 앞목말종아리인대, 뒤정강종아리인대, 뼈사이막 또는 이들 모두가 손상을 받을 가능성이 있다. 이들의 조직이 손상을 받으면 그것은 고위 발목 염좌라 불린다.

발목관절 염좌의 예방은 많은 운동선수에게 중요한 과제이다. 발목관절의 근력강화나 재활을 위한 운동, 신발의 디자인, 보조구(테이핑, 래핑, 브레이스)의 사용 또는 지면(땅 표면) 등에 대한 이해 등을 심화시키기 위해서는 발목관절의 올바른 해부학 지식이 반드시 필요하다. 예방대책의 입안에는 스트레스를 받는 부위의 구조, 가해지는 스트레스의 형태, 스트레스에 대항하기 위해 단련해야 할 근육에 관한 정보도 필요하다. 해부학만이 아니라 바이오메카닉스, 애슬레틱 트레이닝, 스포츠의학, 물리치료 그리고 스포츠과학으로부터의 정보를 폭넓게 활용하면 좋다.

발목관절의 가쪽에서 가장 강인한 인대는 **뒤목말종아리인대(posterio talofibular ligament)**이고, 가쪽복사의 뒤쪽과 목말뼈를 연결하고 있다. 발목관절 가쪽의 세 번째의 인대인 **발꿈치종아리인대(calcaneofibular ligament)**는 가장 길고 가쪽복사와 발꿈치뼈의 가쪽을 연결하고 있다.

Hands on... 이제까지 학습한 발목관절의 뼈나 인대의 배치를 실제의 발목관절에서 확인한 후, 발목관절의 내반(발을 안쪽으로 굽히다)을 시키거나 외반을 시키시오. 또한 내반과 외반에서 어느 움직임이 큰지를 관찰하시오. 또한 어떠한 해부학적인 구조가 이들의 움직임에 차이를 가져오는가를 생각하시오. 다음으로 왜 발목관절 염좌에서는 앞목말종아리인대가 가장 손상을 받기 쉬운가를 생각하시오. 발목관절에서는 가쪽복사쪽이 안쪽복사보다 원위로 뻗고, 게다가 가쪽복사쪽이 뒤쪽으로 위치하고 있다. 이러한 것은 발목관절의 움직임의 축이 바로 옆으로 똑바른 것이 아니라, 약간 기울고 있기 때문에 원래 발목관절은 내반 방향으로 움직이기 쉽다는 것을 보여주고 있다. 이 움직임과 인대의 위치관계를 생각하면, 앞목말종아리인대가 가장 손상을 받기 쉽다는 것을 알 수 있을 것이다. ***내반***과 ***외반***에 대해서는 나중에 설명한다(p. 214 참조).

발의 인대

발의 인대는 **발목뼈사이인대(intertarsal ligament)**, **발목발허리인대(tarsometatarsal ligament)**, **발허리뼈사이인대(intermetatarsal ligament)**, **발허리발가락인대(metatarsophalangeal ligament)** 및 **발가락사이인대(interpharangeal ligament)**의 5개의 그룹으로 나뉜다(그림 12-10, 그림 12-12).

발목뼈사이인대는 뒷발부분과 발허리부분의 발목뼈끼리를 연결하고 있다. 뒷발부분에 있는 목말뼈와 발꿈치뼈로 구성되는 **목말밑관절(talocalcaneal : subtalar joint)**에서는 안쪽과 가쪽 방향으로의 활주운동이 가능하므로 발목관절 전체로서 내반 · 외반이 일어난다(그림 12-8).

발목뼈사이인대는 손목뼈에서의 역할과 마찬가지로 7개의 발목뼈를 연결하고 있으며 대부분의 인대의 이름에는 연결하고 있는 뼈의 명칭이 붙여져 있다. 목말

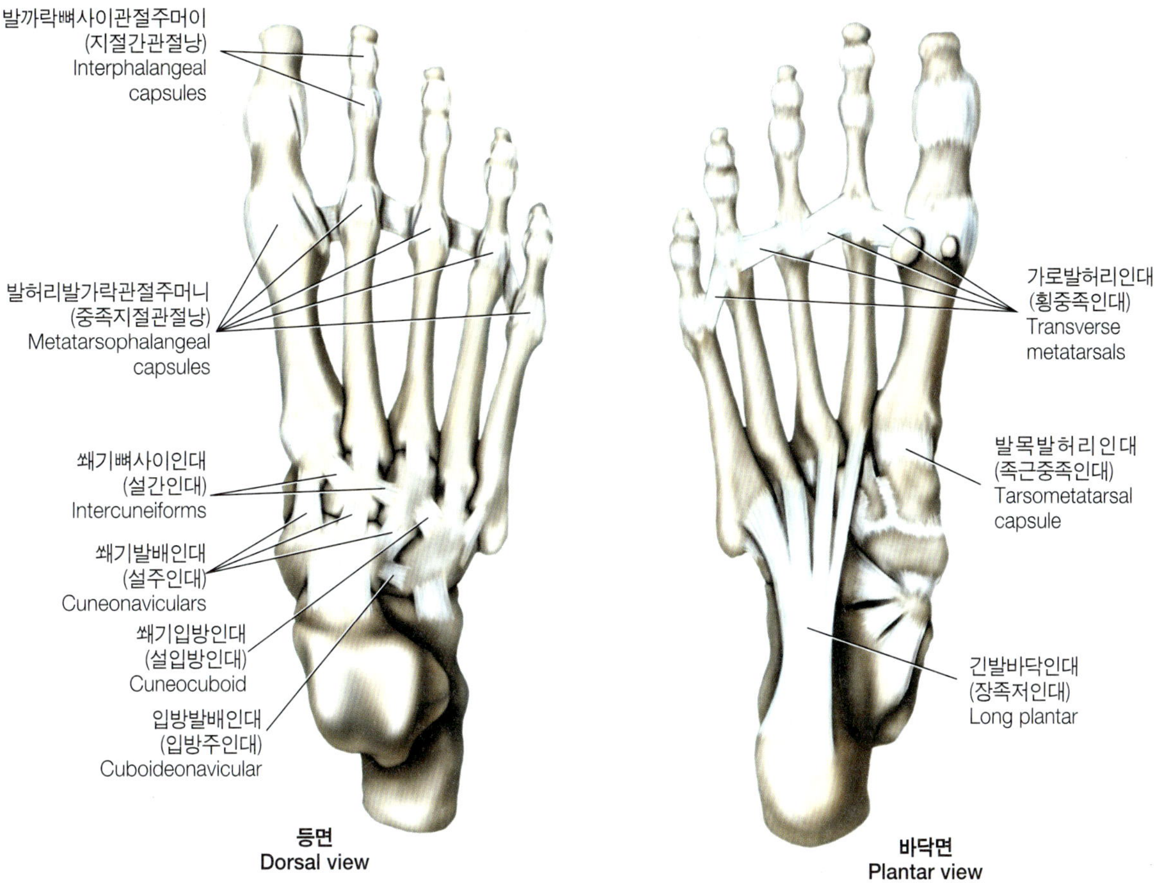

그림 12.12 발의 인대

발꿈치발배관절은 하나의 관절주머니인대에 싸여 있고, **등쪽목말발배인대(dorsal talonavicular ligament)**로 보강되어 있다. 발꿈치입방관절도 관절주머니인대와 **발꿈치입방인대(calcaneocuboid ligament)**로 보강되어 있다. **두갈래인대(bifurcated ligament)**는 발꿈치뼈에 부착하여 두 갈래로 되고 입방뼈와 발꿈치뼈에 부착하여 있다. **긴발바닥인대(long plantar ligament)**는 발꿈치뼈와 입방뼈를 연결하고, 원위로 뻗어서 제3 · 제4 · 제5발허리뼈 바닥에 부착한다(그림 12-10, 그림 12-12). 긴발바닥인대와 바닥쪽**발꿈치발배인대(calcaneonavicular ligament)**는 발바닥 아치의 유지에 공헌한다(그림 12-10). 발목뼈사이인대에는 다시 등쪽 · 바닥쪽 **쐐기발배인대(cuneonavicular ligament)**, 등쪽 · 바닥쪽 **입방발배인대(cuboideonavicular ligament)**, 등쪽 · 바닥쪽 **쐐기뼈사이인대(intercuneiform ligament)** 및 등쪽 · 바닥쪽 **쐐기입방인대**

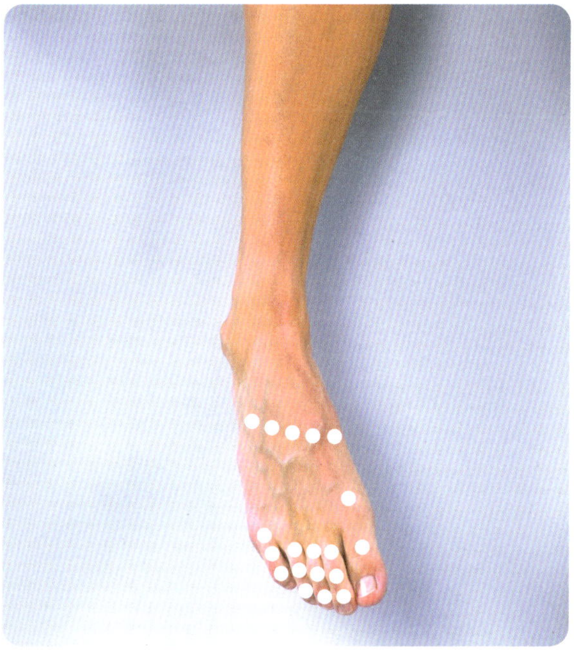

그림 12.13 발목발허리관절, 발허리발가락관절, 발가락사이관절의 위치

(cuneocuboid ligament)가 있다.

발목발허리관절에서는 발목발허리인대인 등쪽·바닥쪽 관절주머니인대와 **뼈사이인대(곁인대)(interosseous ligament : collateral ligament)** (관절주머니 안에서 관절의 안쪽·가쪽에 부착한다)에 따라서 5개의 발허리뼈와 발목뼈가 연결되어 있다(그림 12-10, 그림 12-12, 그림 12-13).

발허리발가락(MP)관절은 5개의 발허리뼈와 그 원위에 있는 5개의 첫마디뼈로 구성되는 관절이지만, 이 관절도 등쪽·바닥쪽의 관절주머니인대와 관절주머니 안에서 관절의 안쪽·가쪽에 부착하는 뼈사이인대(곁인대)로 연결된다. 또한 5개의 발허리뼈의 뼈머리를 연결하는 **가로발허리인대(transverse metatarsal ligament)**도 있다(그림 12-12). 제1발허리발가락관절과 제5발허리발가락관절은 흔히 엄지두덩, 새끼두덩이라

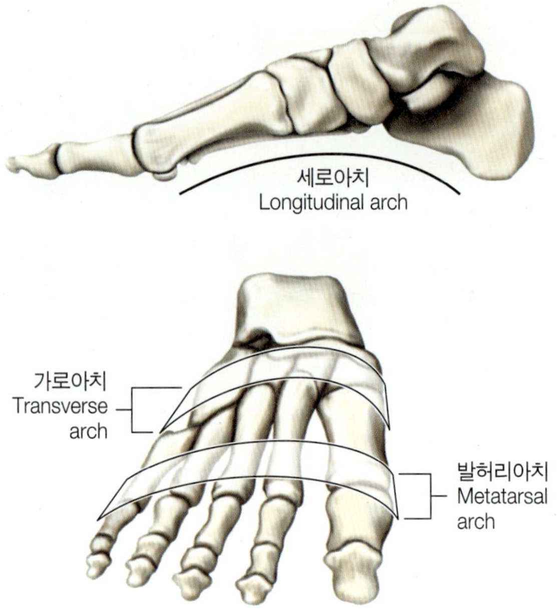

그림 12.14 가로아치, 발허리 및 세로아치

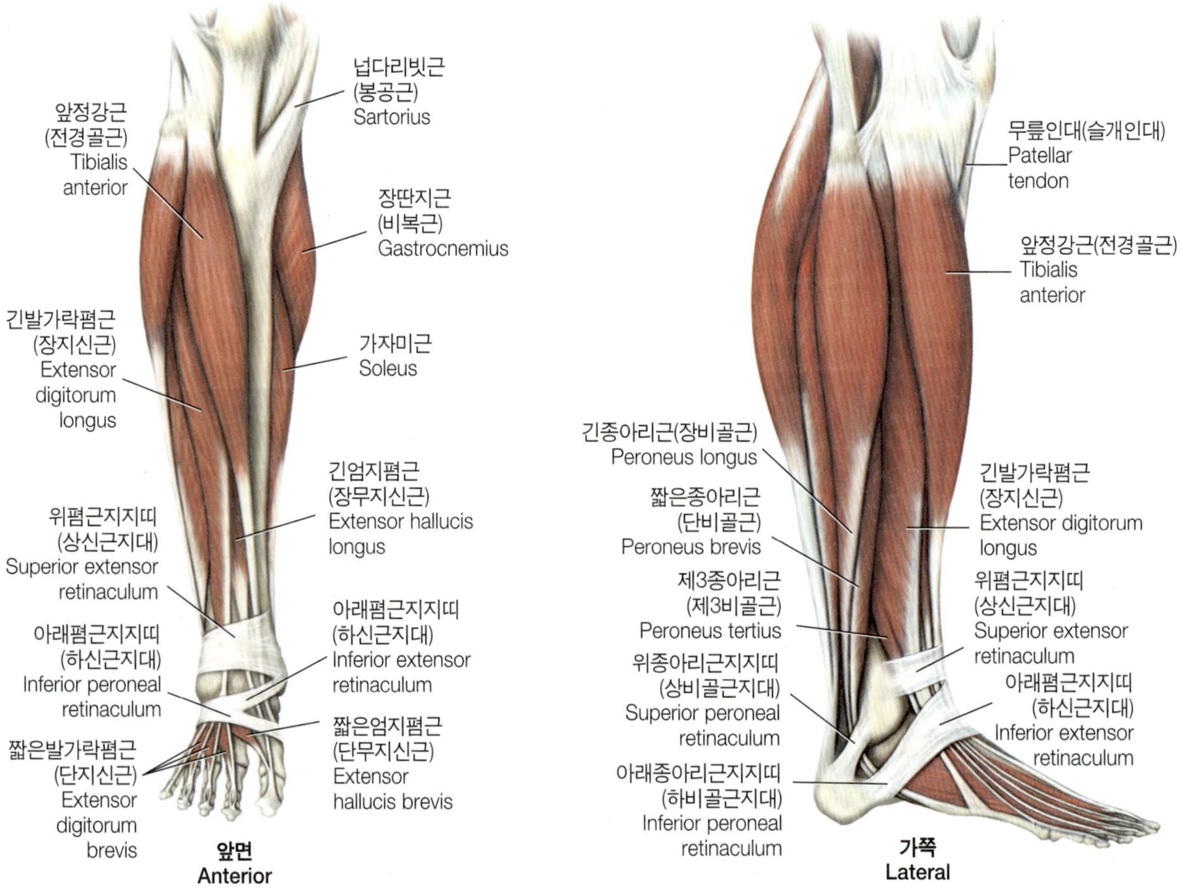

그림 12.15 발목관절과 발의 근육

고도 불린다.

제1발가락(엄지발가락)에는 발가락사이(IP)관절만이 있고, 다른 발가락에는 근위발가락사이(PIP)관절 및 원위 발가락사이(DIP)관절이 있다. 이들의 발가락사이관절도 등쪽·바닥쪽의 관절주머니인대와 뼈사이인대(곁인대)로 연결된다.

Hands on . . . 발바닥을 촉진하여 엄지두덩과 새끼두덩의 위치를 확인하시오.

발바닥의 아치

해부학적으로 아치는 활꼴의 구조부분이라 정의된다. 발바닥에는 2개 내지 3개의 아치가 있다(해석에 따라 그 수가 다르다).

세로아치(longitudinal arch)는 발꿈치뼈에서부터 5개의 발허리뼈머리에 걸쳐서 발바닥에 있다(그림 12-14). 세로아치는 골격구조 및 그 구조를 지지하는 인대에 의해서 구성되어 있다. 아치에 의해서 만들어지는 공간에는 근육, 힘줄, 혈관이 통과하고, 착지에 의한 충

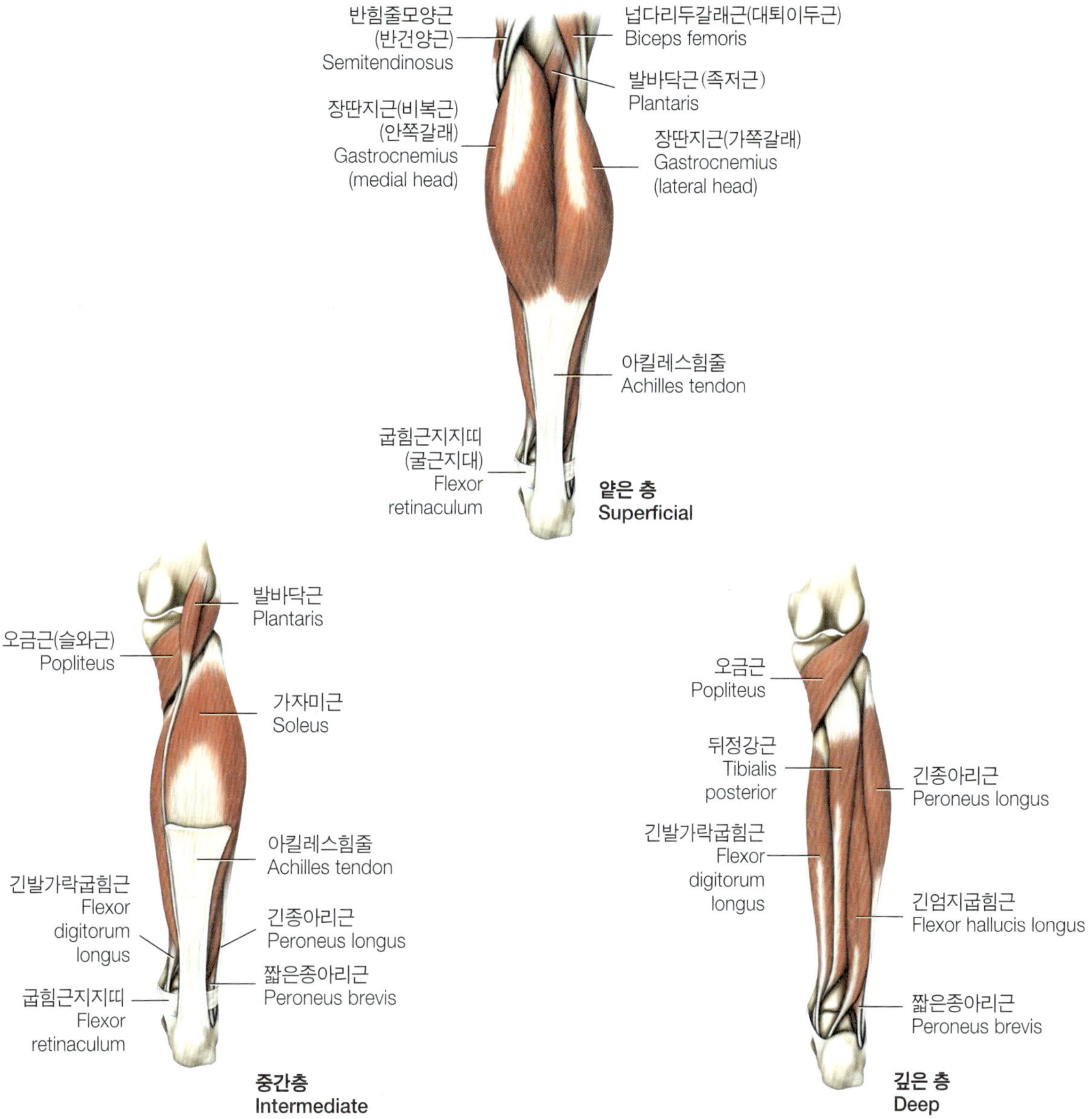

그림 12.16 발목관절과 발의 뒷면의 근육

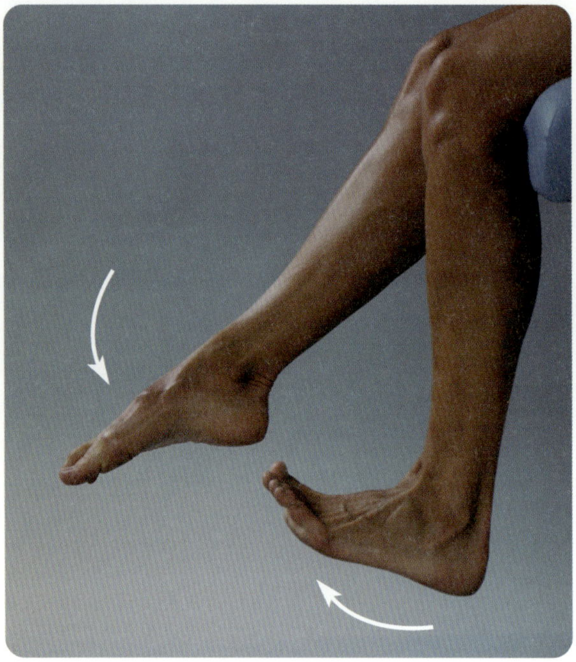

그림 12.17 오른쪽 발목관절의 발바닥굽힘과 외쪽 발목관절의 발등굽힘

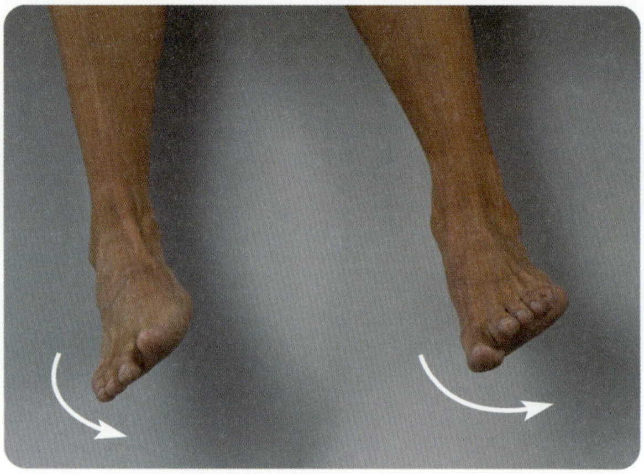

그림 12.18 오른발의 내반과 왼발의 외반

격으로부터 지켜진다.

발허리뼈의 배열도 그 발가락뼈와 발목뼈와의 인대 연결에 의해서 아치를 구성하고 있다. 발을 앞쪽에서부터 관찰하면, 발허리발가락관절 부분에서 **발허리아치(metatarsal arch)**가 구성되어 있다. 또한 이것보다 근위부분에서는 발허리뼈와 발목뼈로 구성되는 관절(발목발허리관절)에도 발허리아치가 있다고 생각할 수 있으며 이 아치를 **가로아치(transverse arch)**라 부르는 일도 있다(그림 12-14).

발목관절과 발에 관한 기타의 조직으로서는 **위폄근지지띠(superior extensor retninaculum)**, **아래폄근지지띠(inferior extensor retninaculum)**, **위종아리근지지띠(superior peroneal retinaculum)**, **아래종아리근지지띠(inferior peroneal retinaculum)** 및 **굽힘근지지띠(flexor retinaculum)**를 열거할 수 있다(그림 12-15, 그림 12-16). 이들의 지지띠에 의해서 힘줄은

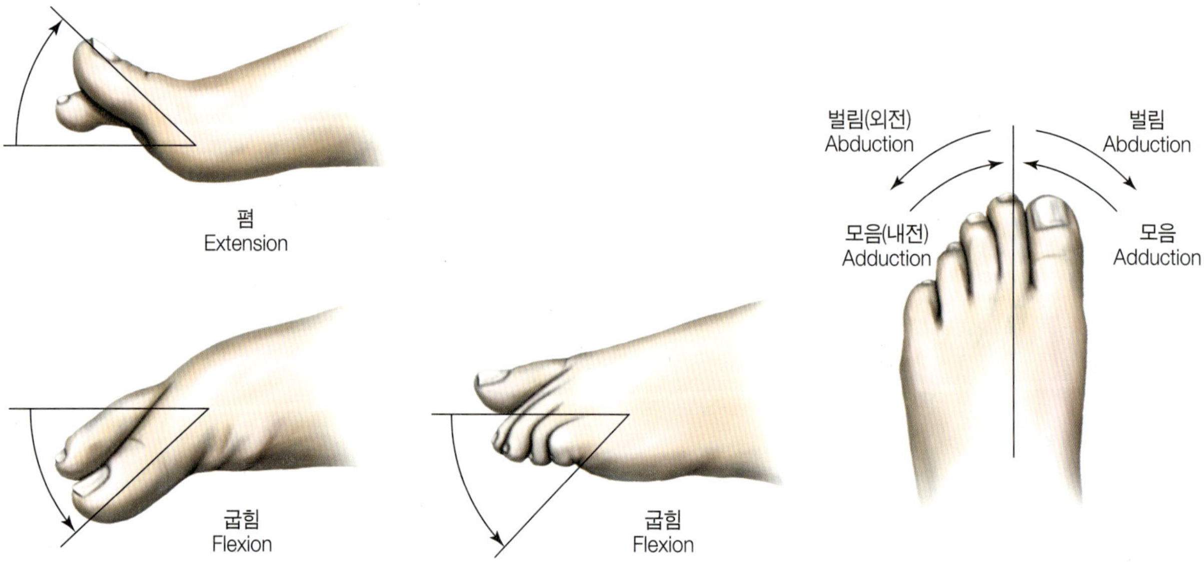

그림 12.19 발가락의 움직임

Focus on... **잔디 발가락(Turf Toe)**

제1MP관절이 과다젖힘이 됨으로써 일어나는 인대손상을 "turf toe"라 한다. 해부학이나 바이오메카닉스의 지식 그리고 공학적인 기술을 사용해서 신발과 표면(지면)의 개량아 이루어져 turf toe의 예방역할을 담당하고 있다.

올바른 위치를 통과할 수 있는 것이다.

종아리, 발목관절, 발의 움직임

발등부분이 종아리로 향하는 움직임을 발목관절의 **발등굽힘(dorsi flexion)**이라 하고, 그 반대의 움직임을 **발바닥굽힘(plantar flexion)**이라 한다(그림 12-17). 목말밑관절의 움직임에 수반해서 발바닥이 가쪽으로 향하면 **외반(eversion)**, 반대로 안쪽으로 움직이면 **내반(inversion)**이라는 움직임이 되지만, 이들의 움직임에는 뒷발부분의 목말뼈와 발허리부분의 발배뼈의 움직임도 추가된다(그림 12-18).

발목관절의 움직임은 발다닥굽힘, 발등굽힘, 내반 및 외반이다. 그리고 발바닥굽힘 · 발등굽힘은 시상면에서의 움직임이고, 내반 · 외반은 관상면과 수평면에서의 움직임이기 때문에 이와 같이 파악한다면, 발목관절은 3축관절이라 할 수 있어 휘돌림 운동이 가능하다.

발목뼈 사이의 움직임은 손목뼈 사이의 움직임과 유사하며 활주함으로써 약간의 움직임이 일어난다. 이러한 약간의 움직임이 발목관절의 큰 움직임과 함께 일어

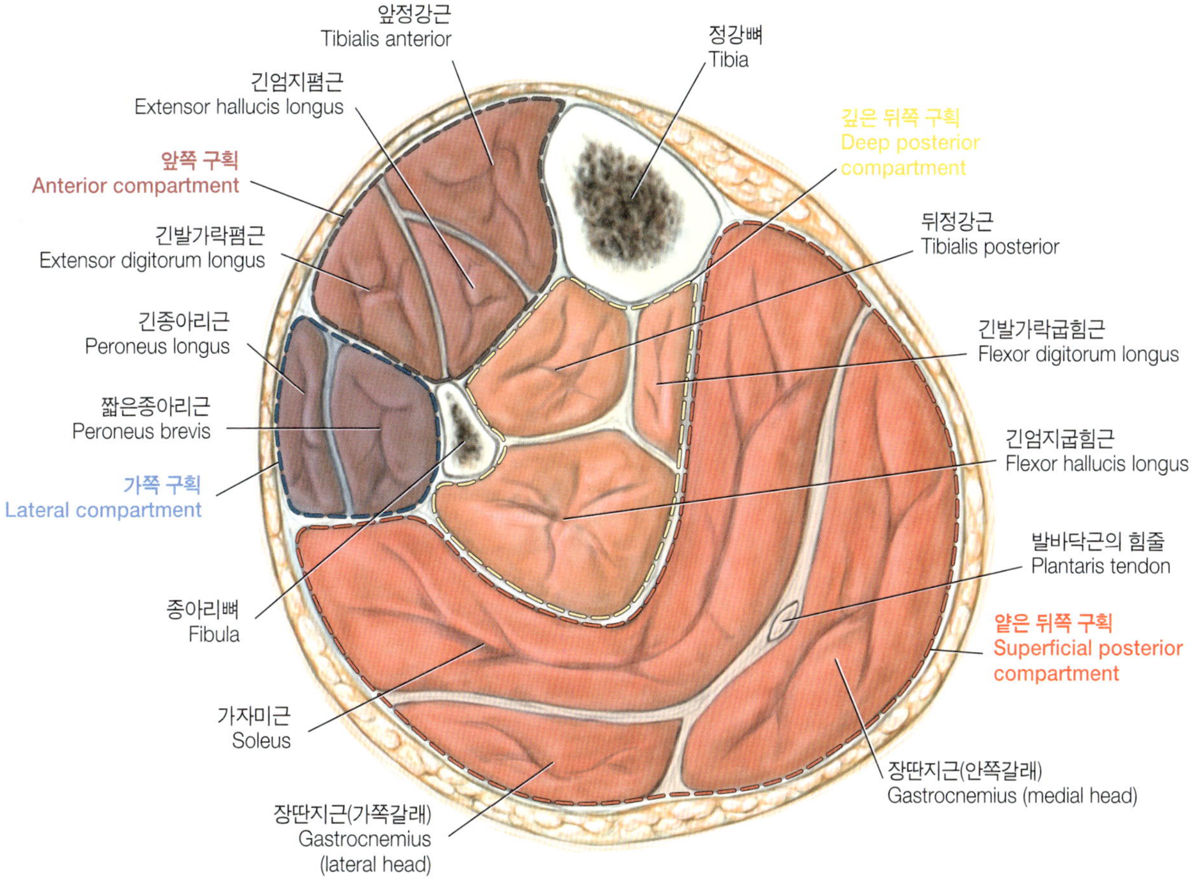

그림 12.20 종아리의 횡단면과 4개의 구획

나면 "발의 **뒤침**(발목관절의 내반과 발의 모음) 또는 발의 **엎침**(발목관절의 외반과 발의 벌림)이라는 움직임이 된다.

발목발허리관절, 발허리발가락(MP)관절, 근위발가락사이(PIP)관절, 발가락사이(IP)관절 및 원위발가락사이(DIP)관절은 굽힘과 폄이 가능하고, 또한 MP관절만 모음과 벌림이 가능하다(그림 12-19).

종아리, 발목관절, 발의 근육

종아리, 발목관절 및 발의 근육은 아래팔과 손의 근육과 마찬가지로 **외재근(extrinsic muscle)**(이는곳이 발 밖에 있고 닿는곳이 발에 있는 근육)과 **내재근(intrinsic muscle)**(이는곳 · 닿는곳 모두 발 안에 있는 근육)으로 분류된다.

발목관절(목말종아리관절과 목말밑관절), 발가락의 MP관절, PIP관절, IP관절의 움직임에 관여하는 근육에 대해서 아래에 해설한다.

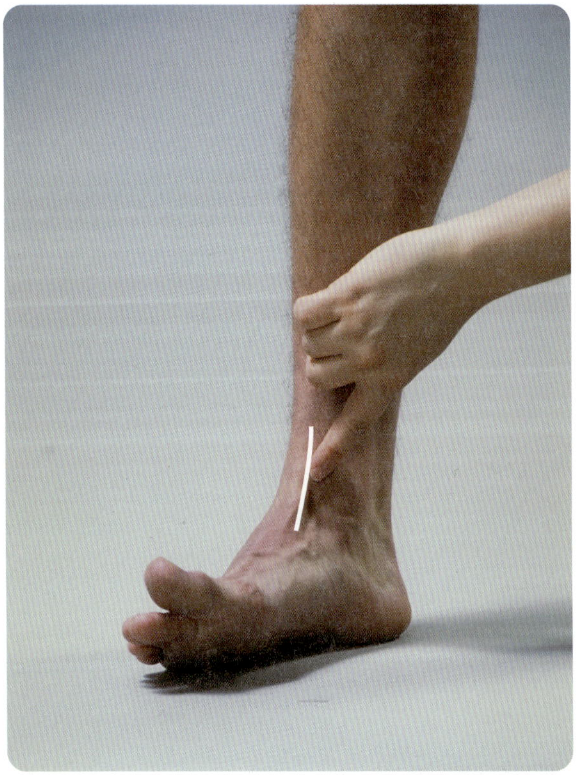

그림 12.21 앞정강근힘줄의 촉진

발의 외재근

발목관절, 발의 움직임에 관여하는 12개의 외재근은 종아리의 4개의 구획에 수납되어 있다(그림 12-20). **앞쪽 구획(compartment)**에는 4개, **가쪽 구획**에는 2개, **얕은 뒤쪽 구획**에는 3개 그리고 **깊은 뒤쪽 구획**에는 3개의 근육이 있다.

앞쪽 구획

종아리의 앞쪽 구획에는 앞정강근, 긴발가락폄근, 긴엄지폄근, 셋째종아리근이 있다(그림 12-15).

> 앞정강근(tibialis anterior)

앞정강근은 정강뼈 가쪽의 근위 2/3에 일고 안쪽쐐기뼈의 안쪽 및 제1발허리뼈 바닥에 닿는다(그림 12-15, 그림 12-21). 이 이는곳과 닿는곳을 고려한다면, 앞정강근의 기능은 무엇이라 생각되는가? (답 : 발등굽힘과 내반).

Hands on . . . 정강뼈 몸통의 가쪽에서 앞정강근을 촉진하고 다음으로 발등굽힘 · 내반을 시켜서 발목관절의 전방 안쪽으로 도드라져 보이는 앞정강근의 힘줄을 촉진하시오.

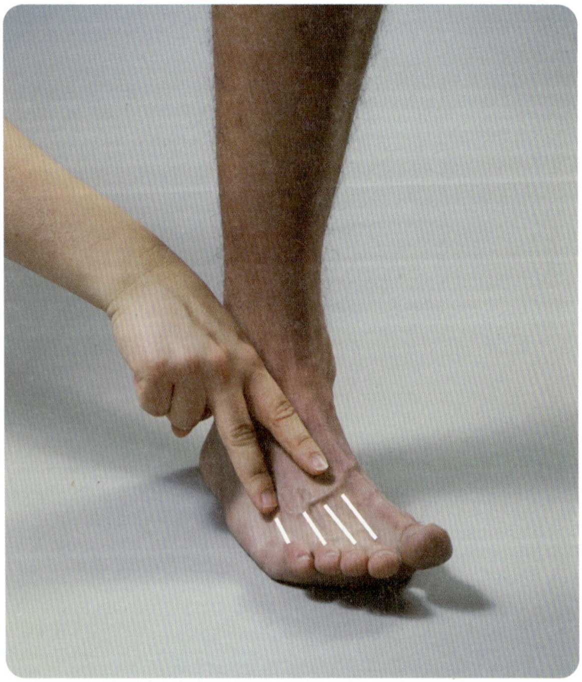

그림 12.22 긴발가락폄근힘줄의 촉진

> 긴발가락폄근(extensor digitorum longus)

앞쪽 구획에 있는 긴발가락폄근의 이는곳은 정강뼈 가쪽관절융기, 종아리뼈 근위 3/4 및 뼈사이막에 있고 닿는곳은 제2 · 제3 · 제4 · 제5첫마디뼈와 중간마디뼈에 있다(그림 12-15). 이 근육의 명칭과 이는곳 · 닿는곳으로부터 생각하여 긴발가락폄근의 발목관절, MP · PIP · DIP관절에서의 기능은 무엇인가(답 : 발목관절의 발등굽힘, 제2 · 제3 · 제4 · 제5MP · PIP · DIP관절의 폄).

Hands on . . . 발목관절의 발등굽힘, 발가락의 폄을 시켜서 발목관절의 등쪽에서 앞정강근힘줄의 가쪽에 도드라져 보이는 긴발가락폄근의 힘줄을 촉진하시오(그림 12-22). 또한 발등부분에서 힘줄이 4개로 갈리는 상황을 확인하시오.

> 긴엄지폄근(extensor hallucis longus)

앞쪽 구획에 있는 긴엄지폄근은 종아리뼈 안쪽 중앙 및 그 부근의 뼈사이막에 일고 엄지발가락의 끝마디뼈에 닿는다(그림 12-15). 이 근육의 힘줄을 도드라져 보이게 하기 위해서는 제1MP · 제1IP관절을 어떻게 움직이면 되는지를 생각하시오(답 : 발목관절의 발등굽힘과 내반, 제1MP관절과 제1IP관절의 폄).

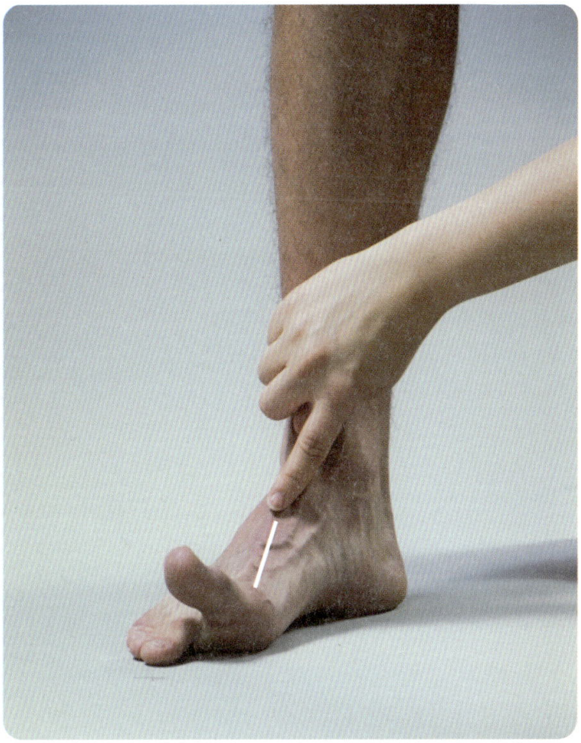

그림 12.23 긴엄지폄근힘줄의 촉진

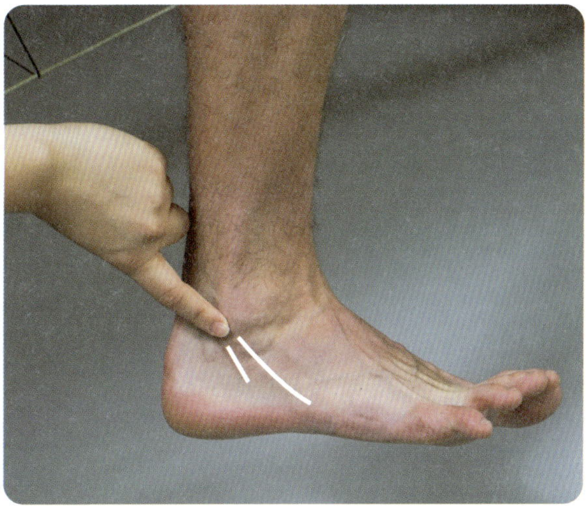

그림 12.24 긴종아리근힘줄과 짧은종아리근힘줄의 촉진

Hands on . . . 엄지발가락을 펴게 하고 긴엄지폄근의 힘줄과 그 닿는곳의 상황을 관찰하시오(그림 12-23). 엄지발가락에서부터 발목관절로 향해서 긴엄지폄근의 닿는곳의 힘줄을 촉진하면 긴발가락폄근힘줄과 앞정강근힘줄이 접근하는 발목관절 부근에서 갑자기 이 근육의 힘줄을 촉진할 수 없게 된다.

> 셋째종아리근(peroneus tertia)

앞쪽 구획에 있는 네 번째의 근육인 셋째종아리근은 종아리뼈의 원위 1/3과 그 부근의 뼈사이막을 이는곳으로 하고 제5발허리뼈 바닥의 등쪽을 닿는곳으로 한다(그림 12-15). 셋째종아리근은 앞쪽 구획의 근육 중 가장 가쪽에 위치한다는 것을 고려하여 이 근육의 기능을 추측해보시오(답 : 발목관절의 발등굽힘과 외반).

가쪽 구획

가쪽 구획에는 긴종아리근, 짧은종아리근의 2개의 근육이 있다(그림 12-15, 그림 12-24).

> 긴종아리근(peroneus longus)

긴종아리근은 종아리뼈머리, 종아리뼈의 근위 가쪽 1/3, 정강뼈 가쪽관절융기에 일고 안쪽쐐기뼈 아래 가쪽면 및 제1발허리뼈에 닿는다. 이 단원의 앞 절반에서 설명한 것처럼 입방뼈의 오목한 부분을 이 근육이 닿는곳의 힘줄이 통과하여 발바닥으로 힘줄을 뻗게 하고 있다.

> 짧은종아리근(peroneus brevis)

짧은종아리근의 이는곳은 종아리뼈 가쪽의 원위 1/2에 있고 닿는곳은 제5발허리뼈 바닥의 붓돌기에 있다.

긴·짧은종아리근의 힘줄은 가쪽복사의 뒤쪽을 통과하지만 위·아래종아리근지지띠에 의해서 이들의 힘줄이 억제되어 있으므로 발목관절이 발바닥굽힘·발등굽힘을 해도 이들의 힘줄은 탈구하지 않는다(그림 12-15). 이들의 2개의 근육의 기능은 같지만, 힘줄이 뻗는 방향이나 닿는곳으로부터 기능을 추측해보시오(답 : 발목관절의 발바닥굽힘과 외반).

얕은 뒤쪽 구획

종아리의 얕은 뒤쪽 구획에는 장딴지근, 가자미근 및 발바닥근이 있다. 이들의 근육을 총칭하여 장딴지의 근육 또는 **종아리세갈래근(triceps surae)**이라 부른다. 장딴지근과 발바닥근은 넙다리뼈에 일지만, 가자미근은 정강뼈에서 인다.

> 장딴지근(gastroenemius)

장딴지근은 두갈래근이다(그림 12-16, 그림 12-25). 장딴지근의 가쪽갈래는 넙다리뼈 가쪽관절융기 뒷면에 일고 안쪽갈래는 넙다리뼈 안쪽관절융기 뒷면에 인다. 이들의 두 갈래는 하나가 되어 장딴지근의 힘살을 구성하고, 공통의 닿는곳 힘줄인 아킬레스힘줄로 이어져 발꿈치뼈 뒷면에 닿는다. 장딴지근은 무릎관절과 발목관절을 통과하므로 무릎관절의 폄과 발목관절의 발등굽힘이 동시에 일어나면 아킬레스힘줄이 손상되는 일이 있다.

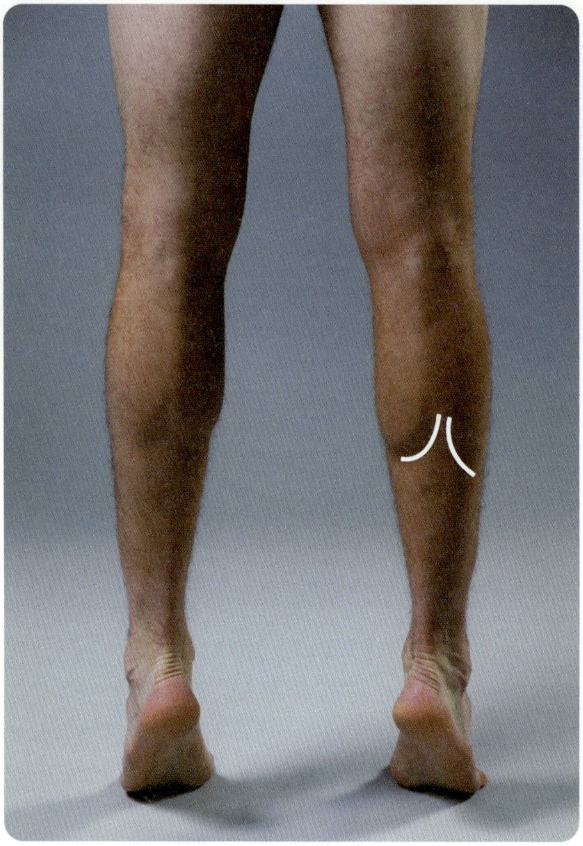

그림 12.25 장딴지근의 촉진

> 가자미근(soleus)

가자미근은 종아리뼈머리, 종아리뼈의 뒤쪽 1/3 및 종아리뼈의 뒤쪽 중앙에 일고 장딴지근과 함께 아킬레

Focus on... 아킬레스힘줄(Achilles Tendon)

뒤쪽 얕은 부분 구획의 근육이나 **아킬레스힘줄**은 운동선수에게 중요하다. 장딴지근과 가자미근(종아리세갈래근)은 과다사용에 의해서 손상되고(근섬유의 찢어짐을 일으키고) 특히, 중년의 테니스 선수나 심판, 그리고 달리기 선수에 많이 발생한다. 따라서 이 근육의 손상은 흔히 "tennis leg" 라고도 불린다. 종아리세갈래근은 아킬레스힘줄을 통해서 발꿈치뼈 뒷면에 닿지만, 아킬레스힘줄은 달리기나 점프의 강도와 빈도의 증가에 수반해서 일어나는 과다사용에 의해서 손상을 받는다. 아킬레스힘줄은 혈류가 부족하기 때문에 손상을 받아 염증을 일으키면 회복하기 어렵고, 경우에 따라서는 조직 변성에 의한 파열이 일어난다. 또한 아킬레스힘줄 파열은 (a) 아킬레스힘줄에 대한 직접적인 외력, (b) 종아리세갈래근의 강한 수축, (c) 종아리세갈래근에 대한 과도한 부하에 의해서도 갑자기 발생한다.

스힘줄을 통해서 발꿈치뼈 뒷면에 닿는다(그림 12-16).

Hands on . . . 발꿈치뼈 뒷면의 근위에서 아킬레스힘줄을 촉진하시오.

> 발바닥근(plantaris)

얕은 뒤쪽 구획의 또 하나의 근육은 발바닥근이다(그림 12-16). 이 근육의 이는곳은 가쪽관절융기윗선 원위끝과 빗오금인대이고, 닿는곳은 발꿈치뼈 뒷면(아킬레스힘줄과는 분리하여 부착)이다. 이 근육은 힘살이 짧고 힘줄은 인체에서 가장 길지만, 발목관절이나 무릎관절에 대한 기능은 극히 적다. 발바닥근은 장딴지근과 마찬가지의 이는곳과 닿는곳을 갖기 때문에 같은 기전으로 손상된다. 이 근육의 기능은 무릎관절의 굽힘과 발목관절의 발바닥굽힘이다. 발바닥근은 손목관절에서의 긴손바닥근(장장근)과 마찬가지로 주동근으로서의 역할은 없다.

이상 얕은 뒤쪽 구획에 있는 근육은 어느 것도 발꿈치뼈 뒷면에 닿고 있으므로 그 기능은 한정되어 있다. 이들 근육의 공통된 기능은 발목관절의 발바닥굽힘이다.

깊은 뒤쪽 구획

깊은 뒤쪽 구획에는 앞쪽 구획에 있는 근육과 유사한 이름을 가진 3개의 근육(뒤정강근, 긴발가락굽힘근, 긴엄지굽힘근)이 있다(그림 12-16).

> 뒤정강근(tibialis posterior)

뒤정강근의 이는곳은 정강뼈 뒷면 중앙 1/3, 종아리뼈 안쪽 근위 2/3 및 뼈사이막이다. 닿는곳은 발배뼈, 안쪽쐐기뼈 및 제2 · 제3 · 제4 · 제5발허리뼈 바닥의 발바닥면이다(그림 12-16, 그림 12-26). 뒤정강근의 닿는곳 힘줄이 안쪽복사 뒤쪽을 통과하는 것을 관찰하여 그 근육의 기능을 생각하시오(답 : 발목관절의 발바닥굽힘과 내반).

> 긴발가락굽힘근(flexor digitorum longus)

긴발가락굽힘근은 정강뼈의 뒷면 원위 2/3에 일고 제2 · 제3 · 제4 · 제5끝마디뼈 바닥에 닿는다(그림 12-16, 그림 12-27). 이 근육의 닿는곳 힘줄은 발목관절의 안쪽을 통과하여 4개의 힘줄로 갈려서 발바닥을 지나고 끝마디뼈에 부착하여 있다. 이러한 것을 고려하여 이 근육의 기능을 생각하시오(답 : 발목관절의 발바닥굽힘과 내반, 제2 · 제3 · 제4 · 제5MP · PIP · DIP관절의 굽힘).

> 긴엄지굽힘근(flexor hallucis longus)

긴엄지굽힘근은 종아리뼈의 뒷면 원위 2/3 및 뼈사이막에 일고 제1끝마디뼈 바닥에 닿는다(그림 12-16, 그림 12-28). 이 근육은 발목관절의 안쪽을 통과하고 발바닥을 지나서 끝마디뼈에 부착한다. 이러한 것을 고려하여 이 근육의 기능을 생각하시오(답 : 발목관절의 발등굽힘과 내반, 제1MP · IP관절의 굽힘).

발의 내재근

골격구조나 인대에 의해서 발바닥에는 공간이 있으므로 발의 내재근의 대부분은 발바닥에 존재하다. 발의 내재근은 4층으로 나눌 수 있다. 또한 근육의 명칭은 그들의 기능을 나타내고 있는 일이 많다.

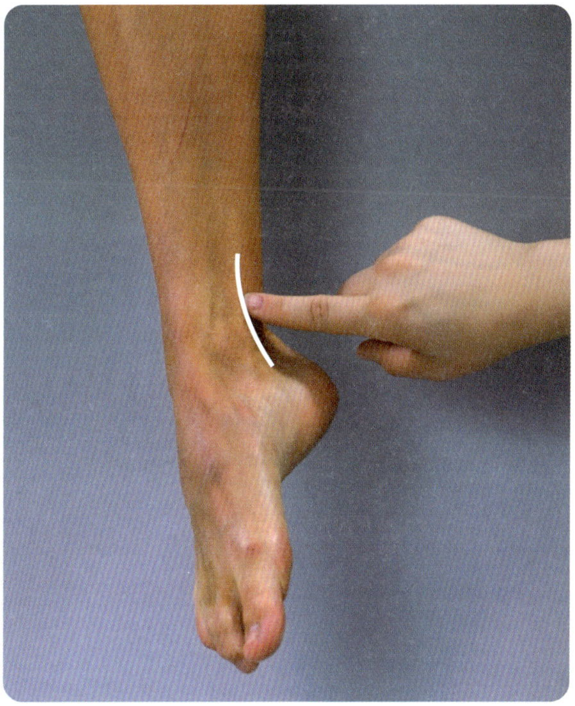

그림 12.26 뒤정강근힘줄의 촉진

Focus on... Shin Splints

"shin splints"는 많은 사람들이 "상당히 대략적인 용어(wastebasket term)"라 불러왔는데 그 이유는 shin splints가 종아리에 일어나는 다양한 증상을 가리키는 말이기 때문이다. 앞 · 뒤정강근의 염증, 정강뼈 · 종아리뼈의 피로골절, 정강뼈 · 종아리뼈의 뼈막염(골막염) 그리고 뼈사이막의 염증을 호칭하여 shin splints라 부른다. 또한 뒤정강근이나 가자미근의 과다사용에 의한 뼈막염도 shin splints라 부른다. shin splints의 원인으로서는 부적절한 신발의 사용, 세로아치의 문제, 마루바닥면이나 지면의 문제, 과도한 훈련부하 등을 생각할 수 있다. shin splints의 정의나 원인은 별개문제로 하고 종아리의 통증이 shin splints의 최대의 문제이다. 통증을 참고 계속 달리는 것은 결코 좋은 일은 아니다. 왜냐하면 지속되는 증상에 의해서 환부가 허혈이 되어 뼈의 괴사나 피로골절을 초래하는 일이 있기 때문이다.

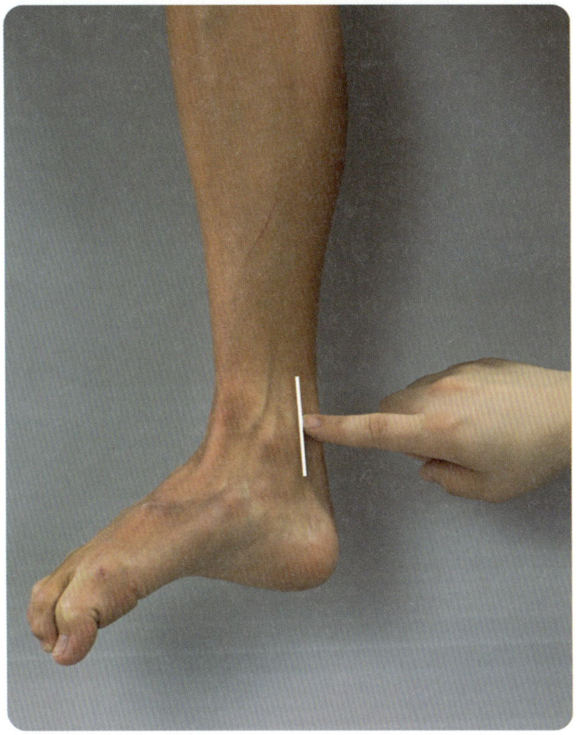

그림 12.27 긴발가락굽힘근힘줄의 촉진

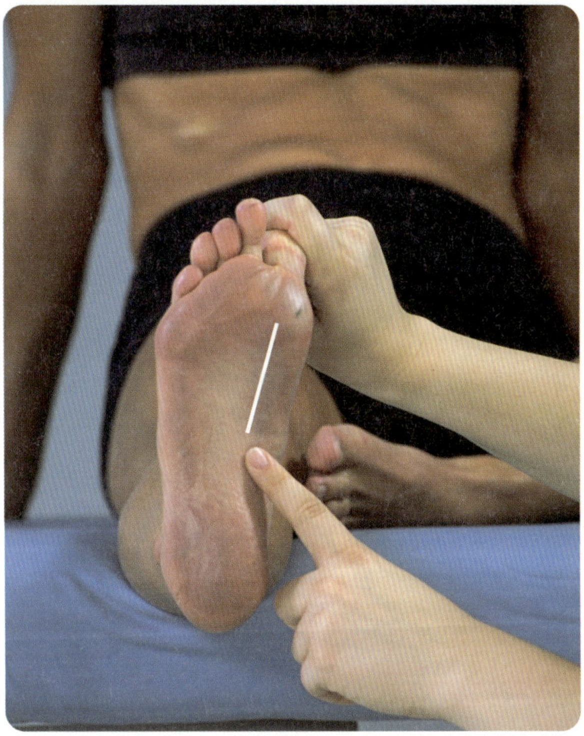

그림 12.28 긴엄지굽힘근힘줄의 촉진

발바닥의 내재근의 더 표층(바닥쪽)에는 **발바닥근막(plantar fascia)**이 있다(그림 12-29). 이 섬유성의 띠는 발꿈치뼈 바닥쪽면에서부터 5개의 MP관절로 뻗고 발바닥에 있는 근육, 혈관, 신경을 보호하고 있다.

제1층의 근육

발바닥근막에 이어지는 제1층에는 짧은발가락굽힘근, 엄지벌림근, 새끼벌림근의 3개의 근육이 있다(그림 12-29).

> 짧은발가락굽힘근(flexor digitorum brevis)

짧은발가락굽힘근은 발꿈치뼈 바닥쪽의 안쪽거친면에 일고 제2 · 제3 · 제4 · 제5발허리뼈에 닿는다. 이 근육은 제2 · 제3 · 제4 · 제5MP · PIP관절을 굽힌다.

> 엄지벌림근(abductor hallucis)

엄지벌림근의 이는곳은 발꿈치뼈의 바닥 안쪽에 있고

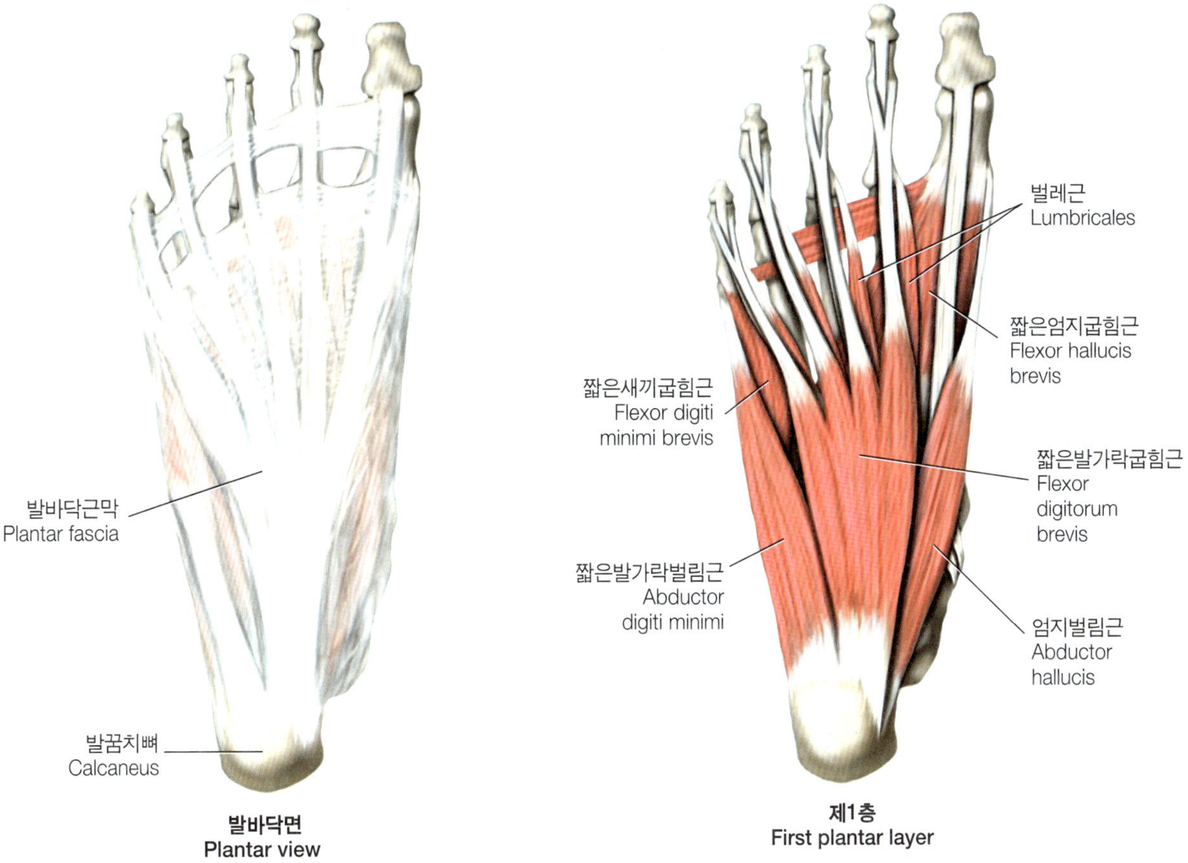

그림 12.29 발바닥근막과 제1층의 근육

닿는곳은 제1첫마디뼈의 안쪽면에 있다. 이 근육은 제1MP관절의 벌림(둘째발가락에서부터 멀어지는 움직임)을 시킴과 동시에 제1MP관절의 굽힘을 보조한다.

> 새끼벌림근(abductor digiti minimi)

이 근육은 발꿈치뼈 바닥쪽의 거친면에 이는곳을 갖고 제5첫마디뼈 바닥의 가쪽에 닿는다. 새끼벌림근은 제5MP관절의 벌림을 시키고 이 관절의 굽힘을 보조한다.

제2층의 근육

제2층에는 독특한 기능을 가진 발바닥네모근과 벌레근의 2개의 근육이 있다(그림 12-30).

> 발바닥네모근(quadratus plantae)

발바닥네모근에는 2개의 근육갈래가 있다. 한쪽의 근육갈래는 발꿈치뼈의 안쪽에 있고 다른 쪽의 근육갈래는 가쪽에 있으며 이들은 하나가 되어 긴발가락굽힘

Focus on... 발바닥근막(Plantar Fasciitis)

달리기 선수에 흔히 발생하는 문제로서 *"발바닥근막염"*이라 불리는 발바닥근막의 발꿈치부분에서의 염증을 들 수 있다. 발바닥근막의 부착부는 발꿈치뼈 바닥쪽 전방의 결절에 있고 발바닥근막에 스트레스가 반복해서 가해지면 이 부분에 염증이 발생한다. 정형외과의사나 발바닥병 의사로서 발바닥막염의 예방과 치료는 대응이 어려운 증상의 하나이다.

근의 힘줄에 닿는다. 이 근육은 제2 · 제3 · 제4 · 제5MP · PIP · DIP관절의 굽힘을 보조한다.

> 벌레근(lumbricales)

벌레근은 실제로는 4개의 근육의 집합적인 존재이다. 각각의 근육은 어느 것도 뼈에는 부착하여 있지 않고 긴발가락굽힘근의 힘줄을 이는곳으로 하고 긴발가락폄근의 힘줄을 닿는곳으로 하고 있다. 벌레근은 제2 · 제3 · 제4 · 제5MP관절을 펴지게 하고, 각각의 PIP · DIP 관절을 굽히게 한다.

제3층의 근육

제3층에는 이름과 기능이 일치하는 짧은엄지굽힘근, 엄지모음근, 짧은새끼굽힘근의 3개의 근육이 있다(그림 12-30).

> 짧은엄지굽힘근(flexor hallucis brevis)

짧은엄지굽힘근은 3개의 쐐기뼈에 일고 제1첫마디뼈 바닥에 닿는다. 이 근육의 기능은 그 이름이 보여주는 것처럼 제1MP관절의 굽힘이다.

> 엄지모음근(adductor hallucis)

이 근육은 빗갈래와 가로갈래의 2개의 근육갈래로 구성된다. 빗갈래는 제2 · 제3 · 제4발허리뼈 바닥에 이는곳을 갖고 제1첫마디뼈에 닿는다. 한편 가로갈래는 제3 · 제4 · 제5MP관절의 관절주머니인대 발바닥면에 일고 제1첫마디뼈에 닿는다. 그 이름대로 이 근육은 엄지발가락의 모음을 시킨다.

> 짧은새끼굽힘근(flexor digiti minimi brevis)

짧은새끼굽힘근은 제5발허리뼈 바닥을 이는곳으로 하고 제5첫마디뼈 바닥 가쪽에 닿고 있다. 이 근육의 기능은 제5MP관절의 굽힘이다.

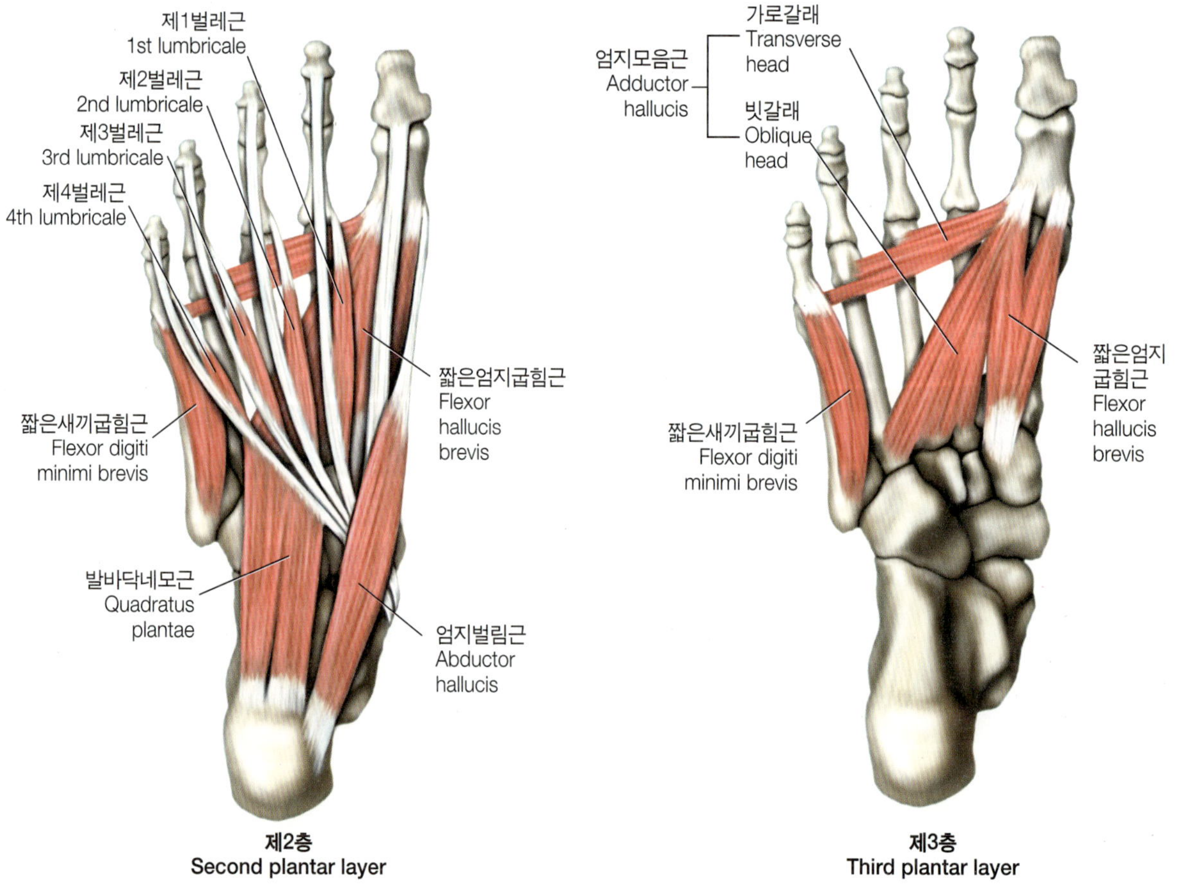

그림 12.30 제2층과 제3층의 근육

제4층의 근육

제4층에는 등쪽뼈사이근과 바닥쪽뼈사이근의 2개의 근육(군)이 있는데 문자 그대로 "뼈 사이"에 있다(그림 12-31).

> 등쪽뼈사이근(dorsal interossei)

등쪽뼈사이근은 실제로는 4개 있다. 이 근육은 인접하는 5개의 발허리뼈에 일고 제2 · 제3 · 제4첫마디뼈 바닥에 닿는다. 발에서는 제2발가락이 움직임의 중심이므로(손가락에서는 제3손가락) 등쪽뼈사이근이 수축하면 제3 · 제4MP관절이 벌림(제2발가락에서부터 가쪽으로 떨어진다)을 한다. 또한 이 근육은 제2발가락에서는 양쪽에 있기 때문에 제2발가락을 움직일 수 없다.

> 바닥쪽뼈사이근(plantar interossei)

바닥쪽뼈사이근은 실제로는 3개 있다. 바닥쪽뼈사이근은 제3 · 제4 · 제5발허리뼈의 안쪽면에 이는곳을 갖고, 제3 · 제4 · 제5첫마디뼈 바닥의 안쪽면에 닿는다. 따라서 이 근육은 제3 · 제4 · 제5MP관절의 모음을 시킨다. 이 근육도 제2발가락의 움직임에는 관여하지 않는데 그 이유를 생각하시오(답 : 등쪽뼈사이근은 제2발가락의 양쪽에 부착하여 있으므로 이 발가락을 움직이게 하지 않지만, 바닥쪽뼈사이근은 제2발가락에 닿고 있지 않다는 단순한 이유로 이 발가락을 움직일 수 없다).

등쪽에 있는 발의 내재근

바닥쪽과 달리 공간이 거의 없는 발의 등쪽에도 짧은발가락폄근과 짧은엄지폄근의 2개의 내재근이 있다(그림 12-15).

> 짧은발가락폄근(extensor digitorum brevis)

짧은발가락폄근의 이는곳은 발꿈치뼈이고, 닿는곳은 긴발가락폄근의 힘줄 중 제2 · 제3 · 제4첫마디뼈와 중간마디뼈에 부착하는 힘줄이다(그림 12-32).

> 짧은엄지폄근(extensor hallucis brevis)

짧은발가락폄근의 근위의 힘살에서부터 가장 안쪽의 힘줄이 제1끝마디뼈로 가지를 뻗히고 있고, 이 근육이 짧은엄지폄근이라 불린다.

이들의 근육의 이름이 보여주는 것처럼 2개의 근육(짧은엄지폄근과 짧은발가락폄근)은 제1MP · IP관절과 제1 · 제2 · 제3 · 제4MP · PIP · DIP관절의 폄을 보조한다.

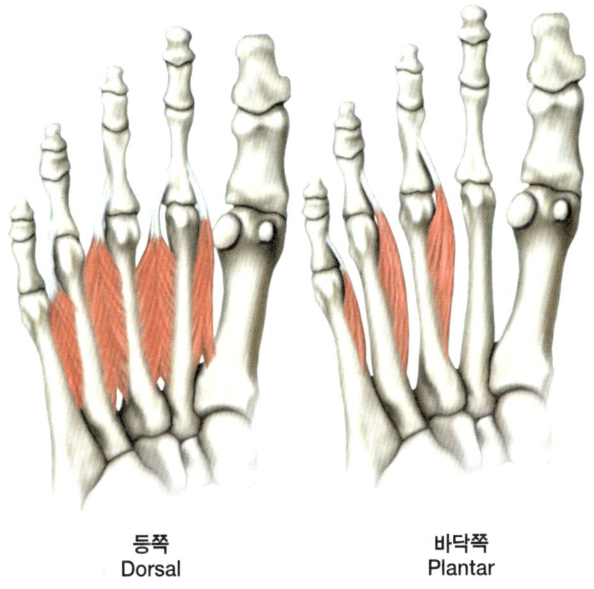

그림 12.31 등쪽뼈사이근가 바닥쪽뼈사이근

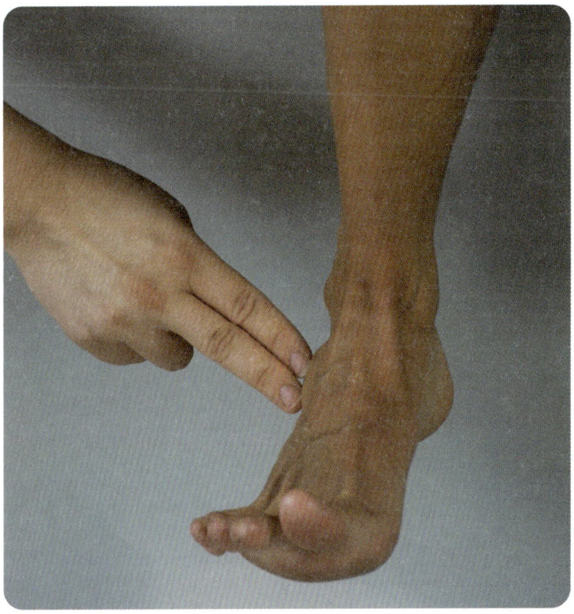

그림 12.32 짧은발가락폄근의 촉진

용어의 복습

이 단원에서 나온 다음의 용어를 정의하고 설명하시오. 그리고 인체나 일러스트를 사용하여 각 용어에 관한 구조적 특징이나 위치를 나타내시오.

새끼벌림근(abductor digiti minimi)
엄지벌림근(abductor hallucis)
아킬레스힘줄(Achilles tendon)
엄지모음근(adductor hallucis)
앞쪽 구획
앞목말종아리인대
앞정강목말인대
앞정강종아리인대
발허리뼈 바닥
두갈래인대
발꿈치입방인대
발꿈치종아리인대
바닥쪽발꿈치발배인대
정강발꿈치인대
발꿈치뼈(calcaneus)
입방뼈(cuboid bone)
입방발배인대
쐐기뼈(cuneiform bones)
쐐기입방인대
쐐기발배인대
깊은 뒤쪽 구획
삼각인대(deltoid ligament)
등쪽뼈사이근(dorsal interossei)
등쪽목말발배인대
등쪽굽힘
외반(eversion)
목말밑관절(subtalar joint))
얕은 뒤쪽 구획
아래 · 위폄근지지띠
아래 · 위종아리근지지띠
엎침
목말받침돌기(sustentaculum tali)
목말발꿈치관절
짧은발가락폄근
긴발가락폄근
짧은엄지폄근
긴엄지폄근
외재근(extrinsic muscle)
종아리뼈(fibula)
정강뼈의 종아리패임
짧은새끼굽힘근
짧은발가락굽힘근
긴발가락굽힘근
짧은엄지굽힘근
긴엄지굽힘근
굽힘근지지띠(flexor retinaculum)
앞발부분(forefoot)
장딴지근(gastroenemius)
발허리뼈머리
뒷발부분(hindfoot)
쐐기사이인대
발허리사이인대
뼈사이막(정강종아리)
뼈사이인대(intertarsal ligament)
발가락사이인대
내재근
내반(inversion)
가쪽 구획
세로아치(longitudinal arch)
목말발꿈치인대
목말뼈(talus)
발목뼈(tarsal bone)
발목발허리인대
정강뼈(tibia)
앞정강근(tibialis anterior)
뒤정강근(tibialis posterior)
긴발바닥인대
벌레근(lumbricales)
복사(malleoli)
안쪽복사(medial malleolus)
가쪽복사(lateral malleolus)
발허리아치(metatarsal arch)
발허리뼈(metatarsal bone)
발허리발가락인대
발허리부분
제3종아리근
발가락뼈(phalanes)
발바닥근막(plantar fascia)
발바닥굽힘(plantar flexion)
바닥쪽뼈사이근
발바닥근(plantaris)
뒤목말종아리인대
뒤정강목말인대
뒤정강종아리인대
뒤침
발바닥네모근(quadratus plantae)
발배뼈(navicular bone)
종자뼈(sesamoid)
발허리뼈몸통
발목굴
가자미근(soleus)
정강종아리인대결합관절
정강발배인대
가로아치(transverse arch)
가로발허리인대
종아리세갈래근

운동학습의 힌트

1. 해부학적 자세로 서서 다음을 실행하시오.
   a. 발끝 서기를 하시오. 어떤 자세가 발목관절이 안쪽으로 향하게 하였는가? 그리고 어떤 근육이 이 움직임이 일어나게 하였는가?
   b. 발꿈치 서기를 하시오. 어떤 자세가 발목관절을 안쪽으로 향하게 하였는가? 그리고 어떤 근육이 이 움직임이 일어나게 하였는가?

2. 어떤 사람이 발목을 삐었다. 의사가 말하기를 "이것은 발목 염좌 증에서 가장 일반적인 것이고 외반근 근력강화에 집중해야 할 일반 재활의 부분이다"라 하였다.
   a. 어떤 인대가 이 사람의 염좌를 일으켰을까?
   b. 의사는 어떤 특정 근육의 강화를 권장하였는가?

3. 선 자세에서부터 야구 또는 소프트볼의 포수 자세로 웅크리고 앉으시오.
   a. 발꿈치가 바닥에서 떨어져서 올라갔는가?
   b. 그렇다면 그 이유는? 어떤 근육이 발꿈치가 올라가게 하였는가?

4. 발목관절이 등쪽굽힘과 바닥쪽굽힘을 할 때 발목 가쪽에 있는 종아리근 힘줄을 주의 깊게 관찰하시오. 어떠한 이유로 종아리근지지띠가 기능을 하지 못하여 종아리근힘줄이 종아리뼈의 가쪽복사 앞쪽으로 움직이게 하였다면, 종아리근의 기능은 어떻게 바뀔까?

5. 보행 중에 발꿈치가 지면을 디딜 때 발목관절의 위치는 어떻게 되고, 발꿈치가 지면을 떨어져 더 이상 하중이 걸리지 않을 때 발목관절의 위치는 어떻게 되는가? 근력의 약화가 뒤쪽 구획의 근육이나 앞쪽 구획의 근육이 보행에 어떠한 영향을 주는가?

가장 적합한 답을 하나 고르시오.

1. 다음 근육 중 제5발허리뼈 바닥에 닿는 근육은 어느 것인가?
   a. 긴종아리근
   b. 짧은종아리근
   c. 앞정강근
   d. 뒤정강근

2. 다음의 복사(발목관절의)에서 가장 원위에 위치하는 것은 어느 것인가?
   a. 가쪽
   b. 안쪽
   c. 앞쪽
   d. 뒤쪽

3. 발의 발목뼈는 몇 개 있는가?
   a. 2개
   b. 5개
   c. 7개
   d. 26개

4. 발꿈치뼈의 위쪽에 있는 발목뼈는 어느 것인가?
   a. 발배뼈
   b. 목말뼈
   c. 입방뼈
   d. 가쪽쐐기뼈

5. 발바닥네모근은 다음의 어느 근육의 기능을 보조하는가?
   a. 긴발가락굽힘근
   b. 짧은발가락굽힘근
   c. 긴엄지굽힘근
   d. 짧은엄지굽힘근

6. 엎침은 발목관절의 발바닥굽힘과 어느 움직임의 조합인가?
   a. 회전
   b. 휘돌림
   c. 외반
   d. 내반

7. 앞발부분에는 몇 개의 발가락뼈가 있는가?
   a. 5개
   b. 14개
   c. 15개
   d. 19개

8. 뒤침은 발목관절의 발등굽힘과 어느 움직임의 조합인가?
   a. 회전
   b. 휘돌림
   c. 외반
   d. 내반

9. 종아리의 앞쪽 구획에 있는 근육은 어느 것인가?
   a. 큰종아리근
   b. 긴종아리근
   c. 짧은종아리근
   d. 제3종아리근

10. 얕은 뒤쪽 구획에 있는 근육이 아닌 것은 어느 것인가?
   a. 발바닥근
   b. 뒤정강근
   c. 종아리근
   d. 가자미근

11. 깊은 뒤쪽 구획의 근육이 아닌 것은 어느 것인가?
   a. 뒤정강근
   b. 긴발가락굽힘근
   c. 발바닥근
   d. 긴엄지굽힘근

밑줄부분에 적절한 용어를 넣어 문장을 완성시키시오.

1. 목말밑관절은 목말뼈와 ——— 로 구성되는 관절이다.
2. 발에서 최대의 뼈는 ——— 뼈이다.
3. 가자미근의 기능은 발목관절의 ——— 이다.
4. 장딴지근의 이는곳은 ——— 뼈에 있다.
5. 발목관절의 안쪽에 있는 인대의 다발은 하나로 하여 ——— 인대라 불린다.
6. 발목관절의 시상면 위에서의 움직임은 발바닥굽힘과 ——— 이다.
7. 안쪽복사는 ——— 뼈의 원위끝이다.
8. 엄지벌림근의 기능은 ——— 관절의 ——— 이다.
9. 외반은 발바닥이 ——— 으로 향하는 움직임이다
10. 5개의 발허리뼈의 뼈바닥으로 구성되는 것은 발바닥의 ——— 아치이다.
11. 발허리부분에서 가장 가쪽에 있는 뼈는 ——— 이다.
12. 종아리에 이는곳이 있고 발목관절을 통과하여 발에 닿는 근육은 ——— 근이라 불린다.
13 엄지모음근에는 빗갈래와 ——— 의 2개의 갈래가 있다.
14. 아킬레스힘줄은 가자미근가 ——— 근의 공통힘줄이다.
15. 발의 등쪽뼈사이근은 발가락의 ——— 을 시킨다.
16. 엄지두덩은 해부학용어이고 ——— 관절이다.
17. 앞정강근의 기능은 발목관절의 발등굽힘과 발의 ——— 이다.
18. 바닥쪽뼈사이근은 발가락의 ——— 을 시킨다.
19. 발바닥의 세로아치는 발꿈치뼈와 ——— 사이에서 뻗어 있다.
20. 뒤정강근의 기능은 내반과 발목관절의 ——— 이다.

제 13 장

다리의 신경과 혈관 (Nerves and Blood Vessels of the Lower Extremity)

이 단원의 개요

팔(상지), 척주 그리고 가슴과 마찬가지로 다리의 근육도 신경얼기를 형성하는 척수신경에 의해서 지배된다. 다리의 근육을 지배하는 척수신경은 **허리엉치신경얼기(lumbosacral plexus)**로부터의 신경이지만, 허리엉치신경얼기는 다시 **허리신경얼기(lumbar plexus)**(T12, L1, L2, L3, L4 : 그림 13-1), **엉치**

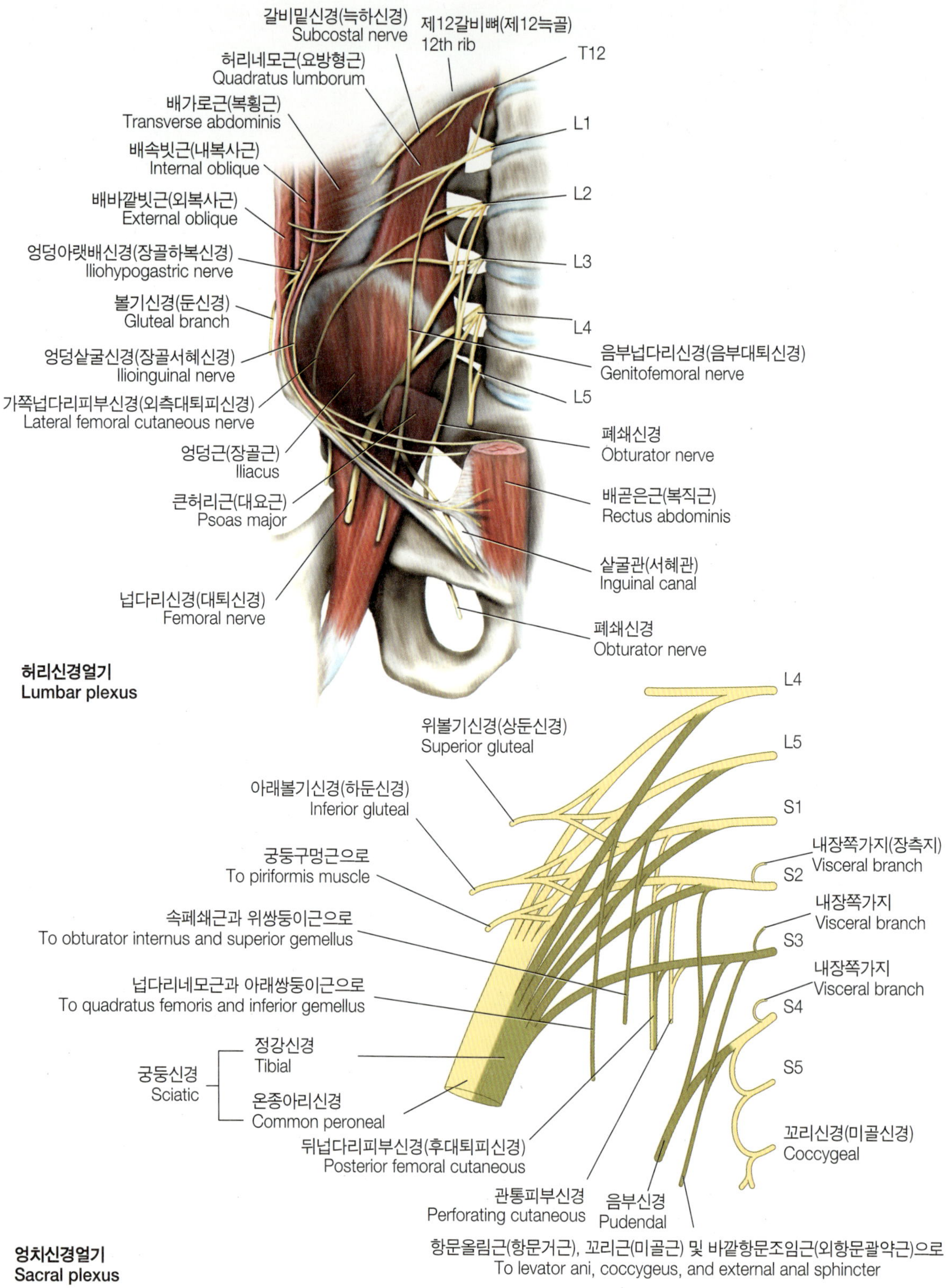

그림 13.1 허리신경얼기와 엉치신경얼기

신경얼기(sacral plexus) (L4, L5, S1, S2, S3 : 그림 13-1), 꼬리신경얼기(coccygeal plexus) (S2, S3, S4, S5, Co1, Co2)로 나뉜다. 엉치신경얼기의 일부라고도 생각되는 꼬리신경얼기의 신경은 주로 복강의 장기나 생식계의 기관을 지배하고 다리의 근육은 지배하지 않는다. 따라서 꼬리신경얼기에 관한 기술은 이 책에서는 하지 않는다.

허리엉치신경얼기의 신경

허리엉치신경얼기의 신경은 척추의 위치관계로부터 윗부분, 중간부분, 아랫부분의 3개 부분으로 나뉜다.

허리엉치신경얼기의 윗부분의 신경

허리엉치신경얼기의 윗부분은 허리신경얼기로 되어 있고 허리신경얼기는 **넙다리신경(femoral nerve)**, **앞넙다리피부신경(넙다리신경의 앞피부가지)(anterior femoral cutaneous nerve)**, **두렁신경(saphenous nerve)**, **음부넙다리신경(genitofemoral nerve)**, **엉덩아랫배신경(iliohypogastric nerve)**, **엉덩샅굴신경(ilioinguinal nerve)**, **폐쇄신경(obturator nerve)**

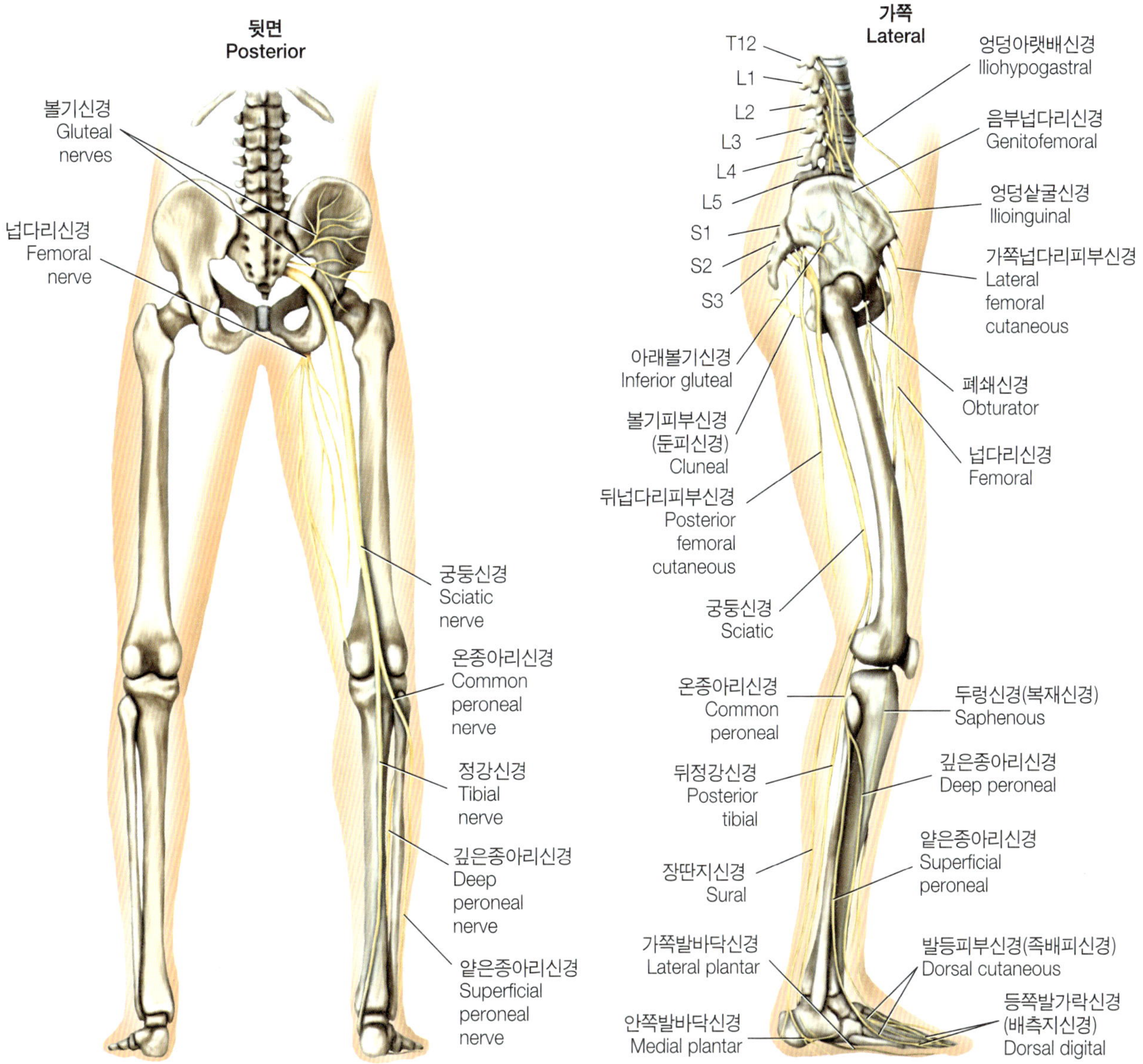

그림 13.2 다리의 신경(뒷면 및 가쪽)

및 **가쪽넙다리피부신경(lateral femoral cutaneous nerve)**으로 성립되어 있다(그림 13-2). 넙다리신경(L2, L3, L4)은 두덩근, 넙다리네갈래근의 4개의 근육 및 넙다리빗근을 지배하고 있다. 넙다리신경의 앞피부가지와 두렁신경은 근육을 지배하지 않는다. 음부넙다리신경(L1, L2)은 남녀의 음부감각을 지배하고 그 근육가지는 남성의 음낭에 있는 정소올림근(정소거근)을 지배하므로 이것도 다리의 근육에 관계하는 신경은 아니다. 마찬가지로 엉덩아랫배신경(L1, T12) 및 엉덩샅굴신경(T12, L1)도 허리신경얼기의 신경이지만, 그 근육가지는 배의 근육을 지배하는 것 뿐이므로 몸통의 신경이기는 하지만, 다리의 신경으로는 간주되지 않는다. 가쪽넙다리피부신경(L1, L2, L3, L4)의 근육가지는 큰허리근과 작은허리근 및 허리네모근을 지배한다. 그러나 이 신경도 몸통의 신경이라 생각되고 있다. 폐쇄신경(L2, L3, L4)은 앞가지와 뒷가지로 갈리고, 큰모음근, 긴모음근, 짧은모음근, 두덩정강근, 두덩근 및 바깥폐쇄근을 지배한다.

허리엉치시경얼기의 중간부분의 신경

허리엉치신경얼기의 중간부분은 엉치신경얼기이고 이것에는 **위볼기신경(superior gluteal nerve)**, **아래볼기신경(inferior gluteal nerve)**, **궁둥신경(sciatic nerve)**, **정강신경(tibial nerve)**, **장딴지신경(sural nerve)**, **궁둥구멍근으로 가는 신경(nerve to the periformis)**이 있다.

위볼기신경(L4, L5, S1)은 중간볼기근, 작은볼기근 및 넙다리근막긴장근을 지배하고 아래볼기신경(L5, S1, S2)은 큰볼기근을 지배한다. 인체에서 가장 길고 가장 큰 신경인 궁둥신경(L4, L5, S1, S2, S3)은 정강신경(L4, L5, S1, S2, S3 : 그림 13-3)과 온종아리신경

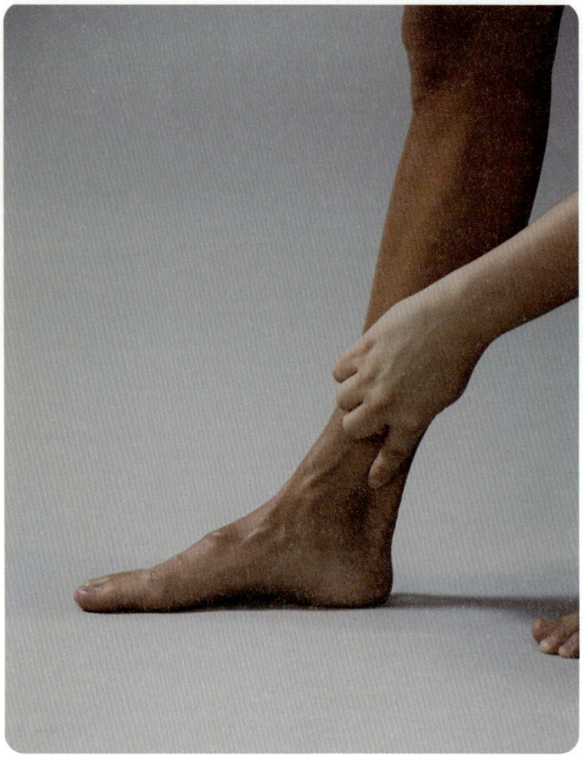

그림 13.3 정강신경의 촉진

(L4, L5, S1, S2 : 그림 13-4)으로 구성되어 있다. 온종아리신경의 피부가지인 **가쪽장딴지신경(lateral sural nerve)**은 정강신경의 피부가지인 **안쪽장딴지가지(medial sural branch of the tibial nerver)**와 연락하여 장딴지신경이 된다. 장딴지신경과 그 신경가지는 다리의 근육을 지배하지 않는다.

온종아리신경은 종아리뼈머리의 원위에서 **깊은종아리신경(deep peroneal nerve)**, **얕은종아리신경(superficial peroneal nerve)**, **정강되돌이신경(recurrent tibial nerve)**으로 분지한다(그림 13-5). 깊은종아리신경의 근육가지는 종아리의 앞쪽 구획에 있는 근육(앞정강근, 긴발가락폄근, 긴엄지폄근, 제3종아리근), 짧은발가

Focus on... 궁둥신경염(Sciatic Neuritis)

궁둥신경은 그 위치와 길이 때문에 직접 타격, 잡아 늘이기 또는 끼워 넣기(충돌)라는 원인에 의해서 손상을 받기 쉽다. 허리뼈 척추원반 변성에 의한 끼워 넣기나, 허리나 다리의 근육 손상에 의해서 궁둥신경은 궁둥신경염이라 불리는 염증을 일으킨다. 안정, 소염제, 경우에 따라서는 운동이 대처방법으로서 처방된다.

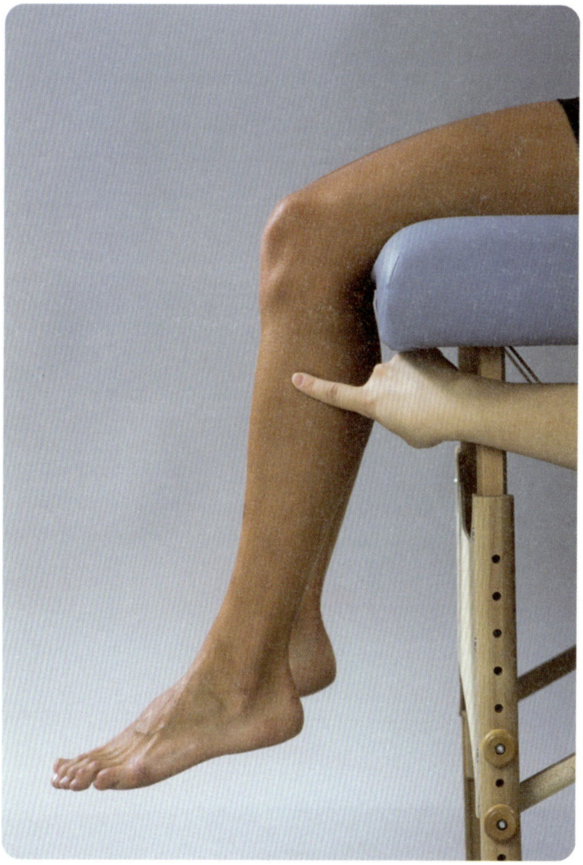

그림 13.4 온종아리신경의 촉진

락폄근 및 발의 뼈사이근을 지배한다. 얕은종아리신경은 가쪽 구획에 있는 긴종아리근과 짧은종아리근을 지배한다. 정강되돌이신경은 앞정강근의 근위부위를 지배한다.

정강신경의 근육가지는 뒤넙다리근의 3개의 근육을 지배하지만, 넙다리두갈래근의 짧은갈래는 지배하지 않는다. 또한 이 신경은 볼기부분의 깊은층 외측회전 6개 근육 중 4개의 근육(위쌍둥이근, 아래쌍둥이근, 속폐쇄근, 넙다리네모근) 및 종아리의 깊은 뒤쪽 구획과 얕은 뒤쪽 구획에 있는 근육을 지배한다. 정강신경에는 **가쪽발바닥신경(lateral plantar nerve)**과 **안쪽발바닥신경(medial plantar nerve)**의 2개의 종말신경가지가 있다. 가쪽발바닥신경의 근육가지는 새끼벌림근, 발바닥네모근, 엄지모음근, 벌레근, 짧은새끼굽힘근 및 뼈사이근(바닥쪽·등쪽)을 지배한다. 안쪽발바닥신경의 근육가지는 엄지벌림근, 짧은발가락굽힘근 및 벌레근을 지배한다.

엉치신경얼기의 마지막 신경은 궁둥구멍근으로 가는 신경(S2)이고, 이 신경은 깊은 층 외측회전 6개 근육인 궁둥구멍근을 지배한다.

허리엉치신경얼기의 아랫부분의 신경

허리엉치신경얼기의 가장 아랫부분은 꼬리신경얼기이고, **뒤넙다리피부신경(posterior femoral cutaneous nerve)**(S2, S3), **항문꼬리신경(anococcygeal nerve)**(S4, S5, Co1), 및 음부신경(pudendal nerve)(S2, S3, S4)으로 구성된다(그림 13-1). 어느 신경도 다리의 근육은 지배하고 있지 않으며 항문꼬리신경과 음부신경이 복강과 음부에 있는 근육을 지배하고 있는 것에 지나지 않는다.

다리의 동맥

제6장에서 설명한 것처럼 인체의 혈관은 동맥, 세동맥, 모세혈관, 세정맥, 정맥으로 나뉜다(그림 13-6).

다리의 주된 동맥으로서는 **넙다리동맥(femoral artery)**, **오금동맥(popliteal artery)**, **앞정강동맥(anterior tibial artery)** 및 **뒤정강동맥(posterior tibial artery)**이 있으며 어느 동맥에도 많은 혈관가지가 있다. 이들의 동맥은 모두 다리에 혈액을 공급하고

Focus on... 종아리의 손상(Lower-Leg Trauma)

종아리의 앞쪽 구획에 발생하는 손상(타박이나 과다사용)에 의해서 이 구획의 내압이 높아져 깊은종아리신경이 압박됨으로써 신경의 기능이 저하하여 근육에의 신경전달이 저해된다. 이렇게 되면 근력저하나 근육의 위축이 일어나 발목관절의 발등굽힘에 지장이 나타난다. 그 증상은 특히 "발처짐(drop foot)"이라 불린다. 또한 깊은종아리신경의 기능저하에 더하여 혈관도 압박되므로 장시간의 내압의 상승에 의해서 이 구획의 조직에 괴사가 일어난다.

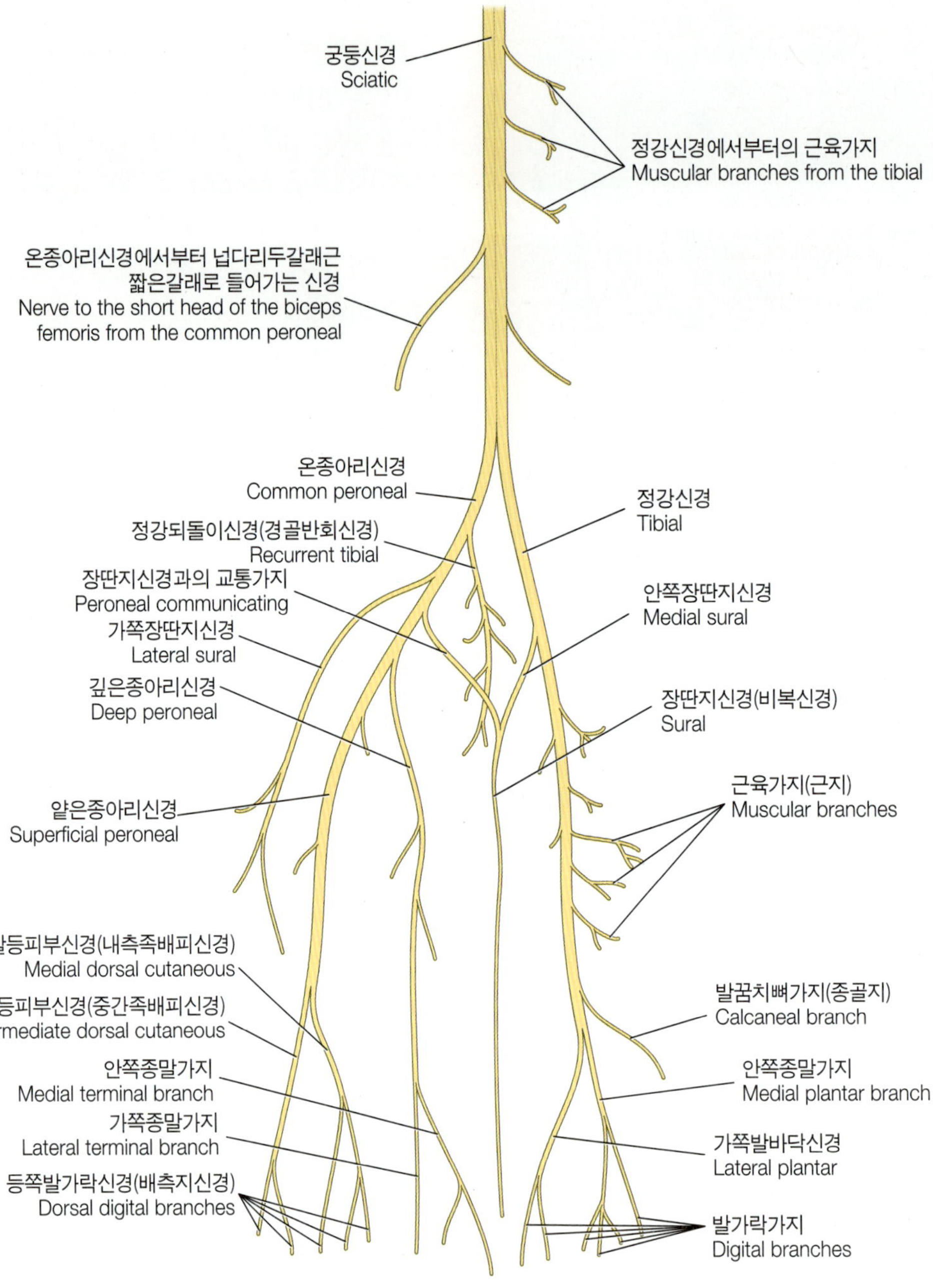

그림 13.5 궁둥신경과 궁둥신경가지(왼쪽다리 뒷면)

있다. 넙다리동맥에는 많은 혈관가지가 있으나, **무릎동맥(genicular artery)**은 모음근군(큰, 긴, 짧은), 두덩정강근, 3개의 넓은근군(안쪽, 가쪽, 중간) 및 넙다리빗근에 혈액을 공급하고 있다. **얕은엉덩휘돌이동맥(superficial circumflex iliac artery)**도 넙다리동맥의 혈관가지이며 엉덩근, 넙다리근막긴장근 및 넙다리빗근에 혈액을 공급하고 있다. 넙다리동맥의 최대의 혈관가지인 **깊은넙다리동맥(profunda artery)**은 **가쪽넙다리휘돌이동맥(lateral femoral circumflex artery)**, **안쪽넙다리휘돌이동맥(medial femoral circumflex artery)**, **관통동맥(perforating artery)**으로 갈리고 3개의 볼기근(큰, 중간, 작은), 넙다리근막긴장근, 넙다리빗근, 가쪽넓은근, 중간넓은근, 넙다리곧은근, 모음근군, 바깥폐쇄근, 두덩근 및 뒤넙다리근에 혈

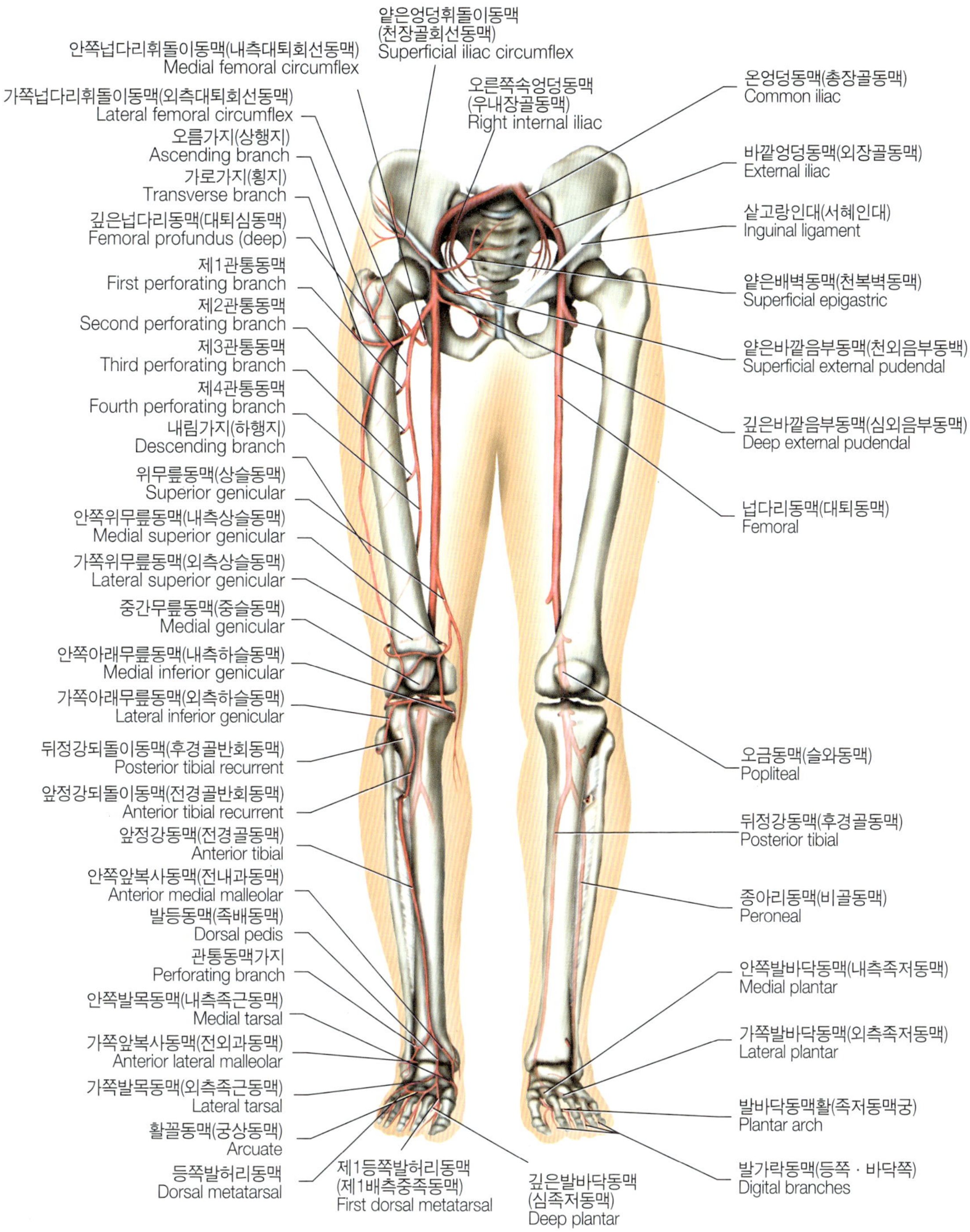

그림 13.6 다리의 주된 동맥

액을 공급하고 있다(그림 13-7).

Hands on . . . 넙다리삼각에 손가락으로 압박을 가하여 넙다리동맥의 박동을 촉진하시오(그림 13-8).

넙다리동맥은 오금부분에서 오금동맥으로 명칭을 바꾼다. 오금동맥의 혈관가지로서 **가쪽위무릎동맥(lateral superior genicular)**, **가쪽아래무릎동맥(lateral inferior genicular)**, **안쪽위무릎동맥(medial**

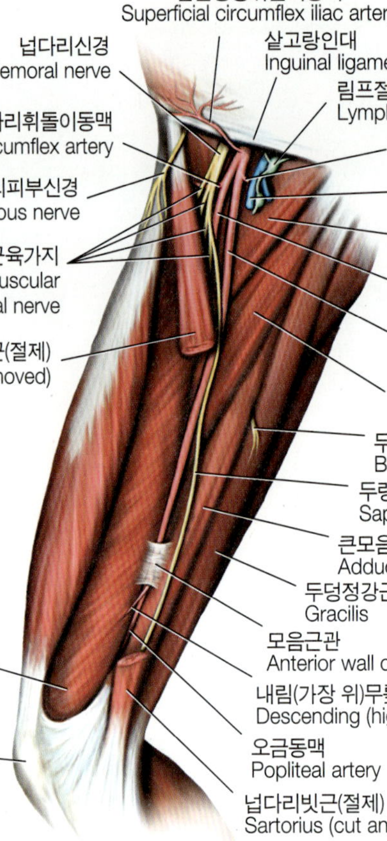

그림 13.7 넙다리삼각(대퇴삼각)

Focus on... 넙다리삼각(Femoral Triangle)

응급처치법의 실습에서 다리의 지혈 점의 하나로서 학습하는 것이 넙다리동맥이다. 넙다리동맥은 넙다리삼각이라 불리는 부위에서 용이하게 촉진할 수 있다(그림 13-7, 그림 13-8). 넙다리삼각은 샅고랑인대(위쪽 경계), 넙다리빗근(가쪽 경계) 및 긴모음근(안쪽 경계)으로 형성되어 있다. 넙다리동맥에 더하여 넙다리정맥과 넙다리신경도 이 넙다리삼각을 통과한다.

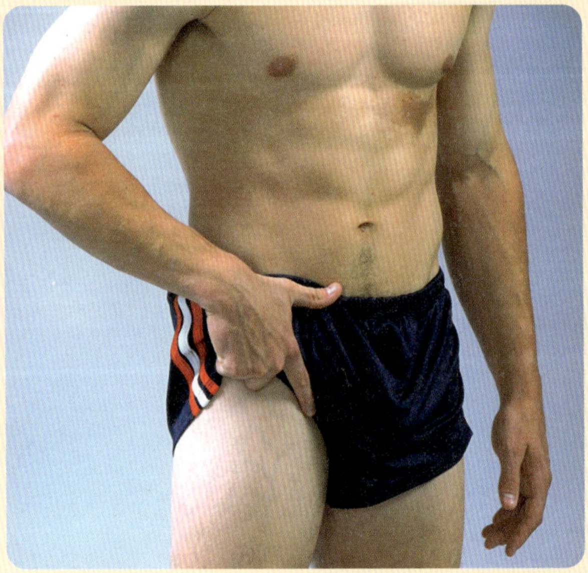

그림 13.8 넙다리동맥의 촉진

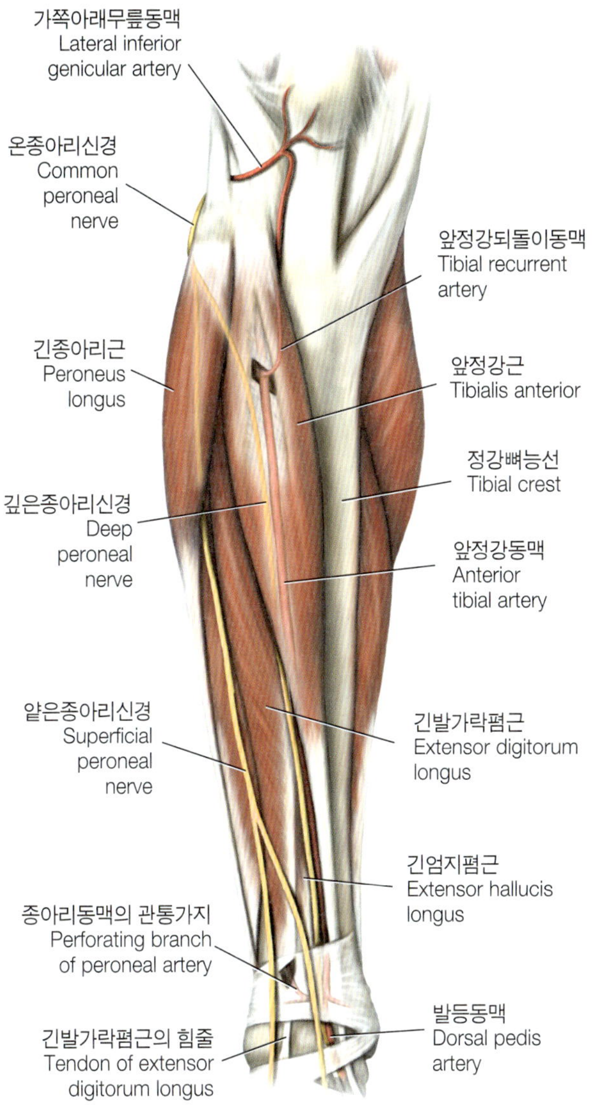

그림 13.9 종아리(하퇴)의 동맥 (앞면)

superior genicular), **안쪽아래무릎동맥(medial inferior genicular)**, **중간무릎동맥(middle genicular)**과 그 근육가지가 있다. 이들 오금동맥의 혈관가지는 가쪽넓은근, 큰모음근, 넙다리두갈래근, 반막모양근, 반힘줄모양근, 오금근, 장딴지근, 발바닥근 및 가자미근에 혈액을 공급한다. 오금동맥이 오금근을 통과하면, 이 동맥은 앞정강동맥과 뒤정강동맥으로 분지한다. 앞정강동맥은 다시 **앞정강되돌이동맥(anterior tibial recurrent)**, **뒤정강되돌이동맥(posterior tibial recurrent)**으로 분지하고, 뒤정강되돌이동맥은 다시 **종아리동맥(fibular artery)**으로 분지하며 이들은 오

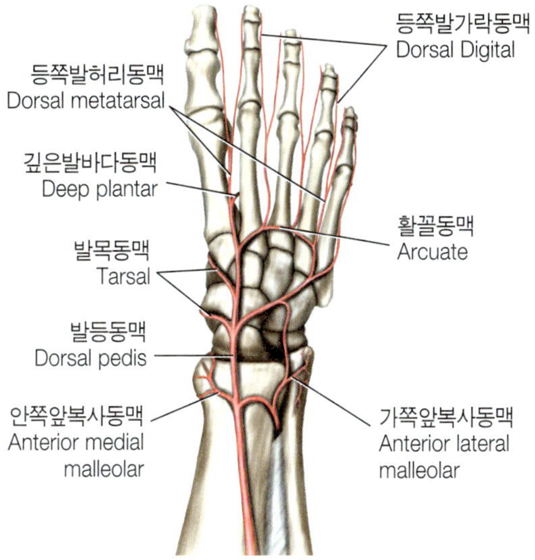

그림 13.10 발등동맥가지

금근, 긴발가락폄근, 짧은발가락폄근, 앞정강근, 긴종아리근 및 가자미근으로 혈액을 공급한다(그림 13-6, 그림 13-9). 발목관절과 발에서는 앞정강동맥은 **발등동맥(dorsal pedis artery)**이 되고 발 바깥면에 끝난다(그림 13-6, 그림 13-9, 그림 13-10). 발등동맥의 혈관가지에는 **활꼴동맥(arcuate artery)**, **깊은발바닥동맥(deep plantar artery)**, **제1등쪽발허리동맥(first dorsal metatarsal artery)**, **가쪽발목동맥(lateral tarsal artery)**, **안쪽발목동맥(medial tarsal artery)** 등이 있고 등쪽뼈사이근과 짧은발가락폄근에 혈액을 공급한다(그림 13-10).

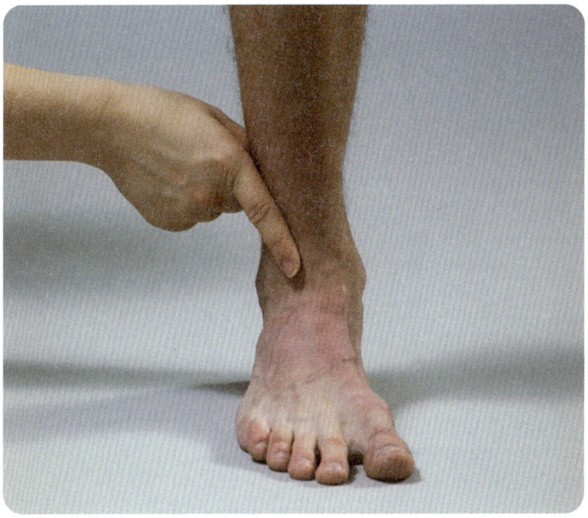

그림 13.11 발등동맥의 촉진

Hands on . . . 발에 혈액공급이 저해되어 있지 않은지를 확인하기 위해서 의료관계자는 발등동맥에서 맥을 촉진한다. 이 동맥의 맥은 등쪽부분의 제1 및 제2발허리뼈의 근위 뼈머리 사이(또는 긴엄지폄근의 힘줄과 긴발가락폄근의 힘줄의 사이)에서 촉진할 수 있다. 그림 13-11은 발등동맥이 뻗는 것을 보여주고 있다. 이 그림을 참고로 실제로 발등부분에서 맥을 촉진해보시오. 다만 10~15%의 사람에서는 이 맥을 촉진할 수 없는 가능성이 있다.

뒤정강동맥과 그 혈관가지인 **안쪽발꿈치뼈가지(medial calcaneal)**와 **관통가지(perforating branch)**(그림 13-12)는 종아리의 뒤쪽과 가쪽에 있는 근육, 발의 대부분의 근육, 제3종아리근에 혈액을 공급한다. 뒤정강동맥은 **가쪽발바닥동맥(lateral plantar artery)**과 **안쪽발바닥동맥(medial plantar artery)**으로 갈리고, 발의 대부분의 근육에 혈액을 공급한다.

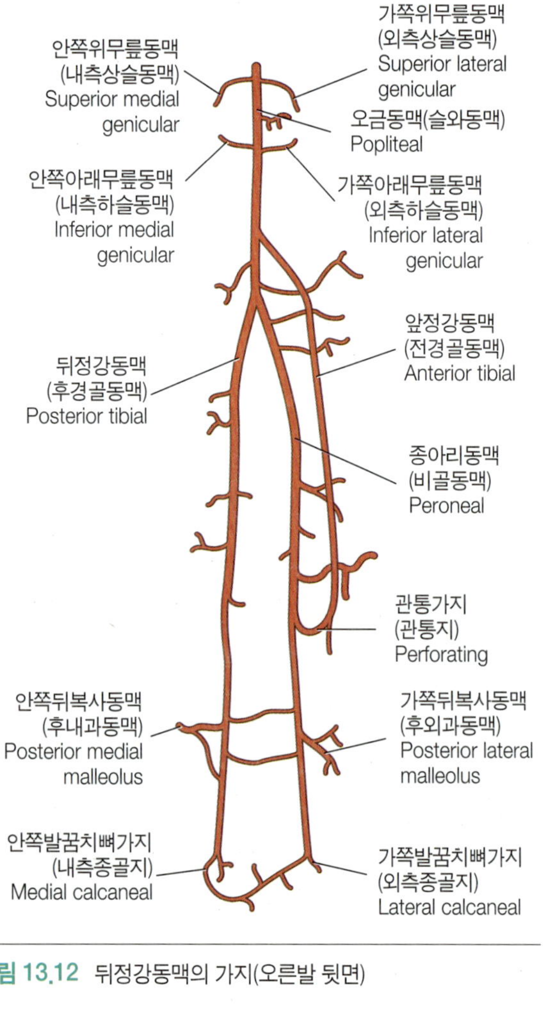

그림 13.12 뒤정강동맥의 가지(오른발 뒷면)

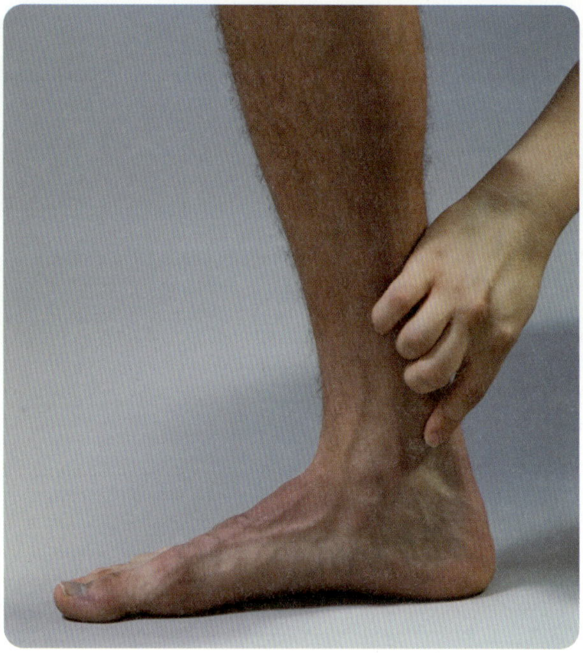

그림 13.13 뒤정강동맥의 촉진

Hands on . . . 발에 혈액공급을 확인함에 있어서 발등동맥보다도 신뢰성이 높은 것이 뒤정강동맥이다. 이 동맥은 안쪽복사 뒤쪽을 통과하는 긴발가락폄근과 긴엄지폄근의 힘줄 사이에서 촉진할 수 있다. 그림 13-13을 참고로 하여 실제로 뒤정강동맥의 맥을 촉진하시오.

다리의 정맥

말초에서부터 심장으로 혈액을 되돌리는 정맥은 **깊은정맥(deep vein)**과 **얕은정맥(superficial vein)**으로 구별할 수 있다(그림 13-14). 약간의 예외를 제외하고 깊은정맥은 그들과 평행하여 뻗는 동맥과 같은 명칭이다. 예컨대, 넙다리정맥, 오금정맥, 정강정맥 등이 그것이다. 한편 얕은정맥은 독특한 명칭을 가지며 피부 가까이에 뻗어 있다. 동맥과 달리 정맥이 뻗는 부위나 존재 그 자체는 개인에 따라 차이가 있다.

다리의 주요 정맥은 넙다리정맥과 오금정맥이다. **넙다리정맥(femoral vein)**은 넓적다리부분 전체의 정맥환류에 관여하고 샅고랑 부분에서 **바깥엉덩정맥(external iliac vein)**이 된다. 앞정강동맥과 뒤정강동맥에 연락하는 **오금정맥(popliteal vein)**은 발에서부터 오금근의 원위끝에 걸친 혈액환류에 관여한다. 오금정

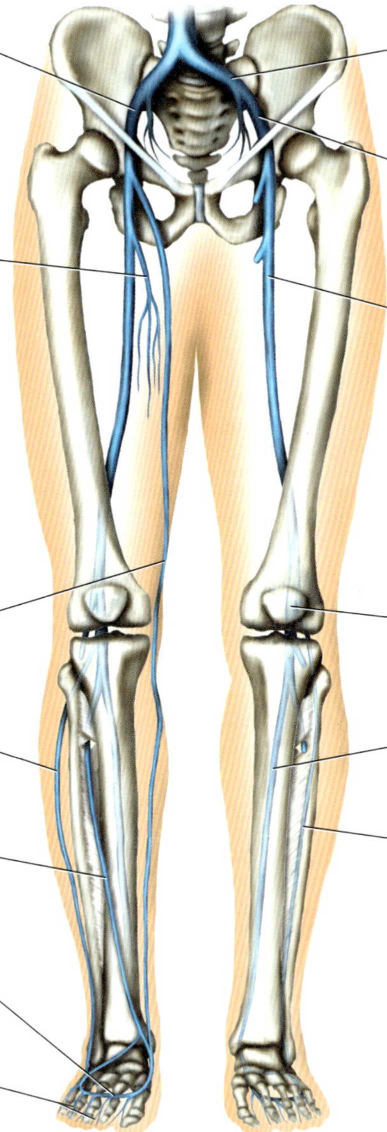

그림 13.14 다리의 주된 정맥

맥은 종아리를 뻗는 **앞정강정맥(anterior tibial vein)**, **뒤정강정맥(posterior tibial vein)** 및 **작은두렁정맥(lesser saphenous vein)**과 연락하며 이들의 혈관가지는 앞정강동맥과 뒤정강동맥과 연락한다.

다리(하지)의 주요 얕은정맥에는 **큰두렁정맥(great saphenous vein)**과 **작은두렁정맥(lesser saphenous**

Focus on... 정맥류(Varicose Veins)

정맥류는 한마디로 말하면 팽창하고 크게 부푼 정맥이다. 모든 정맥이 정맥류가 될 가능성이 있으며 특히, 다리에 많이 발생하므로 이 단원에서 다룬다. 정맥류의 원인으로서는 유전적 요인, 임신, 비만 및 장시간의 선 자세 등을 생각할 수 있다. 이러한 원인에 의해서 다리(하지) 특히, 샅고랑 부분에서의 정맥의 압력이 높아져 하지로부터의 정맥환류가 저해된다. 이것에 의해서 하지의 정맥 내에 혈액이 체류하고, 정맥의 판막이 약화되어 혈관벽이 확장되는 것이다.

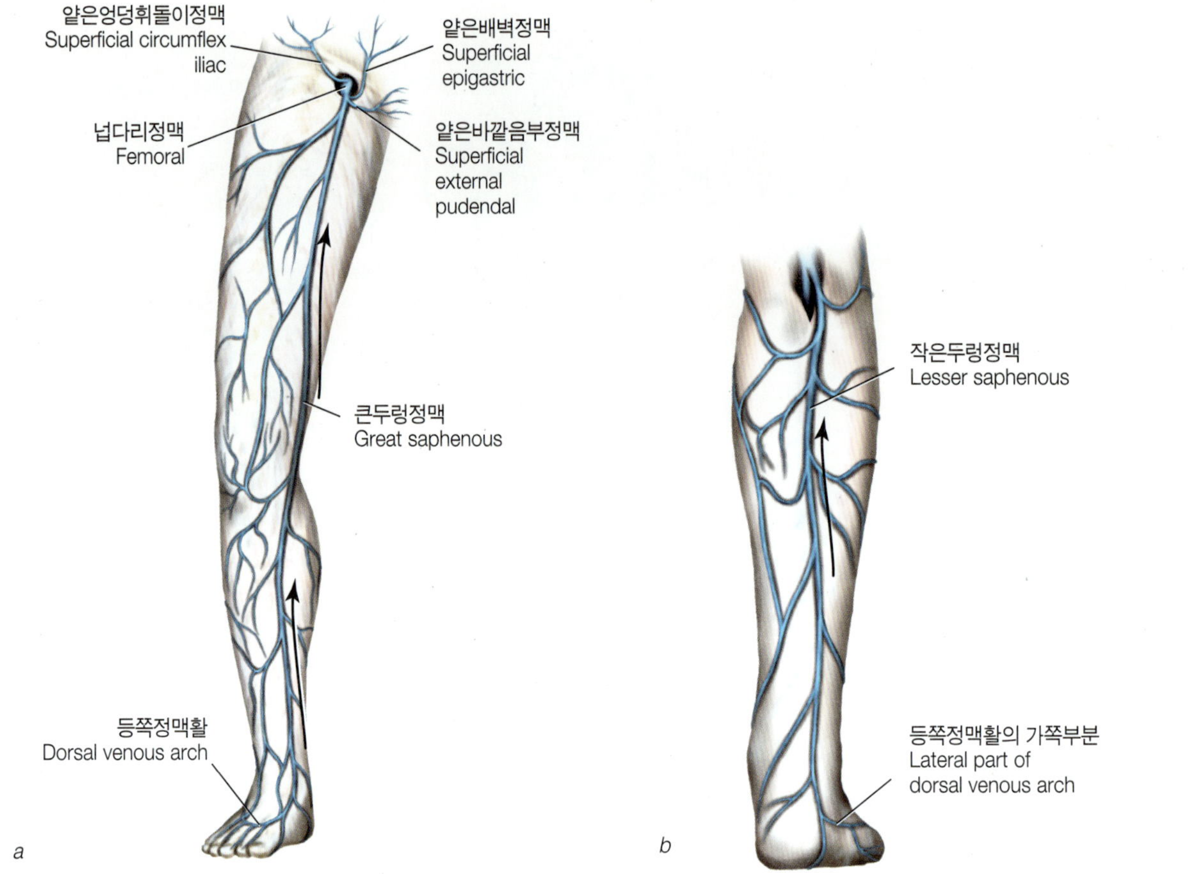

그림 13.15 (a) 큰두렁정맥 (b) 작은두렁정맥

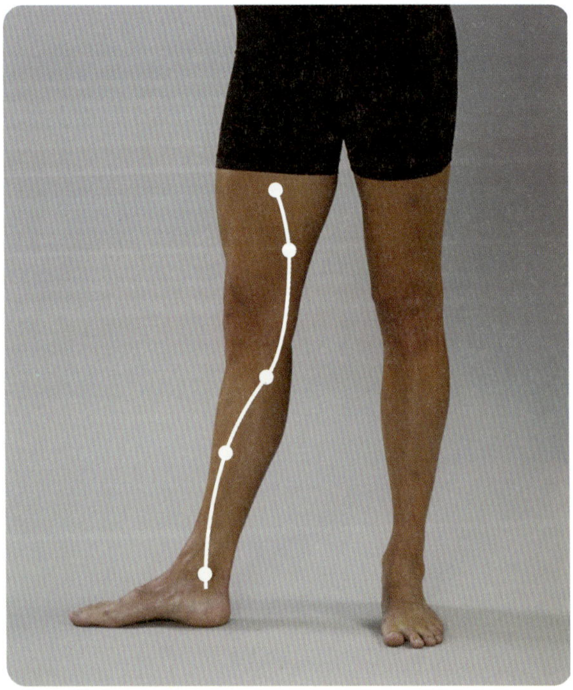

그림 3.16 큰두렁정맥의 뻗음

vein)이 있다(그림 13-15, 그림 13-16). 인체에서 가장 큰 정맥인 큰두렁정맥은 발에 있는 **등쪽정맥활(dorsal venous arch)**의 안쪽에서부터 샅고랑 부분의 넙다리삼각으로 뻗고 있다. 큰두렁정맥에 연락하는 주된 정맥에는 **가쪽넙다리얕은정맥(lateral superficial femoral vein)**, **안쪽넙다리얕은정맥(medial superficial femoral vein)**, **얕은엉덩휘돌이정맥(superfcial circumflex iliac vein)**이 있다.

작은두렁정맥은 등쪽정맥활의 가쪽에서부터 올라가서 무릎관절 뒤쪽의 오금정맥에 연락한다. 작은두렁정맥은 발의 가쪽 부분과 뒤쪽 및 종아리의 혈액환류에 기여한다. 이 정맥은 손상된 다른 혈관의 치료를 위해 자주 부분적으로 제거되어 사용되는데, 그것은 이 정맥에는 혈관가지가 풍부하기 때문에 제거된 부분의 기능을 별개의 혈관으로 보충할 수 있기 때문이다.

용어의 복습

이 단원에서 나온 다음의 용어를 정의하고 설명하시오. 그리고 인체나 일러스트를 사용하여 각 용어에 관한 구조적 특징이나 위치를 나타내시오.

항문꼬리신경(anococcygeal nerve)
앞넙다리피부신경
앞정강동맥
앞정강되돌이동맥
앞정강정맥(anterior tibial vein)
활꼴동맥(arcuate artery)
온종아리신경
깊은발바닥동맥
깊은정맥(deep vein)
발등동맥(dorsal pedis artery)
등쪽정맥활(dorsal venous arch)
가쪽엉덩정맥
넙다리동맥(femoral artery)
넙다리신경(femoral nerve)
넙다리정맥(femoral vein)
폐쇄신경(obturator nerve)
관통가지(perforating branch)
뒤정강동맥의 관통가지
종아리동맥(fibular artery)
오금동맥(popliteal artery)
뒤넙다리피부신경
뒤정강동맥(posterior tibial artery)
제1등쪽발허리동맥
무릎동맥(genicular artery)
음부넙다리신경(genitofemoral nerve)
큰두렁정맥
엉덩아랫배신경
엉덩샅고랑신경
아래볼기신경(inferior gluteal nerve)
가쪽넙다리휘돌이동맥
가쪽넙다리피부신경
가쪽아래무릎동맥
가쪽발바닥동맥
가쪽발바닥신경
얕은가쪽넙다리정맥
가쪽위무릎동맥
가쪽장딴지신경
뒤정강되돌이동맥
뒤정강정맥(posterior tibial vein)
깊은넙다리동맥
음부신경(pudendal nerve)
꼬리신경얼기(coccygeal plexus)
정강되돌이신경
엉치신경얼기(lumbosacral plexus)
두렁신경(saphenous nerve)
가쪽발목동맥
작은두렁정맥
허리신경얼기(lumbar plexus)
허리엉치신경얼기
안쪽발꿈치동맥
안쪽넙다리휘돌이동맥
안쪽아래무릎동맥
안쪽발바닥동맥
안쪽발바닥신경
얕은안쪽넙다리정맥
안쪽위무릎동맥
정강신경안쪽장딴지(피부)가지
안쪽발목동맥
중간무릎동맥(middle genicular artery)
오금동맥의 근육가지
궁둥신경(sciatic nerve)
얕은엉덩휘돌이동맥
얕은엉덩휘돌이정맥
얕은종아리신경
피부정맥
위볼기신경(superior gluteal nerve)
장딴지신경(sural nerve)
정강신경(tibial nerve)

운동학습의 힌트

1. 넙다리삼각이라고 확인된 해부학적 영역을 찾으시오.
   a. 삼각을 정의하는 3개의 구조를 확인하시오.
   b. 맥박을 느낄 때까지 이 영역에 압력을 가하시오. 어느 구조에서 이 맥박을 느끼는가?
   전형적인 응급처치과정에서 지혈하는 점의 부분을 무엇이라 하는가?

2. 발등 위에 손가락으로 압력을 가하시오. 연부조직 위에서 맥박을 느낄 수 있을 것이다.
   그렇다면 어떤 구조가 이 맥박을 만들어내는가?

3. 맥박을 정강뼈의 안쪽복사의 뒤쪽(안쪽복사와 아킬레스 힘줄 사이)에서 확인하였는가? 그렇다면 어느 구조가 맥박을 만들어내는가?

가장 적합한 답을 하나 고르시오.

1. 인체에서 가장 긴 정맥은 어느 것인가?
   a. 넙다리정맥
   b. 오금정맥
   c. 큰두렁정맥
   d. 정강정맥

(계속)

2. 인체에서 가장 긴 신경은 어느 것인가?
   a. 넙다리신경
   b. 오금신경
   c. 궁둥신경
   d. 온종아리신경

3. 등쪽정맥활은 어느 부위의 혈액의 환류를 시키는가?
   a. 발
   b. 앞쪽 구획
   c. 발목관절
   d. 깊은 뒤쪽 구획

4. 앞 · 뒤정강정맥은 어느 정맥과 연결하는가?
   a. 큰두렁정맥
   b. 작은두렁정맥
   c. 넙다리정맥
   d. 오금정맥

밑줄부분에 적절한 용어를 넣어 문장을 완성시키시오.

1. 종아리 앞쪽 구획의 근육을 지배하는 주된 신경은 ——— 신경이다.

2 뒤정강동맥에서부터 갈리는 ——— 동맥은 종아리 가쪽 부분 구획에 있는 종아리근에 혈액을 공급한다.

3. 엉덩관절의 모음근군은 ——— 신경에 의해서 지배된다.

제4부의 요약표 다리의 관절

관절	종류	뼈	인대	움직임
엉덩관절	절구관절	엉덩뼈, 궁둥뼈, 두덩뼈, 넙다리뼈	• 관절주머니 • 관절테두리 • 엉덩넙다리인대 • 두덩넙다리인대 • 궁둥넙다리인대 • 절구가로인대 • 넙다리뼈머리인대	굽힘, 폄, 모음, 벌림, 내측회전, 외측회전
무릎				
정강넙다리관절	특수경첩관절	넙다리뼈, 정강뼈	• 관절주머니 • 안쪽곁인대 • 가쪽곁인대 • 앞십자인대 • 뒤십자인대 • 빗오금인대 • 활꼴오금인대 • 리스버그인대 (뒤반달넙다리인대) • 고리인대 • 가로인대 • 무릎인대	굽힘, 폄, 내측회전, 외측회전 (내측회전 · 외측회전은 무릎관절 굽힘 때에 일어난다)
무릎넙다리관절	평면관절	무릎뼈, 넙다리뼈	무릎인대	활주
종아리				
근위정강종아리관절	평면관절	정강뼈, 종아리뼈	• 관절주머니 • 앞종아리머리인대 • 뒤종아리머리인대	약간 활주
(중간) 정강종아리관절	부동관절	정강뼈, 종아리뼈	뼈사이막	부동
원위정강종아리관절	인대결합관절	정강뼈, 종아리뼈	뼈사이막 • 앞정강종아리인대 • 뒤정강종아리인대	발목관절 발등굽힘에 수반하여 극히 약간 움직인다.
발목관절				

목말종아리관절(목말뼈와 정강뼈)	경첩관절	목말뼈, 정강뼈	• 관절주머니
			• 삼각인대
			  • 정강발배인대
			  • 정강발꿈치인대
			  • 앞정강목말인대
			  • 뒤정강목말인대
				발등굽힘, 발바닥굽힘

목말종아리관절(목말뼈와 종아리뼈)	경첩관절	목말뼈, 종아리뼈	• 관절주머니 • 발꿈치종아리인대 • 앞목말종아리인대 • 뒤목말종아리인대	발등굽힘, 발바닥굽힘

제4부의 요약표 다리의 관절(계속)

발목사이관절				
목말밑관절*(목말발꿈치관절)	융기관절	목말뼈, 발꿈치뼈	• 관절주머니 • 앞목말발꿈치인대 • 뒤목말발꿈치인대 • 가쪽목말발꿈치인대 • 안쪽목말발꿈치인대 • 뼈사이목말발꿈치인대	활주
가로발목뼈관절*	융기관절	목말뼈, 발배뼈, 발꿈치뼈, 입방뼈	• 두갈래인대 • 바닥쪽발꿈치발배인대(용수철인대)	활주
목말발꿈치발배관절	융기관절	목말뼈, 발배뼈, 발꿈치뼈	• 관절주머니 • 등쪽목말발배인대 • 등쪽발꿈치발배인대	활주
발꿈치입방관절	융기관절	발꿈치뼈, 입방뼈	• 관절주머니 • 바닥쪽발꿈치입방인대(짧은발바닥인대) • 등쪽발꿈치입방인대 • 두갈래인대 • 긴발바닥인대	활주
쐐기발배관절	평면관절	3개의 쐐기뼈, 발배뼈	• 등쪽쐐기발배인대 • 바닥쪽쐐기발배인대	활주
입방발배관절	평면관절	입방뼈, 발배뼈	• 등쪽입방발배인대 • 바닥쪽입방발배인대 • 뼈사이입방발배인대	활주
쐐기사이관절과 쐐기입방관절	평면관절	3개의 쐐기뼈, 입방뼈	• 등쪽쐐기사이인대 • 바닥쪽쐐기사이인대 • 뼈사이쐐기사이인대	활주
발목뼈 · 발허리뼈 · 발가락뼈의 관절				
발목발허리관절	평면관절	3개의 쐐기뼈, 입방뼈, 발허리뼈바닥	• 관절주머니 • 바닥쪽발목발허리인대 • 등쪽발목발허리인대 • 뼈사이결인대	활주
발허리사이관절	평면관절	발허리뼈바닥	• 등쪽관절주머니인대 • 바닥쪽관절주머니인대 • 뼈사이결인대	활주
발허리발가락관절	절구관절	발허리뼈머리, 첫마디뼈바닥	• 등쪽관절주머니인대 • 바닥쪽관절주머니인대 • 뼈사이결인대 • 가로발허리인대	굽힘, 폄, 벌림, 모음
발가락사이관절 [4개의 근위발가락사이(PIP)관절, 4개의 원위발가락사이(DIP)관절, 1개의 발가락사이(IP)관절]	경첩관절	첫마디뼈, 중간마디뼈, 끝마디뼈	• 등쪽관절주머니인대 • 바닥쪽관절주머니인대 • 뼈사이결인대	굽힘, 폄

*목말밑관절과 가로발목관절의 움직임의 조합에 의해서 내반(뒤침, 모음, 발바닥굽힘)과 외반(엎침, 버림, 발등굽힘)이 일어난다.

제4부의 요약표 다리의 근육, 신경, 혈관

근육	이는곳	닿는곳	기능	신경	동맥
엉덩관절 (앞면)					
엉덩허리근					
큰허리근	L1~L5의 가로돌기, T12와 L1~L5의 척추원반과 척추몸통	넙다리뼈 작은돌기	척주의 굽힘과 회전, 엉덩관절의 굽힘 · 모음 · 외측회전	넙다리신경	바깥엉덩동맥, 속엉덩동맥, 허리동맥
작은허리근	T12와 L1의 척추몸통과 척추원반	엉덩두덩융기	골반의 앞경사	허리신경	허리동맥
엉덩근	엉덩뼈오목, 엉덩허리인대, 엉치엉덩인대	작은돌기의 바로 윈위	엉덩관절의 굽힘 · 모음, 외측회전	넙다리신경	바깥엉덩동맥, 아랫배동맥
넙다리빗근	위앞엉덩뼈가시	정강뼈 안쪽관절융기 앞 아래쪽 (거위발)	엉덩관절의 굽힘 · 벌림 · 외측회전 무릎관절의 굽힘 · 내측회전	넙다리신경	깊은넙다리동맥, 넙다리동맥
넙다리곧은근	아래앞엉덩뼈가시, 볼기뼈절구의 위쪽	무릎뼈, 정강뼈거친면	엉덩관절의 굽힘, 무릎관절의 폄	넙다리신경	깊은넙다리동맥
넙다리근막긴장근	엉덩뼈능선의 가쪽모서리, 위앞엉덩뼈가시와 아래앞엉덩뼈가시	큰돌기, 엉덩정강근막띠를 거쳐 정강뼈 가쪽관절융기 앞 아래쪽 (가디결절)	엉덩관절의 굽힘 · 벌림 · 내측회전	위볼기신경	가쪽넙다리휘돌이동맥
두덩근	엉덩두덩융기, 두덩뼈위가지	넙다리뼈의 두덩근선	엉덩관절의 굽힘 · 모음 · 외측회전	넙다리신경	넙다리동맥, 안쪽넙다리휘돌이동맥
엉덩관절 (가쪽)					
중간볼기근	엉덩뼈능선과 엉덩뼈 가쪽 중앙부분의 볼기근선	큰돌기 뒤 가쪽	엉덩관절의 벌림 앞쪽섬유 : 엉덩관절의 굽힘 · 내측회전 뒤쪽섬유 : 엉덩관절의 폄 · 외측회전	위볼기신경	위볼기동맥
작은볼기근	엉덩뼈의 가쪽 중앙에서 중간볼기근의 아래쪽	큰돌기 앞면	엉덩관절의 벌림 · 내측회전 앞쪽섬유 ; 엉덩관절의 굽힘 뒤쪽섬유 : 엉덩관절의 폄	위볼기신경	위볼기동맥

제4부의 요약표 다리(하지)의 근육, 신경, 혈관 *(계속)*

근육	이는곳	닿는곳	기능	신경	동맥
엉덩관절 (뒷면)					
넙다리두갈래근					
긴갈래	궁둥뼈결절	종아리뼈머리, 정강뼈 가쪽관절융기	엉덩관절의 폄 · 모음 · 외측회전. 무릎관절의 굽힘	정강신경	넙다리동맥의 깊은동맥가지
짧은갈래	거친선	종아리뼈머리, 정강뼈 가쪽관절융기	무릎관절의 굽힘 · 외측회전	종아리신경	넙다리동맥의 깊은동맥가지
반힘줄모양근	궁둥뼈결절	정강뼈 안쪽관절융기 앞 아래쪽(거위발)	엉덩관절의 폄 · 모음 · 내측회전. 무릎관절의 굽힘 · 내측회전	정강신경	넙다리동맥의 깊은동맥가지와 오금동맥
반막모양근	궁둥뼈결절	정강뼈 안쪽관절융기 뒤 아래쪽	엉덩관절의 폄 · 모음 · 내측회전. 무릎관절의 굽힘 · 내측회전	정강신경	넙다리동맥의 깊은동맥가지와 오금동맥
큰볼기근	엉치뼈, 꼬리뼈, 볼기근선 뒤쪽, 엉덩뼈능선	넙다리뼈의 볼기근선, 엉덩정강근막띠를 거쳐 정강뼈 가쪽관절융기 앞 아래쪽	엉덩관절의 폄 · 모음 · 외측회전, 엉덩관절의 굽힘위치에서의 엉덩관절의 벌림	아래볼기신경	위볼기동맥, 아래볼기동맥, 안쪽넙다리휘돌이동맥
궁둥구멍근	엉치뼈 위쪽 2/3, 큰궁둥패임	큰돌기	엉덩관절의 외측회전 · 벌림 · 폄	제1 · 제2엉치신경	위볼기동맥, 아래볼기동맥
위쌍둥이근	궁둥뼈가시	큰돌기	엉덩관절의 외측회전	제1 · 제2엉치신경	아래볼기동맥, 폐쇄동맥
속폐쇄근	폐쇄구멍 안쪽모서리	큰돌기	엉덩관절의 외측회전	제1 · 제2엉치신경	아래볼기동맥, 폐쇄동맥
아래쌍둥이근	궁둥뼈결절	큰돌기	엉덩관절의 외측회전	궁둥신경	아래볼기동맥, 폐쇄동맥
바깥폐쇄근	두덩뼈 바깥면, 폐쇄구멍 주위의 궁둥뼈	넙다리뼈의 돌기오목	엉덩관절의 외측회전	폐쇄신경	아래볼기동맥, 폐쇄동맥
넙다리네모근	궁둥뼈결절	넙다리뼈의 돌기사이능선	엉덩관절의 외측회전 · 모음 · 폄	궁둥신경	아래볼기동맥, 안쪽넙다리휘돌이 동맥
엉덩관절 (안쪽)					
긴모음근	두덩뼈	거친선의 중앙 1/3	엉덩관절의 모음 · 굽힘 · 외측회전	폐쇄신경	넙다리동맥
짧은모음근	두덩뼈	거친선의 근위 1/3	엉덩관절의 모음 · 굽힘 · 외측회전	폐쇄신경	넙다리동맥
큰모음근	두덩뼈, 궁둥뼈결절	거친선, 모음근결절	앞쪽섬유 : 엉덩관절의 모음 · 굽힘 · 내측회전 뒤쪽섬유 : 엉덩관절의 모음 · 폄 · 외측회전	폐쇄신경, 궁둥신경	넙다리동맥
두덩정강근	두덩결합의 앞 아래쪽, 두덩뼈 아래쪽	정강뼈 안쪽관절융기 앞 아래쪽(거위발)	엉덩관절의 모음 · 굽힘 · 외측회전 무릎관절의 내측회전	폐쇄신경	넙다리동맥

제4부의 요약표 다리(하지)의 근육, 신경, 혈관 *(계속)*

근육	이는곳	닿는곳	기능	신경	동맥
무릎관절 (앞면)					
넙다리빗근	엉덩관절을 참조				
넙다리네갈래근					
넙다리곧은근	엉덩관절을 참조				
가쪽넓은근	큰돌기, 돌기사이선, 거친선 근위 1/2	무릎뼈 가쪽, 정강뼈 가쪽관절융기 앞쪽, 넙다리네갈래근힘줄	무릎관절의 폄	넙다리신경	가쪽넙다리휘돌이동맥
중간넓은근	넙다리뼈 앞쪽 근위 2/3	무릎뼈, 넙다리네갈래근힘줄	무릎관절의 폄	넙다리신경	가쪽넙다리휘돌이동맥, 깊은넙다리동맥
안쪽넓은근	돌기사이선, 거친선	무릎뼈 안쪽, 정강뼈 안쪽관절융기, 넙다리네갈래근힘줄	무릎관절의 폄	넙다리신경	깊은넙다리동맥
무릎관절 (뒷면)					
뒤넙다리근					
넙다리두갈래근	엉덩관절을 참조				
반막모양근	엉덩관절을 참조				
반힘줄모양근	엉덩관절을 참조				
두정정강근	엉덩관절을 참조				
오금근	넙다리뼈 가쪽관절융기	가자미근선 위쪽	무릎관절의 굽힘 · 내측회전	정강신경	오금동맥
장딴지근					
가쪽갈래	넙다리뼈 가쪽관절융기 근위	발꿈치뼈융기	무릎관절의 굽힘, 발목관절의 발바닥굽힘	정강신경	뒤정강동맥, 종아리동맥
안쪽갈래	넙다리뼈 안쪽관절융기 근위	발꿈치뼈융기	무릎관절의 굽힘, 발목관절의 발바닥굽힘	정강신경	뒤정강동맥, 종아리동맥
발바닥근	가쪽관절융기 윗선 원위끝, 빗오금인대	발꿈치뼈융기	무릎관절의 굽힘, 발목관절의 발바닥굽힘	정강신경	오금동맥

제4부의 요약표 다리(하지)의 근육, 신경, 혈관 *(계속)*

근육	이는곳	닿는곳	기능	신경	동맥
발목관절과 발의 외재근 (앞부분)					
앞정강근	정강뼈 가쪽관절융기, 정강뼈 가쪽 근위 1/2	안쪽쐐기뼈, 제1발허리뼈 바닥	발목관절의 발등굽힘, 발의 내반	깊은종아리신경	앞정강동맥
긴발가락폄근	정강뼈 가쪽관절융기, 종아리뼈 근위 3/4, 뼈사이막	제2~제5의 첫마디뼈와 중간마디뼈	발목관절의 발등굽힘 · 외반, 발가락의 폄	깊은종아리신경	앞정강동맥
긴엄지폄근	종아리뼈 중앙 1/2, 뼈사이막	제1끝마디뼈 바닥	발목관절의 발등굽힘 · 내반, 엄지발가락의 폄	깊은종아리신경	앞정강동맥
제3종아리근	종아리뼈 원위 1/3, 뼈사이막	제5발허리뼈 바닥의 등쪽	발목관절의 발등굽힘 · 외반	깊은종아리신경	앞정강동맥, 종아리동맥
발목관절과 발의 외재근 (가쪽)					
긴종아리근	정강뼈 가쪽관절융기, 종아리뼈 머리, 종아리뼈 가쪽 근위 2/3	제1발허리뼈 바닥의 가쪽, 안쪽 쐐기뼈	외반, 발목관절의 발바닥굽힘	얕은종아리신경	종아리동맥
짧은종아리근	종아리뼈 원위 1/2	제5발허리뼈 붓돌기	외반, 발목관절의 발바닥굽힘	얕은종아리신경	종아리동맥
발목관절과 발의 외재근 (뒷부분)					
장딴지근	무릎관절을 참조				
가자미근	종아리뼈머리, 종아리뼈의 근위 1/3, 정강뼈 중앙 1/3	발꿈치뼈융기	발목관절의 발바닥굽힘	정강신경	뒤정강동맥, 오금동맥
발바닥근	무릎관절을 참조				
뒤정강근	정강뼈 뒷면 중앙 1/3, 종아리뼈 머리, 종아리뼈 안쪽 근위 2/3, 뼈사이막	발배뼈, 안쪽쐐기뼈, 제2~제5 발허리뼈	발목관절의 발바닥굽힘 · 내반	정강신경	뒤정강동맥
긴발가락굽힘근	정강뼈 뒷면 중앙	제2~제5끝마디뼈 바닥	발목관절의 발바닥굽힘 · 내반, 제2~제5발가락의 굽힘	정강신경	뒤정강동맥
긴엄지굽힘근	종아리뼈 뒷면 원위 1/3, 뼈사이막	엄지발가락의 끝마디뼈	발목관절의 발바닥굽힘 · 내반, 엄지발가락의 굽힘	정강신경	뒤정강동맥
발의 내재근 (제1층)					
짧은발가락굽힘근	발꿈치뼈바닥쪽 안쪽거친면	제2~제5중간마디뼈	제2~제5발가락의 굽힘	안쪽발바닥신경	뒤정강동맥
엄지벌림근	발꿈치뼈바닥 안쪽	제1첫마디뼈바닥 안쪽	엄지발가락의 벌림 · 굽힘	안쪽발바닥신경	뒤정강동맥
새끼벌림근	발꿈치뼈 가쪽거친면	제5첫마디뼈바닥 가쪽	새끼발가락의 벌림 · 굽힘	가쪽발바닥신경	뒤정강동맥

제4부의 요약표 다리(하지)의 근육, 신경, 혈관 *(계속)*

근육	이는곳	닿는곳	기능	신경	동맥
발의 내재근 (제2층)					
발바닥네모근					
안쪽갈래	발꿈치뼈 안쪽	긴발가락굽힘근의 힘줄	제2~제5발가락의 굽힘 보조	가쪽발바닥신경	뒤정강동맥
가쪽갈래	발꿈치뼈 가쪽	긴발가락굽힘근의 힘줄	제2~제5발가락의 굽힘 보조	가쪽발바닥신경	뒤정강동맥
벌레근	긴발가락굽힘근의 힘줄	긴발가락폄근의 힘줄	제2~제5PIP관절의 굽힘 제2~제5DIP관절의 폄	가쪽발바닥신경, 안쪽발바닥신경	발바닥동맥
발의 내재근 (제3층)					
짧은엄지굽힘근	안쪽 · 중간 · 가쪽쐐기뼈	제1첫마디뼈 바닥	제1MP관절의 굽힘	안쪽발바닥신경	뒤정강동맥
엄지모음근					
가로갈래	제3~제5MP관절의 관절주머니 인대 발바닥부분	제1첫마디뼈	엄지발가락의 모음	가쪽발바닥신경	뒤정강동맥
빗갈래	제2~제4발허리뼈 바닥	제1첫마디뼈	엄지발가락의 모음	가쪽발바닥신경	뒤정강동맥
짧은새끼굽힘근	제5발허리뼈바닥	제5첫마디뼈바닥 가쪽	제5발가락의 굽힘	가쪽발바닥신경	뒤정강동맥
발의 내재근 (제4층)					
등쪽뼈사이근(4)	인접하는 5개의 발허리뼈	제2~제4첫마디뼈바닥	제3 · 제4발가락의 벌림	가쪽발바닥신경	앞정강동맥
바닥쪽뼈사이근(3)	제3~제5발허리뼈의 안쪽	제3~제5첫마디뼈바닥의 안쪽, 긴발가락폄근힘줄	제3 · 제4 · 제5발가락의 모음	가쪽발바닥신경	깊은발바닥동맥, 가쪽발바닥동맥
발의 내재근 (등쪽)					
짧은발가락폄근	발꿈치뼈	제2~제5발가락의 긴발가락폄근힘줄	제2~제5발가락의 폄	깊은종아리신경	앞정강동맥, 종아리동맥
짧은엄지폄근	발꿈치뼈	제1끝마디뼈	엄지발가락의 폄, 모음	깊은종아리신경	앞정강동맥

PIP = 근위발가락뼈사이 DIP = 원위발가락뼈사이 MP = 발허리발가락

각 단원 끝 문제의 해답

제 1 장

사지선다형 문제

1. c
2. a
3. b
4. a
5. c
6. c

빈칸 채우기 문제

1. 부동
2. 윤활주머니
3. 근섬유
4. 전달하다
5. 축삭

제 2 장

사지선다형 문제

1. b
2. d
3. b
4. b

빈칸 채우기 문제

1. 굽힘
2. 면
3. 시상
4. 근위

제 3 장

사지선다형 문제

1. d
2. d
3. a
4. c
5. a
6. a
7. d
8. d
9. d
10. b
11. b
12. c
13. a
14. c
15. d
16. d
17. b
18. a
19. a
20. d
21. b
22. b
23. d
24. d
25. d
26. a
27. a

빈칸 채우기 문제

1. 부리빗장인대
2. 등세모근
3. 어깨밑근
4. 가시위근
5. 봉우리
6. 부리위팔근
7. 어깨뼈
8. 벌림
9. 빗장뼈머리
10. 어깨뼈
11. 넓은등

제4장

사지선다형 문제

1. c
2. c
3. b
4. d
5. b
6. a
7. b
8. b
9. d
10. a
11. c
12. a

빈칸 채우기 문제

1. 위팔뼈 뒤쪽
2. 고리
3. 자뼈
4. 팔꿉관절의 굽힘
5. 위팔뼈도르래
6. 직선
7. 엎침
8. 위팔세갈래근
9. 네모엎침근

제5장

사지선다형 문제

1. a
2. b
3. a
4. b
5. a
6. b
7. a
8. c
9. b
10. c
11. a
12. c
13. c
14. a
15. d

빈칸 채우기 문제

1. 긴손바닥근
2. 손목중앙
3. 굽힘근힘줄
4. 엄지손가락
5. 노손목
6. 모음
7. 집게(둘째손가락)
8. 손배뼈
9. 맞섬
10. 손배뼈
11. 굽힘근지지띠
12. 손목결
13. 손목손허리
14. 손배뼈

제6장

사지선다형 문제

1. b
2. c
3. c
4. a

빈칸 채우기 문제

1. 팔꿈치정중피부
2. 어깨등
3. 동맥

제7장

사지선다형 문제

1. c
2. d
3. b
4. a
5. b
6. c
7. b
8. d
9. d
10. b
11. b
12. d
13. d
14. b
15. a
16. a

빈칸 채우기 문제

1. 허리뼈
2. 등뼈
3. 뒤세로
4. 고리뼈
5. 척추원반
6. 두덩결합
7. 궁둥뼈
8. 허리뼈 전만
9. 허리뼈 후만
10. 척주 측만

제8장

사지선다형 문제

1. b
2. b
3. a

빈칸 채우기 문제

1. 복장뼈
2. 복장뼈자루
3. 가로막

제9장

사지선다형 문제

1. a
2. b

빈칸 채우기 문제

1. 가로(횡격)
2. 온엉덩

제10장

사지선다형 문제

1. c
2. a
3. b
4. d
5. b
6. b
7. b
8. d
9. d
10. b

빈칸 채우기 문제

1. 엉덩관절
2. 엉덩넙다리
3. 큰볼기
4. 궁둥
5. 등뼈와 허리뼈
6. 뒷면

제11장

사지선다형 문제

1. a
2. d
3. b
4. b
5. c
6. a
7. d
8. b
9. c
10. d
11. a
12. b
13. c
14. b

빈칸 채우기 문제

1. 안쪽관절융기
2. 정강뼈
3. 가로
4. 넙다리뼈
5. 앞십자
6. 무릎
7. 큰볼기

제12장

사지선다형 문제

1. b
2. a
3. c
4. b
5. a
6. d
7. b
8. c
9. d
10. b
11. c

빈칸 채우기 문제

1. 발꿈치뼈
2. 발꿈치
3. 발바닥굽힘
4. 넙다리
5. 삼각
6. 발등굽힘
7. 정강
8. 제1MP관절의 벌림
9. 가쪽
10. 가로
11. 입방뼈
12. 외재
13. 가로갈래
14. 장딴지
15. 벌림
16. 제1MP
17. 내반
18. 모음
19. 발허리뼈머리
20. 발바닥굽힘

제13장

사지선다형 문제

1. c
2. c
3. a
4. d

빈칸 채우기 문제

1. 깊은종아리
2. 종아리뼈
3. 폐쇄

추천도서

Anderson, P.D. 1990. *Human anatomy and physiology coloring workbook and study guide*. Boston: Jones & Bartlett.

Backhouse, K.M., and R.T. Hutchings. 1986. *Color atlas of surface anatomy*. Baltimore: Williams & Wilkins.

Gray, H. 1918/2000. *Anatomy of the human body*. Philadelphia: Lea & Febiger (1918); Bartleby.com (2000).

Lindsay, D.T. 1996. *Functional human anatomy*. St. Louis: Mosby.

Marieb, E. 1991. *Human anatomy and physiology*. Redwood City, CA: Benjamin/Cummings.

Netter, F.H. 1998. *Atlas of human anatomy*. Carlstadt, NJ: ICON Learning Systems.

Olson, T.R. 1996. *A.D.A.M. student atlas of anatomy*. Baltimore: Williams & Wilkins.

Pansky, B. 1996. *Review of gross anatomy*. New York: McGraw-Hill.

Van De Graaff, K.M., and S.I. Fox. 1995. *Concepts of human anatomy and physiology*. Dubuque, IA: Brown.

찾아보기

[ㅅ]

[ㅇ]

[ㅈ]

저자 소개

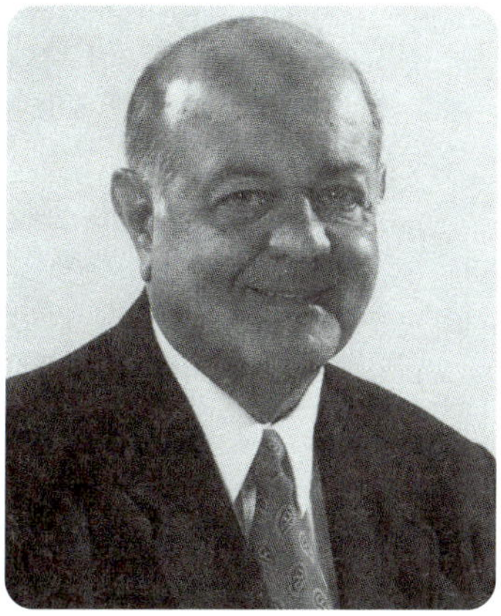

Robert S. Behnke 박사만큼 해부학의 입문서를 매우 독창적으로 집필하는 인물은 별로 많지 않다. 그는 39년간에 걸쳐서 해부학, 키네시올로지, 체육학, 애슬레틱 트레이닝의 교편을 잡은 후 NATA (National Athletic Trainer's Association)의 연간 최우수 교육자에 빛나는 등 이 분야의 교육발전에 대한 공로자로서 다양한 영예를 수여 받았다. 또한 그는 NATA의 교육위원회의 위원장을 11년간 맡았고, 초급 수준의 아슬레틱 트레이닝에 관한 교육계획을 전국적으로 신뢰성이 있는 것으로 하기 위해 미국의사회에 신청을 할 때에 지도적인 역할을 수행하였다.

그의 경력의 대부분은 인디아나 주립대학에서 봉사하였다. 거기서는 체육학, 애슬레틱 트레이닝학의 교수로서만이 아니라, 학부 및 대학원 수준에서의 athletic training program의 디렉터로서 활약하였다. 그는 젊었을 때에는 5년간 중학교에서 교육을 한 경험을 갖고 있다. 또한 그는 고등학교나 대학수준에서도 애슬레틱 트레이너로서 폭넓은 경험을 가졌으며 1966년에서부터 1969년까지는 일리노이 주립대학에서 근무했고, 1969년에서부터 1973년까지는 일리노이 대학에서 각각 수석 애슬레틱 트레이너로서 근무하였다. 더욱이 1983년의 유니버시아드 그리고 1984년의 미국 남자농구의 시합에도 수석 애슬레틱 트레이너를 맡았다. 그리고 1982년과 1989년의 연구휴가 중에는 국립 올림픽 트레이닝 센터에서 권투, 남자 하키, 핸드볼, 아이스 스케이트, 체조, 유도, 사이클링 등의 애슬레틱 트레이너로서도 활약하였다. 그는 현재도 미국 국내만이 아니라, 국제적인 장에서도 애슬레틱 트레이너로서 강연이나 현장의 지도에 바쁜 나날을 보내고 있다.

이러한 폭넓은 경험을 기초로 그는 학생이 무엇을 추구하고 있는가를 이해하여 효과적으로 애슬레틱 트레이닝을 지도하기 위한 교육방법을 발전시키고 있다. 이 책은 그가 배양해온 지도방법의 최고 걸작이며 오래도록 사용할 수 있는 책으로 되어 있다.